MAL-ESTAR, SOFRIMENTO E SINTOMA

COLEÇÃO
ESTADO de SÍTIO

CHRISTIAN INGO LENZ DUNKER

MAL-ESTAR, SOFRIMENTO E SINTOMA

UMA PSICOPATOLOGIA DO BRASIL ENTRE MUROS

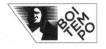

Copyright desta edição © Boitempo Editorial, 2015
Copyright © Christian Ingo Lenz Dunker, 2014

Direção editorial Ivana Jinkings

Edição Isabella Marcatti

Coordenação de produção Livia Campos

Assistência editorial Thaisa Burani

Preparação Baby Siqueira Abrão

Revisão Alyne Azuma e Thais Rimkus

Índice remissivo Sandra Bernardo

Capa David Amiel
sobre foto de Christian I. L. Dunker, *Muro de Berlim
(em frente à exposição Topographie des Terrors)*, 2014

Diagramação Vanessa Lima

Equipe de apoio Ana Yumi Kajiki, Artur Renzo, Bibiana Leme,
Elaine Ramos, Fernanda Fantinel, Francisco dos
Santos, Kim Doria, Marlene Baptista, Maurício
Barbosa, Nanda Coelho e Renato Soares

CIP-BRASIL. CATALOGAÇÃO NA PUBLICAÇÃO
SINDICATO NACIONAL DOS EDITORES DE LIVROS, RJ

D83m
    Dunker, Christian Ingo Lenz
    Mal-estar, sofrimento e sintoma: uma psicopatologia do Brasil entre
muros / Christian Ingo Lenz Dunker. - 1. ed. - São Paulo : Boitempo, 2015.
(Estado de Sítio)

    ISBN 978-85-7559-395-0

    1. Psicanálise. 2. Psicologia clínica. I. Título. II. Série.

15-18955   CDD: 616.8917
                                                 CDU: 159.964.2

1ª edição: fevereiro de 2015

BOITEMPO
Jinkings Editores Associados Ltda.
Rua Pereira Leite, 373
05442-000 São Paulo SP
Tel.: (11) 3875-7250 / 3872-6869
editor@boitempoeditorial.com.br | www.boitempoeditorial.com.br
www.boitempoeditorial.wordpress.com | www.facebook.com/boitempo
www.twitter.com/editoraboitempo | www.youtube.com/tvboitempo

SUMÁRIO

Para Mathias, pela música.
Para Nathalia, pelos bichos estranhos.
Para Cris... pela loucura.

PREFÁCIO

Depois dos muros de Alphaville, o mato

Alphaville, um dos mais célebres filmes de Jean-Luc Godard, conta a história de uma sociedade de arquitetura modernista, a anos-luz da Terra, na qual tudo é organizado por um computador central, o Alpha 60. Em Alphaville, as singularidades inexistem, as emoções são raras e ilógicas, pois estranhas a um princípio geral de produtividade e equivalência que comanda o desenvolvimento social. Tampouco tem lugar a tristeza; mesmo as execuções são feitas em piscinas olímpicas nas quais nadadoras, sempre sorridentes, retiram da água o corpo do executado.

Lemmy Caution é um agente secreto enviado a Alphaville para destruir o computador e eliminar seu criador, o professor Von Braun. Em algumas cenas memoráveis, vemos Caution sendo interrogado por Alpha 60 e respondendo a suas perguntas objetivas com citações de Jorge Luis Borges, Blaise Pascal e Friedrich Nietzsche. Desnorteada, a máquina o libera até nova ordem. Essa foi a maneira encontrada por Godard para mostrar o que Alphaville havia deixado fora de suas fronteiras: a indeterminação que vem junto à palavra poética, esse pavor pascaliano diante do silêncio dos espaços infinitos. Ou seja, fora de Alphaville estava toda a experiência possível.

Alphaville é também o nome de um dos primeiros condomínios fechados do Brasil, inaugurado como um lugar seguro e controlado, no qual nossa humanidade meridional poderia voltar a aflorar sem precisar se confrontar com o medo do caos social. No local, entre construções *fake* e neoclássicas e jardins sem grades, tudo deveria ser "civilizado" como em *Alphaville*, uma sociedade baseada em modelos militares de exclusão. No entanto, ajustes foram feitos para dar coloração local ao sonho do professor Von Braun. Por exemplo, no lugar de Alpha 60, com sua voz metálica, temos outra figura de autoridade e de controle absoluto, muito peculiar e típica da vida em condomínio: o síndico, com sua voz de gestor do gozo alheio. Borges, Pascal e Nietzsche também não fazem parte da lógica do síndico. Na verdade, como dirá Christian Dunker, "o que o gestor sabe é que o Real em jogo no capital é muito mais importante do que o Real em jogo na realidade". Até porque, em um condomínio, não se mora em uma casa, mas em um ativo de rentabilização imobiliária que deve ser administrado tendo principalmente isso em vista. A lógica é a mesma, só não há as nadadoras com sorriso no rosto em dia de execução.

Não escapou a Dunker a sugestiva inversão que transformou um pesadelo distópico em sonho brasileiro de consumo. Dessa forma, por suas mãos, o condomínio fechado acaba por ser elevado a paradigma da forma de vida hegemônica no imaginário nacional. Mas os sonhos de condomínio fechado produzem monstros, e é sobre eles que este livro discorre. Nunca perdendo de vista a tese da impossibilidade de compreender as configurações históricas do sofrimento psíquico sem partir da reconstrução prévia de seus vínculos com a experiência social, o autor leva ao extremo a ideia de refletir sobre as configurações locais da experiência clínica. Daí a necessidade de explorar as diferenças no interior da tríade: mal-estar, sofrimento e sintoma. Pois trata-se de lembrar que o sofrimento não é apenas aquilo que se expressa na descrição categorial dos sintomas e em suas estruturas classificatórias. "Para ser tratado de acordo com a medicina moderna", dirá Dunker, "é preciso sofrer de acordo com ela". Maneira astuta de salientar, contra a visão funcionalista-descritiva das patologias mentais, que o sofrimento é indissociável de uma experiência narrativa que mobiliza sistemas sociais de valores, narrativas e expectativas fracassadas de reconhecimento. O que explica, entre outras coisas, as discussões críticas sobre Axel Honneth e a teoria do reconhecimento na última parte do livro.

Aceita, pois, a natureza indissociável da relação entre sofrimento e sistemas sociais, nada mais lógico do que perguntar como a experiência nacional e suas formas de sociabilidade fornecem quadros de circulação dos desejos e dos afetos, definindo especificidades das patologias mentais, que, afinal, são, ao mesmo tempo, modalidades de sofrimento que impõem restrições a formas almejadas de vida, mas têm também uma profunda dimensão de "patologia social". Ao mobilizar tal paralelismo, Dunker não quer compreender as patologias mentais como expressão direta de desregulações das normas sociais ou como desvio em relação a uma média fornecida pelo padrão dos comportamentos hegemônicos – perspectiva que lhe colocaria, por exemplo, na linha direta dos estudos de Émile Durkheim sobre a anomia. Na verdade, trata-se de mostrar como o sofrimento psíquico é a expressão de um social ainda não reconhecido, ou não mais reconhecido, que continua a insistir como carta não entregue, promessa não cumprida. Nos sintomas de conversão da histérica, nas repetições rituais do obsessivo, pulsa uma história de desejos que lembram a natureza danificada das formas de vida que temos. Por isso, tais sofrimentos são o resultado direto do bom funcionamento das normas sociais. Não há norma sem o *pathos* produzido por aquilo que ela é incapaz de normatizar.

Tendo isso em mente, Dunker se dedica a um impressionante esforço de recolocar a psicanálise no interior da história dos embates nacionais a respeito do sentido de sua formação sociocultural. Sendo a psicanálise a experiência clínica mais sensível a tal natureza narrativa do sofrimento, nada mais consequente do que se perguntar como ela pensou o impacto do sistema nacional de valores, com suas questões sobre o "atraso" em relação aos padrões ocidentais de individualidade e de organização institucional, na maneira como sofremos psiquicamente. Descobrimos, com isso, como a implementação bem-sucedida da psicanálise no Brasil foi indissociável de sua capacidade de ser uma crítica da cultura que privilegia os impasses de individualização e socialização.

Mas, além desse esforço de reinscrição do capítulo brasileiro da história da psicanálise no interior de um debate mais amplo a respeito das tensões de nosso processo recente de formação cultural, Dunker faz uma operação ainda mais ousada. Pois a psicanálise correria o risco de se transformar simplesmente na gestora psíquica dos desconsolos do "atraso" nacional se fosse incapaz de procurar em solo pátrio uma "antropologia filosófica" que não fosse refém de certa antropologia psicanalítica marcada, por sua vez, por certa teoria do progresso histórico no qual ontogênese e filogênese acabam por se articular em um contínuo em desenvolvimento. Essa antropologia filosófica capaz de problematizar as relações – importantes para Freud – entre animismo e narcisismo ou entre totemismo e estruturas diagnósticas, Dunker a encontra nos trabalhos inovadores de Eduardo Viveiros de Castro. Com isso, um movimento duplo anima seu livro.

Primeiro, trata-se de demonstrar como o privilégio psicanalítico dado ao sofrimento, a despeito de uma visão meramente funcional-descritiva dos sintomas, tornou-o capaz de expressar o impacto da situação social brasileira nas configurações do adoecer psíquico. Chegando ao presente, tal situação social recebe uma espécie de "tipo ideal" na figura do condomínio fechado. "De que condomínio nosso sofrimento faz parte? De qual Alphaville somos a expressão?", é o que parece perguntar Dunker.

Mas tudo se passa como se, contra o adoecimento produzido por Alphaville, fosse necessário mobilizar o potencial multinaturalista do perspectivismo ameríndio. Como se esse potencial próprio ao perspectivismo fosse a melhor expressão da possibilidade de experiências produtivas de indeterminação, utilizando para isso uma chave de compreensão não normativa dos processos de cura, tal como procuramos desenvolver nos trabalhos de nosso Laboratório de Teoria Social, Filosofia e Psicanálise (Latesfip) da USP.

Contra a logicidade instrumental de Alpha 60, Lemmy Caution dizia: "O silêncio eterno desses espaços infinitos me atemoriza". Depois de ler *Mal-estar, sofrimento, sintoma*, acabamos por descobrir que talvez a melhor sentença crítica contra tal razão instrumental continue sendo a fala do índio bororo, que tanto tocava Lacan: "Eu sou uma arara".

Vladimir Safatle
São Paulo, agosto de 2014

AGRADECIMENTOS

Na língua inglesa, agradecer (*to thank*) e pensar (*to think*) pertencem a uma etimologia comum. De fato, essa é uma proximidade que tem se confirmado para mim ao longo dos tempos. Pensar junto, compartilhar descobertas e arriscar hipóteses são coisas simples quando se tem uma espécie de comunidade de invenção, como esta à qual quero agradecer.

Ao João Felipe Guimarães de Macedo Sales Domiciano, que pela primeira vez nos trouxe os avanços recentes da antropologia pós-estruturalista brasileira, com sua importância para uma redefinição do mito e de suas consequências para a renovação da hipótese de formalização da prática psicanalítica a partir do xamanismo transversal dos povos amazônicos do alto Xingu.

Ao Paulo Arantes, que, a partir de uma pequena vinheta sobre condomínios, escrita por sua encomenda, há mais de dez anos, intuiu a tese do livro que agora se materializa. Aos queridos Vladimir Safatle e Nelson da Silva Jr., com quem, na coordenação do Laboratório de Teoria Social, Filosofia e Psicanálise (Latesfip/USP), dividi aventuras matinais e viagens interestrelares por terras nunca antes navegadas, pelo cabo Honneth até a península Canguilhem, pelo estreito de Hegel até a Nova América Lacaniana.

Aos alunos, aos amigos e aos passantes do Latesfip, que, nestes quase dez anos, nos trouxeram tantas ideias e experiências produtivas, de determinação e de indeterminação. Enumero aqui a tripulação que participou de nosso próximo livro, mas pensando que muitos outros ainda deram sua "palha", sua "nota dissonante" ou sua contribuição, como diria Raul Seixas, para nosso "belo quadro social": Anna Turriani, (que pela primeira vez leu e corrigiu o texto, com seu astrolábio de luz), Fuad Kyrillos Neto, Hugo Lana dos Santos, Maria Letícia Reis, Paulo Beer, Rafael Lima, Valesca Bertanha,

Daniele Sanches, Danna De Luccia, Karen Alves, Helgis Cristófaro, Maria Nakasu, Marcus Teschainer, Rafael Gargano, Roberto Propheta Marques, Ronaldo Manzi, Silvio Carneiro, Rodrigo Camargo, Luiz F. B. Gonzáles, Ivan Nascimento, Felipe Scatambulo, Fátima Galindo, Marília Pisani, Márcia Ferreira, Leonardo Müller, Celso Favaretto, Pedro Eduardo Silva Ambra, Julio Cesar Lemes de Castro, Júlia Catani, Luiz Henrique de Paula Conceição, Luiz Eduardo de Vasconcelos Moreira, Patricia Porchat, Tiago Humberto Rodrigues Rocha, Aline Carrenho, Fabio Franco, Virgínia Costa, Catarina Pedroso, Carlos Eduardo Ribeiro, Daniela Smid Rodrigues, Mirmila Musse, Rafael Kalaf Cossi, Stelio de Carvalho Neto e Bruna Martins Coelho.

Ao José Roberto Olmos, querido amigo e valente lutador do Latesfip, companheiro da Expedição ao Fórum de Psicanálise de São Paulo, que veio a falecer nos últimos momentos desta edição.

Muitas das ideias aqui apresentadas emergiram no contexto de nosso grupo de orientação, ao qual agradeço pela presença constante, pelo apoio e pela convivialidade ao longo destes anos nos quais enfrentamos antropófagos, calmarias e amotinados: Daniele Sanches, Luciana Krissac Salum, Maria Letícia Reis, Clarice Paulhon, Lígia Borba, Dulce Coppedê, Jacqueline Cardoso e o aspirante a grumete, Clóvis.

Outros tantos antigos marujos da Rede de Pesquisa Sintoma e Corporeidade, Heloísa Ramirez, Tatiana Assadi, Lola Andrade e Luciana Guareschi, e do Fórum do Campo Lacaniano, especialmente Dominique Fingermann, Paula Pires e Paulo Rona, têm aqui meu honrado agradecimento pela coragem de dobrar o Cabo das Tormentas, rebatizando-o, assim, de Cabo da Boa Esperança Lacaniana. No meio dessa jornada, perdemos nossa querida Stella Ferraretto, que tantas vezes nos fez ver coisas que ainda não estavam lá. Jamais será esquecida.

Em muitos portos amigos, fiz apresentações preliminares e testes de profundidade deste texto; agradeço a calorosa acolhida no Campo Lacaniano de Salvador, do Recife, de Natal, de Belo Horizonte e de Belém, bem como na Escola de Psicanálise de João Pessoa e na Sigmund Freud de Porto Alegre.

Ao pessoal do consultório, especialmente Michele Roman Faria, com quem discuti as agruras insulares do lacanismo.

Aos fiéis náufragos do cartel dos discursos, Angela Vorcaro, Ricardo Goldenberg e Leda Bernardino, e do cartel do supereu, José Luiz Aidar, Isleide Fontenele e Emília Broide, ainda que não tenhamos chegado à conclusão de havermos descoberto a Nova América ou as Índias Ocidentais.

Ao Álvaro Faria, amigo de fé, irmão camarada, e à família Faria, que saberá muito bem onde aqui foi representada.

Ao Contardo Calligaris, navegante de além-mar, que ajudou a trazer novas pragas para nossos novos portos.

Às companheiras de caravelas clínico-uspianas, Maria Lívia Tourinho Moretto, Miriam Debieux Rosa, Helena Bicalho e Léia Priszkulnik.

Aos almirantes de além-mar e circum-navegadores com quem discuti a improbabilidade náutica deste projeto, Ian Parker e Erica Burman, bem como ao pessoal da Sociedade Internacional de Filosofia e Psicanálise, especialmente Philippe Van Haute e Monique David-Menárd.

Aos queridos cartógrafos da editora Boitempo, que apostaram nesta aventura improvável, Ivana Jinkings, Kim Doria, Artur Renzo e, claro, minha timoneira incansável, Isabella Marcatti.

A todos os marinheiros de primeira, segunda e infinitas viagens do Seminário sobre a Obra de Jacques Lacan, onde muitas das ideias aqui apresentadas foram testadas inicialmente, ao Grupo de Construção de Casos Clínicos e ao pessoal da Rede Clínica do IP/USP.

A Cris, Mathias e Nathalia, com quem divido esta travessia pelo mundo.

NOTA DO AUTOR

A maior parte dos textos de Freud foi citada a partir de *Obras completas Sigmund Freud* (trad. José L. Etcheverry, Buenos Aires, Amorrortu, 1988) e cotejada com *Sigmund Freud Studienausgabe* (Frankfurt, S. Fischer, 1989) e com *Sigmund Freud Standard Edition* (trad. Jaime Salomão, Rio de Janeiro, Imago, 1983). Quando disponíveis, utilizaram-se também *Obras psicológicas de Sigmund Freud* (trad. Luiz Alberto Hans et al., Rio de Janeiro, Imago, 2004) e *Obras incompletas de Sigmund Freud* (coord. Pedro Heliodoro Tavares, Autêntica, 2013). Tanto os títulos quanto as passagens citadas constam em português com minha tradução.

Para os textos de Lacan, adotaram-se *Escritos* (trad. Vera Ribeiro, Rio de Janeiro, Zahar, 2004), cotejados com *Écrits* (Paris, Seuil, 1990) e com *Ecrits: a Selection* (trad. Bruce Fink, Nova York, W. W. Norton & Co., 1999), além de *Outros escritos* (trad. Vera Ribeiro, Rio de Janeiro, Zahar, 2003), cotejados com *Autres écrits* (Paris, Seuil, 2001).

INTRODUÇÃO

O pai de um amigo é levado às pressas para o hospital. A família, preocupada, acompanha o processo de internação. Filas de convênios e processos de autorização se intercalam com exames e opiniões. Corredores brancos e sinuosos, repletos de portas, algumas sem placa. "O neurologista não veio hoje." Macas passam de um lado para outro sob olhares desviantes, entre a vergonha da intimidade devassada e a incerta expectativa de reconhecer o mesmo sofrimento. "Sem convênio, vai ter de ir para a saúde pública mesmo, no momento não tem vaga." Alguns parecem indiferentes, acostumados à rotina de filhos ou avós semanalmente em vistoria médica. Formulários, recibos de pagamento, documento de identidade. "Primeira vez por aqui?" Monitores de televisão suspensos, grupos de familiares espalhados pela sala de espera que se transforma em sonolenta e precária área de convivência. Come-se. Número de chamada no telão. Bebe-se. "Ainda não chamou?" Telefone celular. "Vai ter que internar?" Alguém chora baixinho. "Já avisou?" Chega o médico, com a face tensa — talvez seja só cansaço —, desvia o olhar para um residente e pede o prontuário. Mas, antes que o especialista possa dizer alguma coisa, o pai de meu amigo se antecipa: "Não precisa dizer o que eu tenho, doutor. Eu sei o que tenho. Chama-se 87 anos".

Depois de vinte anos praticando psicanálise em São Paulo, é assim que eu gostaria de começar certas investigações diagnósticas: pelo nome da coisa. Cada pessoa que nos procura tem uma idade diferente, territórios simbólicos distintos, mundos imaginários e histórias que, de tão reais, parecem inventadas. Mas nos primeiros encontros há sempre esta pergunta, raramente enunciada: "O que é que eu tenho? Qual é o nome dessa coisa que atrapalha minha vida, que transtorna minha maneira de amar, que é a razão de meu fracasso e a causa de meus desencontros?".

Diagnosticar tornou-se uma das atividades mais especificamente valorizadas em nossa atual forma de vida, mediada pelos chamados analistas simbólicos. As políticas públicas baseiam-se cada vez mais em diagnósticos. O terceiro setor, florescente no Brasil pós-inflacionário, organizou-se em torno da tríade *diagnóstico, intervenção* e *avaliação*. A cultura dos consultores espera diagnósticos para problemas, processos e comportamentos. *Coachings, mentorings* e *head hunters* são práticas que diagnosticam potenciais, disposições e qualidades para o planejamento e a reorientação da vida no trabalho. Na educação, diagnostica-se cada vez mais, e mais cedo. A medicalização da infância passou da disfunção cerebral mínima, nos anos 1970, para a dislexia, nos anos 1990, chegando agora ao déficit de atenção (com ou sem hiperatividade). E não há medicalização sem diagnóstico, embora possa haver, ainda que de maneira controversa, diagnóstico sem medicalização.

A administração da vida, nua ou travestida, requer contínuos "re-diagnósticos", e eles são cada vez mais híbridos. Há diagnósticos que integram sistemas de saúde com narrativas estéticas, trazendo consigo novas disciplinas dietéticas, sexológicas ou comportamentais. Há diagnósticos jurídico-morais, incluídos nas recentemente aprovadas leis sobre a alienação parental, sobre a proibição da "palmada", sobre o direito ao afeto dos pais. Há diagnósticos psicológicos, assistenciais, atuariais, médicos, securitários. Há estratégias de monitoramento e diagnóstico de tendências, microtendências e atitudes necessárias para entender o consumo, que são parte da vida cotidiana da publicidade, do sistema da cultura e do entretenimento. Há diagnósticos ecológicos, econômicos, epidemiológicos, os quais orientam políticas públicas e intervenções sociais.

Seria preciso chamar de "diagnóstica" essa expansão dos atos, raciocínios e estratégias de inserção política, clínica e social do diagnóstico, e sua consequente "força de lei", capaz de gerar coações, interdições, tratamentos e que tais. Ou seja, uma diagnóstica (no feminino) é um discurso local acrescido de efeitos, alianças e injunções que ultrapassam esse campo específico de autoridade, ação e influência. Assim sendo, o ato diagnóstico ocorre no interior de um sistema de possibilidades predefinidas envolvendo um sistema de signos, uma prática de autoridade e uma gramática das formas de sofrimento que são agrupadas em uma unidade regular. A diagnóstica é a condição de possibilidade dos sistemas diagnósticos. O que chamo de "racionalidade diagnóstica" opera cifrando, reconhecendo e nomeando o mal--estar em modos mais ou menos legítimos de sofrimento e, secundariamente, estipulando, no interior destes, as formas de sintoma. Se o reconhecimento de sintomas em unidades regulares, chamadas de doenças, síndromes, quadros ou distúrbios, é a tarefa do diagnóstico, a articulação entre mal-estar, sofrimento e sintoma é o objetivo da diagnóstica.

Como tentei mostrar em outro lugar[1], uma diagnóstica envolve a absorção dos efeitos do diagnóstico no interior mesmo da ação clínica. O diagnóstico de uma doença grave, por exemplo, não é apenas um fato clínico do qual decorrerá um tratamento médico. Ele também se tornará, eventualmente, um fato econômico para a pessoa e para a família que o recebe, um problema moral, se a doença possuir valência moral na cultura do paciente, um problema educacional, se isso implicar restrições e cuidados especiais – e tudo isso de modo transitório ou permanente. Ele pode se tornar um fato jurídico, se o plano de saúde se recusar a pagar os custos do tratamento. E é, antes de tudo, um fato epidemiológico, um aspecto da estatística geopolítica daquele sintoma ou daquela doença. É potencialmente um fato psicológico, quando afeta de maneira substancial o horizonte futuro, a ressignificação de práticas passadas e as perspectivas presentes de realização de uma vida. Uma diagnóstica é composta pelos efeitos, pelos sentidos e pelas "re-designações" que um diagnóstico pode ter para um sujeito ou para uma comunidade diante do aspecto social de sua patologia. Ela é fundamentalmente uma resposta ética que podemos criar para dar destino ao que a psicanálise chamou de mal-estar.

O que distingue os diagnósticos clínicos dos demais tipos de diagnóstico é que os primeiros recorrem e se fundam no campo patológico. Os demais se apropriam do patológico como metáfora. Uma devastação ambiental ou uma política econômica suicida podem ser injustas, viciosas ou ineficientes, mas não se pode dizer que sejam propriamente patológicas. Não é de espantar que, com a inflação de práticas diagnósticas, a medicina tenha requerido nos últimos anos no Brasil[2] o direito e o privilégio de ser a única disciplina a legitimamente praticar diagnósticos.

---

[1]   Christian I. L. Dunker, *Estrutura e constituição da clínica psicanalítica: uma arqueologia das práticas de cura, psicoterapia e tratamento* (São Paulo, Annablume, 2011).

[2]   O Projeto de Lei do Senado (PLS) 7703/06 pedia a regulamentação do Ato Médico, ou seja, as atividades que só podem ser realizadas por médicos ou mediante a autorização deles. De acordo com o Projeto, vetado nesse quesito pela presidência da República, só o médico poderia diagnosticar doenças, determinar tratamentos, decidir sobre cirurgias e procedimentos invasivos.

Contudo, essa separação confia em uma autonomia do patológico que não é simples de defender. Cada vez mais, o âmbito do patológico, mesmo nas práticas de saúde, expande-se para comportamentos de risco, atitudes inadaptadas, predisposições para o desenvolvimento de doenças, qualidades e estilos de vida, vulnerabilidades sociais, situações laborais críticas, configurações ergonomicamente indesejáveis, propensões genéticas, disfunções cerebrais.

Nesse cenário, nota-se uma revitalização expansiva da diagnóstica psiquiátrica sem comparação com outras áreas da medicina. Em sua primeira versão, publicada em 1952, o *Manual diagnóstico e estatístico de transtornos mentais* (DSM – *Diagnostic and Statistical Manual of Mental Disorders*), editado pela Associação Psiquiátrica Americana, continha 182 transtornos, número equivalente ao da *Classificação internacional de doenças* (CID), editada pela Organização Mundial de Saúde. Boa parte desses quadros clínicos era representada por condições psicológicas como as neuroses (fóbica, obsessivo-compulsiva, depressiva, neurastênica, hipocondríaca ou de despersonalização) e as *desordens de personalidade* (paranoide, ciclotímica, esquizoide, explosiva, obsessiva-compulsiva, histérica, astênica, antissocial, passivo-agressiva, inadequada). Na quarta edição revisada do mesmo manual, editado em 1994, o número de transtornos subiu para 297[3]. Ou seja, em 32 anos foram listados 115 novos transtornos, o que acusa um aumento massivo de 63% de novas categorias diagnósticas.

Uma parte desse crescimento é explicada pela segmentação de antigas classes diagnósticas "interpretativas", como *psicose* e *neurose*, que são divididas em unidades sintomáticas "descritivas" cada vez menores: transtornos somatoformes, transtornos dissociativos, transtornos de ansiedade, transtornos factícios. A decomposição e a multiplicação de entidades diagnósticas seguem os critérios de flexibilização, segmentação e uso "administrado" que regulam em termos genéricos o "negócio" da saúde[4], apresentando-se ainda em afinidade com os processos de individualização, que historicamente acompanham as transformações no âmbito da psicopatologia[5]. Ademais, a flutuação de metáforas neuroquímicas e farmacológicas exige unidades conceituais e descritivas cada vez mais flexíveis e indeterminadas clinicamente e cada vez mais hipotéticas do

---

[3] Christian I. L. Dunker e Fuad Kyrilos Neto, "A psicopatologia no limiar entre psicanálise e psiquiatria: estudo comparativo sobre o DSM", *Vínculo*, São Paulo, v. 8, n. 2, dez. 2011.

[4] Maria Cecília Donnangelo e Luiz Pereira, *Saúde e sociedade* (São Paulo, Hucitec, 2011).

[5] Ian Parker et al., *Desconstructing Psychopathology* (Londres, Sage, 1999).

ponto de vista etiológico para justificar a produção repetida de novas medicações (com mais eficácia, menores efeitos colaterais, maior poder de combinação com outras medicações). Isso permite fazer do mal-estar uma doença, inserindo-a em um circuito que vai da propaganda, da divulgação e do consumo de experiências de bem-estar até a aliança entre pesquisa universitária, laboratórios farmacêuticos e gestão da saúde mental[6]. Em uma cultura organizada pelos critérios de desempenho[7], o declínio das reflexões sobre a cura – neutralizada pela tese de que as doenças mentais são, em sua maioria, crônicas, ou seja, para a vida toda – se fez acompanhar de uma gradual indeterminação da expectativa que se deve ter em relação à medicação: cura, tratamento paliativo ou *doping*? Até que ponto o uso de substâncias que aumentam a performance laboral, sexual ou educacional está de fato suprimindo um sintoma e onde começa a extração de mais-valor comportamental? Qual é o limite que separa o uso de substâncias que tratam sintomas de substâncias que criam um superávit de desempenho, quando falamos em indutores do sono, agentes calmantes, supressores de respostas de ansiedade ou relaxantes musculares? Qual o ponto em que esse mal--estar requer um esforço hermenêutico necessário de nomeação e, portanto, de reconhecimento do sofrimento para além do sintoma?

É cada vez mais fácil, para qualquer um, reconhecer-se em um conjunto de signos clínicos dotados de valor diagnóstico. A globalização do capital gerou também uma globalização das maneiras de sofrer. Seria esse um efeito da expansão de uma mesma forma de vida, que carrega vicissitudes tratadas como mercadorias? Ou deveríamos pensar que a exportação dos tipos de sofrimento, das codificações sintomáticas e das grandes narrativas sobre o mal-estar faz hoje, de modo renovado, a função suplementar aos antigos dispositivos de colonização? A forma-mercadoria do sofrimento prepara o terreno ou lida com os efeitos secundários da devastação das formas de vida tradicionais?

Do diagnóstico à diagnóstica

Este livro aborda tais problemas considerando algumas particularidades. A primeira delas é tomar o diagnóstico não apenas como o ato de nomeação clínica de uma condição de adoecimento, mas como uma *diagnóstica*, ou seja,

---

[6] Orlando Coser, *As metáforas farmacoquímicas com que vivemos* (Rio de Janeiro, Garamond-Faperj, 2011).

[7] Alain Ehrenberg, *O culto da performance* (Aparecida, Ideias e Letras, 1995).

como a reconstrução de uma forma de vida. Considerar o diagnóstico em psicanálise reconstrução de uma forma de vida envolve tanto a diagnóstica do sujeito como a transversalidade diagnóstica entre disciplinas clínicas (médica, psicanalítica, psiquiátrica, psicológica); tanto a flutuação discursiva dos efeitos diagnósticos (jurídico, econômico, moral) como sua incidência no real das diferenças sociais (gênero, classe, sexualidade). Reconstruir uma forma de vida, no escopo ético de uma racionalidade diagnóstica pensada dessa maneira ampliada, é, no fundo, refazer os laços entre trabalho, linguagem e desejo, pensando a patologia – que se exprime no sintoma, no mal-estar e no sofrimento – como uma patologia do social.

Quando o pai de meu amigo, aludido no primeiro parágrafo desta introdução, dá um nome a sua situação – "Eu sei o que tenho. Chama-se 87 anos" –, ele o faz como modo de nomeação do mal-estar. Não podemos desprezar esse ato como um autodiagnóstico, que capta e localiza a série aberta de expectativas, incertezas e indeterminações que cerca sua situação de sofrimento. Ter 87 anos, envelhecer, permanecer na fila de atendimento de um hospital, esperar a aprovação do tratamento por um plano de saúde, preocupar-se com o futuro acarretado pelo adoecimento, preocupar-se com a preocupação que o adoecimento trará para a família, tudo isso faz do sofrimento uma experiência de reconhecimento intersubjetivo. O sofrimento se partilha e é função direta dos atos de reconhecimento que o determinam como tal. Por outro lado, o que se esperava do jovem médico e de seu assistente era outro tipo de nomeação. A nomeação de um sintoma, uma doença, um quadro, uma síndrome é um ato que produz outro tipo de visibilidade: a dor e o sofrimento sentidos pelo pai de meu amigo e partilhados por todos os que o reconhecem e se reconhecem nessa experiência, a sua própria, a do outro, atual, passada ou vindoura. O ato de designação do sintoma inscreve o mal-estar e o sofrimento em um novo registro de discurso, em uma nova ordem de prescrições, interdições, hospitalizações e cuidados. É nesse ponto que o sintoma, na acepção psicanalítica, se distingue do sintoma em outras clínicas. Um sintoma fóbico, uma ideia obsessiva ou uma desconfiança paranoica em geral possuem uma nomeação anterior à chegada ao tratamento, por exemplo, "minha bobagem" (*meine Blödsinn*), como a isso se referia o pequeno Hans[8], o menino de cinco anos que temia

---

[8]   Sigmund Freud, "Análisis de la fobia de un niño de cinco años (caso del pequeño Hans)" (1909), em *Obras completas* (Buenos Aires, Amorrortu, 1988), p. 1-118.

cavalos, suas carroças e as ruas por onde eles passavam. "Minha bobagem" é um modo de reunir mal-estar, sofrimento e sintoma, que se articulam em uma aparência ou um semblante de unidade. A unidade do sintoma é também o que confere unidade narrativa à história dessa criança de cinco anos que apresentava esse sintoma da fobia a cavalos.

Se o mal-estar se mostra na finitude de nosso corpo, na precariedade de nossos acordos humanos, em nossa disposição à repetição e à angústia, resistindo à vagueza de sua nomeação, o sofrimento determina-se pela narrativa e pelo discurso nos quais se inclui ou dos quais se exclui. Retenhamos que os termos pelos quais a psicanálise fala da passagem do mal-estar ao sofrimento designam, antes de tudo, usos locais da linguagem: *romance* familiar do neurótico, *teorias* sexuais infantis, *mito* individual do neurótico, ética *trágica* da psicanálise. Romance, teoria, mito ou tragédia são categorias formais, gêneros literários ou discursivos que nos mostram como há um trabalho social da linguagem que se cruza na determinação do sofrimento.

Os soldados que voltavam da Primeira Guerra Mundial sem uma história para contar, corroídos pelo silêncio e pela violação da regra que requer a partilha da experiência, acusavam, para Walter Benjamin[9], o início de uma nova era. Uma era na qual as articulações entre mal-estar e sofrimento seriam reordenadas, em escalada maciça, pela disciplina codificada dos sintomas. Esse era também o pesadelo recorrente de Primo Levi depois de voltar para casa, sobrevivente do extermínio dos campos de concentração. Um único e mesmo sonho o assediava. Ele estava em casa, finalmente em casa, e na hora do jantar começava a falar sobre sua experiência em Auschwitz. E, para sua surpresa, os outros começavam a bocejar e a levantar-se sem cerimônia da mesa. O pesadelo de não ter seu sofrimento reconhecido é proporcional à dificuldade de nomeação do mal-estar. Teria sido fácil dizer que o fato de o sonho ser assim repetitivo e sem grandes variações levanta a suposição de que se tratava de um sonho traumático, e, se estivéssemos na psicanálise do pós-guerra, anteciparíamos a hipótese de que esse é um sintoma típico de uma *neurose de guerra*. Talvez, segundo o DSM-V, Primo

---

[9] "[...] os combatentes tinham voltado mudos do campo de batalha. Não retornaram mais ricos em experiência comunicável, e sim mais pobres. Os livros de guerra que inundaram o mercado literário nos anos seguintes não continham experiências transmissíveis de boca em boca." Walter Benjamin, "Experiência e pobreza" (1933), em *Obras escolhidas*, v. 1. *Magia e técnica, arte e política. Ensaios sobre literatura e história da cultura* (trad. Sérgio Paulo Rouanet, São Paulo, Brasiliense, 1996), p. 114-5.

Levi sofresse de estresse pós-traumático. Espero que essa maneira de colocar o problema deixe claro ao leitor como a nomeação normativa de um sintoma é terrivelmente redutiva em relação ao domínio de experiência que ela comprime e generaliza.

Portanto, o cenário no qual vamos pensar as experiências brasileiras de conversão do mal-estar ao sofrimento, bem como suas articulações sintomáticas, é definido por alguns movimentos históricos no interior da racionalidade diagnóstica contemporânea[10].

1. Substituição da psicopatologia como campo de confluência das diferentes narrativas sobre o sofrimento pela racionalidade classificatória e segmentar da qual o sistema DSM, autoapresentado como "ateórico", é um exemplo maior. A partir da década de 1970, a psicanálise parece se retirar do campo mais universal da discussão sobre o diagnóstico, recuando para uma posição particularista, na qual seu tipo de prática diagnóstica se torna cada vez mais incomensurável com as demais disciplinas. O pensamento de Jacques Lacan, principalmente em seu primeiro momento, teria contribuído para uma repsiquiatrização da diagnóstica psicanalítica com uma retomada do sentido e da distinção entre neurose, psicose e perversão.

2. Ampliação do espectro diagnóstico da doença mental, ou seja, o número de categorias clínicas aumenta à medida que sua unidade decresce. A partir dos anos 1980, populariza-se a noção de desordem (*disorder*) ou de transtorno para substituir a antiga noção médica de doença mental. Assim, declina gradualmente a ideia de conceituar o sofrimento mental por meio de processos mais gerais, que engendram e explicam inúmeros sintomas. À *despatologização* da "doença mental", que pode agora ser desestigmatizada por sua renomeação como "transtorno", "desordem" ou "dificuldade", corresponde uma *repatologização* generalizada, pela qual todos nós aceitamos nossos sintomas como "normais". Para isso, é necessário descrever grupos de sintomas cada vez mais reduzidos e cada vez mais distantes de uma descrição teórica específica. Desenvolvem-se, assim, as grandes metáforas cerebrais: da serotonina, da depressão, da imunologia, que parasitam as verdadeiras explicações neurofuncionais e

---

[10] Rossano Cabral Lima, "Razão diagnóstica, medicalização e bioidentidade", em Fuad Kyrillos Neto (org.), *Saúde mental e psicanálise: lógica diagnóstica e novos sintomas* (Barbacena, Eduemg, 2011).

os efetivos testes diagnósticos, que ainda estão por vir. Ainda hoje não há nenhuma testagem, nenhum método de neuroimagem, nenhuma forma de comprovar por meio de exames biológicos a presença ou a ausência de um transtorno mental[11].

3. Expansão do modelo conhecido como *medicina baseada em evidências* e, por consequência, da *psiquiatria baseada em evidências*, que envolve a integração das diferentes formas de pesquisa e produção de conhecimento em saúde com uma inusitada consideração clínica de custos, gastos e vantagens operacionais, epidemiologicamente calculada, na escolha e na indicação de um ou outro tratamento. A partir dos anos 1990, pela primeira vez de modo explícito e institucionalizado, a economia da doença passa a fazer parte dos protocolos da razão diagnóstica[12] e, em 2000, aparece como plataforma ostensiva para a psiquiatria brasileira[13]. No mesmo período, a psicanálise aprofundou sua presença nos hospitais gerais[14] e no sistema público de saúde, bem como nos dispositivos de saúde mental pós-reforma psiquiátrica.

---

[11] Apesar das inúmeras ilustrações que comprovam alterações cerebrais presentes em pacientes depressivos, esquizofrênicos, hiperativos ou assemelhados, ainda não se encontrou a conexão causal entre estados de configuração do cérebro e condições clínicas específicas. De modo inverso, não é possível partir da semiologia dos sintomas psíquicos e inferir alterações exatas e comparativamente mensuráveis do sistema nervoso. As alterações neurológicas nem sempre se ligam com seus respectivos sintomas previsíveis. Isso talvez ocorra porque existe uma indeterminação relativa quanto à maneira como cada aparelho nervoso resolve e integra as diferentes funções. Ademais, alterações comportamentais, atitudinais e de mudanças nas formas de vida, particularmente as de natureza linguística, modificam conformações cerebrais, tornando difícil estabelecer uma etiologia fixa entre perturbações orgânicas e sintomas clínicos.

[12] Considera-se o texto de Archie Cochrane, *Effectiveness and Efficiency: Random Reflections on Health Services*, publicado em 1972, um marco fundador da medicina baseada em *evidências*. Embora seus conceitos e suas práticas tenham se disseminado na medicina brasileira a partir dos anos 1980, é a fundação do primeiro centro Cochrane no Brasil, em 1996, por Álvaro Nagib Atallah (Unifesp), que acusa sua ampla aceitação em nossa cultura de saúde.

[13] Maurício de Lima, Bernardo Soares e Josué Bacaltchuk, "Psiquiatria baseada em evidências", *Revista Brasileira de Psiquiatria*, v. 22, n. 3, 2000, p. 142-6.

[14] Um exemplo notável desse processo é o curso de aperfeiçoamento do Hospital das Clínicas da Faculdade de Medicina da USP. Fundado por Mathilde Neder na década de 1990, esse centro pioneiro e formador extensivo de psicólogos que trabalham em hospitais no Brasil constitui uma referência de orientação psicanalítica na área.

4. Crescimento generalizado da medicalização e das intervenções farmacológicas no âmbito da saúde mental, notadamente a partir dos anos 2000. A política de saúde mental brasileira pós-reforma psiquiátrica tem privilegiado cada vez mais a substituição das práticas clínicas baseadas na palavra em favor da administração massiva de medicação. A transferência da gestão da saúde mental para sistemas baseados em cooperativas, ligadas a hospitais, universidades e ONGs, tende a reconhecer, na prática, que a maneira mais barata e acessível de manter milhares de pacientes sob atenção em saúde mental baseia-se em protocolos simples de diagnóstico e medicalização.

Esses quatro pontos revelam a gradual substituição dos condomínios psiquiátricos, carcerários e cronificantes, baseados no modelo de longa internação e recolhimento hospitalar, por um modelo de racionalidade diagnóstica mais adaptada às exigências do capitalismo à brasileira. Essa nova forma de gestão do mal-estar está centrada na produção de espaços de exclusão e anomia de um lado e na definição de condomínios de classificação diagnóstica flexível de outro. São cada vez maiores os efeitos de consumo que definem em retrospecto o diagnóstico necessário. Os chamados "ajustes de medicação" oscilam até que a medicação que se mostra eficaz determine, retrospectivamente, o diagnóstico que a justifica. Por outro lado, não se podem desconhecer os reais efeitos de modulação da experiência subjetiva induzidos pelas substâncias farmacológicas. São também zonas "artificiais" de contenção, de excitação, de anestesia e de separação que funcionam como muros de proteção contra o mal-estar e zonas de exceção contra o sofrimento.

Patologias do social

Em tempos de biodiversidade global, seria de esperar um crescimento das formas específicas e comunitárias de sofrimento. A deriva intercultural, o choque de civilizações, os circuitos migratórios e imigratórios deveriam ter produzido um aumento dos chamados "quadros clínicos especificamente culturais". Variações, estratégias e combinações entre as formas de mal-estar, de sofrimento e de sintoma deveriam ter se ampliado com a expansão do contato entre civilizações. Contudo, não parece ser esse o caso. Entre a população da Indonésia, por exemplo, existe uma síndrome conhecida como *amok*, que se apresenta como uma espécie de fúria assassina durante a qual a pessoa lança palavrões enquanto trucida aleatoriamente os circundantes. Outro exemplo se dá entre os habitantes do Sudeste Asiático: a *koro*, patologia mental caracterizada pela obsessão de que os genitais masculinos estão se retraindo para o interior do corpo. No Oriente Médio, diagnostica-se a *zar*, transtorno dissociativo comum, no qual o paciente simultaneamente gargalha, canta, grita e chora[15]. Quando estive em um congresso na África do Sul em 2000, encontrei inúmeros psiquiatras que relatavam a gradual e progressiva desaparição dos quadros de possessão e das demais formas de sofrimento caracterizadas pelo discurso mágico-animista naquele continente. Para ser tratado pela medicina moderna, era preciso sofrer de acordo com ela. Para ser incluído nos dispositivos de assistência social, securitária e de saúde, é preciso estar de acordo com seus protocolos diagnósticos.

Descobrem-se cada vez menos síndromes especificamente culturais. Em 1878, quando G. M. Beard descreveu a "doença dos saltadores" do Maine, a arte diagnóstica talvez tenha chegado a seu mais alto grau de particularização. Caracterizada por uma espécie de exagero do reflexo de susto e pelo prolongamento de pulos e espasmos, a síndrome possuía sintomas eliciados por uma ordem direta e repentina. Afetava um grupo social muito específico: os lenhadores franco-canadenses de Moosehead Lake, no estado do Maine (Estados Unidos). Durante a crise, o saltador podia bater em um familiar, repetir frases desconhecidas ou manifestar comportamentos erráticos, como pular de maneira repetida e estereotipada. O fato de o "francês saltador" reagir de modo anormal e exagerado a ordens ou comandos, em especial àqueles feitos de maneira repentina e por estranhos, liga-se evidentemente às modificações da situação social desses trabalhadores no quadro de profissionalização e industrialização crescente de sua atividade, que trazia consigo novas formas de divisão e de organização do trabalho. O antigo sistema de autoridade patrilinear vertical, baseado na aquisição continuada da experiência na arte de cortar árvores, fora de súbito substituído pelas modernas formas de administração, impessoalizadas e racionalizadas, introduzidas pelas madeireiras. A resposta de obediência exagerada é compreensível como uma espécie de resistência ao sofrimento gerado pela alteração no modo de produção. Como se os lenhadores estivessem a dizer: "Aceito a nova

---

[15] American Psychiatric Association, "Plano para a formulação cultural e glossário de síndromes ligadas à cultura", em *DSM-IV: Manual diagnóstico e estatístico de transtornos mentais* (4. ed. Porto Alegre, Artes Médicas, 1995), p. 793-8.

ordem, mas apenas em meu comportamento, não em minha alma". E tais comportamentos, exteriorizados, encontraram, assim, a situação subjetiva necessária para se tornarem patologicamente autônomos.

A fundação do alienismo, forma primeira da psiquiatria moderna, é atribuída a Philippe Pinel. Ainda hoje, a alienação é uma noção incontornável para entender a lógica do mal-estar, em especial a partir de sua introdução, como conceito psicanalítico, por Jacques Lacan. Não se pode esquecer que para Pinel, assim como para Hegel, a alienação da razão era condição necessária e universal para sua retomada reflexiva e, portanto, para a experiência da liberdade. Pinel, por volta de 1793, observou e refletiu de maneira "médico-filosófica" sobre o aprisionamento dos pacientes do asilo de Bicêtre. Para ele, a alienação era causa e expressão universal da loucura, sendo suas espécies, como a melancolia e a mania, ou seus tipos, como o idiotismo e o cretinismo, derivados particulares dela. No limite, era a própria língua francesa que se mostrava pobre ou insuficiente para designar todos os graus de vesânia[16]. Muito de seu papel fundador pode ser atribuído a Jean-Baptiste Pussin, militar do exército de Napoleão, ex-detento, que revelou notáveis aptidões administrativas, capazes de torná-lo uma espécie de autoridade interna entre os loucos. A terapia moral, por meio da qual o alienista entrava no delírio do paciente ao modo de um teatro, que reconhecia um traço de verdade em sua ilusão, era, sobretudo, uma experiência de libertação. O trabalho de Pinel contém alguns elementos que serão retomados ao longo deste livro: o aprisionamento entre muros, o síndico como gestor, o reconhecimento do sofrimento e a experiência de determinação e de indeterminação que cerca o mal-estar. Hoje, sabe-se que o mito baseado na figura de Pinel libertando os loucos acorrentados referia-se a uma exigência narrativa por meio da qual todos, inclusive os insanos, poderiam tornar-se sujeitos de uma nova experiência de liberdade. Apesar de incorreta do ponto de vista histórico-factual, a relação entre liberdade e mal-estar que tal mito expressa contém um grão de verdade.

Em 1820, Victor Race, ajudante e serviçal particular de Puységur, cientista francês interessado nas propriedades do eletromagnetismo, participou de uma experiência envolvendo a transmissão do impulso magnético. Durante a execução do experimento, surgiu um efeito colateral inesperado: ele foi tomado

---

[16] Philippe Pinel, *Tratado médico-filosófico sobre a alienação mental, ou a mania* (1800) (Porto Alegre, UFRGS, 2007), p. 181.

pelo impulso de obedecer, como um sonâmbulo, a toda ordem que lhe dessem. Desde o movimento mesmerista, levado a julgamento pela Academia de Ciências de Paris em 1781, passando pelo uso clínico do hipnotismo por Charcot, por volta de 1880, e chegando ao uso terapêutico do hipnotismo por Freud e Breuer na década de 1890, uma mesma questão atravessa a razão diagnóstica: como explicar a propensão dos pacientes a obedecer aos médicos? Como entender e agir sobre os efeitos, primários ou secundários, desejáveis ou patológicos, causados pela nomeação do mal-estar, pela explicação das razões do sofrimento, pela ação direta de remoção ou transformação dos sintomas?

Um sintoma não pode ser separado de seus modos de expressão e de reconhecimento social nem dos mitos que constrangem a escolha de seus termos nem das teorias e dos romances dos quais ele retém a forma e o sentido. É por isso que Lacan entendia a neurose como mito individual, postulava a tragédia como paradigma ético e associava novos tipos de sintoma com a dissolução da forma romance, presente em James Joyce. Isso não impede que os sintomas possuam uma transversalidade histórica que mantém a pertinência de descrições como as que Hipócrates (300 a.C.) fez da melancolia ou que Kraeplin (1883) fez da paranoia. Se há homologia entre o sintoma e a obra de arte, é preciso considerar cada novo sofrimento como invenção e resposta às transformações no horizonte de uma época. Este livro não defende que os sintomas e suas modalidades de sofrimento sejam psíquicos, culturais ou socialmente causados, no sentido que isso se oporia a uma causa material, cerebral ou orgânica. Essa oposição não pode ser propriamente sancionada pela psicanálise, pois não se trata de dizer, apenas, que a essência das doenças mentais é biológica e que sua expressão patoplástica varia conforme as culturas e as épocas. Nem de afirmar o contrário, qual seja, que nossas formas de vida determinam e produzem socialmente nossos sintomas, que clinicamente permaneceriam iguais, em sua essência, ao longo do tempo. No fundo, não é nesses termos que colocamos o problema, isto é, nos termos de uma ontologia material única (cerebral, corporal ou orgânica) em oposição simples a um mentalismo (mental, ideal ou psíquico). Partilhamos, outrossim, de uma das variadas formas de monismo não reducionista, acrescida de um detalhe metodológico: a irredutibilidade radical de nossas formas de representar, descrever, nomear ou operacionalizar a coisa natural e a natureza ela mesma. Esse detalhe é o que Lacan chamou de Real.

Há, portanto, uma história e uma antropologia das formas de sofrimento. Quando Freud desenvolveu sua teoria do inconsciente, na virada do século XIX, privilegiou a histeria como entidade clínica unificadora. Na mesma época, havia outro paradigma, representado pela psicopatologia de Beard, cujo quadro de referência era a neurastenia, uma síndrome já então atribuída à aceleração da vida moderna, com seu nervosismo, sua irritabilidade e seu cansaço. Também nesse período a escola clínica francesa de Pierre Janet procurava as causas do sofrimento neurótico nas perturbações da função do Real e na fragilidade da consciência, definida como psicastênica. Talvez a diagnóstica psicanalítica tenha se imposto às demais matrizes clínicas e, com ela, o paradigma histérico do sofrimento, porque, enquanto a histeria reunia uma lógica ampla de conflitos e divisões que atravessava a linguagem, o desejo e o trabalho, a neurastenia parecia concernida ao universo do trabalho, ao passo que a psicastenia ficava restrita à debilitação da consciência. Das neuroses de caráter dos anos 1940 às personalidades narcísicas do pós-guerra, dos quadros *borderline* da década de 1980 às depressões, aos pânicos e às anorexias dos anos 2000, há uma variação das modalidades preferenciais de sofrimento.

Esse é um problema social e clínico para o qual a psicanálise de Lacan oferece um ponto de partida crítico em psicopatologia. As *doenças mentais* não são nem *doenças*, no sentido de um processo mórbido natural, que se infiltra no cérebro dos indivíduos, seguindo um curso inexorável e previsível, nem *mentais*, no sentido de uma deformação da personalidade. As doenças mentais, ou melhor, seus sintomas, realizam possibilidades universais do sujeito, que se tornam coercitivamente particulares ou privativamente necessárias. Em outras palavras, um sintoma é um fragmento de liberdade perdida, imposto a si ou aos outros. Por isso, há algo que concerne a todos, de maneira universal, em cada uma das formas particulares de sofrimento. Assim, a normalidade é apenas *normalopatia*, ou seja, excesso de adaptação ao mundo tal como ele se apresenta e, no fundo, um sintoma cuja tolerância ao sofrimento se mostra elevada.

Se um verdadeiro diagnóstico nos introduz na cadeia de fatos naturais, diante dos quais devemos reconhecer nossa heteronomia, como entender a extrapolação dessa heteronomia para relações de subserviência, obediência passiva e servidão voluntária? As síndromes hipnóticas, mesméricas, sugestivas e autossugestivas, tal qual a doença dos saltadores do Maine, nos deveriam advertir de que o universo das patologias não é composto apenas por átomos de sintomas, mas por patologias que são efeitos de outras patologias. Cada doença possui sua história e sua antropologia. E, muitas vezes, estas exprimem reificações, individualizações e naturalizações do sofrimento social retido em formas de vida que não podem mais ou ainda não podem ser reconhecidas.

Mas há cada vez menos síndromes particulares como as que acometeram os lenhadores do Maine. Parece ocorrer com as narrativas de queixa e com os discursos de sofrimento algo parecido com o que testemunham os viajantes de grandes cidades mundo afora, atentos apenas às novidades de consumo, ou seja, que elas estão ficando cada vez mais parecidas entre si, com os mesmos produtos, as mesmas marcas, as mesmas atrações turísticas, o mesmo tipo de paisagem urbana. Também os diagnósticos se trivializam em escala de massa e se distribuem por atacado, do popular ao erudito: depressão, estresse, baixa autoestima, ansiedade, falta de limite. As longas narrativas literárias, na forma da epopeia ou do romance, não nos ensinaram apenas como amar, mas também como sofrer. Já se disse que a psicanálise transforma rápido demais a tragédia em drama, o mito em discurso, a narrativa em enunciação. O encurtamento ou a condensação das formas de linguagem que a pós-modernidade reserva ao sofrimento parece ter redundado também em redução da extensão e em mutação na qualidade da queixa, sob a qual opera o diagnóstico. Temos agora novas patologias baseadas no déficit narrativo, na incapacidade de contar a história de um sofrimento, na redução do mal-estar à dor sensorial.

O que teria acontecido para que de instrumento notório de opressão, objetivação e individualização de contradições sociais *o diagnóstico* dos transtornos mentais tenha se tornado uma prática desejável e perfeitamente integrada a uma nova conformação da relação entre produção e consumo? Parece ter ocorrido uma espécie de mutação do valor social do diagnóstico, de tal maneira que ele agora acompanha a mesma gramática de valorização das marcas, processo central que Žižek[17] chamou de *capitalismo imaterial* e, seu excesso, de *vida desmaterializada*. Se antes o diagnóstico psicopatológico podia significar uma temível, às vezes irreversível, inclusão jurídico-hospitalar ou exclusão moral-educativa, agora ele parece ter se tornado um poderoso e disseminado meio de determinação e de reconhecimento, quando não de destituição da responsabilidade de um sujeito. Instrumento útil para a articulação de demandas e direitos, em certas circunstâncias, ter um diagnóstico significa cruzar a tênue linha que pode nos separar do acesso à cidadania.

---

[17] Slavoj Žižek, *A visão em paralaxe* (São Paulo, Boitempo, 2008).

Isso decorre do fato de que ter um sintoma é participar de uma exceção, e ser uma exceção nomeável responsabiliza e implica os dispositivos de subjetivação como o hospital, o direito, o Estado, a escola. Ser pobre, miserável, analfabeto, negro ou faminto não constitui um diagnóstico; afastam-se, nesse caso, os procedimentos de inclusão diferencial. Inversamente, certos sintomas podem se tornar apenas um modo de escamotear a opressão e a desigualdade quanto a raça, pobreza ou gênero[18].

Quando Walter Benjamin observou que os soldados que regressavam da Primeira Guerra Mundial não tinham história alguma para contar, em função da perda da articulação da própria experiência, ele não incluiu em sua consideração o desafio que isso representaria para os clínicos. Um bom clínico jamais interromperia o diagnóstico ali. Se o escopo do diagnóstico define as pretensões do tratamento e se um diagnóstico rigoroso apreende a totalidade de um quadro, há muito mais em jogo do que essa síndrome. Como em toda patologia psíquica, o centro causal é a perda de experiência, aquilo que Freud chamava de trauma, enfatizando as dificuldades de lembrar e subjetivar a experiência, e que Lacan chamava de Real, enfatizando seu caráter repetitivo e refratário a nomeação. Essa experiência impossível, que não cessa de se repetir – sem se inscrever perfeitamente –, que retorna de modo traumático, trágico e falho, representa a figura conceitual da gênese do mal-estar (*Unbehagen*).

Uma racionalidade diagnóstica que se contentasse com o que é redutível a modalidades regulares de sintomas tenderia a expandir esse conceito de tal modo que o reencontraria em toda forma de vida. Tal qual Simão Bacamarte, o alienista do conto de Machado de Assis[19], reencontraríamos aqui apenas as contradições formativas da experiência humana em sua universalidade. Inversamente, uma racionalidade diagnóstica que dissolvesse toda forma de mal-estar em narrativas sociais, que articulam demandas de reconhecimento particular, ao modo de sofrimentos de determinação e de indeterminação, seria incapaz de pensar a dimensão improdutiva, empobrecedora e profundamente singular dos sintomas. É nesse segundo cenário que teríamos, cada

---

[18] Andrea M. de Menezes e René Marc da Costa Silva, "Os impactos da discriminação, violência e pobreza na saúde mental das mulheres", em René Marc da Costa Silva (org.), *Raça e gênero na saúde mental do Distrito Federal* (Curitiba, CRV, 2011).

[19] Machado de Assis, "O alienista" (1882), em *Papéis avulsos* (Rio de Janeiro, Fundação Biblioteca Nacional, 2010).

um de nós, nosso próprio asilo, no qual nos trancafiaríamos solitários, tal qual Simão Bacamarte em seu exílio autoimposto.

Não há diagnóstico sem uma concepção determinada do que vem a ser patológico, e vice-versa. Mas o patológico, como mostrou Canguilhem[20], não é a inversão simples da normalidade. Ele está mais próximo de uma regra de produção e de reconhecimento da variedade, da anomalia, da diferença e da excepcionalidade. O patológico pode ser, nessa medida, profundamente adaptativo e conforme. O patológico se apreende no tempo e pode constituir indicação preciosa de uma contradição posta em uma forma de vida pela qual ela ainda não pode ser reconhecida. A redução das modalidades de sofrimento a uma mesma gramática normativa e a uniformização dos sintomas à sua forma ocidental contemporânea são processos ideológicos relevantes, tanto porque funcionam como neutralização do potencial crítico que os sintomas psicológicos trazem para a compreensão de determinado estado social quanto pelo papel que os sintomas sempre tiveram, de produzir novas modalidades de laços sociais.

É por isso que a noção de patologia do social, que aqui será empregada, não é nem desvio nem aplicação da lei. Tentaremos mostrar como o patológico não deve ser pensado apenas pela relação do sujeito com a lei, tal como nosso totemismo de base propõe, mas também pela nossa posição diante da dissolução de nossas formas de unidade, tal como advoga certo animismo perspectivista. O patológico não precisa ser pensado como fracasso de um universal falsamente formal nem como realização de um particular inautêntico. O conceito de patologia do social, para o qual este livro pretende contribuir, deve ser entendido com ênfase no genitivo aplicado à preposição "do". Ou seja, leia-se o genitivo subjetivo, no qual a patologia adjetiva toda configuração totalizante e reificante da noção de "social", tal como se percebe na primeira fase do conto de Machado de Assis. A paráfrase aqui seria: "Esta patologia chamada O social", em sentido análogo ao da afirmação lacaniana de que o Outro não existe. Mas também leia-se a expressão patologias do social acentuando o genitivo objetivo, pelo qual toda forma de "patológico" deve ser entendida *desde* o social, ou seja, como bloqueio, interrupção ou contradição não reconhecida nos laços sociais. Nesse caso, a paráfrase da expressão diria: "Esse social ainda não reconhecido, ou não mais reconhecido, que habita essa

---

[20] Georges Canguilhem, *O normal e o patológico* (1966) (Rio de Janeiro, Forense Universitária, 1990).

patologia", em suma, "esse indivíduo", tal como o ilustra o segundo movimento do conto "O alienista", no qual Simão Bacamarte se interna, como exceção última da loucura, libertando todos os outros habitantes da pequena Itaguaí. No fundo, estamos apenas recuperando as duas figuras básicas do conceito de alienação, ou seja, como incapacidade de reconhecer a alteridade no interior do sujeito (*Entfremdung*) e como exteriorização do que não pode ser reconhecido como próprio (*Entäusserung*).

Ressalte-se que em nenhum caso falamos de uma *sociedade patológica* no sentido da aplicação da ideia de doença ao funcionamento social, na acepção de que existiriam sociedades mais saudáveis que outras, e assim por diante. Também não estamos nos referindo à gênese social das estruturas patológicas, algo como uma sociogênese da neurose, da perversão ou da psicose. Esses são exemplos de racionalidades diagnósticas que pensam o próprio diagnóstico como uma função pura e exclusivamente médica ou psicanalítica e, desde aí, deslocada ou aplicada para a teoria social.

O patológico sempre se apreende por um método clínico, seja ele de aspiração crítica ou não. A experiência individual no sofrimento singular se expressa em falas únicas, de preferência em primeira pessoa. Por isso é importante jamais separar o sofrimento individual dos movimentos sociais que lhe deram origem. O sofrimento individual, aliás, é ele mesmo um efeito social bem delimitável por sentimentos que lhe seriam atinentes: piedade e culpa, vergonha e desamparo, indiferença e ressentimento. A oposição significativa não se dá entre patologias individuais e patologias sociais, mas, segundo a tese desenvolvida por Vladimir Safatle[21], haveria que se opor o sofrimento vivido por um indivíduo e o sofrimento de "ter que ser um indivíduo" e de sofrer exclusivamente dessa maneira. Há incidências completamente distintas do sofrimento individual quando se considera seu modo de inclusão ou sua refração diante dos ideais de uma comunidade. Contradições sociais não se ligam a sintomas particulares de modo fixo e biunívoco. A maneira como sintomas se articulam em termos sociais, sob forma de experiência informe, silenciosa ou desarticulada com o mal-estar, corresponde ao que Lacan chamou de *Real do sintoma*. Mas sintomas são também poderosos veículos de identificação, pois formam-se, em parte, por identificações negadas, abolidas ou aposentadas. É aqui

---

[21] Vladimir Safatle, *Grande Hotel Abismo: por uma reconstrução da teoria do reconhecimento* (São Paulo, WMF Martins Fontes, 2012).

que o sintoma organiza simbolicamente demandas com as mais diferentes articulações do imaginário.

É um erro supor, em acordo com aquele velho antropomorfismo sociológico, que "o social sofre". Um "grupo sofre", "uma comunidade sofre", "uma família sofre". O que queremos dizer com tais afirmações? Que há um sofrimento por identificação, um sofrimento sob transferência, um sofrimento contagioso, mas que, ao fim e ao cabo, é uma experiência tão individual quanto a dor? O ponto-chave aqui é o fato de o sofrimento ser uma experiência compartilhada e coletiva. Os atos de reconhecimento ou de desconhecimento transformam a experiência real do sofrimento. Esse é um fenômeno conhecido como transitivismo, o qual Lacan[22] associou ao segundo tempo do estádio do espelho. Um exemplo de transitivismo se dá quando vemos uma criança pequena bater no amigo e, em seguida, correr para o adulto mais próximo dizendo que foi ela mesma quem apanhou. Não é uma mentira. Não é um embuste. Ela mesma sente, de verdade, que não foi agente do ato, mas quem sofreu seus efeitos. Argumentamos que o sofrimento possui uma estrutura transitivista, pois nele indetermina-se quem sofre e quem está reconhecendo o sofrimento daquele que sofre. E essa não é uma experiência ontologicamente indiferente.

Ao contrário do adoecimento orgânico, que segue seu curso inexorável e indiferente às nomeações, o sofrimento se altera conforme é nomeado. Seu tratamento, sua nomeação, torna-se uma determinação política, não apenas ética. É preciso escolher, portanto, de qual sofrimento tratar, tendo em vista que nem todos são igualmente visíveis. Essa escolha determina políticas públicas, mas também políticas privadas de formação de sintomas, nos sentidos psicanalítico e psiquiátrico do termo.

Em psicanálise, o diagnóstico não é uma nomeação dada pelo analista, referido em posição de autoridade, visando à naturalização do mal-estar ou ao reconhecimento de um tipo de sofrimento. A psicanálise é uma clínica, pois advoga a autonomia dos sintomas que lhe dizem respeito como método de tratamento. E há certos critérios pelos quais se pode definir determinada prática como uma clínica:

---

[22] Jacques Lacan, "O estádio do espelho como formador da função do eu [*Je*] tal como nos revela a experiência psicanalítica" (1938), em *Escritos* (Rio de Janeiro, Zahar, 1998).

1. Uma semiologia, uma hermenêutica ou uma semiótica capaz de organizar e delimitar o reconhecimento regular dos signos do patológico, quer de forma diacrônica (diagnóstico evolutivo), quer de forma comparativa (diagnóstico diferencial) ou, ainda, de modo causal (diagnóstico etiológico).
2. Uma prática de tratamento ou de intervenção envolvendo procedimentos, decisões e regras de ação que, uma vez estabelecidos, serão transpostos para cada novo caso particular, daí a dimensão eminentemente pragmática e metodológica da atividade clínica.
3. Uma teoria das causas, dos motivos ou das razões que conferem ao diagnóstico sua dimensão etiológica.
4. O diagnóstico, ou seja, a prática de nomeação da relação regular entre grupos, famílias e espécies de signos, traços e sintomas, em sua copresença e em sua evolução ao longo do tempo, supostamente gerada por uma rede de causas e determinações comuns e eventualmente afetável por certos procedimentos ou certas intervenções terapêuticas. O diagnóstico jamais deveria separar-se de sua semiologia, de sua etiologia e de sua terapêutica.[23]

Uma grande novidade da psicanálise em relação à diagnóstica médica é que ela considera e inclui o diagnóstico pré-constituído, dado pelo próprio paciente. Algumas vezes todo o trabalho clínico passa pela desconstrução de um diagnóstico: educacional, familiar, trabalhista, médico, estético. Há também a perspectiva na qual o diagnóstico é marca ou significante que aparece a partir do Outro[24] ou, ainda, que ele vem a inscrever-se, no interior da experiência psicanalítica, como um nome dado ao mal-estar. Diríamos que para Lacan o diagnóstico é um caso particular da função nominativa da linguagem pela qual o sintoma se completa na relação de transferência. Portanto, fazemos diagnósticos e sofremos diagnósticos bem antes de nos encontramos com algumas de suas formas sistêmicas ou codificadas. Isso já

---

[23] Christian I. L. Dunker, "O nascimento da clínica", em *Estrutura e constituição da clínica psicanalítica: uma arqueologia das práticas de cura, psicoterapia e tratamento*, cit., p. 389-477.

[24] É um traço distintivo da composição do sintoma neurótico que ele apareça ao sujeito como uma espécie de enigma construído com palavras e sinais legados por sua própria história. Em função do trabalho do recalcamento (forma simbólica de negação), o sujeito se vê impedido de reconhecer em seus sintomas os elementos de linguagem representantes representativos (*Vorstellungrepräzentanz*) de seu desejo. Lacan considerava que um sintoma é uma "palavra amordaçada" (cuja verdade foi retida), uma "resposta ao Outro" (que o sujeito não reconhece como tal) ou, ainda, uma metáfora composta por significantes (imagem acústica da palavra) representativos do desejo (que se aliena no sintoma).

aponta para uma espécie de função social do psicanalista como aquele que deve acolher e reconhecer no sintoma algum saber, intolerável, desprezado ou negado pelas formas simbólicas das quais o sujeito participa.

A incidência do diagnóstico em psicanálise é distinta da que encontramos na medicina e nas ciências da saúde em geral. O psicanalista pode pensar e agir com hipóteses diagnósticas, pode tomar decisões e tecer estratégias, mas, antes de tudo, não deve inocular nem incutir no paciente seu vocabulário psicopatológico. Não deve alienar aquele que sofre com mais significantes que o petrifiquem em uma significação. O analisante levará seus próprios, basta esperar. Basta esperar que o diagnóstico se faça com as palavras do próprio analisante. Muitas vezes o nome do sintoma surge quando não é mais necessário, como o título ou a assinatura que se espera dar a uma pintura depois de concluída. Outras vezes a graça está em reconhecer a resistência ou o peso dos nomes impróprios ou impostos a determinada forma de mal-estar. Às vezes, diagnósticos são dados ao acaso, por aquele fortuito comentário familiar, na observação desavisada de um professor ou como resíduo de um amor inconcluído. Mas não é por seu caráter contingente que eles pesam menos, às vezes como um destino sobre a fronte de um condenado. Outras vezes são nomes indistintos e impronunciáveis, como mantilhas inadvertidamente carregadas por falsas viúvas.

Há vários tipos de diagnóstico em psicanálise: da transferência, do sintoma, da divisão do sujeito, da economia de gozo. Eles não se fazem de uma vez, no começo das sessões, mas ao longo do processo, concluindo-se apenas ao final, quando se tornam, de certa maneira, desnecessários. Como estratégia de pensamento e como organizador da ação clínica, o diagnóstico se renova a cada encontro. Contudo, ele não é uma prática reservada ao analista, posto que o analisante formula, elabora e desenvolve seus próprios diagnósticos. Ao contrário da medicina, para a qual são inúteis e até mesmo prejudiciais, em psicanálise o autodiagnóstico é uma função necessária do discurso que se pratica. Há um diagnóstico em cada um dos significantes--mestre[25] que o discurso do psicanalista ajuda a produzir. Eles não substituem

---

[25] O *significante-mestre* é o elemento do discurso responsável pelo fechamento da significação. Como tal, ele possui uma dimensão assemântica, pois, para modular a significação, determinando seu ritmo, sua função e sua extensão, ele mesmo deve ser destituído de remissão a outro significante ou de sua função de predicação. O significante-mestre é o ponto de corte ou de suspensão do deslocamento do saber. Crianças pequenas passam por um período popularmente chamado de "fase dos porquês", no interior do qual

nem aplainam as narrativas do sofrimento, mas reorganizam seus mitos individuais, seus romances familiares e suas teorias sexuais infantis. Eles não invalidam nem neutralizam o mal-estar, mas reconhecem sua extensão ontológica real e sua dimensão ética trágica.

Quando o mal-estar recebe um nome e quando articulo em narrativa uma forma de sofrimento, torno-me imediatamente parte de uma comunidade invisível, daqueles que já passaram por isso antes de mim e dos que irão passar por isso depois de mim, em acordo com a noção freudiana de "patologia das comunidades culturalizadas" (*Pathologie der kulturellen Gemeinschften*)[26]. Nelas, às vezes recebo uma nova identidade que me localiza entre amigos e inimigos; de quando em quando, sou incluído ou excluído na partilha entre o normal e o patológico. Frequentemente se diz que diagnósticos são rótulos, o que não é incompatível com uma época que se pensa como conjunto de consumidores. Também se argumenta que diagnósticos são como categorias e esquemas, úteis para definir práticas, consensos e condições de tratamento nos mais diversos processos e discursos, dos quais me tornarei um elemento. O problema é saber como certas formas de sofrimento, ou de sintoma, são capazes de subverter o falso universal que as tornou possíveis. Encontraremos aqui uma função crítica das patologias do social que testemunham o caráter ainda não concluído de nossas próprias formas de vida. Será que temos que pensar um caso clínico apenas como espécime particular incluído em um gênero? Será que a mera inclusão do caso a sua regra, ao modo de um juízo mecânico de classificação, não seria um sinal da falência do potencial crítico da racionalidade clínica de nossa época? Talvez tenhamos aqui um capítulo adicional do que Vladimir Safatle[27] chamou de cinismo como falência da crítica.

O que chamo de razão diagnóstica procura definir, a cada momento, a fronteira, o litoral ou os muros que separam e unem mal-estar, sofrimento e sintoma. Essa geografia pode estabelecer, por exemplo, o que merece tratamento e atenção e o que deve ser objeto de repressão ou exclusão, o que

---

fazem perguntas intermináveis aos adultos sobre as razões de determinado estado de coisas. Quando os pais ou os adultos suspendem o movimento explicativo e respondem apelando para sua própria autoridade (em si mesma injustificável), dizendo "porque sim!" ou "porque eu estou mandando!", estão apelando e, na verdade, introduzindo à criança a função do significante-mestre.

[26] Sigmund Freud, "Das Unbehagen in der Kultur" (1930), em *Sigmund Freud Studienausgabe* (Frankfurt, S. Fischer, 1989), p. 269.

[27] Vladimir Safatle, *Cinismo e falência da crítica* (São Paulo, Boitempo, 2008).

é uma forma digna ou indigna de sofrer, o que é uma narrativa legítima ou ilegítima para articular uma demanda. É como função da razão diagnóstica que determinada forma de sofrimento é privilegiada em detrimento de outras – a obesidade em vez da pobreza, por exemplo.

Freud afirmava que a tarefa do tratamento psicanalítico é transformar o sofrimento neurótico em miséria ordinária. Distinções como essa mostram como o domínio ético da felicidade ou da infelicidade, da satisfação e da insatisfação, da angústia ou da covardia de existir, da dor ou do conforto são categorias que ultrapassam muito a dimensão puramente clínica do silêncio dos órgãos, da funcionalidade adaptativa e do retorno a um estado anterior de adaptação funcional, pelo qual se pleiteia alguma universalidade ao ideal regulador de saúde.

As articulações entre sintomas, formas de sofrimento e modalidades de mal-estar possuem uma história. Novos sintomas são descobertos, inventados ou sancionados. Certas inibições tornam-se normalopáticas. Aquilo que representava um déficit em um tempo pode se tornar funcional e adaptativo em outro; há formas de sofrimento que se tornam expectativas sociais a cumprir, outras que devem se tornar invisíveis e inaudíveis.

Mas não é apenas porque possuem historicidade que as formas de vida determinam patologias do social. Tanto Durkheim, Marx e Weber, por um lado, quanto as antropologias estrutural, funcionalista e culturalista, por outro, pensaram o sofrimento como um fato social. O suicídio, por exemplo, é um ato social impensável fora das relações sociais entre egoísmo, altruísmo e anomia[28]. Além de mostrar o caráter arbitrário, e de certo modo contingente, da fronteira entre o normal e o patológico, seria preciso pensar formas de intervenção e de leitura que reposicionassem a prática clínica como prática social crítica[29].

Um sintoma à brasileira

Levando em consideração essa dupla articulação, histórica e antropológica, pensamos em desenvolver uma reconstrução da experiência psicanalítica brasileira. Essa reconstrução envolve, sobretudo, a explicitação da

---

[28] Émile Durkheim, *O suicídio: estudo de sociologia* (1887) (São Paulo, WMF Martins Fontes, 2000).

[29] Sigmund Freud, *El malestar en la cultura* (1929), em *Obras completas*, v. XXI (1927-1931) (Buenos Aires, Amorrortu, 1988).

covariância entre alguns acontecimentos que cercam a implantação da psicanálise no Brasil e certas formas de sintoma, de sofrimento e de mal--estar. Deter-me-ei particularmente no fenômeno da chegada e da disseminação do pensamento lacaniano no Brasil, a partir dos anos 1970. Minha hipótese é de que um determinado modo de vida ascendente desde então – aqui chamado *vida em forma de condomínio* – centraliza e caracteriza uma unidade contemporânea de inserção de nosso mal-estar no capitalismo *à brasileira*. Chamo de *lógica do condomínio* a transformação dos problemas relativos à saúde pública, mental e geral, em meros problemas de gestão. Assim, a lógica do condomínio replica de maneira atualizada o impasse entre a apreensão falsamente universal de um particular e uma apreensão falsamente particular de um universal, que se pode extrair do já referido conto de Machado de Assis, "O alienista". A lógica do condomínio surge, assim, como um capítulo e um sintoma da modernidade brasileira. É, portanto, um exercício de método e uma conjectura que procuram explicar a penetração e a eficácia da implantação da psicanálise, notadamente de corte lacaniano, no Brasil.

Trata-se de levantar uma espécie de diagnóstico de época, semelhante ao que levou Hegel, ainda nos primórdios do século XVIII, a falar da apatia, do sentimento de esvaziamento de si e do tédio como decorrência do declínio da narrativa religiosa e da ascensão da narrativa literária como organizador social. Diagnóstico de época que Freud teria praticado da seguinte maneira:

> A verdade é que o diagnóstico local e as reações elétricas não levam a parte nenhuma no estudo da histeria, ao passo que uma descrição pormenorizada dos processos mentais, como as que estamos acostumados a encontrar nas obras dos *escritores imaginativos*, me permite, com o emprego de algumas *fórmulas psicológicas*, obter pelo menos alguma espécie de compreensão sobre o curso dessa afecção.[30]

Devemos incluir entre os *escritores imaginativos* os teóricos da modernidade brasileira? E quanto às referidas *fórmulas psicológicas*, como encontrá-las nas narrativas e nos discursos de nossa época? Diagnóstico é

---

[30] Sigmund Freud, "Las psiconeurosis de defensa" (1893-1895), em *Obras completas*, v. III (Buenos Aires, Amorrortu, 1988), p.172.

determinação, e existe em duas grandes famílias: o paradigma *da solução-problema*, derivado da matemática, e o paradigma da *avaliação-medida*, derivado das ciências administrativas[31].

Lembremos brevemente, e ainda à guisa de introdução, como a ideia de propor diagnósticos sobre o Brasil é antiga. Para a antropologia positivista de fins do século XIX, o Brasil só se tornaria viável se conseguisse estabelecer uma política de branqueamento de sua população[32]. A chegada da psicanálise ao país e sua disseminação entre os modernistas da Semana de 1922 devem muito ao entendimento de que ela possui uma teoria do simbolismo inconsciente de aspiração universalista e que, portanto, poderia servir como antídoto contra a hierarquização dos particulares raciais. Ao mesmo tempo, esse diagnóstico de época, profundamente ligado à consciência de si como vanguarda, subsidiou interpretações sobre o caráter híbrido, sincrético e antropofágico de nosso povo.

As teorias econômicas desenvolvimentistas dos anos 1950 defendiam que os custos do progresso no Brasil requeriam alinhamento do Estado ao processo produtivo e à consolidação de práticas e instituições liberais. Novo diagnóstico, nova incidência da psicanálise, com a chegada dos primeiros psicanalistas clínicos no pós-guerra. Surge aqui uma racionalidade diagnóstica baseada no desenvolvimento e na maturação.

Os anos de ditadura, com governos militares, fizeram-se acompanhar de uma expressiva expansão dos discursos e das práticas psicológicas no Brasil, eventualmente como política direta de Estado. Esse crescimento, no qual a psicanálise não exerceu papel menor, apoiava-se em novas modulações ideológicas da racionalidade diagnóstica. As teses são conhecidas: a família desestruturada daria origem à rebeldia adolescente; a carência cultural e a disfunção cerebral mínima explicariam o fracasso escolar[33]; o menor infrator surgiria como figura genética da violência urbana; o estresse apareceria como categoria-tampão diante de novas tecnologias nas relações de trabalho; as patologias institucionais, signo do caráter frustrâneo de nosso liberalismo, seriam racionalizadas (no sentido weberiano) pelo azeitamento psicológico

---

[31] Jean-Claude Milner e Jacques-Alain Miller, *Você quer mesmo ser avaliado?* (São Paulo, Manole, 2006).

[32] Lilia Moritz Schwarcz, *O espetáculo das raças: cientistas, instituições e a questão racial no Brasil, 1870-1930* (1993) (São Paulo, Companhia das Letras, 1995).

[33] Maria Helena Souza Patto, *A produção do fracasso escolar* (São Paulo, T. A. Queiroz, 1990).

das "relações humanas". O patológico torna-se, então, sinal de desregulação sistêmica, violação de um pacto social, presença de um objeto intrusivo e fundamentalmente perda ou alienação da alma.

Podemos entender a reconfiguração da diagnóstica psicanalítica, marcada pela chegada do lacanismo nos anos 1970, como uma resposta e uma reação a essa metadiagnóstica baseada no indivíduo subversivo, na família e no desenvolvimento. Isso nos ajudaria a entender o incipiente debate lacaniano brasileiro sobre a posição social da psicanálise levado a cabo pelo grupo conhecido como Sexto Lobo em 1991[34], seguido por Octavio Souza em *Fantasia de Brasil*, de 1994[35]. Também na Sociedade de Psicanálise, ligada à International Psychoanalytical Association (IPA), ocorreu, em 1995, o lançamento do importante e controverso livro *Psicanálise brasileira*[36]. Algumas ramificações desse projeto podem ser encontradas nos trabalhos de Joel Birman, especialmente em *Mal-estar na atualidade*[37], e no grupo gaúcho que redigiu *Um inconsciente pós-colonial*[38].

Deve-se observar que nesse ínterim profundas conturbações institucionais atravessaram a psicanálise. Em 1998, o movimento lacaniano sofreu uma cisão interna de proporções mundiais, que redundou na separação, em grande escala, no interior do movimento milleriano, sentido como empreendimento neocolonizador. No Brasil e especialmente em São Paulo, o fato reorganizou o debate que opôs, de um lado, partidários da valorização de instâncias locais e do caráter "brasilianista" de sua produção e, de outro, os que apostavam na internacionalização, mas dessa vez com a "face humana" do movimento lacaniano.

Temos, então, um cenário de alta turbulência institucional na psicanálise do Brasil: a recepção crescente da crítica social, a renovação da leitura da obra de Lacan considerando-se seus últimos trabalhos, a competição entre

---

[34] Luiz T. Aragão, Contardo Calligaris, Jurandir Freire Costa e Octavio Souza, *Clínica do social* (São Paulo, Escuta, 1991).

[35] Octavio Souza, *Fantasia de Brasil: as identificações na busca da identidade nacional* (São Paulo, Escuta, 1994).

[36] Contardo Calligaris, *Hello Brasil* (São Paulo, Escuta, 1992).

[37] Joel Birman, *Mal-estar na atualidade: a psicanálise e as novas formas de subjetivação* (Rio de Janeiro, Civilização Brasileira, 1999).

[38] Association Freudienne Internationale e Maison de l'Amerique Latine, *Um inconsciente pós-colonial – se é que ele existe* (Porto Alegre, Artes e Ofícios, 2000).

diferentes programas clínicos, a questão dos novos sintomas. Tudo isso sem que se consiga saber exatamente qual é a relação entre a racionalidade diagnóstica e a expansão da psicanálise de Lacan pelas escolas, pelos hospitais e pelas universidades país afora. Temáticas críticas como a adoção de filhos por casais homossexuais, a situação da filiação no contexto das novas práticas de reprodução assistida, a separação entre homossexualidade e perversão, a incorporação das questões de gênero, o uso maciço de medicação, bem como a admissão de sintomas como a depressão e de quadros como os *borderline* são objeto de posicionamentos tímidos, quando não meramente protocolares.

Entende-se, assim, como a abertura política e o processo de redemocratização do país se fizeram acompanhar da expansão de novas práticas psicoterápicas e psicanalíticas, como as terapias corporais e de grupo, no caso da psicologia, e o lacanismo, no caso da psicanálise[39]. Nos diversos contrapontos, que incluem desde a sobreposição de críticas teóricas ao balanço de episódios de colaboracionismo[40] e a renovação de práticas formativas, ainda não se tem uma medida exata da importância dessas novas tendências, que rapidamente acompanharam a expansão do universo da pesquisa universitária brasileira nos anos 1990-2010. Ao mesmo tempo, o tema dos novos sintomas e das novas modalidades de mal-estar não deixou de frequentar assiduamente a pauta psicanalítica da época. Raros, no entanto, foram os esforços sistemáticos e metódicos para contemplar, ao mesmo tempo, uma renovação da psicopatologia psicanalítica e uma absorção ponderada da crítica social que se imiscuiu no raciocínio clínico do período. A recepção brasileira de autores como Theodor Adorno e Axel Honneth, Michel Foucault e Giorgio Agamben, Slavoj Žižek e Alain Badiou, Gilles Deleuze e Jacques Derrida, bem como da tradição sociológica crítica de Luc Boltanski e Alain Ehrenberg, ou da crítica anglo saxônica pós-colonial, feminista, de estudos culturais e também psicanalítica, como a da Escola de Manchester, ainda não se reverteu em transformações críticas e clínicas da racionalidade diagnóstica em psicanálise.

Chegamos, assim, à hipótese, que será avaliada de maneira mais sistemática ao final deste trabalho, de que uma crítica dos modos de implantação da psicanálise no Brasil pode inspirar a renovação de sua política diagnóstica, quiçá ponderando, contra o totemismo clássico, elementos do perspectivismo

---

[39] Jane Russo, *O corpo contra a palavra* (Rio de Janeiro, Editora da UFRJ, 1993).

[40] Daniel Kupermann, *Transferências cruzadas: uma história da psicanálise e suas instituições* (Rio de Janeiro, Renavan, 1989).

animista brasileiro. Talvez o reconhecimento do lugar ocupado pela psicanálise na modernidade brasileira possa nos ajudar a entender algo sobre as estratégias de redução do mal-estar ao sofrimento e do sofrimento ao sintoma, ou ainda, inversamente, sobre as táticas que têm desligado, cada vez mais, o sofrimento como experiência social do sintoma como categoria clínica.

Trabalhando tanto com autores brasileiros da área da psicanálise quanto com aqueles que desdobraram novas consequências na tradição dialética e na antropologia estrutural, pensamos em introduzir algumas considerações de utilidade para a renovação da diagnóstica lacaniana.

Ao contrário do uso mais comum que se encontra nos estudos epistemológicos e sociológicos, que procuram aclarar as condições de exercício de uma prática, o objetivo aqui é mostrar como a investigação metadiagnóstica, além de contribuir para a crítica social, pode transformar e reorganizar a própria prática clínica. Boa clínica é crítica social feita por outros meios.

1
A LÓGICA DO CONDOMÍNIO

Que aqui donde agora está esse adifício arto
Era uma casa veia, um palacete assobradado.
Foi aqui, seu moço, que eu, Mato Grosso e o Joca
Construímo nossa maloca.

(Adoniran Barbosa, "Saudosa maloca")

Topologia da segregação

Ao entrar em um desses modernos condomínios, projetados com a mais tenra engenharia urbanística, temos o sentimento pacificador de que enfim encontramos alguma ordem e segurança. Rapidamente nos damos conta de que há ali uma forma de vida na qual a precariedade, o risco e a indeterminação teriam sido abolidos. O espaço é homogêneo, conforme certas regras de estilo. Dentro dele, os lugares são bem distribuídos, as posições estão confortavelmente ocupadas.

A polícia parece realmente presente, apesar de particular. As ruas estão bem pavimentadas e sinalizadas, em que pese o leve excesso de mensagens indicando caminhos e condições de uso. As casas exibem seu indefectível jardim frontal, *sem cercas*. Tudo o mais é funcional, administrado e limpo. A imagem dessa ilha de serenidade captura as ilusões de um sonho brasileiro mediano de consumo. Uma região, isolada do resto, onde se poderia livremente exercer a convivência e o sentido de comunidade entre iguais. Um retorno para a natureza, uma vida com menos preocupação, plena de lazer na convivência entre semelhantes. Uma comunidade de destino que se apresenta em inúmeras variantes: verticais, horizontais, residenciais, comerciais, privadas e até mesmo públicas.

Nos condomínios mais antigos, ainda se nota aquela ousadia variável de estilos, que nos faz passar abruptamente de um *chateau* francês para uma mansarda russa, de uma imponente imitação de ... *E o vento levou** para um chalé digno dos Alpes suíços, tudo isso ao lado da reconstrução pós-moderna de uma antiga sede colonial de fazenda cafeeira paulista. Não se trata de bairro-dormitório, o que é tecnicamente correto, nem de habitação planejada para uso racional do espaço. Também não é um caso similar aos subúrbios nova-iorquinos, "*upper class*" como New Jersey, alternativa real e acessível ao superpovoamento da ilha de Manhattan. A variação temática dos antigos condomínios mais verdes, arejados e suburbanos contrasta com a monotonia sóbria, em aspecto de papelão, que encontramos nos condomínios mais centrais, retintos de tecnologia, de ostensiva segurança biométrica, que lentamente recolonizaram São Paulo.

Nossos condomínios são como aqueles antigos castelos em cartolina para recortar e colar, que montávamos quando crianças, só que em tamanho natural. O movimento foi da periferia para o centro, começando pelas pequenas vilas operárias, compradas no atacado e logo transformadas em seis ou oito pares de habitações, gêmeas e geminadas, com altos muros eletrificados e opacas guaritas majestosas. Ninguém acreditaria que descendem dos quintais portugueses, das *villas* italianas ou das *plazas* espanholas. São a reconstrução de uma segunda natureza arquitetônica, combinando as práticas espontâneas de ocupação familiar por partição do terreno com a boa preservação das origens culturais.

O caso modelo dos condomínios brasileiros chama-se Alphaville. Formado em 1973 com a aquisição de uma vasta área nos arredores da cidade de São Paulo, tornou-se, depois de Brasília, um signo maior de nossa capacidade de planejamento e construção de novas formas de vida. Um bairro artificial, formado por uma série de condomínios interligados, com um centro empresarial e comercial, em uma área antes ocupada por posseiros, destinada por zoneamento e plano diretor a indústrias não poluentes. A última objeção ocupacional remonta ao fato de que ali se previa também área para uma reserva indígena. Nos anos 1980, a associação de moradores funcionava como poder público capaz de liberar o próprio "Habite-se". Época na qual entram em vigor regras rígidas: proibição de casas pré-fabricadas, elevadas exigências construtivas, recomendações de estilo. Impedia-se, assim,

---

* Referência à mansão da família O'Hara no filme clássico norte-americano ... *E o vento levou* (*Gone with the Wind*, 1939), dirigido por Victor Fleming e estrelado por Clark Gable e Vivien Leigh. (N. E.)

a transformação do projeto em loteamento de fim de semana. Em meados dos anos 1980, surge a profusão de "residenciais", depois a verticalização, que torna o conceito do empreendimento um sucesso. Modelo para futuros projetos habitacionais de alto luxo que apareceram em zonas contíguas, em 1990 Alphaville albergava 75 mil moradores, 360 empresas no centro empresarial e 600 empresas no centro comercial[1]; contava ainda com mais de 800 homens trabalhando na segurança. Morar em Alphaville tornou-se, então, um sonho de consumo para as classes altas e as novas classes médias em ascensão. Um projeto pacientemente construído desde os anos 1970, a partir de interpelações publicitárias muito características[2]:

"Portal do Morumbi. Aqui todo dia é domingo." (1975)
"Granja Julieta. Vá lá e more feliz." (1976)
"Vila das Mercês. O direito de não ser incomodado." (1980)
"Verteville 4 – em Alphaville –, soluções reais para problemas atuais." (1987)
"Desperte o homem livre que existe em você. Mude para a Chácara Flora." (1989)

As chamadas enalteciam a ideia de que em um condomínio dois problemas cruciais para a classe média seriam resolvidos conjuntamente: a segurança e o acesso aos serviços. Contudo, de todos os elementos importados pela retórica dos novos condomínios brasileiros de seus equivalentes americanos, um se destacava pela ausência: a promessa de uma comunidade racialmente integrada. Esse tópico chega a ser escandalosamente suprimido nas propagandas que se valiam de testemunhos estrangeiros, com tradução legendada. Nossos condomínios, ao contrário, continuavam a primar pela distinção entre elevadores e entradas e saídas "sociais", de um lado, e de "serviço", do outro.

Pela lei brasileira, um condomínio exprime o conceito de um direito exercido de maneira simultânea por muitos sobre um mesmo objeto ou bem. Ou seja, a mesma coisa pertence a mais de uma pessoa; todas partilham direitos, convivem e contribuem nas despesas necessárias para a manutenção de parcelas que são, necessariamente, usadas e administradas em comum. Segundo a Lei 4.591/64, de 16 de dezembro de 1964, e seus

---

[1] Teresa Pires do Rio Caldeira, *Cidade de muros: crime, segregação e cidadania em São Paulo* (São Paulo, Editora 34, 2000), p. 263.

[2] Ibidem, p. 266-7.

respectivos adendos, um condomínio possui certos poderes estabelecidos contra estranhos: uso livre da coisa, liberdade de alheamento, defesa da posse contra outros, concorrência de despesas comuns, inalterabilidade da coisa comum sem consentimento dos condôminos. Ao contrário das *gated communities* norte-americanas, que se baseiam no conceito de comunidade anterior, ou do *condominum* anglo-saxônico, derivado do uso e da propriedade estabelecida, o estatuto português e brasileiro do condomínio provém do conceito de defesa, cujo modelo é o forte de ocupação. Não se trata aqui de portões, que restringem e orientam a circulação de pedestres, ou de cercas, que delimitam simbolicamente o pertencimento e a obrigação de cuidado do território, mas de muros de defesa, cujo objetivo militar é impedir a entrada, ocultar a presença de recursos estratégicos e facilitar a observação do inimigo. Apesar dos ostensivos 10 mil metros quadrados de clube e área comum do primeiro condomínio do Brasil – o Ilha de Sul, construído em São Paulo, em 1973 – e da manutenção do conceito de que um condomínio deve possuir essencialmente uma rede de espaços e serviços de convivência (e não ser apenas um enclave fortificado, localizado em áreas distantes, com muros de proteção), no caso brasileiro, as únicas áreas que permaneceram de fato comuns e são utilizadas de tal forma foram os *playgrounds*[3].

As diferenças de classe e de raça não foram tocadas, mas "resolvidas" por meio de um sutil código de circulação e de convivência apartada entre os serviçais e os moradores. Seria preciso descobrir como foi possível inventar uma forma de vida comum sem uma verdadeira comunidade.

Um ano depois da aprovação da lei brasileira sobre condomínios, Jean-Luc Godard dirigia o filme *Alphaville* (1965). A estranha aventura de Lemmy Caution é um sincretismo entre os gêneros da ficção científica distópica e o romance policial *noir*, inspirada no clássico de Jean Cocteau, *Orpheus* (1950). A história se passa em outro planeta, mas o filme é rodado em Paris. Sem efeitos especiais dignos de nota, o futuro é representado pela arquitetura modernista em edifícios de concreto envidraçado. O herói é um veterano da Segunda Guerra Mundial, que se torna agente secreto (003) disfarçado de jornalista, cuja missão é resgatar outro agente desaparecido, capturar o criador de Alphaville (professor Von Braun) e destruir o computador que controla e administra a cidade (Alpha 60). Em

---

3   Ibidem, p. 268.

Alphaville, está proibida toda forma de amor, poesia ou emoção. Toda construção interrogativa na forma *por quê?* foi banida e deve ser substituída pelo explicativo *porquê.* Os transgressores, quando não eliminados, são enviados para outras galáxias, com o fim explícito de incitar revoltas, greves e perturbações estudantis. Em cada casa, há uma espécie de dicionário, continuamente atualizado, contendo as palavras suprimidas em função de sua potencial conotação afetiva. Caution se apaixona pela filha do professor Von Braun, também chamado Nosferatu. Sua astúcia consiste em confundir o computador que controla Alphaville com frases poéticas de Jorge Luis Borges, Friedrich Nietzsche e Blaise Pascal.

Portanto, antes mesmo de possuirmos nossos próprios condomínios fechados, aprendemos a associá-los com a imagem de felicidade, que, não sem alguma ironia, podíamos colher no cinema e na televisão, revestida de asceticismo. Assim, quando os primeiros projetos desse tipo ganharam corpo no Brasil, era também uma ilusão pré-fabricada que encontrava seu signo de realidade. Eles recuperavam o antigo ideário de modernização como planejamento e antecipação, mas abdicando, então, de sua universalidade. Daí que tenhamos uma forma de vida caracterizada pela proposta de articulação entre a dialética do amor e da amizade, expressa em uma comunidade de cuidado que é extensão integrada da família, com a dialética do direito e da ética, expressa por uma administração particular profissionalizada. Uma vida governada segundo exigência de autorrealização, em que o conceito de "estilo de vida total"[4] funciona como elemento de unificação teológico-metafísica dos diferentes sistemas simbólicos – serviços bancários, alimentação, escola, serviços domésticos, compras e até mesmo o trabalho, tudo isso é realizado nas imediações. Mas é precisamente nesse ponto que algo parece escapar ao esperado. A forma de vida em condomínios vem sendo retratada, de forma sistemática, como repleta de mau gosto[5], investida de artificialidade, superficialidade e esvaziamento. O crime ressurgiu dentro dos condomínios: primeiro, pequenas desobediências de trânsito, depois, consumo de drogas e, finalmente, desavenças entre vizinhos.

Se olharmos para trás à procura de precedentes para esse tipo de forma de vida planejada, ascética e controlada, baseada no uso e na administração

---

4   Ibidem, p. 165.

5   Como em *Beleza americana* (2009), filme dirigido por Sam Mendes.

racional do espaço, do lugar e das posições, não reencontramos os sonhos utópicos naturalistas como *Walden**, as cidades medievais de Campanella** ou ainda as cidades utópicas do Mundo Novo, como as retrata Italo Calvino***. O precedente mais claro de nossos modernos condomínios administrados, conforme o uso higienista da razão, são, evidentemente, os grandes hospitais psiquiátricos reconstruídos e expandidos em meados do século XIX. Uma visita a Salpêtrière, em Paris, ou a Steinhof, no entorno de Viena, até mesmo a Barbacena, em Minas Gerais, ou a Franco da Rocha, no subúrbio de São Paulo, mostrará a similaridade irretorquível. Retirem-se a pobreza e os sinais aparentes de loucura, e o que restará é um protocondomínio arborizado, cheio de locais para meditação, centros de cuidado e tratamento, regulamentos e rotas de circulação. Espaços que são ao mesmo tempo de produção de saúde e de reprodução de um modo de vida perdido.

O apelo à vida em forma de condomínio baseia-se, como os antigos leprosários e hospícios, na promessa de recuperação e reconstrução da experiência perdida. A antiga noção de cura não tem outro sentido que não a de reencontro de um lugar[6]. Talvez não seja por outro motivo que não se possa associar a nova vida em condomínio com nenhuma expressão artística ou cultural relevante. A distante relação com o pós-modernismo como estilo arquitetônico pode ser reduzida ao pastiche de paródias involuntárias, citações invertidas e autoironias mal escolhidas. Isso por si só já seria uma exceção, tendo em vista a recorrência histórica entre transformações urbanísticas e criação estética. A lógica do condomínio tem por premissa justamente excluir o que está fora de seus muros; portanto, no fundo, não há nada para pensar na tensão entre esse local murado e seu exterior. Também não há muito a pensar na tensão intramuros, uma vez

---

* Obra de Henry David Thoureau (1817-1862), originalmente publicada nos Estados Unidos em 1854, em que se enaltece a vida no campo e os efeitos salutares do contato com a natureza. Ed. bras.: trad. Denise Bottman, Porto Alegre, L&PM, 2010. (N. E.)

** Tommaso Campanella (1568-1639), frei dominicano e filósofo italiano, autor de *A cidade do Sol* (1602), em que se descreve uma sociedade utópica, onde se vive em harmonia, não existe propriedade privada e todos os cidadãos têm direito às mesmas oportunidades. Ed. bras.: São Paulo, Ícone, 2002. (N. E.)

***Italo Calvino (1923-1985), escritor italiano, autor de *As cidades invisíveis* (1972), em que Marco Polo narra para Kubbai Khan, formando uma espécie de geografia fantástica, as inúmeras cidades do império do conquistador mongol. Ed. bras.: trad. Diogo Mainardi, São Paulo, Companhia das Letras, 1990. (N. E.)

6 Christian I. L. Dunker, *Estrutura e constituição da clínica psicanalítica: uma arqueologia das práticas de cura, psicoterapia e tratamento* (São Paulo, Annablume, 2011).

que, como observamos, a única área de real convivência pública é o *playground*. O espaço já é concebido e vivido como falso universal. Por isso, os que vivem fora estão sem lugar, sem terra, sem teto, sem destino. E os que vivem dentro estão demasiadamente implantados em seu espaço, seu lugar e sua posição.

A psicanálise nos ensina a reconhecer com suspeita tais produções sociais, que acenam com uma região de extraterritorialidade protegida, um espaço abrigado onde se concentraria a realização do prazer retinto de liberdade. Aprendemos com a experiência neurótica que a montagem de uma fantasia possui três tempos, nos quais se distribui o cálculo neurótico do gozo[7].

No primeiro tempo, ideal e real se reconciliam em uma imagem na qual as oposições que dividem o sujeito são suspensas. É o tempo em que a fantasia é vivida como estado de exceção. Não há mais divisão entre falta e excesso, entre sacrifício e redenção, entre castração e desejo, entre crime e castigo. O que se apresenta é uma espécie de síntese que realiza o "melhor dos dois mundos".

No segundo tempo da fantasia, o que era experimentado como contingência excepcional torna-se necessidade. O sujeito é percebido em estranho sentimento de servidão e esvaziamento, que o acorrenta à repetição de uma mesma rotina, na qual a realização da fantasia é parasitada pelo supereu e sua voz imperativa. Esse é o tempo do sentimento inconsciente de culpa (*Shuldgefühlt*), o tempo de fermentação da suscetibilidade aos ruídos do Próximo. Nesse segundo momento da fantasia, que Freud reputava como ainda mais inconsciente, há uma espécie de empuxo à identidade. Se no primeiro tempo o objeto aparece como presença atrativa e, no terceiro, como ausência perturbadora, no segundo tempo ele surge como inquietude e estranhamento em relação à mesmidade. O *objeto a* causa de desejo é um conceito desenvolvido por Lacan para indicar esse elemento, aparentemente mágico, que confere a um estilo seu aspecto de unicidade inconfundível. Como objeto paradoxal, ele só pode ser captado no interior de uma série, como repetição de algo que permanece o mesmo no interior da variedade, como regra de deformação da série ou ainda como elemento negativo, incluído e excluído da série.

O terceiro tempo da fantasia neurótica reposiciona a falta. Nele proliferam atos dispersos que tentam corrigir o paradoxo da fantasia, quer pela purificação do excesso, quer pela proliferação da lei, agora reconhecidamente insensata, insuficiente e, não obstante, instrumentalizada em procedimentos normativos. Criam-se montagens compensatórias, eventualmente baseadas

---

[7]   Idem, *O cálculo neurótico do gozo* (São Paulo, Escuta, 2002).

na erotização da perda, no cultivo da fragmentação e do estranhamento corporal. É o tempo no qual o mal-estar aparece como angústia, no qual proliferam as imagens masoquistas e as exigências sádicas. Nele, a diferença entre o que nos falta (representado pelo falo) e o que colocamos em seu lugar aparece como irredutível.

Um traço típico desse terceiro tempo da fantasia é o que poderíamos chamar de compulsão legislativa, característica da gestão condominial. Por exemplo, uma bicicleta largada na guia dá ensejo ao tropeço da senhora idosa, o que redunda em ato liberatório involuntário de seu cão de estimação, causando perdas irreparáveis às begônias da vizinha. Solução: proíbam-se as bicicletas fora de lugar, depois as begônias e, em seguida, os passeios de idosos. A enunciação do síndico, nesse caso, poderia ser: "Você está livre para fazer o que quiser, mas está disposto a arcar com os riscos, que correm por sua conta?". Apesar dos muros e dos síndicos, dentro do condomínio surgem eventos inesperados, formas imprevistas de encontro e desencontro, irrupções da vida *como ela é*. Uma vez estabelecido o estado de suspensão determinativa que cria o condomínio, tais eventos são necessariamente interpretados como sintomas. Devem ser debelados imediatamente com novas proibições, sanções e prescrições.

A primeira fase da fantasia, a fase da divisão ou da esquize narcísica, tem um papel importante na delimitação do mal-estar e de sua consequente especificação sob forma de sofrimento. É em nome da insegurança, da indeterminação, do estranhamento e de seus consequentes juízos de diferença que se formam muros, arenas e jardins, espaços protegidos no interior dos quais o conflito pode ser administrado. Podemos dizer que nesse tempo o mal-estar é lido como anomia suprimida. O conflito deixa de ser percebido como sistêmico e, como tal, inapreensível pelo eu e passa a se apresentar mimeticamente em um pequeno antagonismo administrável, uma luta regrada e em miniatura.

> Correlativamente, a formação do *eu* simboliza-se oniricamente por um campo fortificado, ou mesmo um estádio, que distribui da arena interna até sua muralha, até seu cinturão de escombros e pântanos, dois campos de luta opostos em que o sujeito se enrosca na busca do altivo e longínquo castelo interior cuja forma simboliza o *isso* de maneira surpreendente.[8]

---

[8] Jacques Lacan, "O estádio do espelho como formador da função do eu [*Je*] tal como nos é revelada na experiência psicanalítica", em *Escritos* (Rio de Janeiro, Zahar, 1998).

O sonho que envolve a *casa envidraçada* é uma solução ardilosa que alguns analisantes encontram para representar (*Rücksicht Dartstelbarkeit*) ao mesmo tempo a função de transparência e a função de distanciamento que a primeira fase da fantasia prescreve. Tipicamente, esse sonho culmina em temas em torno da representação, do palco, da torção entre público e privado, da intimidade e da devassidão, de autômatos e de bonecos. É muito comum que essa série seja interrompida pela emergência de personagens obscenos: ditadores, mestres ou feitores. Se conseguimos extrair a terceira etapa da série, nela aparecem os desmembramentos, as partições e as decomposições do corpo, a erotização da morte ou da violência, as figurações gozosas da violência.

Lembremos que a circulação pelos três momentos da fantasia pode se resolver pela formação de uma espécie de estrutura estável que reúne, em uma mesma montagem, seus três tempos. Essa estrutura é o sintoma. Temos, então, quatro tempos do processo de condominização: três da fantasia e um do sintoma. É por isso que quando um sintoma mostra-se insuficiente, quando ele deixa transparecer angústia e se apresenta como sofrimento insuportável, voltamos para encontrar novas soluções de fantasia.

Podemos traduzir esses três tempos mais um da lógica da fantasia para os quatro tempos da formação de um condomínio. Primeiro, é preciso definir o que é um espaço produtivo, que deve se tornar território, e o que é um espaço improdutivo, que permanecerá em anomia. Ou seja, a segregação surge do fracasso em articular a diferença e a divisão.

Em segundo lugar, é preciso estabelecer muros, fronteiras, marcas que fixam o lugar dentro e o lugar fora, as zonas de passagem e as zonas de interdição. Temos, então, uma forma de vida na qual o mal-estar encontra-se nomeado. Surge em seguida uma nova divisão, dessa vez entre espaço produtivo e espaço reprodutivo. Por vida reprodutiva entenda-se um conjunto de procedimentos securitários, morais, estéticos, higiênicos, alimentares, bem como um conjunto de cuidados, atenções, disposições, atualizações, advertências e um conjunto de encargos, taxas, obrigações "necessárias" para a vida continuar a funcionar.

Em terceiro lugar, surge a função do síndico, aquele que deve gerir o sofrimento da vida em espaço reprodutivo para transformá-lo em formas palpáveis de insatisfação, que ele poderá administrar. O síndico não se ocupa do espaço produtivo, mas do espaço no qual a vida se reproduz, se repõe, se restaura. Sua função é mostrar que onde lemos apenas variações amorfas de modalidade de viver há um potencial de uso e de consumo.

Se no primeiro tempo da fantasia temos um mal-estar real, no segundo, o recalcamento simbólico desse mal-estar (sua nomeação) e, no terceiro, a construção imaginária, encontramos, no quarto tempo, a formação de sintomas que articulam e orientam a ligação entre Real, Simbólico e Imaginário. Por isso, cada forma de retorno do que foi suprimido liga-se a um tipo de sofrimento e a uma linhagem de sintomas. Podemos, então, propor uma primeira distinção dessas patologias do social, envolvendo respectivamente:

1. as que procedem da experiência de divisão do sujeito e da esquizoidia narcísica que a desdobra. A referência é a expropriação do território que funda o condomínio como espaço apartado do espaço público e regido por leis de exceção. Esse estado de exceção particular engendra patologias da perda da experiência, que se mostram como anestesia e violência, como sentimento de inautenticidade e irrelevância. Localizamos aqui as narrativas de alienação publicitária, como as indicadas anteriormente, que prometem uma nova forma de vida;

2. as que derivam da perda da unidade do espírito e que se apresentam como aspirações de identidade – de gênero, de estilo, de modo de vida. O símbolo dessa falsa unidade é o muro. Como se ele instituísse uma nova comunidade, que recusa e substitui a anterior, experimentada como improvável ou impostora. A nova unidade adquirida entre muros é composta em contraste com a anomia que é deixada em seu exterior. Essa comunidade que se autossegrega precisa, pois, lidar com os efeitos de culpa que retornam sob forma de intolerância ou do que Freud chamou de "narcisismo das pequenas diferenças":

Com expressões que diferem pouco da terminologia empregada pela psi-canálise, Crawley assinala que cada indivíduo se separa dos demais por um "*taboo of personal isolation*" e que, justamente em suas pequenas diferenças, não obstante sua semelhança em todo o resto, se fundamentam os senti-mentos de estranheza e hostilidade entre eles. Seria sedutor ceder a essa ideia e derivar desse "narcisismo das pequenas diferenças" a hostilidade que em todos os vínculos humanos vemos batalhar com êxito contra os sentimentos solidários e degolar o mandamento de amar o próximo[9];

---

[9] Sigmund Freud, "El tabú de la virginidad" (1918), em *Obras completas*, v. XI (1910), (Buenos Aires, Amorrortu, 1988), p. 195.

3. as que se organizam ao modo da impostura imaginária da autoridade simbólica. São os sofrimentos derivados de um pacto sintomático. Aqui é a figura do síndico sádico, com seus regulamentos masoquistas, que nos serve de alegoria para entender a gênese de uma patologia do reconhecimento. São as formações de ideais de vida, de gozo e de ordem, que se exprimem como sentimento de impostura, de falso reconhecimento e de conflito entre promessa e realização. Aqui o mal-estar é recorrentemente interpretado como violação de um pacto de obediência, e a lei se nos apresenta com mais facilidade como caricatura de uma aspiração mal realizada. Vigora aqui a interpretação de que há algo errado com o pacto, com a lei ou com o regulamento que nos une. Nosso déficit de felicidade nos leva ao sentimento, mais ou menos invejoso, de que o vizinho raptou um fragmento de nosso gozo. O síndico representa tanto a lei mal formulada quanto o gozo excessivo do vizinho. É uma consequência regular da psicologia das massas como processo de individualização[10] que um líder, uma figura da excepcionalidade, venha a ocupar, como objeto, a posição de Ideal de eu para seus seguidores. Estes mantêm entre si relações de equivalência orientadas pelas posições narcísicas de eu ideal. Ocorre que, no caso do condomínio, não temos nem a situação de uma pequena comunidade, como a família, nem a situação extensiva de uma massa, como o Exército ou a Igreja. Como vimos, o condomínio está mais para uma comunidade protética, uma comunidade fracassada, exigindo, portanto, uma nova reflexão da psicologia de grupos;

4. finalmente, como correlato do momento de formação dos sintomas, as patologias que se apresentam como anomalias de gozo, ou seja: a fobia, como um temor a um objeto intrusivo na realidade; a neurose obsessiva, como angústia de um objeto intrusivo no pensamento; e a histeria, como defesa contra um objeto intrusivo no corpo. Podemos elencar alguns tipos sintomáticos: o adolescente sem limite, a dona de casa desesperada, a criança cujo cuidado é subempreitado, o pai de família casado com seu trabalho, o funcionário impessoal.

A lógica do condomínio pode agora ser compreendida como o correlato necessário de uma forma de vida que Boltanski e Chiapello chamaram de

---

[10] Sigmund Freud, "Psicología de las masas y análisis del yo" (1921), em *Obras completas*, v. XVIII (1920-1922) (Buenos Aires, Amorrortu, 1988).

cidade por projetos, baseada na orientação da produção para a forma de redes, e da informação para o modo de conexões. Assim, podemos navegar por todos os universos paralelos e virtuais, tendo acesso livre a todos os lugares, mas com a garantia sólida de que na "vida real" temos nosso próprio condomínio que nega, ponto a ponto, todos os aspectos da vida virtual, em rede e hiperconectiva. A produção é deslocalizada, o emprego se torna precário, a segurança social declina, e a exploração se combina com a exclusão. Surge, então, um tipo de trabalho, por projeto, que consegue contornar benefícios sociais e dispendiosas proteções trabalhistas ou sindicais, gerando consigo uma espécie de oportunismo da produção.

> Desespacializada [da concepção Estado-nação], sem instância de representa-ção, nem posição preeminente, dominada pela exigência de ampliação ilimi-tada das redes, ela [...] permanece indiferente à justiça, e mais geralmente à moral [...]. Além disso, a exigência de autonomia e o ideal individualista de autoengendramento, autorrealização como forma superior de sucesso [...] contribuem para tornar o homem das redes pouco atento à dívida como fonte legítima de elos sociais.[11]

A lógica do condomínio é a face familiar, privada e íntima desse processo. Por isso, quase todos os atributos verificados no processo produtivo se encon-trarão, com o sinal trocado e de forma invertida, no condomínio, onde vigo-ra a vida reprodutiva. Um lugar fortemente delimitado (muros), no qual a representação é substituída pela administração funcional (síndico) que cria uma rígida lei própria (regulamentos) conferindo suplemento de identidade moral a seus habitantes. Nele ganham substância os ideais de autorrealização e sucesso. Ao fim e ao cabo, um condomínio é em geral adquirido por meio de uma dívida extensa, que fixa o sujeito a um compromisso futuro e introduz um grande distanciamento físico de sua família ou de seu bairro de origem. O papel dessa dívida, que pode ser substituída, trocada, superestimando o valor do bem imobiliário, mostrou sua importância na crise econômica de 1998. Estados Unidos, Espanha, Irlanda, Grécia – em quase todos os casos a crise desencadeou-se como uma questão imobiliária.

---

[11] Luc Boltanski e Ève Chiapello, *O novo espírito do capitalismo* (1999) (São Paulo, WMF Martins Fontes, 2009), p. 391.

Muros e demandas

O muro é uma estrutura de defesa, uma forma de determinação do espaço como território. A defesa (*Abwehr*) é um conceito psicanalítico que gira em torno das diferentes maneiras como a indeterminação, gerada pelo desejo, pela angústia, pelo trauma e pela pulsão, pode ser concernida em estruturas de determinação. A defesa envolve a ocupação (*Besetzung*) e a contraocupação (*Gegenbezetzung*) libidinal de uma representação. Defender-se do desejo é tornar determinada pela lei a indeterminação de seu objeto. Defender-se da angústia é tornar seu objeto não apenas determinado, mas determinante.

Freud, em *O mal-estar na civilização*[12], enumera uma série de "estratégias de vida" que se poderia adotar para fugir ao desprazer. Quase todas elas estão condensadas em nossa parábola do condomínio fechado: associação entre trabalho de conquista da natureza e acolhimento em uma comunidade orgânica de experiência, refúgio em um mundo próprio e protegido, sentimento de que se usufrui de uma experiência que é acessível para poucos, ilusão de uma realidade esteticamente orientada, sentimento de ruptura intencional com o "mundo comum" e, finalmente, anestesia induzida pela intoxicação ou embriaguez. Em tais condições, a possibilidade de sonhar e as ilusões disponíveis à consciência tornam-se perigosamente próximas de sua realização efetiva.

A utopia é uma ilusão que se sabe ilusão. Justamente por isso ela exerce a função reguladora própria do ideal. Quando a função de ideal é substituída pela função de um objeto determinado, está estabelecida a condição para os três tempos da fantasia do condomínio: fascínio totalitário, redução identitária e servidão voluntária. Ora, essa substituição regressiva, que procura alocar um objeto empírico no lugar da falta estrutural, dissociando crenças e saberes, mimetizando regras particulares com leis universais, é exatamente a estrutura social do fetichismo. Esse modo de divisão primário, chamado por Freud de *Verleugnung*, é correlato psicanalítico do outro processo de produção de falsos universais, ou seja, o que Marx chamou "fetichismo da mercadoria". Assim como mais-valor (*Mehrlust*) seria um caso particular da função de mais-de-gozar (*plus-de-jouir*), o fetiche da mercadoria seria um caso genérico do fetiche em sentido clínico. Lembremos que Marx não teria motivos para criticar o fetiche como modalidade de realização de fantasias sexuais, digamos, com objetos como botas, calcinhas

---

[12] Sigmund Freud, *El malestar en la cultura* (1929), em *Obras completas*, v. XXI (Buenos Aires, Amorrortu, 1988).

ou casacos. Seu conceito refere-se especificamente à universalização do fetiche como forma de relação aplicada a mercadorias. Freud, por outro lado, já havia percebido esse sistema de cruzamentos entre patologias sociais e patologias do indivíduo ao afirmar que, assim como o sintoma do neurótico obsessivo é como uma religião particular, as religiões coletivas seriam expressão da generalização de sintomas obsessivos (rituais, constrição de pensamentos, penitências, juramentos etc.). Mas, que fique bem claro, uma neurose obsessiva não é uma religião, assim como uma conversão histérica não é uma obra de arte. Estamos diante de duas analogias: a de Marx, do fetiche sexual para o fetiche mercantil, e a de Freud, do fetiche sexual para a religião ou a arte social. A novidade é que, quando pensamos no fetiche do condomínio, ao mesmo tempo que ele é composto por uma série de analogias, que envolvem processos psíquicos e processos sociais, também compõe uma homologia, ou seja, uma afinidade de causa entre formas de vida e tipos de sofrimento, que são reais. Contudo, é preciso pensar, depois de Freud, uma psicologia das massas para além do eu, e, nesse caso, a noção de sofrimento torna-se essencial. O sofrimento é sempre estruturado como demanda, daí sua ligação com a lógica transitivista do reconhecimento, com a dialética do amor e daí também sua estrutura de retorno, regressão e resistência.

Contudo, nem todo mal-estar se constrange a ser nomeado pela demanda, assim como nem todo desejo se narrativiza sob forma de demanda. A demanda é um estado de excesso de determinação do desejo, assim como o sofrimento é um estado de excesso de determinação do mal-estar. Seria possível entender, por essa via, a existência de certas formas de mal-estar que não se articulam como sofrimento porque não se articulam em estrutura de demanda. O sofrimento que não se articula como demanda é semelhante a uma alienação imperfeita. Por exemplo, uma alienação que perde a capacidade de exteriorização simbólica ou que suspende a distinção entre estrangeiro e próprio é uma alienação precária, ou melhor, uma alienação que se exagera a tal ponto que perde sua função de defesa. É nesse sentido que os condomínios, como modo ascendente de moradia e como "estilo de vida total", ainda que amparados em uma narrativa terapêutica do sofrimento, constituíram uma nomeação para o mal-estar.

Para Lacan[13], a demanda se estrutura ao modo de dois toros entrelaçados, o toro do sujeito e o toro do Outro. O toro é uma estrutura topológica

---

[13] Jacques Lacan, em *O seminário*, livro 9. *A identificação* (1961-1962) (Recife, Centro de Estudos Freudianos do Recife, 2003).

circular semelhante a uma boia. Imagine duas boias entrelaçadas, e você terá a figura à qual Lacan alude. O conceito psicanalítico de demanda é muito importante para desestabilizar a força intuitiva da noção de pedido, de queixa e até mesmo da noção econômica de demanda – como em "a oferta cria a demanda". Por ser inconsciente, não é possível saber exatamente quando e por que uma demanda é satisfeita. A imagem dos dois toros serve para mostrar como aquilo que é demanda no sujeito torna-se desejo no Outro, e aquilo que é demanda no Outro torna-se desejo no sujeito. A neurose é definida por Lacan como essa parceria entre dois toros. A cura psicanalítica é, em grande parte, a experiência de que afinal esses dois toros não se encaixam perfeitamente, que há entre eles um suplemento, uma ilusão que faz com que ambos se articulem em um sistema de passagens, na verdade, imperfeitas. É nesse *gap*, nesse ponto de desencaixe entre os toros, que o neurótico introduz sua fantasia, ou seja, certa relação de sua divisão enquanto sujeito com seu *objeto a*. É também nesse ponto que o neurótico oferece sua própria falta ao Outro. Essa ilusão causada pela demanda, como momento de objetivação do desejo, explica por que o sujeito não sabe o que pede no ato mesmo de pedir. Essa é outra maneira de mostrar como as teorias baseadas no sujeito econômico que age por motivações racionais, sempre maximizando ganhos e reduzindo prejuízos, não podem funcionar perfeitamente em todas as situações.

Há formas de sofrimento que aparecem como demanda *para o Outro*. São as que se manifestam como aspirações de ajustamento, normalização ou adequação à lei do Outro. Nesse caso, meu sofrimento é uma forma de oferecer e de pedir algo, de estabelecer, contra o desamparo, uma troca entre a obediência à lei e a proteção e a segurança recebidas do Outro. A principal consequência de não sabermos o que estamos pedindo em nosso próprio pedido é a propensão a alienarmo-nos no objeto que representa o desejo do Outro e que, consequentemente, poderia nos esclarecer a razão e a substância mesma do que estamos pedindo. Contudo, como esse objeto é decepcionante do ponto de vista desse enigma, o mais comum é que seu encontro seja apenas a oportunidade para relançar a demanda em mais uma de suas voltas em torno desse objeto fugidio do desejo. Também o desejo histérico, como desejo de um desejo insatisfeito, permite exemplificar essa posição do sofrimento como pedido intransitivo. Nesse caso, a demanda adquire sua forma aparentemente mais simples de nomeação de uma falta, seja como frustração imaginária, seja como castração simbólica, seja como privação real.

Outras formas de sofrimento surgem como modos afirmativos de identidade, de caráter ou de personalidade. São demandas *contra o Outro*. Elas não se refletem em aspirações de transformação, mas se baseiam na recusa. *Sofrer*, apesar da passividade semântica aludida pela etimologia do verbo (*pathos*), apresenta-se aqui na forma específica de um ato ou de uma atividade. Um exemplo disso encontramos no chamado transtorno de personalidade agressivo-passiva, caracterizado pela atitude de aceitação apática de ordens e regras, que silenciosamente constrói uma atitude de resistência e recusa, semelhante ao dito de Bartleby, o escrivão descrito por Melville*, que, sem mais nem menos, começa a recusar todas as demandas que lhe são feitas no escritório onde trabalha. Sua recusa gera indignação e curiosidade nos colegas e no chefe, que, de forma igualmente inusitada, tolera tal atitude. Bartleby termina no hospício, mas, ainda assim, torna-se marco de certa atitude diante da demanda e de seu impulso alienante. São demandas que se instituem como monumentos, consagrando e protegendo uma história ou uma experiência, recusando-se a esquecê-la ou a substituí-la impropriamente. É a posição negativista da criança diante do desejo do adulto. É também a posição da anoréxica diante dos objetos alimentares que se lhe oferecem. Posição que alcança seu grau mais elaborado de formalização literária no dito do escrivão Bartleby, de Melville, "*I would prefer not to*" ["Acho melhor não"].

Há ainda formas de sofrimento que decorrem da desarticulação da demanda, da desorientação de seu endereçamento simbólico, da suspensão calculada da dialética do reconhecimento. Nesse caso, trata-se de um sofrimento que ataca a oferta do outro, que avança contra o lugar em que se é instalado pelo outro quando nos tornamos dependentes de seu gesto de doação amorosa. São formas de sofrimento que não pedem nada, mas que, ao contrário, oferecem algo ao Outro. Um bom exemplo disso é a posição masoquista, na qual se poderia entrever a modalidade mais pura e desinteressada de amor. O que se oferece ao outro é a própria carência, o desamparo ou a ausência. Se o pedido é uma forma de sofrimento que constitui o falo como significante da falta, a oferta é uma modalidade do sofrimento que se baseia na identificação ao *objeto a*, com o qual suturamos *a demanda no Outro*.

---

* Herman Melville, *Bartleby, o escrivão: uma história de Wall Street* (1853) (trad. Irene Hirsch, Josely Vianna Baptista, Maria Carolina de Araújo, São Paulo, Cosac Naify, 2005). (N. E.)

Por fim, há formas de sofrimento que são não percebidas ou irrealizadas pelo próprio sujeito, porque aparecem como *demandas do Outro*. Nesse caso, porque o outro sofre o sujeito sofre *por procuração*, como se nota muitas vezes na relação dos adultos com as crianças ou na situação de adoecimento prolongado de um ente querido. A enunciação dessa forma não nomeada de mal-estar poderia se resumir a: *não é isso*. Não se trata da recusa de uma oferta nem do pedido, mas do ponto de suspensão do próprio circuito da demanda, ou seja, de sua troca por outra demanda ou de sua inversão do sujeito ao Outro. É ele quem se encarregará de trabalhar, de reofertar, de pedir, de recusar os objetos específicos. O *não é isso* se aplicará a cada uma dessas fases da demanda, de modo ambíguo e flutuante. *Não é isso* se aplica indistintamente a quem oferece, ao que é oferecido e ao próprio reconhecimento do que foi recusado. No mesmo seminário em que Lacan[14] introduz a relação borromeana[15] entre Real, Simbólico e Imaginário, ele redefine a estrutura da demanda por meio do conceito de recusa.

1. Eu te peço (demanda para o Outro)	2. que recuses (demanda contra o Outro)
4. Porque não é isso (demanda do Outro)	3. o que te ofereço (demanda no Outro)

Esse circuito revertido entre 2 e 3, com seu ponto de torção e reinício em 4 permite descrever o muro dos condomínios como uma estrutura de demanda. O muro é uma estrutura de defesa contra a falta (pedido), uma mensagem de indiferença contra o outro (recusa), uma alegoria de felicidade interna (oferecimento) e uma negação indeterminada de reconhecimento (não

---

[14] Jacques Lacan, *O seminário*, livro 19. ... *ou pior* (1971-1972) (Rio de Janeiro, Zahar, 2012).

[15] Diz-se que a relação entre os registros Real, Simbólico e Imaginário é borromeana em referência ao brasão da família italiana dos Borromeu. Nesse brasão, veem-se três círculos entrelaçados de maneira tal que, se separarmos um dos anéis, todos os três se desligam. Essa propriedade borromeana define as relações entre Real, Simbólico e Imaginário. Esse seria o ponto de partida para o interesse de Lacan pela teoria dos nós, ramo da matemática que estuda as propriedades de conexão e orientação das superfícies estruturadas como nós. Analisando o tipo de enodamento necessário para compor um determinado nó, a partir de 1970, Lacan explorou os diferentes tipos de propriedade dos registros: no Imaginário (a consistência), no Real (a ex-sistência) e no Simbólico (o buraco).

é isso). O muro – ou a estrutura de véu, quando se trata do fetichismo – diz invariavelmente "não é isso" para os que estão fora e, por consequência, "é isso" para os que estão dentro.

A posição discursiva da demanda e as narrativas de sofrimento nas quais ela se expressa não devem ser reduzidas ao processo aquisitivo ou incorporativo. Como postulou Marcel Mauss[16]: receber não só implica a obrigação de retribuir, como pedir é ao mesmo tempo oferecer (oferecer sua falta). Por isso, a gramática da demanda é homóloga à gramática do amor (*dar o que não se tem a quem não pediu*). Recapitulemos agora os quatro tempos da lógica do condomínio segundo a estrutura da demanda:

1. *pedir ou não pedir*, que, em relação à dialética do amor, refere-se à inversão de conteúdo da pulsão entre amar e odiar. Trata-se nesse caso da decisão primária que delimita o espaço no qual as relações de reconhecimento podem e devem se dar. Segundo a lógica freudiana[17] da constituição do narcisismo, aquilo que não entra na esfera da oposição prazer-desprazer é excluído como zona de indiferença. O condomínio localiza um campo para além do qual se estabelece essa zona de indiferença, exterior ao escopo da luta pelo reconhecimento;

2. *recusar ou aceitar*, que diz respeito ao ato de sanção pelo qual a demanda se inscreve no Outro. Recusar ou aceitar uma demanda não quer dizer satisfazê-la, mas reconhecer a pertinência de sua formulação, sua adequação ao código, sua inscrição significante, sua assimilação a um discurso constituído;

3. *dar ou receber*, que diz respeito à inversão simples entre amar e ser amado, organiza a expectativa básica de reciprocidade e correspondência, matriz essencial das relações de reconhecimento;

4. *não é isso* ou *é isso*. O quarto tempo da gramática amorosa é a sua única forma de negação real, ou seja, aquela pelo qual o oposto do amor é uma exterioridade constituída pelo desejo, pela angústia ou pelo gozo. É o tempo no qual a fantasia retorna sobre si mesma, trazendo efeitos de decepção e insuficiência.

---

[16] Marcel Mauss, *Ensaio sobre a dádiva* (1934) (Lisboa, Edições 70, 1988).

[17] Sigmund Freud, "Formulaciones sobre los dos princípios del acaecer psíquico" (1911), em *Obras completas*, v. XII (1911-1913) (Buenos Aires, Amorrortu, 1988), p. 217.

Lacan reescreve essa oposição poeticamente:

Entre o homem e a mulher, há o amor.
Entre o homem e o amor, há um mundo.
Entre o homem e o mundo, há o muro.[18]

Lembremos que o *muro*, como figura de interposição da demanda, refere-se também aos muros do asilo, uma vez que esse seminário se realiza na capela do Hospital de Sainte-Anne, no contexto da antipsiquiatria e da reforma italiana, que originaram um novo modelo em saúde mental. A ironia contida na ideia de falar com as paredes, que dá título a essa conferência, recupera a ideia de que nas paredes há uma demanda e uma modalidade de sofrimento que foi esquecida. Falar com as paredes não é só falar para quem não vai nos escutar, mas reconhecer que nas paredes e nos muros há um mal-estar cujo nome não lembramos mais e um tipo de sofrimento que exprime uma aspiração de reconhecimento. Novamente, o muro aparece como figura da indiferença, da exclusão e da segregação, contendo dentro de si a forma indeterminada de negação dos tempos da demanda.

O muro faz lugar por meio da fronteira. Um lugar habitado por uma demanda. E uma demanda implica um circuito entre um pedido (como "Mantenha distância – cão bravo"), uma recusa (como "Propriedade particular – não entre"), uma oferta (como "Seja bem-vindo à Morada dos Eucaliptos"). Um lugar se transforma de acordo com o espaço no qual ele se insere. Daí que um lugar não seja um território e que toda demarcação seja também uma "des-marcação", isto é, a possibilidade, mesmo que virtual, de apagamento do território. A enunciação dessa quarta articulação da demanda, e que convoca o desejo, chama-se "não é isso" ou então "o que queres?" (*che vuoi?*[19]). Paradoxo da designação ostensiva, pela qual a própria indicação do lugar o desmente como território.

---

[18] Jacques Lacan (1971-1972), *Estou falando com as paredes* (Rio de Janeiro, Zahar, 2011).

[19] Alusão ao romance *O diabo enamorado* (1772), de Jacques Cazotte, no qual o diabo se disfarça de mulher para conquistar seu amante. Durante o percurso de sedução, ele assedia seu objeto de amor com o questionamento sistemático sobre seu desejo empregando esta expressão em italiano – *Che vuoi?*. Lacan emprega a expressão para designar o lugar de onde o Outro interpela o sujeito, em sua relação entre a castração e a fantasia.

Mas o muro no capitalismo avançado adquire outra incidência. Ele substitui a dimensão criativa da negação (*não*) pela função reificante (*é isso*). Essa nova função do muro se distingue do que Lacan chamou de *amuro*, como figura obstrutiva do amor em relação ao desejo, pois se trata de uma paralisação da dialética entre ambos. Esse muro, que compõe a lógica do condomínio, nos leva assim a quatro figuras da patologia social de nossa época:

1. o *ressentimento*, derivado da soberania imaginária do Outro e da obstrução da faculdade do *pedir*[20]. O ressentimento é um efeito estrutural da soberania excessiva do Outro, da consolidação fantasmática de sua onipotência, por identificação redutiva a uma alteridade encarnada e positiva. É fácil perceber como o ressentimento prospera naqueles que se sentem excluídos pelos muros do condomínio;

2. o *cinismo*, que procede da instrumentalização do sentido e da fixação na posição da *recusa*[21]. Cinismo é, antes de tudo, uma patologia da crítica, uma patologia da possibilidade de dizer não de forma determinada ou indeterminada. O cínico recusa aceitando e aceita recusando, neutralizando assim a função de resistência e de detenção da demanda;

3. a degradação do sentimento de *respeito*, associada ao declínio de determinada gramática de *autoridade*, decorrente da exclusão ou do fracasso do oferecimento de meios de participação no universo da produção, do consumo e da reprodução cultural[22]. A autoridade é principalmente um efeito da recusa ao exercício direto do poder. Ela envolve um processo gradual de substituição simbólica do exercício do poder pela suposição de que este pode ser exercido a distância, por meio de intermediações ou representantes. A autoridade é um efeito de crença de que seu agente tem os meios para exercer o poder, mas, ainda assim, não o faz (recusa);

4. o sentimento de *exílio* e *isolamento*, que instaura a inadequação generalizada a qualquer espaço de pertencimento. "Não é isso" torna-se uma espécie de legenda para a impossibilidade de pertencimento. Sua origem é naturalmente o ponto genético do desejo, seu apagamento pela interpolação do objeto ou, ainda, a formação de equivalentes de angústia (a falta da falta).

---

[20] Maria Rita Kehl, *Ressentimento* (São Paulo, Casa do Psicólogo, 2009).

[21] Ricardo Goldenberg, *No círculo cínico ou: caro Lacan, por que recusar a análise aos canalhas?* (Rio de Janeiro, Relume Dumará, 2002).

[22] Richard Sennett, *Respeito: a formação do caráter em um mundo desigual* (Rio de Janeiro, Record, 2004).

Freud estabeleceu a culpa, a vergonha e o nojo como três sentimentos sociais decorrentes da interiorização da lei. A eles devemos acrescentar as formas sociais da angústia, desde o horror até o pânico, desde o desamparo até o embaraço. Lacan[23] falava dos sentimentos sociais de familiaridade, realidade, apatia ou estranheza (*Unheimlichkeit*) como a realização subjetiva de tensões sociais. Ressentimento, cinismo, desrespeito e angústia subjetivam a impostura da lei, representada pela presença do muro. Descrita em atividade da linguagem (cinismo), na esfera do desejo (ressentimento) ou do mundo do trabalho (desrespeito), a patologia social do muro não deve ser resumida à enunciação negativa (*não é isso*); afinal, essa é a enunciação da lei simbólica como efeito inerente ao trabalho do desejo diante de seus objetos. O que é propriamente patológico na figura sintomática do muro é o desligamento ou a desarticulação que ele produz com relação às outras posições da demanda. Não é por outro motivo que os muros se tornaram lugares privilegiados para a escrita de mensagens, grafites e pichações, por meio dos quais novas formações de demanda se inscrevem.

Voltemos ao período da cultura brasileira pós-inflacionária marcado pela indeterminação crônica do valor, tanto das mercadorias quanto das experiências, no qual o laço social em forma de condomínio surge como solução. Lembremos como os primeiros tempos pós-inflacionários estavam carregados por um significante de dupla valência: a chamada *abertura* política e econômica. A ideia de que éramos um país *fechado*, repleto de barreiras alfandegárias, restrições comerciais e que estávamos a recusar nosso ingresso no mundo global do futuro produzia, como sói acontecer nos efeitos da fantasia, uma realidade constituída *a posteriori*. Ou seja, já éramos um condomínio, mesmo que não soubéssemos disso ainda.

Isso nos teria levado à fantasia ideológica de que, uma vez livres desse pequeno empecilho – "ajuste" era a expressão eufêmica para tal operação –, poderíamos, enfim, nos dedicar à procura da "felicidade", reencontrando nosso glorioso destino. Ou seja, uma versão mal disfarçada da fantasia, que nos faz crer e confirmar, a cada momento, a hipótese de nosso "liberalismo mal implantado". Primeiro é preciso estabelecer certos limites contra o desprazer; em seguida, pensar se é possível alguma satisfação. "Um esforço a mais se quereis montar vosso próprio condomínio", diria o aspecto sadeano de tal fantasia.

---

[23] Jacques Lacan, *Da psicose paranoica em suas relações com a personalidade* (Rio de Janeiro, Forense Universitária, 1987), p. 256.

É preciso lembrar que o conceito de condomínio toca de modo breve o universo invertido e periférico das favelas. A fusão sintética dos dois universos opostos é naturalmente a prisão. A lógica concentracionária reproduz o estado de exceção, alternando a *face liberal* da formação de muros, que trabalha pela instrumentalização dos dispositivos de regulação, e a *face disciplinar* dos muros, que opera reativamente pelo controle de excessos. Entre uma e outra, há a *face romântica* do condomínio, pela qual a estrutura se mostra de modo mais visível como idealização. Ou seja, três formas complementares de determinação, como bom uso da liberdade, como aperfeiçoamento da ordem e como idealização da experiência, concorrem na sustentação da fantasia narcísica dos muros.

O condomínio, como enclave fortificado contra a pobreza, aproxima-se do que Milton Santos chamou de *pobreza incluída*, sinal de uma nova interpretação sobre a diferença social e a desigualdade. Não se trata mais de fazer desenvolver os atrasados, mas de localizar e conter o resíduo como pobreza estrutural globalizada. De acordo com essa lógica, é preciso exportar problemas e, ao mesmo tempo, restringir seu retorno pelo reforço de barreiras fiscais, controle de fronteiras e restrição de circulação de pessoas. A identidade estrutural que une condomínios de luxo, prisões e favelas aparece como ressentimento social.

> O território tanto quanto o lugar são esquizofrênicos porque de um lado acolhem os vetores da globalização, que neles se instalam para impor sua nova ordem, e de outro lado neles se produz uma contraordem porque há uma produção acelerada de pobres excluídos e marginalizados.[24]

O delírio do retorno à natureza, a atração exercida pela *terra de ninguém* e o terreno neutro e virgem sobre o qual se podem definir falicamente regras e normas permitem localizar uma cena primária dessa fantasia, qual seja, o momento originário de nascimento de uma nova lei. Encontramos, assim, uma tentativa de corrigir um fragmento insuportável de realidade que fora suprimido por ocasião da constituição do campo. O campo é uma regra de ocupação, não é um lugar empírico, mas há lugares empíricos que nos permitem reconhecer suas regras de formação. Se o campo de concentração,

---

[24] Milton Santos, *Por uma outra globalização* (Rio de Janeiro, Record, 2000).

estrutura que se disseminou por inúmeros países durante os anos 1910-1940[25], baseava-se em certos princípios produtivos, discursivos e organizativos que possuíam seu correlato na noção médica de isolamento, o novo campo está mais adaptado a uma produção deslocalizada. Desse ponto de vista, imaginar que os únicos campos de concentração localizavam-se na Alemanha nazista ou na União Soviética de Stalin é de uma banalidade redutora e atroz. O campo de concentração é uma estrutura, não apenas um fenômeno histórico datável e localizável em suas figuras mais conspícuas.

Outro exemplo cultural correlato da formação de muros é o chamado *reality show.* Veiculados no Brasil de maneira maciça e variável desde 2002, eles começam pela importação de uma fórmula internacional que logo ganha fôlego por aqui. Assim como *Alphaville* de Godard dá título ao Alphaville de Barueri, *1984*, de George Orwell, é o suporte paródico de *Big Brother.* O regime murado é orientado para olhar o que se passa dentro dos muros. Recuperando nossa antiga tradição da assistência ritual familiar à novela, a transmissão ao vivo desse experimento psicológico pode ser considerada, enfim, o que faltava ao condomínio para que ele encontrasse sua inscrição cultural cotidiana. Forma rediviva da antiga chanchada, às vezes também pornochanchada, o *reality show* encontra sua trilha sonora no sincretismo do axé ao forró universitário. Suas câmeras não são apenas de segurança, mas também parasitadas por uma função segunda, erotológica e pornográfica. Os dramas banais são agora universalizados como vivência coletiva. A fala prosaica e o cotidiano ordinário mostram que qualquer um pode ser cele-bridade, pois ela é criada pelo olhar, não pelo objeto. Uma manobra muito interessante, pois permite ao antigo morador do condomínio ter acesso ao que lhe faltava: o olhar de inveja dos que ficaram de fora. Inversamente, permite aos que estavam fora sentir que no fundo já viviam em um condo-mínio; só não sabiam disso.

Há uma espécie de paradoxo da imagem tornada, assim, pornográfica. Não pelos eventuais eventos picantes, mas pela forma mesma do exagero e do excesso. Paródia e autorrepresentação em que se baseia a própria satisfação de ser olhado. Quanto mais se reconhece a trivialidade e a irrelevância da

---

[25] Vejam-se, por exemplo, os campos de trabalhos forçados criados no Nordeste do Brasil durante a seca de 1915. Outro exemplo são os campos criados em solo norte-ame-ricano durante a Segunda Guerra Mundial para concentrar as populações japonesas.

vida cotidiana como produto montado e gerido, menor valor ela tem em autenticidade e espontaneidade.

> A imagem publicitária evoca o gozo que se consome na própria imagem, ao mesmo tempo que promete fazer do consumidor um ser pleno e realizado. Tudo evoca o sexo ao mesmo tempo que afasta o sexual, na medida em que a mercadoria se oferece como presença segura, positivada no real, do objeto de desejo.[26]

O domínio do erotismo, assim como o da violência, está continuamente exposto à banalização. A relação entre essas duas séries pode ser examinada à luz da lógica do condomínio. Freud chamava essa degradação da demanda amorosa de *Erniedringung*, ou seja, declínio do valor libidinal do objeto[27]. A imagem que Freud evoca para exemplificar o processo é a do casal que, depois do enamoramento inicial, vê o casamento se arrastar para a tediosa repetição cotidiana. O homem de volta à roda de amigos no bar e a mulher transformada em um dragão, insatisfeita e mal-humorada. O enredo prossegue com a aparição de objetos consolatórios: crianças para a mulher, outras mulheres para os homens. Há algo de substancial que ainda permanece nesse roteiro, mesmo com as modificações importantes nos costumes conjugais. A solidão e o esvaziamento dos laços de afeto acompanham as novas formas de avaliação de produtividade, desempenho e retorno de investimento, próprias ao mundo do trabalho e do consumo. A intimidade autêntica torna-se, assim, no contexto da vida em forma de condomínio, um bem simbólico altamente cobiçado.

Nesse caso, teríamos de entender o sofrimento interpassivo como parte da fantasia do muro. Hedonismo interpassivo retoma a noção proposta inicialmente por Žižek de crença interpassiva[28]. Trata-se de um fenômeno pelo qual uma experiência é vivida por procuração: as antigas carpideiras, por exemplo, que por ofício choravam nos velórios esvaziados do interior do Brasil, ou os "risos de auditório", que nos poupam até mesmo o esforço de achar algo diretamente cômico em uma comédia de qualidade duvidosa. Ou seja, não rimos

---

[26] Maria Rita Kehl, *Sobre ética e psicanálise* (São Paulo, Companhia das Letras, 2002), p. 123.

[27] Sigmund Freud, "Sobre la más generalizada degradacción de objeto en el hombre" (1912), em *Obras completas*, v. XI (1910), cit., p. 169-84.

[28] Slavoj Žižek, *On Belief* (Londres, Routledge, 2001).

nem choramos do outro, mas empreitamos nosso riso e nosso lamento a um terceiro, como se ele fosse um síndico de nossa satisfação. O sentimento de que todos os outros estão em uma vida extremamente intensa, eroticamente rica e movimentada, enquanto nós mesmos enfrentamos nossa banalidade de modo solitário é um caso particular do sofrimento interpassivo organizado pela relação intra/extra muros. No sofrimento interpassivo, não precisamos sair de casa, enfrentar o trânsito e os riscos reais de uma contingência amorosa. Mesmo que a experiência amorosa, assim posta, seja excessivamente determinada e vazia, ainda assim é possível gozar com a suposição de que aqueles que estão do lado de fora não sentem assim. Então, nos vendo desde fora, e nessa imagem de satisfação que eu suponho que o outro lê em mim, posso recuperar um fragmento do hedonismo real ao qual renunciei.

Três anos depois da aparição da lei brasileira sobre condomínios e cinco anos antes de nossa experiência modelo nos arredores de São Paulo, Lacan[29] postulava que a expansão dos mercados comuns nos levaria à acentuação da segregação como princípio social. Nessa previsão, há uma leitura da consequência que se pode esperar da elevação do regime de igualdade liberal à condição de regra universal, bem como do tipo de concepção da troca social que se liga ao fenômeno da segregação. Entre o fenômeno econômico do mercado comum e o fenômeno social da segregação, há uma mediação adicional, representada pela anomalia do laço social prescrito pelo discurso do mestre, anomalia que Lacan chamou de *discurso do capitalista*. Sob certas circunstâncias, a relação de reconhecimento, organizada pelo discurso do mestre, em seus movimentos alternados de absorção de sentido e de contrassentido e com sua fantasia subjacente recalcada, inverte-se em uma relação direta e fechada entre o sujeito e o objeto (gozo do consumo) e do significante ao outro (gozo do sentido).

Em 1972, um ano antes do nosso condomínio originário, sete anos depois da nossa lei sobre o assunto e seis anos após o filme de Godard, o escritor brasileiro José J. Veiga publicou um romance primoroso chamado *Sombras de reis barbudos*[30]. Trata-se da história de um menino de onze anos que acompanha a chegada da Companhia Melhoramentos de Taitara em sua pequena cidade do interior paulista, aliás, próxima de Barueri, onde depois viria a se instalar Alphaville. A companhia não tem finalidade definida, mas vai, aos

[29] Jacques Lacan, "Proposição de 9 de outubro de 1967 sobre o psicanalista da Escola" (1967), em *Outros escritos* (Rio de Janeiro, Zahar, 2003), p. 263.

[30] José J. Veiga, *Sombras de reis barbudos* (São Paulo, Bertrand Brasil, 1972).

poucos, conquistando respeito e intimidando as pessoas da cidade. Formada pela associação entre líderes locais e capital estrangeiro, ela é a expressão de nossa modernização combinada. Mas então surgem, desavisadamente, os muros. Eles se expandem por toda parte, qual um labirinto insensato. O efeito de angústia começa a se aprofundar no leitor. Não há pergunta, não há real questionamento sobre a aparição dos muros. Eles surgem, apenas, transtornando e acinzentando a vida das pessoas. As pipas, que se erguem sobre os muros, tecendo uma espécie de rede de comunicação alternativa, logo são proibidas. O emparedamento progressivo faz as pessoas olharem para o céu e encontrarem urubus. E, depois dos urubus, aparecem os homens que voam e os fiscais para controlar os movimentos dos homens que voam e depois para vigiar os sonhos. Ao final, os homens voadores começam a cair e são recolhidos. O livro é uma alegoria, num dos melhores momentos de nosso realismo fantástico, figurando de modo simples e direto o que viria a ser o primeiro termo de nossa futura estratégia para transformar o mal-estar em sofrimento de determinação: o muro.

O síndico e seus descontentes

Alô, alô, W/Brasil
Alô, alô, W/Brasil...
Jacarezinho! Avião!
Jacarezinho! Avião!
Cuidado com o disco voador
Tira essa escada daí
Essa escada é pra ficar
Aqui fora!
Eu vou chamar o síndico
Tim Maia! Tim Maia!
Tim Maia! Tim Maia!

É assim que começa a música "W/Brasil (Chama o síndico)", de Jorge Ben Jor, encomendada para comemorar o aniversário de uma agência de publicidade em 1990. É um marco da passagem do samba para o funk no país. O samba é tradicionalmente entendido como uma música do coletivo indeterminado, da festa aberta, do barracão, da roda e da família. O funk, ao contrário, traz a ideia de que cada um, ou cada turma, ou cada galera, ou cada bonde tem de ocupar seu lugar. É como se o samba fosse uma conversa, em forma de canção, enquanto o funk é um conjunto de monólogos. A divisão já estava dada no início da carreira do cantor, nos anos 1960. Situado entre a jovem guarda e a bossa nova, Jorge Ben Jor é um ótimo exemplo de continuidade da disposição onívora do modernismo brasileiro na música. Disposto a importar ritmos e a combiná-los em novos formatos, ele faz uma mistura de suingue e rock, samba e hip-hop, rap e funk.

Forma e conteúdo se reúnem nessa música, que teria partido de uma alegoria real. O cantor Tim Maia teria se irritado com uma escada fora de lugar no condomínio onde morava, de tal forma que a solução encontrada foi candidatar-se a síndico. A trama proverbial da segunda parte do refrão contrasta com a primeira, na qual se alude à favela do Jacarezinho, as crianças servindo de transporte para o tráfico de drogas (avião) ou como observadoras para a chegada dos policiais, nomeados como estrangeiros, extraterrestres (disco voador). A letra é pensada como nos filmes da Pixar, ou seja, escalona em alvos estratificados, de tal maneira que cada segmento social se sentirá endereçado em seu próprio "código particular". Por exemplo, o público mais esclarecido entenderá, em "Dizem que Cabral 1/ descobriu a filial/ Dizem que Cabral 2/ tentou e se deu mal", a alusão ao empreendimento privatista e corrupto do político homônimo ao descobridor do Brasil. O público carioca perceberá, em "A feira de Acari *é um sucesso/* tem de tudo/ é um mistério", a alusão ao conhecido entreposto de produtos roubados.

Cada grupo encontrará ainda um prazer adicional. Além da mensagem que lhe é especialmente destinada, há o benefício secundário de a forma dela ser tão particular que só pode ser lida e compreendida por "nós". Os "outros" estão excluídos. Ou seja, a forma da letra, ela mesma, pratica seu tema, que é a vida no condomínio Brasil. Além disso, ela consegue lançar uma suspeita autoirônica em relação ao seu próprio processo produtivo. É uma música feita sob encomenda para a festa de aniversário de uma agência de publicidade, ou seja, ela mesma um exemplo maior do funcionamento condominial brasileiro. Favorecida por leis de proteção, que começariam a ser desmanteladas a partir de 1992, a publicidade nacional empreitava o capital privado com a proteção e a garantia de incentivos públicos[31]. A autoironia

---

[31] Christian I. L. Dunker, "Linguagem e espaço público: transformação da política cultural brasileira após 1992", em J. Guillermo Milán-Ramos e Nina Virgínia de Araújo Leite (orgs.), *Terra-mar: litorais em psicanálise – escrita, política, cinema, educação* (Campinas, Mercado das Letras/Fapesp, 2010).

está no fato de que a letra acusa o papel que será reservado ao artista em seu vindouro processo de inclusão ao mercado. Não apenas extorquido pela indústria fonográfica, destruída pelo vendaval digital àquela altura já avistado, mas também extorquido em segunda instância pela música publicitária. Seria esse o condomínio no qual seria possível sobreviver?

A intervenção diagnóstica da canção está em introduzir na figura do síndico ninguém menos do que Tim Maia. Errático e irreverente, de vida e música sincrética, o cantor era, em inúmeros sentidos, o antimodelo ideal para "representar a lei". O tema não é novo, mas o caráter hegemônico da paródia, sim. "Tira essa escada daí", dito assim, sem contexto, dito como uma ameaça de chamar o síndico, revela sua função fundamental na gestão dos muros. Nada de escadas, nem para subir nem para descer. Esse movimento acusa uma modificação interessante na incidência da autoridade, consequentemente da inscrição cultural da função social da imago paterna, no Brasil de então.

Antes dos muros, havia uma forma bem-definida e dominante no sintoma brasileiro relativo à autoridade. Seu enunciado era: "Você sabe com quem está falando?". O truque ideológico consistia em sobrepor a violência institucionalizada da autoridade impessoal, como fundamento da diferença social, com a impossibilidade de responder própria e pessoalmente a tal pergunta. A operação equivale a colocar um significante-mestre na posição de agente de um discurso. Na fórmula citada, não há nenhum significado que dê consistência ao "quem está falando". O significante-mestre, nessa posição, é assemântico, pede obediência, não pede compreensão – exatamente como um nome, ele designa, mas não significa. Nunca sabemos com quem *exata* e *precisamente* estamos falando. Recebemos do Outro nossa própria mensagem, desejante, inconsciente e ideológica, de forma invertida. Estamos sempre nos dirigindo ao outro, próximo ou conhecido, e, ao mesmo tempo, aos outros que formam nossa história, aos outros que habitam nossa fantasia, aos outros intimamente desconhecidos.

Quando sancionamos, com nossa própria paixão pela servidão, os termos da pergunta, concedemos que aquele outro é um representante simbólico do Outro. Que ele dispõe pessoalmente da autoridade impessoal da lei. Essa forma de autoridade é principalmente um sintoma egoico, consoante com uma gramática de ideais na qual era muito importante "ser alguém na vida". Aliada a uma retórica narcísica que oferecia segurança e prestígio em troca de submissão e obediência, vivíamos uma república de *autoridades constituídas* e de manipulação de exceções: *aos amigos tudo, aos inimigos a lei.*

Capitão Nascimento*, no primeiro *Tropa de elite*, é um exemplo de herói moldado nesse tipo de autoridade. Ele age em nome de um significante assemântico, o significante-mestre que esconde sua própria divisão subjetiva. Essa divisão retorna na cena familiar, nos pesadelos e nas incertezas conjugais que cercam o nascimento de seu primeiro filho. Seu objetivo não é apenas introduzir ordem no estado de anomia, mas combater a falta de ordem com o excesso de violência. Seus meios não são os da determinação de muros e limites, mas a ação em nome da lei para suspender a própria lei. Gradualmente, essas duas cenas se cruzam no problema da escolha de seu substituto, que será, a um tempo, como um filho e um chefe policial.

Essa é a estrutura actancial do que Althusser chamou "interpelação ideológica", que posiciona o espectador nesse lugar decisional. Assim como o capitão Nascimento, temos de cruzar nosso funcionamento sistêmico no mundo produtivo com relações de autenticidade que provêm da dialética familiar e pessoal. Trata-se, aqui, do lugar discursivo que Lacan chamou de semblante, ocupado pelo significante-mestre, por meio do qual alguém se acredita "padre, doutor ou policial", para retomar a fórmula de Raul Seixas na canção "Ouro de tolo", e por meio da qual o rei que se acredita rei é tão louco quanto o louco que se acredita rei.

Ora, há uma posição na qual a eficácia do semblante parece possuir uma garantia ontológica: trata se da posição do pai. Nisso a psicanálise herda uma confiança na universalidade da forma totemista de articulação entre poder e autoridade. O totem simboliza a lei como formação simbólica da morte do pai e sua sobrevivência como nome que organiza classificações genealógicas e, no limite, todo universo taxonômico de uma cultura[32]. O tabu substitui o poder sem limites, ou poder-força, do Pai da horda primitiva, pela autoridade permanentemente reciclável do poder-lei, representada pelo tabu. O significante do Nome-do-Pai, a função paterna e a imago paterna são três dimensões nem sempre unificáveis na teoria lacaniana de poder, saber, desejar[33]. Lacan

---

* Protagonista do filme de ação brasileiro *Tropa de elite* (2007), dirigido por José Padilha. (N. E.)

[32] Claude Lévi-Strauss, "A lógica das classificações totêmicas" (1962), em *O pensamento selvagem* (Campinas, Papirus, 1989), p. 51-90.

[33] Christian I. L. Dunker, "O ato de Antígona", em *Estrutura e constituição da clínica psicanalítica: uma arqueologia das práticas de cura, psicoterapia e tratamento*, cit.

não considerava o semblante algo como uma máscara ou um papel social, mas algo próximo do registro da natureza[34], ao modo dos mimetismos animais, das disposições etológicas da imagem do corpo ou dos ciclos funcionais que este desencadeia. A noção de semblante em Lacan faz uma função análoga à do conceito de dispositivo em Foucault, ou seja, reunião e unificação de registros de linguagem e de práticas discursivas heterogêneas, não obstante necessárias para estabilizar a relação entre autoridade e poder, entre autor e obra, entre dizer e fazer.

Homem, mulher, pai ou mãe não são apenas procedimentos e funções, ocupáveis por qualquer um que responda pela aparência que eles requerem, mas são também semblantes, uma forma de ocupar um lugar que é negação do parecer, mas sem recair no ser. Daí que um semblante seja, antes de tudo, um caso particular da função dêitica, por meio da qual o sujeito da enunciação se inscreve no enunciado. Quando se fala em declínio da função social da imago paterna, devíamos atentar mais para o qualificativo *imago* do que para o predicado *paterna*. Declínio da imago não é apenas rebaixamento da função social (totem), mas o fato de seu *semblante* deslocar-se para a posição de uma *aparência* (imago).

A lógica do condomínio altera substancialmente essa interpelação indutora de autoridade no Brasil dos anos 1990. Sai o autocrata arrogante, de ego espaçoso e rígido, entra a figura cínica, eficaz e flexível do síndico. Não se trata da personagem prosaica, mal ou bem-intencionada, geralmente odiada por levar más novas e pouco reconhecida perto do serviço ingrato a que se dedica. Trata-se do síndico como estrutura, que, em vez de perguntar "Sabe com que está falando?", murmura entre dentes, ou simplesmente faz escutar sem dizer palavra alguma, "Só estou zelando pelo regulamento". Ou seja, o síndico é uma metonímia do mestre, não do pai. Ele não está interessado em um laço de submissão, cujo modelo longínquo é a relação entre senhor e escravo; ele pensa mais como o crente pascalino que só se interessa pelos procedimentos: *Ajoelha e reza, a fé virá por si mesma*. Uma vez ajoelhado, não importa mais se você está a blasfemar, desrespeitar ou invalidar o próprio procedimento. Ao contrário do crente imaginado por Pascal, que tem de decidir, cedo ou tarde, a natureza de sua aposta – se Deus existe (e o céu nos aguarda daqui a pouco) ou se Deus não existe

---

[34] Jacques Lacan, *O seminário*, livro 18. *De um discurso que não fosse do semblante* (1971) (Rio de Janeiro, Zahar, 2009), p. 31.

(e devemos nos preparar para a perda de tempo que teria sido uma vida de crença) –, o síndico escolhe deixar o balcão de sua própria aposta e dedicar-se a administrar ou gerir as apostas alheias.

Segundo essa nova gramática da autoridade em condomínio, não é só o caso da colocação do objeto no lugar do Ideal de eu que explica o funcionamento identificatório das massas. É preciso pensar também a alocação do *objeto a* no Outro. A letra de Jorge Ben Jor, por exemplo, tem uma enunciação que se desenrola inteiramente no registro do chamado, do apelo e da convocação. Seu refrão insiste na resposta fática para a chamada telefônica "Alô, alô, W/Brasil". Isso se desdobra em todos os versos com a estrutura de "chamadas" – chamadas dirigidas para os diferentes tipos de gozo, que vão se distribuindo ao longo da canção.

Consideremos que o síndico não é apenas um administrador, alguém que suspende a política para fazer funcionar processos racionalizando seus meios e otimizando seus fins. O síndico é um gestor, e não apenas um administrador. É possível ser um ótimo gestor de hospital sem entender nada de saúde, ser um gestor eficaz de escolas sem se preocupar com a educação ou ser um eficiente gestor público sem nenhum interesse na coisa pública. O que o gestor sabe com clareza é que o Real em jogo no capital é muito mais importante do que o Real em jogo na realidade. Se as contas entre o prometido e o alcançado fecham, produzindo o que devem produzir, o resto é simplesmente desimportante. Ao contrário do antigo administrador de sistemas, que via nos métodos instrumentos seguros de captação e controle da realidade, o gestor sabe que os métodos, as métricas, os índices, os balanços (ou seja, os semblantes) são a única realidade que importa. Entendemos, assim, por que alguém como Tim Maia, ou como o palhaço Tiririca, seria um ótimo síndico. Com eles estamos livres dos síndicos gestores.

O síndico representa uma função de zelo no trabalho, a função de alguém que ao mesmo tempo trabalha e faz outra coisa; mantém a ordem e regula, discretamente, a quebra da disciplina. Essa função do trabalho com zelo foi analisada por Paulo Arantes como ponto central do engajamento no "serviço sujo" que define as práticas de sustentação da segregação desde os campos de extermínio:

> [...] zelo e estado de exceção permanente se reforçam mutuamente [...]
> o seu minucioso empenho na execução da "Solução Final" não era mais
> do que se poderia esperar de um perfeito burocrata. A convicção de que

é preciso "ir além do chamado do dever" só ocorreria a quem estivesse trabalhando para o Führer, na acepção escabrosa que se viu quando a ênfase recai no trabalho.[35]

O síndico é como um novo sintoma da patologia brasileira da autoridade: envolve conflito entre exigências antagônicas, simbolização de desejo e principalmente um tipo especial de satisfação, chamado gozo. Esse terceiro quesito parece ter sofrido uma inversão. Se antes a autoridade dizia como gozar, em imagem e espelho ao pai, agora ela se contenta em gerenciar o gozo perturbador do outro. Se antes o domínio se exercia no território pessoal do latifúndio familiar, agora ele se organiza em torno do espaço impessoal do condomínio. Há condomínios de luxo e condomínios de pobreza, condomínios institucionais e condomínios de consumo, condomínios de educação e condomínios de saúde. Em todos eles, encontramos traços semelhantes de racionalização: fronteiras, muros, regulamentos e catracas. Assim como o sintoma substitui um conflito por uma formação simbólica na qual não reconhecemos mais o antagonismo inicial, o síndico neutraliza o antagonismo deslocando a falta para uma espécie de zona de excesso. O gestor não resolve, necessariamente, um problema; ele "processualiza" o problema ou "operacionaliza" a solução. Parodiando Laurie Anderson[36], se você não tiver um síndico, você terá dois problemas, o próprio problema e o fato de você não o ver.

> Um gestor é especialista em tomar decisões baseadas em cálculos funcionais. [...] todas as demais funções da organização (o planejamento, a estrutura organizacional, a direção, a avaliação) estão referidas aos processos intencionais e sistemáticos de tomada de decisões. Esses processos de chegar a uma decisão e de fazer a decisão funcionar caracterizam a ação designada como gestão.[37]

---

[35] Paulo Arantes, "*Sale boulot*: uma janela sobre o mais colossal trabalho sujo da história. Uma visão no laboratório francês do sofrimento social", *Tempo Social*, revista de sociologia da USP, v. 23, n. 1, jun. 2011, p. 31-66. [Disponível em: <http://www.scielo.br/pdf/ts/v23n1/v23n1a03.pdf>; acesso em: 6 set. 2014. – N. E.]

[36] Laurie Anderson, "Only the Experts Can Deal with the Problem", em *Homeland* (2010).

[37] José Carlos Libâneo, João Ferreira de Oliveira e Mirza Seabra Toschi, *Educação escolar: políticas, estrutura e organização* (São Paulo, Cortez, 2003), p. 350.

Um gestor pode calcular o que seria mais conveniente, encarar os custos jurídicos e médicos decorrentes de acidentes causados pela má fabricação de um automóvel ou fazer uma chamada geral para substituir a peça em todos os carros. Um bom gestor poderia estabelecer um *call center* propositalmente ineficiente, pois a desistência dos consumidores ao longo do processo seria proporcionalmente vantajosa em relação aos custos para resolver as demandas. Nenhuma confiança insensata no sistema de gestão se mostrou mais insana do que a que se viu no caso do crédito bancário e imobiliário mundial, redundando na crise de 2009.

Na saúde mental, o sistema de gestão, gradualmente introduzido a partir de 1990, tem produzido uma deformação curiosa. Aproveitou-se a desmontagem do antigo sistema asilar, correcional e punitivo, baseado na "favorecência" estatal de hospitais psiquiátricos, para instalar um sistema baseado na medicalização maciça, *on demand*. Os usuários, antes chamados pacientes, agora são geridos à base de contratos terapêuticos, cuja métrica de resultados baseia-se indiretamente na redução dos custos, do empenho e do retorno do investimento das cooperativas que se incumbem dos equipamentos de saúde.

O síndico não se apropria, mas corrompe ou desvia a coisa pública. Ele empreita a coisa comum, a coisa coletiva ou a coisa cultural. O síndico, no fundo, gere a conversão do mal-estar indeterminado em sofrimento produtivo. Ele substitui a falta, interna ao processo de produção do desejo, por formações de excesso. Em seguida, tais formações se tornam a própria justificativa para novos processos de regulamentação e gerência. A estrutura desse funcionamento consegue conjugar a racionalidade burocrática do que Lacan chamou "discurso universitário", mas sem o território fixo e sedentário que era o hábitat natural do antigo administrador institucionalizado. Seu tipo ideal seria equivalente ao de um funcionário público que trabalha em regime de livre iniciativa. Aliás, no âmbito do condomínio universitário, os anos 1990 viram florescer as bases do sistema produtivista que dominaria o país em menos de vinte anos, fazendo da pesquisa acadêmica uma área de alta concentração de gestão, tendo por raiz o Currículo Lattes, por gestores, os comitês de avaliação da Capes[38], e por muros, os patamares de distribuição de notas, bolsas e verbas. Lembremos a estrutura do discurso universitário, lido como articulação de dois circuitos:

---

[38] Coordenação de Aperfeiçoamento de Pessoal, órgão do Ministério da Educação criado em 1976.

Lugares do discurso	Posições do discurso	Discurso universitário
$\uparrow$ Semblante $\longrightarrow$ Outro $\mid$ $\mid$ Verdade $\times$ Produção $\downarrow$	$\cancel{S}$ – sujeito dividido a – *objeto a* mais-de-gozar S_1 – significante-mestre S_2 – significante do saber	$\dfrac{S_2}{S_1} \quad \dfrac{a}{\cancel{S}}$

No primeiro, o significante-mestre (S_1), no lugar da verdade, sustenta um semblante. Esse semblante, ocupado por um saber-fazer – ou seja, a arte da gestão –, não se baseia em uma autoridade determinada, que precisaria ser defendida em suas insígnias. Apoiado, portanto, em uma mestria que não é posta à prova, mas que permanece recalcada sob a barra, o saber impessoal da técnica de gestão toma como destinatário o Outro como *objeto a*. Isso significa que ele se encarregará de focar sua ação sobre o elemento que se apresenta como excessivo, inútil e residual em relação ao outro. Ou seja, o que o discurso universitário produz é insatisfação e ocultamento da divisão do sujeito. Não há melhor escrita para o que chamamos de sofrimento do que essa relação pela qual um sujeito se nega como tal e se faz substituir por um objeto ($a/\cancel{S}$).

O segundo circuito, que é também aquele pelo qual um discurso pode ser permutado em outro, refere-se à circulação que vai do lugar da verdade, ocupado pelo significante-mestre, para o lugar do Outro, ocupado pelo *objeto a*. Ou seja, a operação frágil no discurso do síndico é que seu funcionamento depende do caráter insensato do significante-mestre, cuja enunciação superegoica é: "Trabalhe! Quanto ao desejo, veremos isso depois"[39]. O trabalhador é tomado como um consumidor que deve desejar o máximo e muito intensamente, mas só depois do serviço. Dentro do serviço, o trabalhador pode ser consumido como um *objeto a*, ou seja, tratado como um excesso virtual do sistema.

A função do síndico reflete com precisão a própria transformação da relação geral com o trabalho neste nosso momento de capitalismo brasilianizado. Quando sua gestão não é profissionalizada, como nos condomínios de alto padrão, o síndico possui estatuto profissional incerto. Não há propriamente

---

[39] Jacques Lacan, *O seminário*, livro 17. *O avesso da psicanálise* (1968-1969) (Rio de Janeiro, Zahar, 1992).

uma remuneração fixa, mas indeterminação relativa do ponto de vista do valor agregado de sua ação – expresso, por exemplo, por meio de bônus, benefícios e vantagens em futuros contratos. O síndico não tem carteira assinada; trabalha por projeto, amarrando seus próprios resultados aos resultados do processo. Seu vínculo é precário e sazonal; trabalho, não emprego; ocupação, não profissão.

Isso pode exigir incursões fora do horário de serviço, mas sem rotina fixa ou definida. Ou seja, tudo o que a estrutura do muro tem de fixo, definido e determinado, a função do síndico possui de plástico, flexível e mal delimitado. Ele localiza a falta e gerencia o excesso, mas não ao modo do burocrata, cujo interesse fundamental é sempre acrescentar alguns centímetros a seu território de ação. O síndico, em muitos casos, é uma espécie de "faz tudo", diferentemente do tecnoburocrata tradicional, alienado a seu *job description*, cujo gozo enigmático parece indecifrável para a maioria dos mortais.

A posição do síndico, como segundo tempo na fantasia do condomínio, seduz com a promessa de que todos nos tornaremos pequenos legisladores de uma micropolítica escolhida autonomamente pelo ato de compra e ingresso no condomínio. O síndico gerencia a promessa de que esse pedacinho de gozo roubado de nós por nosso vizinho, e que faz a figura fálica da falta, será devolvido "na forma da lei", como uma espécie de excesso benfazejo. Se a autoridade arcaica era *pessoalmente impessoal*, a autoridade do síndico é *impessoalmente pessoal*. Ela não discute, não considera exceções nem pondera casos únicos. É fria ou violenta, sem dois pesos nem meias medidas.

Essa expectativa teórica se confirma na forma totalitária assumida pelos regulamentos internos de tais condomínios fechados. Regras extremamente severas e punições draconianas são estabelecidas para pequenos atos infracionais, traço bizarramente idêntico ao que se verifica no interior das prisões. Punição exemplar, punição espetacular. Tudo se passa como se a permissividade, expressa pelo ideal, retornasse na forma de severidade em um regramento insensato. O que antes era uma agradável "opção de vida" torna-se, então, uma "obrigação obscena de felicidade". A necessidade legítima de regulação da coisa pública, a posição mediadora e negativa da lei como limitação do excesso torna-se, ela mesma, um ideal a ser realizado positivamente em sua totalidade. A fuga do desprazer, expresso pelas aspirações de segurança, torna-se, assim, equivalente do próprio prazer.

Narrativas de sofrimento no cinema brasileiro da Retomada

No apagar das luzes do governo Collor de Mello, inicia-se o desmonte da estrutura de produção cinematográfica brasileira. Em 1990 são desativados a Embrafilme (Empresa Brasileira de Filmes, 1969-1990), o Concine (Conselho Nacional de Cinema, 1976-1990), a Fundação do Cinema Brasileiro (1988-1990) e, em 1993, aparece a Lei do Audiovisual (Lei n. 8695/93, de 20 de julho de 1993). Em dezembro de 1992, ainda no governo de Itamar Franco, o ministro da Cultura, Antonio Houaiss, criou a Secretaria para o Desenvolvimento do Audiovisual, que liberou recursos para a produção de filmes através do Prêmio Resgate do Cinema Brasileiro e passou a trabalhar na elaboração do que viria a ser a Lei do Audiovisual, que entraria em vigor no governo de Fernando Henrique Cardoso.

Trata-se de um momento inaugural de uma relação nova e ampliada com as linguagens visuais. Do ponto de vista da recepção, os anos 1990 assistiram à emergência de uma nova geração, pela primeira vez formada no uso da internet, dos *chats* e dos *video games*. Escrever com suporte de imagem, assistir a filmes fora do circuito em tela de computador, descobrir diretores e autores, produzir ensaios para redes sociais ou sites de compartilhamento, publicar fotos, montar trilhas, tudo isso tornou-se parte de um novo processo de alfabetização audiovisual que disponibilizava, mesmo que de modo rudimentar, as principais ferramentas e linguagens que determinam o cinema como a arte do real. O barateamento de tais recursos e instrumentos permitiu a criação de filmes com orçamento baixíssimo, a aparição de vanguardas experimentais e de uma massa extensa de pessoas interessadas em cinema.

A partir de 1995, começa-se a falar na "retomada" do cinema brasileiro. Novos mecanismos de apoio à produção, baseados em incentivos fiscais e consoantes com uma visão neoliberal de "cultura de mercado", conseguem efetivamente aumentar o número de filmes realizados e levar o cinema brasileiro de volta à cena mundial. Considera-se que *Carlota Joaquina, princesa do Brasil* (1995), de Carla Camurati, em parte financiado pelo Prêmio Resgate, é o primeiro grande sucesso desse período da retomada[40]. No entanto, as dificuldades de penetração em seu próprio mercado continuam: a maioria dos filmes não encontra salas de exibição no país, muitos

---

[40] Lúcia Nagib, *O cinema da retomada* (São Paulo, Editora 34, 2002).

são exibidos em condições precárias, as salas são inadequadas para a nova qualidade alcançada pela produção, os lançamentos ocorrem nas datas desprezadas pelas distribuidoras estrangeiras, há pouca divulgação na mídia local e a nova geração de críticos ainda não se entende quanto à significação e aos sentidos da retomada.

Em 1998, para alcançar o mercado cinematográfico, as Organizações Globo criaram sua própria produtora, a Globo Filmes, empresa especializada que reposicionou o cinema brasileiro em praticamente todos os segmentos. Em curtíssimo tempo, a empresa monopolizaria o mercado cinematográfico brasileiro, ainda que, para a escala de operação da rede de televisão, seu braço cinematográfico possa ser considerado uma empresa pequena. O fato notável é que, pela primeira vez no Brasil, cinema e televisão ocupavam o mesmo circuito de produção. Dessa maneira, por meio do cinema, o conglomerado foi capaz de atingir um dos últimos segmentos tradicionais do mercado audiovisual brasileiro, nicho no qual, até então, não apresentava nenhuma participação realmente direta. Entre 1998 e 2003, a Globo Filmes se envolveu de maneira direta em 24 produções cinematográficas. Sua supremacia se cristalizaria definitivamente no último ano desse período, quando os filmes com a participação da empresa obtiveram mais de 90% da receita da bilheteria do cinema brasileiro e mais de 20% do mercado total.

Em 2002, no fechar das cortinas do governo Fernando Henrique Cardoso, um ato mudou completamente a relação de produção discursiva do espaço público brasileiro no que toca de maneira específica à produção cultural publicitária. Até então, as agências de publicidade deveriam atender a três de cinco condições para a produção de um filme: possuir diretor e autor de trilha sonora brasileiro, ter 50% da equipe de produção brasileira, conter 50% das cenas rodadas no Brasil e ser originalmente falado em português. Ao final do mandato de FHC, essa norma foi substituída pelo pagamento de uma taxa à Ancine (Associação Nacional de Cinema) e pela adoção do critério mais genérico e flexível de que as produções deveriam ser "adaptadas" à linguagem e à cultura brasileiras.

Herança da excelência adquirida com as peças de publicidade, a qualidade técnica da direção e da produção desse novo *cinema novo* é indiscutível. Isso inclui todo um sistema de produção expresso, por exemplo, na fotografia de Afonso Beato, na edição de Lauro Escorel, nos roteiros de Marçal Aquino, no documentário de João Moreira Salles. Nas palavras de Flávia Moraes:

Eu acho que o que aconteceu com o Meirelles, com o Walter Salles, comigo e com outros é que *a história se inverteu*. Todos nós começamos e aprendemos muito com a propaganda. Tivemos a oportunidade de trabalhar lá fora, experimentar novas tecnologias e amadurecer como realizadores, produtores, diretores e técnicos por meio da propaganda, porque ela dava condições financeiras, não só pessoal, no sentido de você poder se aperfeiçoar na carreira e ganhar dinheiro, mas de ter um negócio. A propaganda permitia investir em equipamentos, ter uma produtora, formar gente. Então eu acho que esse "contágio Meirelles" é algo que veio incubado em toda essa geração. Mas houve também o caminho inverso em termos de mercado. Antes, os subsídios da Embrafilme bancavam a produção. Isso acabou, e *o cinema só renasceu quando descobriu o mercado.*[41]

Alguns filmes lançados na primeira década do novo século, com temática atual e novas estratégias de lançamento, como *Cidade de Deus* (2002), de Fernando Meirelles, *Carandiru* (2003), de Hector Babenco, e *Tropa de elite* (2007), de José Padilha, alcançam grande público no Brasil e abrem perspectivas de carreira internacional para diretores e atores brasileiros.

Ismail Xavier e Leandro Saraiva[42] afirmam que uma das marcas desse período seriam as formas variadas de retorno à tradição de "representação do país", como se dava no cinema novo. Mas, para o cinema da Retomada, no lugar da utopia, consagra-se a distopia urbana, que vê com desdém ou cinismo qualquer perspectiva de mudança baseada no dirigismo cultural ou ideológico. Em vez dos típicos personagens paratópicos que *in terra brasilis* se apresentam como estranhos indignados (como em *Terra em transe*[43]), pícaros irônicos (como em *Macunaíma*[44]) ou errantes perdidos (como em *Rio 40 graus*[45]), chegava a hora e

---

[41] Flávia Moraes, "A propaganda renovou o cinema brasileiro", entrevista concedida a Pedro Yves, *Propaganda*, 5 fev. 2009. Disponível em: < http://www.revistapropaganda. com.br/materia.aspx?m=163>; acesso em: 3 out. 2014.

[42] Leandro Saraiva, "Posfácio", em Ismail Xavier, *Sertão Mar: Glauber Rocha e a estética da fome* (São Paulo, Cosac Naify, 2007); *O olhar e a cena* (São Paulo, Cosac Naify, 2003).

[43] *Terra em transe* (1967), filme dirigido por Glauber Rocha, com Jardel Filho e Paulo Autran, realiza uma alegoria das relações de poder no Brasil.

[44] *Macunaíma* (1969), filme dirigido por Joaquim Pedro de Andrade, com Grande Otelo e Paulo José, adapta para o cinema a epopeia satírica de Mario de Andrade sobre a formação do Brasil.

[45] *Rio 40 graus* (1955), filme dirigido por Nelson Pereira dos Santos, com Glauce Rocha e Jesse Valadão, sobre a vida em favelas do Rio de Janeiro.

a vez do herói comum, integrado à própria paródia involuntária, fechado em seu plano de vingança unidimensional. Se por meio de seu projeto estético e ético os ícones do cinema novo apresentaram uma concepção revolucionária de linguagem e uma persistência crítica na reflexão sobre a brasilidade, o que encontramos em sua continuidade no cinema da Retomada é, sobretudo, uma tematização do fracasso e do impasse, quando não da imprevisibilidade e da indeterminação.

Do ponto de vista formal, mantêm-se estratégias como a proposição do corte seco, a não linearidade da narrativa, a ênfase nos aspectos prosaicos da vida cotidiana, mas a novidade aqui é que, se de um lado tais estratégias se combinam com esquemas derivados da linguagem da televisão, principalmente da telenovela e dos programas realísticos sobre a violência urbana, de outro há uma segunda frente de inovação da linguagem fílmica: a publicidade. Esse ponto separa o cinema novo, marginal e mítico dos anos 1960, com sua recusa total aos padrões impostos pelos grandes estúdios, do que se passa no cinema da Retomada. Se ambos retratam, respectivamente, o sertão e a favela sob um novo olhar, retomando o padrão das narrativas clássicas dos tempos da Vera Cruz, o segundo, à diferença do primeiro, encontra uma nova fórmula produtora-financiadora, derivada do universo da propaganda. Se o primeiro procurava criar um destinatário engajado e formar um público "mais consciente", o segundo despreza a opinião pública e a regulação pela bilheteria. Temos, então, a incorporação da linguagem da televisão, mas sem o imperativo da continuidade de audiência, bem como a linguagem da publicidade sem o empuxo ao consumo.

Retomada tem um duplo sentido. Significa o reinício da produção cinematográfica brasileira, agora em outras bases, que possibilitaram a internacionalização e um salto de qualidade na finalização, no som e na direção de dramaturgia, graças principalmente à migração de práticas, pessoas e tecnologias do universo publicitário e à criação de uma produtora do tamanho da Globo Filmes. Mas significa ainda a retomada de um ideário formal e narrativo explorado pelo cinema novo, pelo cinema marginal e pelo cinema mítico, mas sem um mandato de esclarecimento, iluminação ou formação de certa sensibilidade política, ética ou estética.

Essa alteração se explica pela mutação da metadiagnóstica social do mal-estar na brasilidade. A oposição entre desenvolvimento e subdesenvolvimento é substituída pela oposição entre condomínio e segregação. Em vez das tensões clássicas entre a casa e a rua, o campo e a cidade, o espaço privado e o espaço público, a família ou a política, surge um novo universo amórfico composto por prisões, lixões, edifícios e instituições totais. Se de um lado temos os "muros", do outro surgem os filmes sobre viagens, errâncias, passeios e evasões domiciliares. Assim como o cinema novo se opunha e pressupunha a chanchada, o da Retomada substitui as estratégias paródicas e exageradas em torno da sexualidade por uma espécie de atitude distanciada, típica da comédia ligeira, mais americanizada e puritana do que reza a tradição nacional. Sem o senso pedagógico, a atitude grandiloquente e o moralismo engajado, a Retomada mostra-se, assim, muito mais palatável para um destinatário que aprendeu a se posicionar de modo paratópico, a evitar a política, a tomar distância de sua própria aparência.

Observa-se, então, a substituição da centralidade do conflito real com a lei pela interiorização psicológica do drama e pela exteriorização imaginária da violência, que pode ser pensada como uma espécie de homólogo nacional tardio da substituição das neuroses clássicas pelas neuroses de caráter, descrita por Lacan, em 1938, para o caso francês, retomada por Lasch, na década de 1970, para a sociedade americana e suas patologias narcísicas e ampliada por Ehrenberg, em 1994, para a sociedade francesa premida pela depressão em meio à cultura da performance. O declínio (*Erniedrigung*) do erotismo no cinema nacional nos anos 2000 é um índice do recuo na abordagem direta do conflito social pelas estratégias narrativas do cinema. Não se trata, necessariamente, de uma evasão da política (*the political*), mas de uma reconsideração e de uma distância em relação às políticas (*the politics*).

O cinema da Retomada enfrenta o esgotamento da retórica da denúncia e da convocação militante para a ação, como salientou Ismail Xavier[46] a propósito do cinema de Arnaldo Jabor. A teoria do desmascaramento, herdeira do problema do declínio da figura paterna, exige outro tipo de anatomia da decadência, dos impasses da vida conjugal na forma-família, da asfixia institucional, que aparecem agora como capítulos ultrapassados da hipótese gasta sobre nosso liberalismo mal concluído. É preciso uma reformulação da racionalidade diagnóstica que cerca a leitura do mal-estar brasileiro para além do pai como articulador central dos dispositivos de autoridade, para além da família como lugar de asfixia do desejo, para

---

[46] Ismail Xavier, *Cinema brasileiro moderno* (São Paulo, Paz e Terra, 2006).

além da oposição simples entre ideais subjetivos e condições objetivas. É preciso reconhecer que agora sofremos de outra maneira.

O primeiro traço dessa mutação é uma reconfiguração dos personagens que dão corpo social à função social da imago paterna. Por exemplo, em *Lavoura arcaica* (2001), de Luiz Fernando Carvalho, vemos a típica anatomia moral da paternidade, dividida entre os exageros do poder endogâmico e o declínio de sua autoridade real; a novidade, porém, é que essa divisão não assume a função de denúncia ou desmascaramento, mas de intimidade impossível. A sexualidade e seu mal-estar não são vividos no registro da transgressão de fidelidades ou da aderência aos dispositivos de aliança, mas como uma espécie de estetização do fracasso de nomeação. Exemplos desse processo destacam-se, principalmente na chave cômica, em *Durval Discos* (2002), de Anna Muylaert, e em *Eu, tu, eles* (2000), de Andrucha Waddington.

Ou seja, os cínicos da nova geração não estão interessados na crise da família, mas no lado "cafona", vulgar e sem gosto do regime militar. Não demandam a recuperação dos espaços íntimos, a roda de fofoca cotidiana, mas as confissões pessoais e a câmera bisbilhoteira.

O segundo traço desse cinema é sua pesquisa sobre os limites entre os gêneros de ficção e documentário. Os limites do documentário são abordados de forma quase metodológica em *Edifício Master* (2002), de Eduardo Coutinho, e, mais tarde, em *Santiago* (2007), de João Moreira Salles. Surge, assim, a tensão entre as pretensões de verdade das estruturas de ficção fílmicas e o real impossível de se inscrever, além da realidade que se apresenta diretamente sob nossos olhos, ou seja, o problema se desloca da temática para o gênero: ficção ou documentário?

O terceiro traço do cinema da Retomada é que ele não pratica denúncias pautadas, mas experiências de impasse, suspensão de orientações pragmáticas ou estetização da existência, como se pode ver de modo condensado no título e no filme *À deriva* (2009), de Heitor Dhalia, que encontra seu precedente em *Cronicamente inviável* (2000), de Sérgio Bianchi. Não se imagine que a ironia ou que a estetização são formas de neutralização da função crítica, mas, sim, que estamos diante de um programa no qual a tematização do conflito deve ser desgarrada da indução de sua solução. A impossibilidade de colocar os termos do conflito entre o externo e o interno, entre o político e o familiar, entre o social e o psicológico talvez seja tão importante quanto as modalidades de seu diagnóstico. Conceber que a dimensão do reconhecimento depende de algo mais que boa vontade e voluntarismo torna-se, assim, um problema formal para a linguagem fílmica.

O quarto, e talvez mais importante traço narrativo do cinema da Retomada, é a centralidade assumida pelo conflito e pela ação em detrimento da construção de personagens. Em vez da verticalização dos personagens e da interiorização do conflito, o que nos daria um cinema introspectivo, o conflito é solucionado por meio de atos ao mesmo tempo dramáticos e violentos. Do ponto de vista formal, esse efeito depende de uma variação dos pontos de vista, e até mesmo de uma gramática regrada do desencontro entre enunciado e enunciação.

> O cinema – o cinema narrativo, é claro – esforça-se, portanto, para esboçar uma síntese do sujeito narrador (aquele que "conta") com o sujeito enunciador da imagem (aquele que vê e, por extensão, ouve), síntese intuitiva, claro, nem sempre bem resolvida, como ocorre nesses momentos em que o comentário-*over* (interno, passado) coexiste com a paisagem doada pelo olho da câmera (externa, presente).[47]

Ora, os filmes da Retomada caracterizam-se por uma espécie de administração calculada dessa "síntese intuitiva, nem sempre bem resolvida". A crítica do sujeito não apela, pois, para sua divisão, mas para sua dispersão.

Assim, quando examinamos as transformações especificamente verificadas no plano narrativo e do roteiro, *retomada* adquire um terceiro sentido: o de ajuste de contas e de restituição do que foi "tomado" no interior de um processo histórico. Daí a centralidade da temática da justiça, da vingança e do ressentimento nas narrativas desse período, para a qual *Ação entre amigos* (1998), de Beto Brant, é, sem dúvida, a principal referência.

O filme que melhor condensa essa mistura de exigências estéticas, políticas e produtivas é, certamente, *O que é isso, companheiro?* (1997), de Bruno Barreto. Inspirado no livro homônimo e autobiográfico de Fernando Gabeira, o filme aborda o sequestro do embaixador norte-americano no Brasil e sua troca por aprisionados políticos, o que permite uma *retomada* direta e testemunhal dos fatos ocorridos no ano de 1969. Gabeira fazia parte do grupo original de sequestradores, o que confere ao filme alto grau de tensão entre ficção e documentário, marca crucial para o cinema da Retomada. O centro do filme

---

[47] Arlindo Machado, *O sujeito na tela* (São Paulo, Paulus, 2007) p. 21-2.

é o grande diálogo entre o embaixador e seus captores, uma cena na qual as relações de poder, invertidas pelo sequestro, são gradualmente reconstruídas pelo reconhecimento mútuo entre os envolvidos. É um filme sobre a cura do ressentimento, mas também sobre sua gênese social. Tudo se passa como se a experiência de reconhecimento fosse possível apenas com um quarto elemento, mais além dos políticos e de sua lógica de aparências, da polícia e de sua moral vingativa e da convicção que rege os sequestradores. As relações de obediência incondicional, de violência conspícua, de disciplina autoritária, de hierarquia irreflexiva são revividas no interior do grupo de sequestradores. É a gênese do que, mais tarde, será apresentado como sintoma social da violência "irracional, arbitrária e imotivada".

O elenco de *O que é isso, companheiro?* combina jovens atores emergentes da comédia televisiva que deu o tom da pós-ditadura, como Pedro Cardoso, Fernanda Torres e Luiz Fernando Guimarães, com ícones das grandes produções dos anos de chumbo, Fernanda Montenegro e Othon Bastos, acrescentando o norte-americano Alan Arkin como signo de nossa nascente internacionalização. Indicada ao Oscar de melhor filme estrangeiro, a película tem a trilha sonora assinada por Stewart Copeland, nada menos que o baterista do grupo de rock progressivo The Police. É paradigmático que o filme se passe, quase integralmente, em uma casa fechada. Nesse condomínio asfixiante, a liberdade é discutida em alta densidade existencial, seguindo a tradição sartreana que vai de *Entre quatro paredes*[48] a *Chinesa*, de Godard, passando por nosso representante local, Arnaldo Jabor, de *Eu sei que vou te amar.*

O tema segue o quiasma representado pelo sequestro real, movido pelo desejo libertário que não deixa descendência e pelo sequestro alegórico de um período cuja história ainda está por ser feita. "Reféns em sua própria morada", eis o sintagma que a classe média reterá para exprimir sua vindoura forma de sofrimento. O filme tenta dar nome ao mal-estar representado pela indeterminação do sentido de *ascensão social*, pela suspensão do ideal de *progresso* e pela tentação permanente de reverter injustiça em *vingança*. Nele podemos ver a combinação entre quatro narrativas de sofrimento: o declínio da militância revolucionária e da ética da convicção (a perda da

---

[48] *Huis clos*, peça de Jean-Paul Sartre, escrita no final de 1943 e encenada pela primeira vez em 1944. Ed. bras.: *Entre quatro paredes* (trad. Guilherme de Almeida, São Paulo, Abril Cultural, 1977).

alma), a violência gerada pela suspensão do diálogo entre Estado e sociedade civil (violação do pacto), a alternância entre inimigo interno e externo (o objeto intrusivo) e a errância ou anomia do processo civilizatório (dissolução da unidade do espírito). Os sentidos da retomada articulam, portanto, narrativas que farão séries históricas nos anos subsequentes. Outra coisa é reconhecer como essas articulações de sentido engendram a centralidade de um novo nome para o mal-estar brasileiro, a saber, *a violência*; nome que confere significação à unidade estrutural formada por essas variações de sentido. Pois é justamente a violência que não podia ser reconhecida no hiato militar que retorna como retomada de conflitos que nunca puderam ser postos. Não dizemos, com isso, que a violência começou naquele momento, muito menos que suas causas ali se concentram, afirmamos apenas que ela se tornou o nome necessário para um mal-estar social visível em torno do qual novas narrativas de sofrimento puderam se articular. Mal-estar cujo sintoma serão as formações em enclave fortificado ou condomínio. Como todo sintoma, ele contém um fragmento de verdade e de liberdade suprimido ao desejo e ao sujeito. Como todo semblante para o mal-estar, *a violência* deve ser entendida como um nó de *não sentido* em torno de uma significação (*Bedeutung*). Como em toda configuração de mal-estar, *a-violência*[49] é um falso universal erigido em prática discursiva de extração de mais-de-gozar.

Para alguns, mais difícil do que caracterizar o que vem a ser o cinema da Retomada é saber quando ele termina. E seu fim, em aberto, é também o fim em aberto desse capítulo apagado de nossa história.

Podemos dizer que o Brasil pós-inflacionário gestou um novo tipo social, que o cinema soube captar antes de sua consagração sociológica, a saber, o batalhador, ou a nova classe trabalhadora. Segundo Jessé Souza[50], ele se caracterizaria pela *inclinação para a autossuperação*. Retenhamos o nome escolhido para designar esse ícone do movimento maciço de ascensão social: *batalhador*, que nos remete à retórica da guerra e do confronto diário e continuado, cujo resultado é obtido por meio de ação planejada. O batalhador possui elevado senso de sacrifício para a projeção dos filhos e para a ascensão social, condição necessária para a disciplina de poupança e de economia integrada a uma visão negocial da vida capaz de gerar um permanente sentido de orientação para o

---

[49] Combinação entre a noção lacaniana de "*objeto a*" e "violência".

[50] Jessé Souza, "A gramática social da desigualdade brasileira", *Revista Brasileira de Ciências Sociais*, v. 19, n. 54, 2004, p. 79-96.

futuro. Essa disposição ascética requer uma determinação para bens de consumo superiores, uma qualificação dos atos de consumo que implicam adiamento da satisfação como virtude. A importância atribuída à aprendizagem pela experiência e sua transmissão aos descendentes e aos membros da comunidade estendida reforça o senso de solidariedade e lealdade com o passado, assim como consolida a família como unidade de produção compartilhada. Ainda que exista o deslocamento e a distância física representados pelo exílio no condomínio, os sentimentos de culpa pelo sucesso e de ressentimento por ter sido relegada marcam a relação entre o batalhador bem-sucedido e sua família ou seu lugar de origem. Inversamente, a família organiza-se em torno da construção de uma imagem positiva, da disposição para fazer-se de exemplo e para reconhecer a importância do exemplo. Mas não se trata de uma família hierarquizada ou centralizada em torno da figura ou das expectativas que recairiam sobre o pai como ponto de convergência entre o poder econômico e a força moral.

No temor de ser confundida com os novos batalhadores, a antiga classe média vive momentos de insegurança crescente, não apenas pelo fantasma da proletarização, mas também pela vida em estado de crise e precariedade, que demanda uma nova política de identificação. De outro lado, encontramos o significativo contingente de miseráveis que passam a integrar o que Jessé Souza chamou de *ralé*, ou seja, que consegue se incluir em padrões mínimos de consumo e cidadania. O batalhador exprime, assim, uma nova modalidade de subjetivação na qual o trabalho adquire uma centralidade inovadora. Sua própria existência questiona a posição daqueles que obtêm e exibem signos de status social sem que possam apresentar as credenciais de sua obtenção por meios dotados de valor. Tornava-se crucial criar e contar uma história que legitimasse o sucesso social, para além da posse bruta dos signos de ascensão. No intervalo de vinte anos, o Brasil aprendeu que é preciso justificar a riqueza e que a ascensão social destituída de uma história que a legitime pode ser tão suspeita ou condenável quanto a exclusão e a invisibilidade.

Dessa renomeação do mal-estar no Brasil, inferem-se, em escala invertida, novas narrativas de sofrimento e novos tipos de sintoma, inicialmente caracterizados pelo exagero ou pela suspensão das disposições psíquicas associadas à mutação de formas de vida. De fato, é o que ocorre quando encontramos a desarticulação da gramática do sacrifício, ou seja, da violação do pacto subjetivo expressa nas atitudes de cinismo, de excesso de instrumentalização das relações, de corrupção, trapaça, suspensão da fidelidade com relação às origens. Aqui a violência cumprirá um papel restitutivo, assumindo a função trágica de lembrança e de retorno. O temor de que aquilo que se adquiriu com muita disciplina, mas não sem o concurso da fortuna, possa, do mesmo modo, ser perdido mostra-se em uma permanente crítica de si e de prevenção diante das ilações desejantes que podem arrastar o sujeito para uma *vida de dissipações*. A dívida simbólica torna-se, assim, impagável, sendo seu incremento e sua reposição parte da filiação que se espera do batalhador. Gratidão sem fim, privações autoimpostas e masoquismo moral são efeitos clínicos dessa espécie de gramática do sacrifício que se torna a mímese perfeita das estratégias de reconhecimento e de demanda.

O segundo tipo de temor que colide com as aspirações do batalhador ou da nova classe trabalhadora brasileira são as patologias do consumo e sua inevitável associação com a aparição de um objeto intrusivo, seja ele a droga, as más companhias, as novas companhias, seja ele tudo aquilo que desvia e retira o sujeito de seus valores de origem, de seu compromisso com o futuro, de sua comunidade de destino. Adições e acumulações, recusa ou excesso de consumo, exibicionismo ou fobia social nos colocariam na trilha de uma violência cuja função é segregativa, ou seja, em vez de reequilibrar narrativamente um desvio das virtudes, ela exclui ou inclui comunidades e modos de satisfação.

A terceira forma típica de sofrimento inferida da narrativa ascendente do batalhador brasileiro baseia-se no trabalho de articulação simbólica entre suas origens e sua atual posição social. Uma ascensão baseada no esforço coletivo, na ajuda mútua, nos laços de produção familiares ou comunitários, muitas vezes reforçados por comunhão religiosa e moral, requer ampla articulação histórica de sua própria forma de vida. Nesse contexto, a desregulação sistêmica pode colocar em risco a unidade, a coerência e a congruência entre valores de origem e valores que triunfam ao final do percurso ascensional. É a insegurança sistêmica de que, assim como o *triunfo* se fez por vias e regras que não se sabe esclarecer, um grande fracasso e um retorno dramático podem ocorrer, a qualquer momento, pela concorrência das mesmas razões ignoradas. Há um tipo de depressão ansiosa que se desenvolve facilmente nesse contexto. O esforço para sonhar, desejar e imaginar novos futuros depende da consolidação simbólica das realizações passadas. A ausência dessa articulação pode se apresentar como sentimento permanente de uma "vida postiça", de um "sucesso inautêntico" que faz empuxo à produção de novos signos de performática social. Aqui a violência assume o aspecto de fantasia de punição, frequentemente expresso pela intrusão de imagens masoquistas.

A quarta narrativa do sofrimento, característica do Brasil pós-inflacionário, refere-se às patologias da imagem de si. Isso pode se apresentar sob forma de reificação de uma forma de vida cujo protótipo são as figuras da adolescência: indeterminação de destino, crise permanente da identidade, sentimento de inadequação do próprio corpo, orientação sexual-amorosa como instrumento de reconhecimento coletivo. Aqui é a narrativa da perda da alma e das estratégias de recuperação que ganha relevo. A violência assume a figura da demanda de reconhecimento. Os tempos articulatórios da demanda – o pedido, a recusa, o objeto oferecido e a negação – encontram-se dispersos e, por vezes, desarticulados. Esse processo frequentemente parasita outras narrativas disponíveis na cultura, tais como a erotização da infância, a retórica da "vida em estilo total" e as disciplinas de controle e descontrole alimentar (anorexia, bulimia, vigorexia).

A ideia de uma nova forma de violação do pacto social aparece em *Boca de lixo* (1993), de Eduardo Coutinho. Nesse documentário, vemos a violência silenciosa, baseada na ruptura da conexão ideológica entre pobreza e violência, ser deslocada para a narrativa da violação do pacto entre ricos e pobres, lido agora na chave das patologias do consumo. A rarefação de ideais impõe o tema da violência como uma espécie de ponto mediano e comum entre a estética da fome e a cosmética da fome.

O estudo sobre a população que vive e se reproduz em torno dos lixões encontra sua apoteose na cena final, na qual a massa se percebe no pequeno monitor de televisão posicionado em cima de uma Kombi oferecida pela produção do filme, ao som de uma romântica balada que reproduz um sucesso musical americanizado. Vidas em situação de precariedade, na qual pequenos sonhos e a capacidade de imaginar um futuro melhor aparecem como despropósitos desmentidos pelo documentário. Vidas que retratam a ordem e o caráter sistemático em uma situação na qual supõem-se anomia e efeitos radicais da exclusão. Percebem-se, assim, diferenças até então irrelevantes entre aquele que pertence à ralé e o que pode emergir como batalhador. Diferenças tão sutis como perder ou manter os dentes da frente, possuir ou não uma carroça para catar papelão, ter um endereço para receber entregas ou um telefone para se definir a partir de um lugar.

É a dificuldade de sonhar, desejar e imaginar futuros possíveis que se encontra também em *Carlota Joaquina, princesa do Brasil* (1995), de Carla Camurati, e que aponta como a desarticulação da gramática do sacrifício leva ao cinismo, ao excesso de instrumentalização das relações e à lógica da indiferença. Encontramos aqui a matriz reversa da inveja como capacidade de articular atos de indiferença social em relação ao outro, que se mostrará presente na reação das classes médias ao forte movimento de ascensão da ralé à pobreza e da pobreza à condição de batalhadores bem-sucedidos. A *retomada* do sentido da aristocracia mostra-se, assim, um movimento defensivo de um grupo que terá seu semblante de subjetivação ameaçado pela generalização de seus próprios padrões de consumo.

Outro filme que aborda a desarticulação da gramática do pacto-sacrifício é *Guerra de Canudos* (1997), de Sérgio Rezende. Novamente encontramos o tema da violência em nome da supressão da violência e o cinismo das lideranças como origem do ressentimento social. A hipótese de Euclides da Cunha de que o Brasil se tornaria um país viável na medida em que formas de vida presentes no homem litorâneo conseguissem se articular com o sertanejo do interior reaparece agora tematizando a guerra como paradigma da resposta exagerada. Contra a hipótese de Antonio Conselheiro, de que um novo mundo seria possível e de que "o sertão vai virar mar", insurge-se uma espécie de aniquilação engendrada pelas forças da União. Temos aqui um exemplo da alternância entre a narrativa do objeto intrusivo, a comunidade de Canudos, e a violação do pacto entre Estado e sociedade civil. Ocorre que nesse lugar sem Estado a auto-organização é sentida como violação de um pacto, de outra forma quase inexistente.

Também se encontrará essa ligação em *Cronicamente inviável* (2000), de Sérgio Bianchi. A fixação masoquista ao sacrifício e a interiorização como defesa contra o sentimento de isolamento são novamente endereçadas à gênese do ressentimento social. É, por exemplo, o caso da cena na qual o trabalhador volta para casa em um ônibus lotado e, em recuo introspectivo, medita sobre as condições da troca social a que está exposto pelas regras do trabalho em uma cidade como São Paulo. Sua meditação é interrompida pelo carro de uma mulher, que enguiça na frente do ônibus. O motorista buzina e pede passagem, no que é saudado pelos que estão no ônibus. Contudo, em plena avenida Paulista, o que se vê é uma jovem senhora de classe média sair aos brados de seu carro e proferir impropérios contra o motorista, exacerbando sua *força de classe*, representada pelo carro em relação ao ônibus que ela está a atravancar. O motorista se cala, a população nas ruas bate palmas, a violência do condutor fora enfim contida e sobrepujada pela reação excessiva, exagerada e imaginária levada a cabo pela madame. Temos aqui os traços característicos da narrativa da alienação como perda da alma: interiorização, humilhação, exercício conspícuo do poder, intimidação. O exercício imaginário do poder característico da classe média decaída ainda vale como efeito simbólico de autoridade para o batalhador e para a ralé.

Abril despedaçado (2001), de Walter Salles Jr., é outro caso de desarticulação da gramática do sacrifício e do pacto. Nele a violência entre famílias latifundiárias dá suporte à narrativa da vingança como forma atrasada e equívoca de solução para a tensão social. Mesmo que o tema sejam as relações históricas de vingança entre grupos rivais no agreste brasileiro, o mal-estar está presente e transpira como uma alegoria. É o relógio que marca a hora da vingança, do inexorável ajuste de contas, mas que já é sentido como anacrônico e fora de hora. Ou seja, a mais tradicional e instituída das formas de violência no interior do Brasil profundo mostra-se anacrônica, excessiva, fora de hora. Mais do que uma típica aventura de inversão e reequilíbrio, o filme aborda o cansaço e a impotência da vingança promovida fora de um universo em que a honra é um valor de fato fundamental. A vingança não está a cargo de um ajuste de contas ascensional com o futuro nem é um ato de liberação simbólica do passado, é algo que trabalha fora do tempo.

A narrativa do objeto intrusivo aparece em *Ação entre amigos* (1998), de Beto Brant, e principalmente em *O invasor* (2001), do mesmo diretor. Em ambos vemos o problema do objeto intrusivo induzindo uma situação de anomia decorrente do excesso de instrumentalização das relações. Anísio (Paulo Miklos) é contratado para eliminar um dos sócios de uma construtora. Executado o serviço, ele reaparece no velório da vítima e depois na empresa, se faz introduzir na casa dos outros sócios, aproxima-se da filha de um deles, enfim, força uma situação na qual os muros e as cercas, invisíveis, são ultrapassados, produzindo um sentimento de insegurança que não decorre da potencial violência do invasor, mas de o *agente de segurança particular* retornar de forma visível e fora de controle.

Outro exemplo dessa forma de sofrimento cuja gramática baseia-se na aparição de um objeto intrusivo é *Carandiru* (2003), de Hector Babenco, no qual o universo fechado da prisão coloca-se como denúncia da violência policial e crítica da leniência política diante do massacre de 1992. Aqui a crise de sentido no interior da ordem sistêmica prisional, associada com a sempre disponível hipótese do declínio da imago paterna, com sua retórica da impunidade e do medo, dá margem à reconstrução, violenta e insensata, do universo da lei. Essa abordagem do massacre dos 111 detentos do Carandiru é um ótimo exemplo de como vidas comuns, com seus desencontros comuns, são compactadas e destruídas pela uniformidade da hipótese de a-violência – hipótese pseudodemocrática de que diante de a-violência seríamos todos iguais, porque todos desamparados. O filme retoma a tentativa do cinema marginal de interpretar a violência criminal segundo sua própria lógica, como em *O Bandido da Luz Vermelha* (1968), de Rogério Sganzerla, e *Lúcio Flávio, o passageiro da agonia* (1976), de Hector Babenco.

Observe-se a recorrência de um mesmo tema, a intrusão de um olhar deslocado: o menino de classe média que se envolve com o tráfico, em *Cidade de Deus* (2002), de Fernando Meirelles, o médico de presídio, em *Carandiru*, e o matador que passa a participar, como um intruso, da vida de seus contratantes, em *O invasor*. Nos três casos, há uma espécie de prazer – ou de flerte hesitante – em conhecer as raízes do excluído social, que vive além-muros ou até mesmo entre seus próprios muros. A fascinação exercida pela alteridade interna, mas distante, dá lugar ao horror e à angústia quando reconhecemos sua proximidade. Não creio que nessa gramática se trate apenas de humanização do excluído, mas, como afirmou a crítica literária Maria Elisa Cevasco, de filmes que "usam a linguagem da mercadoria, da propaganda, para falar da realidade de quem está excluído do consumo"[51]. Temos, assim, um erotismo produzido no olhar do espectador a partir de uma posição deslocada. Erotismo que não se reconhece como tal e encontra como substitutivo a violência. Situação paradigmática disso verifica-se em *Carandiru*, quando a jovem esposa, algo entediada com seu marido, recebe da vizinha uma receita para "aditivar" suas relações: a introdução de uma banana no seio da vida erótica do casal. A resposta do marido vem em ato: ele mata a esposa, intuindo que a "novidade" só poderia ter advindo de um relacionamento extraconjugal ou fosse, quiçá, uma alusão a sua insuficiente potência. Vê-se bem, nesse caso, como a violência emerge exatamente no lugar do erotismo suprimido. Demonstração do equívoco de Reich[52]. A sociedade de indivíduos dóceis,

---

[51] Maria Elisa Cevasco, "Estudos culturais à brasileira", *Folha de S. Paulo, Mais!*, 23 mai. 2003. [Disponível em: < http://www1.folha.uol.com.br/fsp/mais/fs2505200303. htm>; acesso em: 2 out. 2014. – N. E.]

[52] Wilhelm Reich, *A revolução sexual* (1968) (Rio de Janeiro, Zahar, 1977).

apáticos... "bananas" (para voltar ao assunto) não é apenas efeito da repressão do erotismo, mas de um erotismo que suporta mal as oscilações da fantasia que o sustenta, um erotismo desguarnecido contra a aparição de um objeto intrusivo e em permanente precariedade frente ao pacto amoroso.

Muito se tem criticado *Carandiru* por colocar em primeiro plano a imagem midiática de Rodrigo Santoro no papel da travesti Lady Di, em franco contraste com os outros personagens do filme, que são figurados como pessoas comuns. Nisso se esquece que o personagem de Santoro só adquire realmente consistência a partir de seu envolvimento com Sem Chance, um mirrado representante gabiru, de quem se esperaria um erotismo convencional, interpretado por Gero Camilo. Trata-se de mais um encontro inesperado. O contraste entre a bela exuberância do primeiro e a minguada compleição do segundo testemunha uma espécie de miscigenação estética que alimenta uma nova forma de erotismo, estritamente distante, irônica e corrosiva diante do ideal hegemônico.

A narrativa da anomia, da perda da unidade sistêmica e da desarticulação entre meios e fins, entre agente e Outro, aparece em *Durval Discos* (2002), de Anna Muylaert, e em *Edifício Master* (2002), de Eduardo Coutinho. A dificuldade de articulação histórica da própria forma de vida (desregulação sistêmica) aparece pela via da depressão, da espetacularização da vida cotidiana e do declínio do erotismo. Não falta redução da extensão da narrativa amorosa. É o que vemos na personagem depressiva de *Edifício Master*, que não consegue de fato desenvolver uma narrativa amorosa quando é instada a tal. Em vez disso, emerge um palavreado inautêntico, uma alienação espantosa quanto ao que seria uma experiência com o outro, sem que ao final se consiga dirimir uma relação exata que se encadeia nas experiências amorosas, mesmo em suas decepções e seus infortúnios.

Finalmente, *Cidade de Deus* (2002), de Fernando Meirelles, e *A dona da festa* (2004), de Daniel Filho, inscrevem-se sob a narrativa da perda da alma. Temos aqui o corte etário bem definido na construção do sofrimento de época: a reificação da adolescência, a erotização da infância, a reinvenção da mulher de meia-idade e a banalização do homem incapaz de fazer frente à própria posição. São narrativas cuja enunciação permanente, e fronteiriçamente depressiva, é: "em nome de quê?". No envolvimento de jovens de classe média com o crime, do adolescente que mora no morro e vive entre o jornalismo e a fotografia e no caso da senhora que questiona o tipo de realização que ela teria levado a cabo em seu casamento "feliz", o ponto de vista do filme é retrospectivo, quase memorialístico, apesar da alta densidade de ação. Tanto no drama dos morros quanto em seu homólogo Zona Sul, os personagens padecem de um *sofrimento de determinação*, invertendo aqui a expressão original de Axel Honneth, sofrimento de indeterminação. Não que eles vivam em um mundo demasiadamente organizado, pelo contrário, os cenários são anômicos, violentos e corrosivos, mas, em meio ao caos e à vida em estrutura de guerra e condomínio, vigora a perda do sentimento de liberdade, de rarefação da densidade da vida, de irrelevância da experiência de si. Essa ligação entre alienação da alma e desregulação sistêmica parecia preparar o sucesso vindouro de *Tropa de elite* (2007) e *Tropa de elite 2: o inimigo agora é outro* (2010), de José Padilha.

Conclui-se, assim, que as narrativas convergentes sobre a perda da alma, sobre o objeto intrusivo, sobre a desregulação do sistema ou sobre a violação do pacto, presentes no cinema da Retomada, são nomeação do mal-estar como *a-violência*, ou seja, da violência colocada no lugar do nome do mal-estar e na função do *objeto a-mais-de-gozar*. Isso nos ajudaria a entender por que o esforço de teorização dos chamados novos sintomas ou novas patologias, amplamente enfrentado pela psicanálise brasileira dos anos 2000, rendeu pouco em termos de articulação entre as diferentes modalidades de sintoma. Entre o mal-estar genérico, derivado das transformações sociais inspiradas pelo capitalismo tardio, e os sintomas específicos como a drogadição, a depressão, o pânico e a anorexia, é preciso pensar o plano intermediário das narrativas sociais do sofrimento. Sem elas, as conexões e as correlações entre sintomas aparecerão de modo isolado, como contingências individuais que são apenas casos particulares de um mal-estar que já tem nome.

É fácil perceber que a ascensão do discurso sobre as drogas, assim como sobre todas as outras patologias do consumo – anorexia, bulimia e vigorexia, por exemplo –, é variante da narrativa do objeto intrusivo, como a homofobia. Percebida como vorazmente perigosa em um universo social que se abre como nunca às perspectivas de definição de si por meio de atos de consumo, essa narrativa transforma com facilidade o sentimento de ameaça em violência. Inversamente, o espectro de sintomas em torno da depressão mostra-se dependente da narrativa da perda da alma e da alienação do desejo. Os sintomas relacionados à ansiedade e ao pânico, tais como o medo de lugares abertos, a vertigem diante de multidões ou de lugares estranhos, exprimem a perda da experiência de unidade corporal em homologia com narrativas sobre a perda ou sobre o excesso de organização sistêmica do mundo. Finalmente, os sintomas relativos a formas disruptivas do narcisismo, que vão do espectro bipolar aos desajustes de hiperatividade até o sentimento de inadequação, dependem, do ponto de vista estrutural, de narrativas sobre a patologia do pacto, ou do laço de discurso, com o outro.

Controvérsias diagnósticas

Parte significativa e pensante da produção psicanalítica brasileira dos últimos vinte anos dedicou-se a pensar a conexão entre tais narrativas do sofrimento como novos sintomas. Contudo, cada sintoma, ou cada tipo de sintoma, possui uma etiologia e uma semiologia que nos enviam a descrições metapsicológicas por vezes distintas de escola para escola, de autor para autor. Os sistemas e as racionalidades diagnósticas em psicanálise não são unitários. Divergências e incomensurabilidades entre eles progridem na medida em que os próprios quadros clínicos descritos por Freud vão se rarefazendo na realidade na clínica cotidiana. Isso desencadeou, ao longo dos anos 1990-2010, um processo interessante e controverso de redescrição das estruturas clássicas freudianas e da psicopatologia lacaniana segundo duas estratégias fundamentais.

A primeira estratégia consiste em separar o que seriam estruturas universais da racionalidade diagnóstica psicanalítica, ocorrentes em qualquer sujeito, em qualquer época. Daí seria possível deduzir separações e oposições diagnósticas tão genéricas quanto possível, cujo processo de transformação é lento, sendo tarefa do clínico reconhecer novos envoltórios formais para antigas estruturas sintomáticas. Nesse caso, a psicopatologia psicanalítica vira as costas para os avanços da psiquiatria baseada em evidências e para a globalização do diagnóstico baseado na racionalidade expressa pelo *Manual diagnóstico e estatístico de transtornos mentais* (DSM), editado pela Associação Psiquiátrica Americana. Para isso, a psicanálise precisa estabelecer uma teoria da constituição do sujeito igualmente formal, na qual todas as possibilidades lógicas de variação sejam pensadas *a priori*. Os métodos estruturais de infiltração antropológica, a formalização linguística e a conceitografia lógico-matemática têm sido constantemente emprestados pela psicanálise para levar essa tarefa a cabo. A estrutura clínica funciona, assim, como uma espécie de essência invariante, que define não uma doença, mas uma posição do sujeito diante do Outro ou na fantasia, que varia patoplasticamente suas formas sintomáticas de manifestação.

A segunda estratégia psicanalítica para lidar com as novas formas de mal-estar, de sofrimento e de sintoma, evidente na produção brasileira desse período, consistiu em admitir que a psicanálise jamais possuiu uma psicopatologia completamente independente da psiquiatria e da psicologia. Talvez a própria ideia de uma psicopatologia psicanalítica seja desnecessária, e a noção de diagnóstico, uma herança maldita da medicina. A psicanálise partilharia com outras disciplinas clínicas o que se poderia chamar de psicopatologia de base, solo comum, representado por descrições díspares e necessariamente indefinidas de expressão de formas de mal-estar e de sofrimento que cada autor ou escola reescreve a seu modo, o que, de certa maneira, a literatura e as artes já fazem antes de nós. Nessa estratégia mais culturalista, ou historicista, a psicopatologia não ocupa um lugar tão proeminente no interior do sistema clínico. Os métodos de infiltração fenomenológica, as hermenêuticas críticas e as abordagens pragmáticas e sociológicas são frequentemente alocados em subsídio a esse procedimento.

Richard Rorty[53] dividiu as linhagens filosóficas em dois grandes grupos. Os filósofos sistemáticos, que procuram formar um vocabulário consistente e coerente, bem definido, com altas doses de desambiguação. Esse vocabulário é corrigido e enriquecido por novas interpolações ao longo do tempo, bem como confirma certos consensos e certas regularidades, em um processo de continuidade semelhante ao que se espera da ciência.

Ao contrário dos filósofos sistemáticos, os filósofos edificantes passam bem sem o grande espírito de totalidade. Ganham em agilidade e pragmatismo o que perdem em continuidade e filiação. A primeira corrente é geralmente chamada de fundacionista, realista e essencialista. Ela procura fazer de sua teoria um espelho do real. A segunda é em geral associada ao pragmatismo, à hermenêutica e ao nominalismo. Ela se contenta com efeitos críticos de desestabilização e com ilações de desconfiança quanto à consistência dos códigos e das convenções.

As duas estratégias presentes na psicanálise brasileira aparentemente replicam a divisão proposta por Rorty. A estratégia universalista explorou dois tópicos fundamentais em matéria da psicopatologia psicanalítica. O primeiro e mais tradicional diz respeito à universalidade do complexo de Édipo, por consequência, à maneira exata por meio da qual se pode passar das figuras sociais concretas da família, notadamente o pai, para a função antropológica universal de interdição do incesto. Está em jogo aqui a divisão subjetiva como figura fundamental da psicopatologia psicanalítica. Essa

---

[53] Richard Rorty, *A filosofia e o espelho da natureza* (Lisboa, Dom Quixote, 1988).

divisão primária (*Spaltung*) explicaria todas as outras divisões constitutivas da subjetividade: desejo e defesa, desejo e demanda, significante e significado, significação e significância, falta e objeto. Desdobrados no interior de uma teoria da alienação, esses dualismos dão origem à forma quaternária de entendimento do sujeito como cruzamento de funções: a mãe, o pai, a criança e o falo. Quando Lacan, em seus primeiros seminários, relê a teoria freudiana da defesa como uma teoria da negação de extração dialética, ele trabalha com uma partição entre recalque (*Verdrängung*), defesa fundamental da neurose, e foraclusão (*Verwerfung*), defesa característica da psicose. Ora, o estatuto etiológico dessa partição remete à associação entre função simbólica e função paterna. Encontrar o estatuto metapsicológico para a paternidade, mostrar como suas relatividades culturais e históricas alteram a indução de quadros psicopatológicos torna-se, assim, uma questão premente.

Mas a atitude estrutural-universalista convive, no interior do próprio pensamento de Lacan, com argumentos de cunho sociológico. Por exemplo, em um texto de 1938[54], ele apresenta a tese, muito discutida pelos psicanalistas brasileiros, de que o declínio da função social da imago paterna teria, em curto prazo, explicado o declínio da neurose clássica como estrutura cujos sintomas realizam uma reposição dessa imago, interpretada como impostura, inequidade, inautenticidade ou função inoperante. Em seu lugar emergiriam novas formas de sofrer, como as neuroses narcísicas, as neuroses de caráter. A reedição dessa tese permitiria explicar como a mutação das instâncias de autoridade no capitalismo brasilianizado da virada do século e na sociedade brasileira em particular engendraria novas formas de sofrimento. Se a neurose define-se como uma espécie de reconstrução de uma nova identificação paterna, seus sintomas terão a forma inversa dessa identificação fracassada. Quando o neurótico sente a falta de determinação em suas instância de autoridade simbólica, ele cria instâncias próprias e suplementares.

Uma teoria da paternidade indiferente às montagens sociais que ligam o pai à gênese da autoridade seria pouco útil para uma psicopatologia crítica. Mais do que isso, ela pode ser usada para universalizar montagem particulares da relação entre poder, saber e desejar. Talvez seja por isso que a crítica da psicopatologia tradicional, na psicanálise brasileira desse período, começa por uma crítica da genealogia edípica direta das

---

[54] Jacques Lacan, *Os complexos familiares* (1938) (Rio de Janeiro, Zahar, 1987).

estruturas sociais, originada no texto de Hélio Pellegrino[55], "Pacto social e pacto edípico", de 1983, com um subtítulo que merece ser lembrado: "Da gramática do desejo à sem-vergonhice brasílica". Contudo, depois das críticas gestadas no interior do pós-estruturalismo, em particular depois de *O anti-Édipo*[56], traduzido em 1976, é que começa a grassar o espírito de suspeita sobre a relação entre o familiar e o estrutural. Surge, assim, uma linha de argumentos que procura alternativas ao modo patriarcal e androcêntrico de constituição da autoridade que podem ser encontradas nos trabalhos de Kehl[57]. Também a antiga teoria que associava sexo, gênero e estruturas clínicas é desmontada de modo crítico pela massiva série de estudos, não exclusivamente lacanianos, dos anos 1990, sobre a feminilidade[58] e o homoerotismo[59]. Outro sinal do esgotamento do privilégio conferido à função paterna na psicopatologia psicanalítica está presente na revisão do princípio totêmico-classificatório, representado pelo conceito de Nome-do-Pai, iniciada no grupo influenciado pelo pensamento de Jacques-Alain Miller, a partir do livro conhecido como *A conversação de Arcachon*, traduzido em 1998[60].

Entende-se, assim, como a emergência e a valorização da noção de Real, na tradição lacaniana, e a noção de realidade, em autores de linhagem anglo-saxônica, torna-se um segundo tópico, sensível à crítica da estratégia universalista. O conceito já havia aparecido em textos freudianos[61] que abordam a diferença entre a psicose e a neurose. Mas, no debate brasileiro sobre a matéria, tratar-se-ia de opor a determinação simbólica à força do anelamento entre os três registros, no qual o Real seria dotado de maior força etiológica. O Real é, no fundo, o nome para uma experiência perdida (o objeto,

[55] Hélio Pellegrino, "Pacto edípico e pacto social (da gramática do desejo à sem-vergonhice brasílica)", *Folha de S.Paulo*, Folhetim, n. 347, 11 set. 1983.

[56] Gilles Deleuze e Félix Guattari, *O anti-Édipo* (Rio de Janeiro, Imago, 1976).

[57] Maria Rita Kehl, *Função fraterna* (Rio de Janeiro, Relume Dumará, 2000).

[58] Marcus do Rio Teixeira, *A feminilidade na psicanálise* (Salvador, Ágalma, 1991).

[59] Jurandir Freire Costa, *A face e o verso: estudo sobre o homerotismo II* (São Paulo, Escuta, 1995).

[60] Biblioteca Freudiana Brasileira, *Os casos raros, inclassificáveis da clínica psicanalítica: a conversação de Arcachon* (São Paulo, Biblioteca Freudiana Brasileira, 1998).

[61] Sigmund Freud, "La pérdida de realidad en la neuroses e la psicosis" (1924), em *Obras completas*, v. XIX, cit., p. 189-98.

a Coisa, "a" relação sexual, a totalização do gozo), mas que, não obstante, incide na constituição do sujeito (traumaticamente), excedendo seu potencial de simbolização e imaginação, apresentando-se, portanto, na forma de angústia (*Angst*), no ato (como "forma ontológica da angústia"[62]), em experiências de estranhamento (*Unheimlich*) ou na condição existencial e mais genérica do mal-estar (*Unbehagen*). Situado em relação excedente quanto aos dois registros anteriores, o Real caracteriza-se pela negatividade representacional (o impossível de ser nomeado), como negatividade de simbolização (o que não cessa de não se inscrever) e como negatividade da própria pulsão (o gozo). Conferir ao Real um lugar decisivo na psicopatologia psicanalítica já se anunciava no projeto de MD Magno, de *O pato lógico*[63], que organizou a psicanálise carioca dos anos 1980 e que, depois, em movimento tipicamente brasilianista, criou a chamada *Nova Psicanálise*.

Há, portanto, uma divisão interna à estratégia universalista que opõe a primazia de estruturas antropológicas (metáfora paterna, demanda, estrutura social da lei) ao momento das estruturas ontológicas (Real, Simbólico, Imaginário). Entre eles encontramos operadores de mediação cuja característica conceitual é a negatividade (a falta, a perda, a castração, a morte, o vazio).

Essa divisão encontrou um novo capítulo, na virada do século passado, na esfera da psicanálise com crianças. Não obstante a polêmica, uma das leituras possíveis do Real é aquela que absorve em seu interior a temática freudiana do naturalismo, do corpo e de sua transformação no tempo. No quadro da crescente importância e da proliferação dos diagnósticos na infância, há aqueles que querem dar algum espaço para a natureza, na leitura estrutural da constituição do sujeito, e aqueles que insistem que essa alusão ao real do corpo que se transforma é desnecessária para a formalização lógica do sujeito. A discussão sobre a psicopatologia da infância[64], a educação

---

[62] "[...] a conjunção aqui manifesta se vincula a uma motivação da conclusão, 'para que não haja' (demora que gere o erro), onde parece aflorar a *forma ontológica da angústia*, curiosamente refletida na expressão gramatical equivalente, 'por medo de'." Jacques Lacan, "O tempo lógico e a asserção da certeza antecipada" (1945), em *Escritos*, cit., p. 207.

[63] MD Magno, *O pato lógico* (Rio de Janeiro, Aoutra, 1983).

[64] Angela Vorcaro, *A criança na clínica psicanalítica* (Rio de Janeiro, Companhia de Freud, 2004).

terapêutica[65], o momento de decisão das estruturas clínicas[66], a relação entre a família e a constituição do sujeito[67], bem como a situação do sujeito na adolescência[68] ou no envelhecimento[69] torna-se, assim, uma das indagações mais férteis e interessantes na psicanálise brasileira da Retomada.

A segunda estratégia, de corte mais historicista, se interessará pelas profundas transformações que as demandas de tratamento gerarem para a psicanálise, notadamente a partir dos anos 1980. Ela parte de um dado mais evidente, de que as antigas formações sintomáticas alteraram sua apresentação clínica. Não mais a histeria clássica, mas depressões e pânicos; não mais quadros obsessivos bem definidos, mas tipos impulsivos e atuativos; não mais transferências estáveis, mas tipos refratários ao laço analítico, pacientes difíceis. Essa estratégia frequentou os trabalhos da sociologia compreensiva, desde o seminal *A cultura do narcisismo*, de Lasch[70], passando por Senett[71] e Giddens[72], chegando a Lipovetsky[73] e Bauman[74]. Nesse caso, o problema-chave é a revisão da noção de narcisismo, de modo a torná-la sensível a novas formas de laço amoroso e desejante que teriam emergido sobretudo depois da Segunda Guerra Mundial – mudança na forma de educação, alteração da posição da mulher, feminilização da cultura, horizontalização dos laços familiares e laborais. O trabalho de Slajoj Žižek, *O mais sublime dos histéricos: Hegel com Lacan*[75], traduzido precocemente

---

[65] Maria Cristina Kupfer, *Lugar de Vida vinte anos depois* (São Paulo, Escuta, 2010).

[66] Leda Fischer Bernardino, *As psicoses não decididas da infância: um estudo psicanalítico* (São Paulo, Casa do Psicólogo, 2004).

[67] Michele Roman Faria, *Constituição do sujeito e estrutura familiar* (Campinas, Cabral, 2003).

[68] Sonia Alberti, *Esse sujeito adolescente* (Rio de Janeiro, Rios Ambiciosos, 1995).

[69] Angela Mucida, *O sujeito não envelhece: psicanálise e envelhecimento* (Belo Horizonte, Autêntica, 2007).

[70] Christopher Lasch, *A cultura do narcisismo* (1979) (Rio de Janeiro, Imago, 1983).

[71] Richard Sennett, *O declínio do homem público* (1974) (São Paulo, Companhia das Letras, 1993).

[72] Anthony Giddens, *A transformação da intimidade: sexualidade, amor e erotismo nas sociedades modernas* (1992) (São Paulo, Editora da Unesp, 1993).

[73] Gilles Lipovetsky, *O império do efêmero: a moda e seu destino nas sociedades modernas* (1987) (São Paulo, Companhia das Letras, 1994).

[74] Zygmunt Bauman, *Modernidade e ambivalência* (1991) (Rio de Janeiro, Zahar, 1999).

[75] Slavoj Žižek, *O mais sublime dos histéricos: Hegel com Lacan* (Rio de Janeiro, Zahar, 1991).

para o português em 1991, é um marco para a guinada lacaniana rumo à crítica social.

Luis Cláudio Figueiredo[76] tem insistido nessa direção, reconhecendo a centralidade das condições *borderline*, dos estados limites, dos quadros esquizoides e dos chamados pacientes difíceis como desafio clínico correlativo dessa transformação social. Por um caminho similar, Joel Birman, apoiado em uma crítica da concepção de sujeito derivada das objeções de Derrida, tem enfatizado a importância dos quadros de dependência de drogas, de pânico e de depressão para a recaracterização do mal-estar à brasileira. Se para a estratégia universalista o compromisso entre diferentes epistemologias em psicopatologia é pouco tolerado, na estratégia historicista podemos encontrar tentativas de conciliação ou de refundação do solo clínico comum entre psicanálise, psiquiatria e psicologia, como é o caso da psicopatologia fundamental[77], de forma a preservar o patrimônio clínico e narrativo das descrições psicanalíticas e pré-psicanalíticas.

O segundo tópico crucial para a estratégia historicista diz respeito ao tema do gozo e à mutação ocorrida no interior de instâncias como o supereu. Se antes este era entendido como uma estrutura de interdição criativa ou inibitória do desejo, agora é pensado como uma instância que obriga ao gozo. Essa mutação teria sido sincrônica a uma alteração da organização social, antes primordialmente voltada para a produção, e que após a Segunda Guerra Mundial define-se cada vez mais pelo consumo. O tema do consumo e do gozo, da fantasia e da economia libidinal torna-se, assim, uma fonte de renovação da psicopatologia psicanalítica. O tema do gozo levou a uma importante reconsideração psicopatológica uma vez que, ao final de seu ensino, Lacan apresentou uma teoria do gozo diferencial e desproporcional entre o masculino e o feminino. Essa concepção, condensada nas teses sobre a sexuação, trouxe para o interior do debate psicanalítico uma série de temas que, em outros países, era abordada por disciplinas independentes, como *Gender theory* (teoria de gêneros), *Woman studies* (estudos feministas) e *Queer theory* (teoria gay).

Agora podemos localizar nossa hipótese sobre a lógica do condomínio no contexto desse debate. O condomínio é uma estrutura histórica datável,

---

[76] Luis Cláudio Figueiredo, *Psicanálise: elementos para a clínica contemporânea* (São Paulo, Escuta, 2003).

[77] Manoel Tosta Berlinck, *Psicopatologia fundamental* (São Paulo, Escuta, 2000).

associada a uma mutação importante nas formas de vida, em seus ideais regulares, bem como nas narrativas de sofrimento ascendentes no Brasil pós-inflacionário. O condomínio expressa uma espécie de nova montagem entre supereu e fantasia, uma nova política de manejo da alteridade e do antagonismo social, em cujo epicentro podemos colocar o mal-estar na *a-violência*. Os novos sintomas ganham, assim, uma espécie de princípio de redescrição, a partir do qual são dispostos tanto como efeitos articulados de uma nova forma de declínio da função social da imago paterna quanto de uma nova irrupção do Real, reunindo assim as duas estratégias concorrentes na psicanálise brasileira.

2
PSICANÁLISE E MODERNIDADE BRASILEIRA

Atleta do Juqueri. Um sócio a mais da Golden Cross,
de carteirinha... Tanto sofri nesse afã
que um seguidor de Lacan
diagnosticou stress
e me mandou para a roça descansar.
(Aldir Blanc, "Baião de Lacan")

Onde estou? Que horas são?

Está por se fazer a integração da psicanálise ao extenso debate sobre a brasilidade. Debate reinaugurado com a publicação de *Casa-grande e senzala*, de Gilberto Freyre, em 1933, *Raízes do Brasil*, de Sérgio Buarque de Holanda, entre 1936 e 1955, e *Formação da literatura brasileira*, de Antonio Candido, em 1959. Curiosamente e, ao contrário de outros sistemas simbólicos e outras práticas culturais – como a música, o cinema, as artes plásticas e mesmo a filosofia ou as ciências humanas –, a psicanálise brasileira permaneceu à margem dessa discussão. Contudo, poucas práticas se comparam a ela na necessidade de conciliar, pela experiência clínica, exigências particularistas e universalistas, presentes no debate, para alguns, exaurido, do brasilianismo. Há trabalhos relativamente minuciosos sobre história[1], sociologia[2] e antropologia[3] da psicanálise no Brasil. São bons estudos, cruzando autores e incursões temáticas ou pesquisas etnológicas e historiográficas concentradas em estados ou instituições. Ressentimo-nos,

---

[1]   Carmen Lucia M. Valladares de Oliveira, *História da psicanálise: São Paulo (1920-1969)* (São Paulo, Escuta, 2006).

[2]   Sérvulo A. Figueira, *O contexto social da psicanálise* (Rio de Janeiro, Francisco Alves, 1981).

[3]   Ondina Pena Pereira, *No horizonte do outro* (Brasília, Universa, 1999).

porém, da ausência de ligação entre tais investigações e as tentativas de interpretação da lógica da contradição social que nos permitiriam entender, por exemplo, a passagem de *manifestações psicanalíticas* para *psicanálise, propriamente dita*, no Brasil dos anos 1950, ou ainda as razões da passagem da psicanálise de predominância anglo-saxônica, nos anos 1970, para a expansão do lacanismo nos anos 1980 e daí para o debate diagnóstico dos anos 2000.

Quero crer que tais razões não emanam, com exclusividade, dos movimentos internos da teorização e da institucionalização psicanalítica, nem surgem espontaneamente da prática clínica e das transformações orgânicas nos modos de apresentação dos sintomas. Sintomas produzem mais ou menos sofrimento de acordo com a forma da vida na qual emergem. E não é a existência de sintomas que promove a demanda de tratamento, mas o fato de que, sob certas circunstâncias, o saber que nos faz aceitar um sintoma se separa da verdade do mal-estar que subjaz a esse sofrimento. Formas de vida se transformam em função de mudanças na esfera do desejo, do trabalho e do discurso que compõem os modos de subjetivação requeridos, mas também favorecidos, pela clínica psicanalítica ou criados e sancionados por seu discurso além-muros da sala de atendimento. Portanto, se queremos pensar a racionalidade diagnóstica da psicanálise, temos de partir do lugar no qual ela é praticada, das principais narrativas disponíveis para interpretar o mal-estar, das políticas de localização do sofrimento, das contradições específicas envolvidas na formação dos sintomas que ela trata.

A reconstrução que se seguirá deve ser lida mais como um experimento de combinação e de sincronização entre teses e movimentos que lhe deram causa, no quadro dos intérpretes do mal-estar no Brasil, do que como um exercício demonstrativo ou sintético de história ou sociologia da psicanálise no Brasil. As omissões de autores, tradições e grupos representativos serão muitas, mas espero que isso seja compensado pelo ganho em termos de interpretação de conjunto, além de parcialmente justificado porque nem sempre é a temática diagnóstica a que mais frutifica e representa uma reflexão clínica. Serve ainda como desculpa o fato de que nenhum autor tentou, em uma única narrativa, estabelecer a epopeia global da psicanálise em nosso país, o que reflete menos o mérito do ineditismo deste autor do que as práticas endêmicas e persistentes de recusa do reconhecimento de correntes rivais, como parte da história.

Ainda é preciso entender como nosso lugar na periferia do capitalismo foi capaz de produzir um sistema de obras e de práticas clínicas que hoje se faz reconhecer como elemento orgânico de nossa civilização. Sem isso não saberemos dizer, em chave crítica, onde estamos em nossa própria tradição psicanalítica. Está para ser escrito algo como uma "formação da psicanálise brasileira", para a qual as notas que seguem podem eventualmente contribuir. Lembremos que o significado de *formação*, no sentido forte do termo, implica:

> [...] a existência de um conjunto de produtores literários, mais ou menos conscientes de seu papel; um conjunto de receptores, formando os diferentes tipos de público, sem os quais a obra não vive; um mecanismo transmissor (de modo geral uma linguagem, traduzida em estilos), que liga uns a outros. O conjunto dos três elementos dá lugar a um tipo de comunicação inter-humana, a literatura.[4]

Reformulem-se os termos, agreguem-se algumas particularidades, e temos nosso problema redivivo. A psicanálise não é apenas um sistema de textos, mas uma experiência cuja transmissão é principalmente oral e pessoal. Sua recepção por uma diversidade de destinatários é análoga à da literatura, porém, no caso da psicanálise, trata-se de pessoas, instituições e discursos que podem demandar essa forma de tratamento pela palavra. Ressalte-se a desproporção dos empreendimentos: cinco séculos de literatura contra cem anos de psicanálise. Retenha-se a objeção primeira, que talvez tenha postergado nossa entrada na conversa. Salvo em tempos de crise institucional, a psicanálise como método clínico e ciência da linguagem habitada pelo sujeito não costuma se preocupar com sua própria formação (*Bildung*), no sentido de uma ligação dialética entre sua prática clínica, seus dispositivos de transmissão e suas condições sociais de existência.

Seria, então, apenas suma coincidência que Freud tenha designado com o nome de formação de sintoma (*Symptombildung*) o processo pelo qual desejos contraditórios se articulam em compromisso, originando um novo ato psíquico, negativo ou positivo, que realiza de maneira deformada o que uma vez foi recalcado. Dupla coincidência, porque Freud também escolhe o termo *Bildung* para falar do processo de formação de psicanalistas. O fato de ele ter se afastado do modelo proposto pelo cultivo de si, a perfectibilidade e o autodomínio, cuja imagem é o protagonista de *Os anos de aprendizado*

---

4   Antonio Candido, *Formação da literatura brasileira* (1957) (Belo Horizonte, Itatiaia, 1981), p. 23.

de Wilhelm Meister (1795-1796), de Goethe*, não encerra o assunto[5]. A noção clássica e romântica de formação deve ser contrastada com sua variante disciplinar contida na noção de *training* (treinamento) e com a perspectiva liberal que recentemente tem enfatizado a noção de transmissão (*transmition*). De toda maneira, vamos aproveitar a ambiguidade de sentidos contidos na ideia de *formação* para pensar a psicanálise como uma formação de sintoma no Brasil, considerando de saída que o fato de tal prática ter se estabelecido com tanta extensão em nosso país talvez diga algo sobre a forma específica de nosso mal-estar.

Nossa crônica e limítrofe ambição epistemológica, que nos extravia da inclusão na ciência positiva, as crises convulsivas e periódicas de nossas instituições, a dispersão transversal de nossos conceitos, bem como a presença da psicanálise nas origens do modernismo e da modernidade brasileira, são nosso bilhete de entrada na conversa. Essa insígnia inicial de modernidade e vanguarda contrasta vivamente com o fato de a psicanálise:

> [...] ter se tornado, mais que alhures, um fenômeno exclusivamente "feudal" [...] o mal e o remédio do mal, a razão e a transgressão da razão, a norma e a rebelião contra a norma, a lei do pai e a irrupção de uma heterogeneidade maternal.[6]

É preciso localizar a psicanálise brasileira entre as diagnósticas da modernidade e, de maneira recíproca, situar entre as diagnósticas da modernidade brasileira os principais movimentos da psicanálise. São como duas superfícies que não se encaixam, duas bandas de Moebius com torções de sentido contrário, para retomar de passagem o método da topologia histórica[7]. Para isso, baseio-me na hipótese de que o fenômeno cultural da recepção e da ampla implantação social da psicanálise, análogo ao de uma formação no

---

* Trad. Nicolino Simone Neto, São Paulo, Editora 34, 2006. (N. E.)

[5] Inês Loureiro, *O carvalho e o pinheiro: Freud e o estilo romântico* (São Paulo, Escuta/Fapesp, 2002), p. 320-9.

[6] Élisabeth Roudinesco, "Prefácio", em Carmen Lucia M. Valladares de Oliveira, *História da psicanálise: São Paulo (1920-1969)*, cit., p. 11 e 16.

[7] Christian I. L. Dunker, "Linguagem e espaço público: transformações da política cultural brasileira após 1992", em J. Guillermo Milán-Ramos e Nina Virginia de Araújo Leite (orgs.), *Terra-mar: litorais em psicanálise – escrita, política, cinema, educação* (Campinas, Mercado das Letras/Fapesp, 2010).

sentido acima exposto, é um sintoma – em sentido análogo ao que se pode dizer do positivismo republicano à brasileira – entendido como sintoma que preservava ambições irrealizadas do império colonial. Trata-se de um sintoma que guarda dentro de si sua própria regra de formação. Ao contrário de outros países latino-americanos, nos quais a psicanálise significou a entrada ou a preservação de um modo de vida europeu, ou uma extensão adjuvante de práticas médicas ou literárias, por aqui ela esteve ligada, desde o começo, à reedição feudal, rediviva na esfera dos diferentes condomínios e síndicos que ela soube produzir.

Para discutir essa conjectura, partirei da tese de Roudinesco[8] de que a psicanálise exige duas condições para se implantar em uma cultura: a *laicização do saber psiquiátrico* e a *liberdade de associação*. Traduzindo para o universo clínico, a experiência da psicanálise torna-se realizável quando é possível falar livremente ao outro, e esse outro não é mais nem o representante divino de uma autoridade mística nem o funcionário de um discurso impessoal.

Aqui começam nossas peculiaridades, pois a versão clínica do argumento de Roudinesco se condensa no tema da confissão. A psicanálise seria, na esteira das considerações de Foucault[9], expressão do deslocamento colonizador dos dispositivos de repressão da sexualidade, capaz de soldar o sistema de aliança ao dispositivo da sexualidade, em meio à ascensão e à crise do poder psiquiátrico em fins do século XIX. Contudo, por aqui a confissão foi sempre uma dificuldade; a aliança nunca foi algo menos do que precária; a repressão da sexualidade apresentou-se como um problema de natureza algo distinta; e a ascensão do poder psiquiátrico é no mínimo tardia, pela ausência do que teria sido o dispositivo alienista no Brasil.

A prática da confissão no Brasil colonial nunca passou de uma espécie de paródia[10]. Há relatos queixosos dos emissários da Inquisição afirmando que os brasileiros descrevem seus excessos sexuais, mas apenas isso: *descrevem*. Não há meandros de culpa, hesitações subjetivantes, reflexões morais sedimentadas na complexidade e na concupiscência da carne. Não há síncope nessa confissão. Nossa confissão nunca teria chegado a adquirir um contor-

---

[8]   Élisabeth Roudinesco, *Por que a psicanálise?* (Rio de Janeiro, Jorge Zahar, 2000).

[9]   Michel Foucault, *História da sexualidade: a vontade de saber* (Rio de Janeiro, Graal, 1988), v. I.

[10] Emanuel Mariano Tadei, *Uma arqueologia da psicanálise no Brasil* (Dissertação de Mestrado em Psicologia, São Paulo, Universidade São Marcos, 2000).

no nem sequer próximo do que se verificou na Europa. A Inquisição obteve resultados pífios em suas visitas ao Brasil e, no geral, não passava de instrumento para o empoderamento de vinganças e de interesses locais. A delação não era uma prática muito bem aceita, e os ritos sagrados sempre tiveram dificuldade em traduzir-se em experiências de interiorização. O clero secular, ao contrário, acabou por integrar-se e submeter-se ao poder patriarcal familiar. À exceção do jesuitismo, expulso e proscrito do circuito direto do poder desde o século XVIII, os dispositivos de disciplinarização e de docilização da subjetividade aparecem no mais das vezes não como ineficazes, mas como sujeitos a uma aplicação inadequada. Demonstração prática de que a tese segundo a qual a psicanálise depende da generalização da hipótese repressiva[11] não é necessariamente universal. Também o sistema que une sexualidade e aliança parece ter encontrado, por aqui, uma fórmula diferente, a crer nas considerações sobre temas mais ou menos equívocos, como democracia racial e miscigenação, cordialidade e tolerância. Talvez existisse por aqui uma particularidade ou uma instabilidade na linha divisória que separa e constitui amigos e inimigos.

Quanto à laicização da psiquiatria, esta não se fez sem um tanto de animismo e de sincretismo cultural – nomes que recobrem antropologicamente a questão da brasilidade com o tema da terra sem lei e sem rei ou da precariedade das estruturas familiares, nas quais o pai aparece sempre a mais, em seu despotismo coronelista, por exemplo, ou a menos, nas diferentes formas de anomia administrada. Haveria aqui um tipo particular de gramática do sofrimento que inverte, sem reter meio-termo, excesso e falta. Um sintoma complementar desse fato é o teor nativo com o qual interpretamos a noção de liberdade, não sem uma dose característica de fetichismo totêmico.

É como se essas duas divisões, uma mais cultural, definida pela oposição entre cultura e natureza, a outra mais social, marcada pela tensão entre indivíduo e sociedade, se cruzassem na constituição de um sujeito marcado pela negatividade, em sentido hegeliano.

Em Hegel, encontramos a ideia de que "sujeito" é o nome que damos para o processo de síntese reflexiva entre modos de determinação socialmente

---

[11] Michel Foucault, *Em defesa da sociedade* (1975-1976) (São Paulo, WMF Martins Fontes, 2001).

reconhecidos e acontecimentos indeterminados ou, para falar com Hegel, marcados pela negatividade.[12]

Ao princípio da livre associação, que tipicamente decorre dos processos de individualização, que condiciona de modo genérico a implantação social da psicanálise, é preciso ponderar nosso liberalismo suspeito, não resolvido, sempre fora de lugar e tempo, como que a denunciar a desintegração persistente entre real e realidade, a insuficiência dos dispositivos de simbolização, o exotismo imaginário de nossa fantasia. Sentimento de estranhamento com a montagem peculiar de nossos próprios discursos, sempre dispostos a desconfiar de instituições, pactos e contratos historicamente interpretados como uma espécie de produção metódica de sofrimento de exploração. Instituições, pactos e contratos que são sentidos como improdutivos do ponto de vista de seus fins. É assim que a narrativa do sofrimento, que se organiza em torno do tema da violação do pacto, do desrespeito às regras e do contrato social, deve ser articulada com o processo de laicização da psiquiatria brasileira, como emergência de uma autoridade impessoal sobre o sofrimento psíquico.

A hipótese de Roudinesco – que condiciona a implantação cultural da psicanálise à passagem das crenças mágicas religiosas, em torno do sofrimento mental, para a institucionalização do saber psiquiátrico e científico – remete a uma economia dos saberes e das autoridades que a antropologia costuma pensar como uma substituição entre mitos e que a ciência tende a considerar uma concorrência entre teorias. O próprio Freud[13] pensava em uma espécie de sucessão de estágios mágico, religioso e científico, aliás, como era consenso entre os teóricos clínicos e sociais em fins do século XIX. Nesse caso, veremos como a oposição entre ciência e magia deve ser precedida por certas considerações sobre o próprio estatuto do mito em psicanálise, culminando na aproximação comparada da função social do psicanalista e do xamã.

Segundo Lacan[14], uma cultura na qual o saber mágico religioso é hegemônico corresponderia a um universo simbólico organizado ao modo de

---

[12] Vladimir Safatle, *Grande Hotel Abismo: por uma reconstrução da teoria do reconhecimento* (São Paulo, WMF Martins Fontes, 2011), p. 3.

[13] Sigmund Freud, "Algunas condordencias en la vida anímica de los salvajes y de los neuróticos" (1913), em *Obras completas*, v. XIII (Buenos Aires, Amorrortu, 1988), p. 1.164.

[14] Jacques Lacan, "Crucial Problems for Psychoanalysis" (1964-1965), em manuscritos franceses não publicados (trad. Cormac Gallagher). [Disponível em: <http://www.

uma esfera ou de um toro, com um ponto central teológico ou totêmico. Tal organização prescreve a correlação harmônica, ponto a ponto, entre macrocosmo e microcosmo, ao modo de um dobramento do exterior sobre o interior. A oposição traçada por Dummont entre sociedades holistas e sociedades individualistas[15] poderia ser reescrita, em termos lacanianos, por meio da transformação de um espaço social de tipo esférico para um espaço cuja estrutura topológica é a garrafa de Klein. Isso marca profundamente a interpretação lacaniana da modernidade, que enfatiza a descoberta cartesiana, corte e signo da modernidade. A garrafa de Klein é como um tubo (um toro) que tem uma de suas aberturas encaixada "por dentro" na segunda abertura. O truque é que esse "encaixamento" acontece atravessando a parede do tubo, mas sem violar sua integridade, truque que decorre do fato de que não podemos enxergar a garrafa de Klein no espaço euclidiano de três dimensões. Tal operação seria o equivalente de processos históricos como o descentramento do universo cosmológico (Kepler), a foraclusão do sujeito (Descartes), a foraclusão da verdade (Heidegger) e o início do questionamento da autoridade paterna (Hegel).

Notemos que a tese de Lacan se aplica perfeitamente a universos sociais divididos entre macrocosmo e microcosmo, sob os quais se distendem as diferentes torções simétricas que caracterizam a modernidade. Contudo, o que ocorreria se levássemos em conta estados intermediários, nem macro nem micro – como sociedades nas quais encontrássemos, ao lado do totemismo, uma forma de organização social concorrente, chamada por alguns antropólogos de animismo? O animismo, ao lado do sacrifício e do xamanismo, tem sido caracterizado, mais recentemente, como um traço dos grupos amazônicos ou ameríndios, mas talvez também das antigas sociedades costeiras, como os tupinambá ou os tupiniquim.

> [...] o animismo consiste na pressuposição de que outros seres, além dos humanos, notadamente espécies animais, são dotados de intencionalidade e consciência e, nessa medida, são pessoas, isto é, termos de relações sociais: ao contrário do totemismo – sistema de classificação que utiliza a diversidade natural para significar as relações inter-humanas –, o animismo

---

lacaninireland.com/web/wp-content/uploads/2010/06/THE-SEMINAR-OF-JACQUES-LACAN-Updated-4-Feb-20112.pdf>; acesso em: 7 set. 2014. – N. E.]

15 Louis Dumond, *Homo hierarquicus* (São Paulo, Edusp, 1990).

utilizaria as categorias da socialidade para significar as relações entre humanos e não humanos.[16]

Portanto, para além da oposição simples entre saber laico e saber mágico, seria preciso levar em conta, na constituição das práticas clínicas, a oposição entre totemismo, como teoria científica da transmissão simbólica da filiação, e teoria animista, como perspectiva, igualmente científica, sobre a divisão do sujeito. Assim como persistimos em ser totemistas, ainda que não acreditemos descender de peixes, antas ou gaviões, permanecemos animistas, mesmo descrendo da ordem mágica do mundo. A implantação social da psicanálise precisa, nesse sentido, prestar contas dos princípios de seu poder diante dessas duas atitudes, não apenas a partir da fundamentação totemista, ainda que estrutural ou discursiva, do complexo de Édipo.

Mal-estar entre muros

Em nossos primeiros asilos, obra e graça da estadia de d. João VI, vigorava a combinação de criminalidade, miséria e loucura conjugadas no mesmo lugar misto de albergagem e aprisionamento. A única diferença para com os morros e os mocambos do resto de nossa barbárie colonizada é que aquela era uma barbárie murada, uma das primeiras desse novo processo civilizatório reinaugurado pelo "Reino de Portugal, Brasil e Algarve". Portanto, um ano depois da Independência, no rastro da disseminação do código napoleônico pela Europa, aparece o primeiro diagnóstico social sobre a situação dos loucos de rua no Rio de Janeiro. No ano seguinte, José Martins da Cruz publica *Insânia loquaz*[17]. Dez anos depois, d. Pedro II, paciente e amigo de Jean Martin Charcot, dá início ao primeiro hospital psiquiátrico brasileiro, que depois trará o nome do imperador, não sem deixar de ser referido popularmente como o "Palácio dos Loucos". Nele eram recolhidos indigentes, loucos, alcoólatras... e

---

[16] Eduardo Viveiros de Castro, "Xamanismo transversal: Lévi-Strauss e a cosmopolítica amazônica", em Renarde Freire Nobre e Ruben Caixeta de Queiroz (orgs.), *Lévi-Strauss, leituras brasileiras* (Belo Horizonte, Editora da UFMG, 2008, Coleção Humanitas), p. 92.

[17] José Martins da Cruz, "Insânia loquaz" (1830), *Revista Latinoamericana de Psicopatologia Fundamental*, v. 8, n. 3, set. 2005, p. 557-8.

malandros, indiscriminadamente, com o objetivo de "limpar" visualmente a cidade. Em 1844, Von Martius, que acreditava que os índios brasileiros eram formas degeneradas de um ancestral europeu, publicou a primeira observação antropológica da loucura brasileira. Fascinado com a possibilidade de mutação do homem no tempo, o botânico descreveu um caso de licantropia:

> A única doença mental de que ouvi falar deveria ser comparada com a licantropia, isto é, com a alienação, na qual o indivíduo, fora de si de raiva, corre ao ar livre, imita a voz e os modos do cão ou do lobo, transformando-se em lobisomem.[18]

Vemos, assim, como desde o breve período alienista o tema antropológico da transformação e da mistura cruza-se com o tema sociológico da individualização e da modernização urbana. Na Europa, a passagem do alienismo para o discurso propriamente psicopatológico ocorre por volta de 1870, quando a problemática que tenta definir o *homem*, no quadro da oposição entre cultura e natureza, articula-se com o discurso sobre a oposição entre indivíduo e sociedade. No Brasil, essa torção civilizatória acolhe a psicanálise como tempero, não sem um descompasso machadiano. Se na Europa a psicanálise era novidade, meio suspeita meio judaica, meio vanguarda meio ciência, por aqui ela frequentava a cabeça dos criadores de nosso condomínio público de administração da loucura como uma espécie de adiantamento modernizante.

Diferentemente do que houve na Europa, nossa história com a loucura começa com os psicopatólogos e psiquiatras, não com os alienistas. O Brasil não teve seu Pinel, e a função originária desse lugar deixado vago foi ocupada por um literato, Machado de Assis, e seu pequeno conto axial "O alienista", publicado em 1882*. Essa narrativa tem por personagem principal os muros nos quais Simão Bacamarte interna a população de alienados da pequena e interiorana Itaguaí.

---

[18] Carl Friedrich Philipp von Martius, *Natureza, doenças, medicina e remédios dos índios brasileiros* (1844) (São Paulo/Brasília, Companhia Editora Nacional/INL/MEC, 1979, Coleção Brasiliana), p. 163.

* Machado de Assis, "O alienista", em *Papéis avulsos* (Rio de Janeiro/Belo Horizonte, Livraria Garnier, 1989). (N. E.)

Entende-se, assim, por que a assimilação disciplinar da psicanálise, atestada por sua ligação posterior ao movimento higienista, combina-se e é precedida por uma assimilação liberal, testemunhada pela associação às vanguardas intelectuais e artísticas de 1922. Essa precedência do literário em relação ao médico aconteceu também no caso francês, mas por outros motivos. Lá tratava-se do apelo que a psicanálise tinha encontrado junto das vanguardas surrealistas e antropológicas, mas também do forte obstáculo representado por Charcot, Janet e a escola de Paris, com sua própria concepção psicológica. Essa preocupação com o alinhamento alemão ou francês é nítida na primeira tese brasileira de medicina sobre psicanálise, defendida em 1914 por Genserico Aragão, curiosamente apresentado no frontispício do próprio trabalho como "filho legítimo de Guilherme Augusto de Souza Pinto e Amália de Aragão Pinto".

> Das grandes nações intelectuais, foi a França a última a manifestar a sua curiosidade neste sentido. Enquanto Viena, Londres, Zurique, Lausanne, New York, Boston, Leipzig, Munique, Varsóvia etc. eram agitadas por constantes discussões psicanalíticas, Paris permanecia, ao contrário, quase completamente indiferente à revolução científica de Freud.[19]

A tese apresenta um uso de forte tônica normalizante da noção de sexualidade. A extensão de todos os sintomas relativos ao exercício da sexualidade genital, com a neurose atual, é muito ressaltada. O espaço deixado para a reeducação médica dos costumes parece ter sido bem aproveitado por Genserico Aragão. De fato, o autor parece inaugurar um estilo de recepção das ideias de Freud na psiquiatria, no qual o valor etiológico da sexualidade adquire papel fundamental. Talvez essa seja uma influência de Juliano Moreira, que naquela altura já havia estabelecido contato com a psiquiatria germânica do início do século e conhecido Emil Kraepelin, cujo sistema de classificação de doenças e cuja tentativa de demonstrar que as doenças mentais eram doenças na acepção forte da palavra, com desencadeamento específico, curso regular e desenlace previsível, Moreira tentou aplicar por aqui. Daí a importância conferida ao problema da etiologia, recuada para o indivíduo e sua prática sexual, não mais localizada em causas genéricas como a hereditariedade, a família ou as condições culturais.

---

[19] Genserico Aragão de Souza Pinto, *Da psicoanalise: a sexualidade nas nevroses* (Rio de Janeiro, Papelaria Modelo, 1914), p. VI.

Em 1905, Juliano Moreira e Afrânio Peixoto publicam um trabalho[20] questionando a unidade da paranoia e a dificuldade de separá-la das síndromes paranoides e do sentimento genérico de perseguição que aflige muitos quadros em psicopatologia. Não lhes parecia possível que 70% a 80% dos quadros dos diagnósticos compreendessem a paranoia, incluindo o caráter, a constituição, a fantasia e a disposição. O texto alinha-se com a edição de 1904 do manual de Kraeplin e critica a ideia do psiquiatra e antropólogo Nina Rodrigues[21] que havia descrito, dois anos antes, um tipo específico de paranoia nos negros, justificando que essa síndrome poderia ser atribuída à uma paralisação do desenvolvimento da personalidade. No Congresso Mundial de Psiquiatria realizado em 1906 em Lisboa, Portugal, Juliano Moreira encontra Henry Claude e discute o problema da generalização do conceito de paranoia e a perda de sua especificidade clínica ao ser associada a tipos antropológicos, antecipando, de certa maneira, seu emprego em grupos sociais minoritários. Henry Claude parece aceitar a pertinência da questão e acaba por orientar diversas teses sobre o tema. É assim que, em 1932, Jacques Lacan, defende a tese "A psicose paranoica em suas relações com a personalidade"[22], partindo do mesmo problema levantado por Juliano Moreira e adotando a psicanálise como uma espécie de antídoto contra a abordagem psiquiátrica particularista[23]. A psiquiatria brasileira, influenciada por Kraeplin e por Freud, surgia, assim, como uma espécie de contrapeso histórico aos excessos da antropologia francesa da degenerescência.

Essa recepção liberal psiquiátrica tenta reatar com as estratégias positivistas de isolamento, produzindo não mais "grandes internações", mas "pequenas internações", ao modo de comunidades, soerguimentos familiares ou implan-

---

[20] Juliano Moreira e Afrânio Peixoto, "A paranoia e os syndromas paranoides", *Archivos Brasileiros de Psychiatria, Neurologia e Sciencias Affins*, Rio de Janeiro, v. 1, n. 1, 1905, p. 5-33.

[21] Raimundo Nina Rodrigues, "A paranoia nos negros: estudo clínico e médico-legal" (1903), *Revista Latinoamericana de Psicopatologia Fundamental*, São Paulo, v. 7, n. 2, jun. 2004, p.161-78; n. 3, set. 2004, p. 131-58; n. 4, dez. 2004, p. 217-39.

[22] Jacques Lacan, *A psicose paranoica em suas relações com a personalidade* (1932) (Rio de Janeiro, Forense, 1988).

[23] Mário Eduardo Costa Pereira, "Lacan com Juliano Moreira e Afrânio Peixoto: autofilia primitiva, o narcisismo e a questão da paranoia legítima", em Associação Psicanalítica de Porto Alegre (org.), *Psicose: aberturas da clínica* (Porto Alegre, Libretos, 2007), p. 18-53.

tações microinstitucionais. Nesse sentido, a psicanálise faz a função de uma teoria das origens e da experiência autêntica que nos tornaria verdadeiramente aptos ao uso e ao desfrute da lei – ou seja, ela é tomada como uma espécie de filosofia da história, mas não de um povo, de uma raça ou de uma língua, como era o caso nos românticos europeus, e sim na origem do indivíduo.

Ao lado da entrada vanguardista, reforçada pela implantação universitária da psicanálise, desde seus inícios, há uma entrada psiquiátrica na qual ela é recebida como método clínico não para tratamento, posto que não havia ainda psicanalistas no Brasil, mas como método de suplementação diagnóstica. Nesse caso, o ponto nevrálgico da importação não é o simbolismo nem o problema da filiação, mas a teoria da sexualidade. Esta permitia articular uma concepção de desenvolvimento acorde com a ideia de progresso civilizacional, operando no interior do indivíduo ao modo de um processo de determinação.

Isso contrasta com o universalismo dos modernistas, que viam na psicanálise uma referência semântica para a teoria universal do simbolismo com a qual se poderia medir a posição de um sujeito particular. Percebe-se, assim, que a sexualidade é um tema-chave para nossa nascente teoria social, pois serve de matriz para entender as diferentes gramáticas de relação com o outro, de dominação e subordinação sexual dos escravos, e ainda participar do tema da devoração antropofágica.

A sexualidade, aliada aos dispositivos de aliança e reprodução, oferece um modelo para a produtividade social, para a descendência e para a legitimação da ordem. A função etiológica da sexualidade servia, assim, para a psiquiatria nascente, como alternativa às teorias massivas sobre a hereditariedade e a degenerescência, no interior da antropologia psiquiátrica.

A psicanálise como discurso e conceitografia, mas não como prática clínica, inseria-se, assim, nos primórdios da instalação da racionalidade diagnóstica no Brasil. Ela provê, tanto em chave antropológica quanto histórica e ainda clínica, os termos elementares pelos quais um diagnóstico[24] pode se efetivar como forma de nomeação do mal-estar (a hipótese da sexualidade como estrangeiro intrusivo), como gramática de reconhecimento do sofrimento (a teoria do simbolismo universal como medida comum de alienação) e como lógica da produção de sintomas (o mito totêmico como razão de inteligibilidade para a violação de pactos e compromissos simbólicos).

---

[24] Christian I. L. Dunker, *Estrutura e constituição da clínica psicanalítica: uma arqueologia de cura, tratamento e psicoterapia* (São Paulo, Annablume, 2011).

Em 1913, já circulava amplamente no Brasil o livro intitulado *O problema sexual*, de autor anônimo. O trabalho, prefaciado por Rui Barbosa e Coelho Neto, contém as primeiras menções à psicanálise como teoria da modernização e da individualização.

> Queremos ser modernos, não pela nova maneira de ser de nossa vida exterior. O que nos tornará modernos é, no fundo, antiquíssimo. Personalidades distintas, reais, independentes, sempre as houve longe das massas. [...] Individualizar-se é natural no homem.[25]

Essa ideia da psicanálise como um dispositivo que permite localizar diferenças interiores, diferenças pelas quais podemos legitimamente aspirar ao reconhecimento no concerto moderno das nações é uma constante. Quase oitenta anos depois, ela reaparecerá no diagnóstico de Octavio Souza sobre nosso problema identitário:

> [...] o sintoma da cultura brasileira é expresso por este tipo mesmo de queixa: a busca de identidade pela afirmação de uma diferença mais diferente que as outras diferenças. O que se deixa escapar com tal formulação, como já foi dito, é que sob a atitude pedagógica manifesta na cultura oficial contra a qual nos rebelamos, esconde-se o pedido de que emprestemos nosso ser para representar a essência da diferença pelo viés da aparência exótica.[26]

Entre os precursores da psicanálise no Brasil, encontramos médicos que trabalharam ativamente na construção de nosso sistema psiquiátrico asilar, como Juliano Moreira, Nina Rodrigues e Franco da Rocha. Eles ergueram um dos maiores parques manicomiais da América Latina. Ainda hoje restam desse empreendimento cidades inteiras construídas no sentido foucaultiano da "grande internação" do século XVII europeu.

Nos anos 1920, a Liga Brasileira de Higiene Mental defendia abertamente a repressão brutal no tratamento da doença metal, advogando, por exemplo, a adoção da lei proibicionista estadunidense (que vetava a reprodução dos doentes), o uso da colaboração policial para impor tratamento

---

[25] Anônimo, *O problema sexual* (Rio de Janeiro, 1913), p. 13.

[26] Octavio Souza, *Fantasia de Brasil* (São Paulo, Escuta, 1994), p. 65.

coercitivo, a punição moral e jurídica do alcoolismo, a esterilização sexual dos doentes. Sustentando princípios eugênicos contra o ideário liberal[27], a combinação entre as ideias de purificação e a crítica do universalismo liberal está na origem desse conceito de democracia restritiva, ou seja, democracia para nosso condomínio.

Há um hiato significativo entre a ação concreta dos psiquiatras positivistas e o ideário de nosso discurso filosófico semialienista. Segundo a correção proposta por Patto[28], nosso Simão Bacamarte, o alienista machadiano era antes de tudo um tipo social emergente. De um lado ironizava o exercício absoluto do poder pelo médico, de outro fazia paródia de sua própria comédia de costumes, que ele representa em sua mania diagnóstica. Eis alguns exemplos da diagnóstica machadiana: *o amor das pedras* do novo rico que contempla enamorado a casa luxuosa que acaba de construir, a *demência dos touros* do político que quer lavar com sangue a ofensa recebida, a *mania sumptuária* da mulher que gostava de exibir-se na moda, a *mania genealógica* daquele que repete a existência de ancestrais exageradamente importantes para encobrir sua ausência de origem determinada e a *megalomania verbal* daquele que se cala pelo excesso de poder que supõe à própria palavra. Ou seja, a loucura não é tomada apenas na chave da desrazão, mas do perigo social representado pela perda ou pelo exagero da individualização. Um substrato ideológico adicional para entender o contexto de autonomização da psiquiatria brasileira é sua desconexão do ideário alienista, ainda que mítico, de libertação da loucura. Esse discurso sobre a experiência de liberdade e de perda da liberdade, contida no sofrimento e na loucura, que dá origem ao mito de Pinel libertando os loucos acorrentados, declarando-os cidadãos, não tem equivalente nacional.

Curiosamente, o que Machado estaria a tematizar seria, sobretudo, o sentimento de inautenticidade, neste caso tratado pela busca provinciana pelas formas mais modernas de enlouquecer. Nossa inautenticidade deriva, em particular, do descompasso entre nosso desenvolvimento institucional (os muros do hospício) e nossa realidade social (marcada pela assimilação discursiva do estrangeiro). Moral da história: somos todos impostores, mas

---

[27] Jurandir Freire Costa, *História da psiquiatria no Brasil* (4. ed., Rio de Janeiro, Xenon, 1989).

[28] Maria Helena Souza Patto, "Teoremas e cataplasmas no Brasil monárquico: o caso da medicina social", em *Mutações do cativeiro* (São Paulo, Hacker/Edusp, 2000).

os de fato perigosos são os que acreditam na própria impostura. Notemos a disparidade de narrativas do sofrimento enfatizadas respectivamente por Machado de Assis e pela psiquiatria civilizatória. Para o primeiro, não se trata da presença da loucura como objeto intrusivo e perigoso, mas da experiência progressiva de perda da alma e de ruptura do pacto social, com seus típicos sintomas da socialização fracassada: isolamento, solidão, exílio e apatia. Para a psiquiatria nascente, ao contrário, o que se ignora é a alienação da alma e a perda da unidade experiencial do sofrimento e, portanto, seus sintomas típicos de segregação, exclusão e opressão social. Em 1807, Hegel, influenciado por Pinel, propõe sua dialética do senhor e do escravo como grande metáfora das relações de poder e de desejo, tendo por referência não apenas a Revolução Francesa, mas também a Revolta Haitiana, a Revolução Americana e todas as outras formas de torção que tornaram os escravos, também mestres, cidadãos e indivíduos "livres". Mas quando Machado escreve "O alienista", em 1882, ele o faz em uma sociedade na qual existem escravos *de fato*, não apenas sujeitos que escolhem renunciar à liberdade por medo da morte.

Caso estruturalmente inverso ao de Simão Bacamarte é o de Leonardo, protagonista de *Memórias de um sargento de milícias* – segundo Antonio Candido, um romance fundamental na formação de nossa literatura e expressão maior da dialética nacional[29]. Publicado por "um brasileiro" em 1854, o livro de Manuel Antônio de Almeida pode ser tomado como caso modelo de *imitação de uma estrutura histórica por uma estrutura literária*[30]. O malandro é aquele que circula entre discursos, administrando a lei local de cada um entendida como pacto convencional. Se a lei da razão é universal e sem trégua para Bacamarte, para Leonardo ela é sempre feita de casos e contingências particulares. Lei pessoal, lei interessada, lei que governa suas próprias condições de aplicação.

A grande internação brasileira, menos do que temer e silenciar a loucura, era uma obra de civilização. E civilização, em chave positivista brasileira, quer dizer duas coisas: 1. muros e fronteiras para produzir uma espécie de determinação particular gerida por regras de exceção; 2. exagero paródico de um síndico às voltas com a recusa da indeterminação social

---

[29] Antonio Candido, *Formação da literatura brasileira*, cit., p. 303.

[30] Roberto Schwarz, "Pressupostos, salvo engano, de 'Dialética da Malandragem'", em *Que horas são?* (São Paulo, Companhia das Letras, 1989).

representada pela loucura. Ou seja, de um lado a desmesura das manias do novo-rico emergente na aurora republicana, do outro a caça brutal à irracionalidade, os exercícios de violência e de coerção comportamental. Contra isso, temos uma nota precisa da experiência autobiográfica de Lima Barreto, entre 1919 e 1920, em sua extensa convivência nos asilos cariocas, por ele rebatizados de "cemitério dos vivos":

> O meu sofrimento era mais profundo, mais íntimo, mais meu. O que havia no fundo dele, eu não podia dizer, a sua essência era meu segredo; tudo mais: álcool, dificuldades materiais e a loucura de minha sogra, a incapacidade de meu filho, eram consequências dele e do desnorteamento que eu estava em minha vida.[31]

É na interiorização do sofrimento, em vivo contraste com as medidas civilizatórias, que se pode encontrar o ponto de ancoragem para uma reinterpretação da experiência do sofrimento, condição e causa para a implantação da psicanálise como hermenêutica de si.

Nossa literatura se firmou com um mestre da ironia[32]. Nossa sociabilidade está condensada na figura do *homem cordial*, ou seja, polidez sem ritual, reverência sem distanciamento, fraternidade sem compromisso, afinidade sem parentela[33]. Nossas relações étnicas já foram descritas como a de uma *democracia racial*, com grande miscigenação, casamentos e alianças inter-raciais. Nossa população é tendencialmente mulata, o que não exclui formas mais astuciosas de discriminação, e menos propensa à organização de minorias[34]. Nossa economia política é historicamente uma sucessão de práticas que se utilizam do contraimperialismo para manter o imperialismo ou de regramento formal para manter a informalidade[35]. Por fim, nossa experiência subjetiva está atravessada por um reviramento constante entre espaço público e privado. A casa, alegoria

---

[31] Lima Barreto, "O cemitério dos vivos", em Flávio Moreira da Costa (org.), *Os melhores contos de loucura* (Rio de Janeiro, Ediouro, 2007), p. 355.

[32] Antonio Candido, *Formação da literatura brasileira*, cit.

[33] Sérgio Buarque de Holanda, *Raízes do Brasil* (1936) (São Paulo, Companhia das Letras, 1995).

[34] Gilberto Freyre, *Casa-grande e senzala* (1933) (Rio de Janeiro, Record, 1989).

[35] Caio Prado Jr., *História econômica do Brasil* (1945) (São Paulo, Brasiliense, 1994).

do espaço familiar comunitário, é também habitada por regras e formas de circulação próprias do universo público, assim com a rua, alegoria do espaço político, está continuamente atravessada por práticas, dispositivos e discursos próprios ao espaço privado[36]. Levemos em conta a lição deixada por Schwarz acerca do lugar improdutivo reservado ao recolhimento psicológico na literatura e que pode ser generalizado para as formas de recepção da psicanálise na modernidade:

> Tratado como caixa de compensações imaginária, em sintonia com os avanços decisivos na concepção científica do homem, o universo interior não pressiona em direção a progresso algum.[37]

O inconsciente e o totem

Entre muros psiquiátricos e síndicos imaginários de nossa literatura, está dado o solo para a chegada da psicanálise como discurso que pressionará o psicológico rumo a uma força de transformação. A trajetória literária da psicanálise no Brasil começa nos anos 1920, em meio a formas múltiplas de modernização. Nesse contexto de industrialização, urbanização, crescimento de camadas médias na sociedade e internacionalização, a psicanálise começa a aparecer aqui e ali na obra de literatos e de psiquiatras. Ela chega, sobretudo, como um discurso baseado na semiologia do sofrimento e na etiologia dos sintomas. Absorvida como antídoto contra antropologias positivistas que consideravam a raça elemento patológico ou confirmação da existência de estruturas psíquicas universais, é recebida como uma antropologia universalista. Daí a importância do caráter confiável de sua teoria do simbolismo. Daí também a força das experiências civilizatórias originárias e do mito sobre a passagem da natureza à cultura.

Tanto o universalismo liberal de Mário de Andrade quanto o romantismo estrutural de Oswald de Andrade, bem como o higienismo disciplinar da psiquiatria civilizatória, concorrem para a formação de uma absorção irônica

---

[36] Roberto da Matta, *A casa e a rua* (Rio de Janeiro, Guanabara Koogan, 1991).

[37] Roberto Schwarz, *Um mestre na periferia do capitalismo: Machado de Assis* (São Paulo, Duas Cidades, 1990), p. 224.

da "ciência psicanalítica". Talvez essa ideia fora de lugar, essa psicanálise sem psicanalistas, tenha formado a posição de suspeita e os precedentes para o nosso vindouro complexo de impostura, nossa obsessão com "a verdadeira psicanálise e os verdadeiros psicanalistas". Ironia involuntária, pois faz da psicanálise um saber ainda marginal, nos anos 1920, no campo das ciências, crítico das aporias do individualismo e das limitações da norma disciplinar, peça de sustentação direta de uma crítica política do sofrimento mental.

No quadro do movimento modernista, a psicanálise é tomada como fonte de reação crítica contra a elucubração positivista sobre a natureza particular do caráter nacional brasileiro, defendida pelos herdeiros ou partidários declarados da política do branqueamento. Contra o diagnóstico racial, a universalidade simbólica do inconsciente. Contra o diagnóstico de déficit civilizatório, a tese de que a cultura, qualquer que seja ela, resguarda traços infantis, crepusculares, totêmicos e regressivos. Contra as teorias naturalistas da degenerescência, que consagraram o uso psiquiátrico de *Três ensaios para uma teoria da sexualidade*[38] como esteio para outra teoria do desenvolvimento e do progresso, *A interpretação dos sonhos*[39], como prova empírica e testemunhal de que por mais diversos que sejam nossos sonhos e os futuros que carregam consigo, ainda assim, eles se expressam segundo certas regras universais como a condensação, o deslocamento, a elaboração secundária, a realização de desejos sexuais, infantis e recalcados, em leis gerais do processo simbólico de deformação.

Desde o início, a psicanálise alinha-se tanto com a posição que reivindica o Brasil como uma terra de misturas, miscigenação e animismo – como se verá no movimento antropofágico e na sociologia da diversidade – quanto com a posição que vê na contradição e no conflito o universal predominante, como se verá entre os animadores da Semana de Arte Moderna de 1922. Por isso, na partilha psicanalítica, caberá a Mário de Andrade *A interpretação dos sonhos* e a teoria do simbolismo e a Oswald de Andrade, *Totem e tabu*[40] e o conflito edipiano.

Do ponto de vista da nomeação do mal-estar, podemos dizer que essas posições apoiam-se em estratégias antropológicas diferentes. Enquanto Mário

---

[38] Sigmund Freud, *Tres ensayos de teoría sexual* (1905), em *Obras completas*, v. VII (Buenos Aires, Amorrortu, 1988), p. 109-89.

[39] Idem, *La interpretación de los sueños* (1900), em *Obras completas*, v. IV e v. V (Buenos Aires, Amorrortu, 1988).

[40] Idem, *Tótem y tabú* (1913), em *Obras completas*, v. XIII, cit., p. 1-162.

tem pela frente o problema da evolução histórica das formas religiosas, do folclore, da música ou da cultura em geral, Oswald está interessado em estruturas universais das relações sociais, das quais tanto o mito quanto a religião são casos particulares.

Isso afeta diretamente a função de nomeação. Por exemplo, tomemos um caso típico de sincretismo cultural, no qual uma entidade marinha e aquática, como Iansã, cultivada na cultura iorubá, foi incorporada ao imaginário religioso católico sob a forma de santa Bárbara. Os orixás possuem seu equivalente católico – e, em alguns lugares, um equivalente indígena. O cultivo de santa Bárbara como uma espécie de deslocamento (*Ersatz*) de Iansã não era apenas tolerado, mas adquirido como valor genuíno para o colonizador. A vinda do culto iorubá corresponde a um processo histórico datável, bem como os momentos de sua perseguição, sua tolerância e sua aceitação por parte do colonizador. A substituição de Iansã por santa Bárbara obedece a certas regras metafóricas e metonímicas de substituição simbólica.

Salientemos que esse processo de renomeação sincrética implica confiança na sobreposição entre dois sistemas de parentesco: o africano e o ibérico. Na chave do universalismo marioandradiano, encontraríamos aqui a temática do sofrimento causado pela divisão, pelo exílio e pela perda da identidade recuperada em uma cultura que sobrevive como ruína e memória. Para Oswald, ao contrário, localizaríamos o problema da indeterminação paterna e da filiação múltipla pelo qual a incorporação do outro é um problema de aliança e de guerra, de antropofagia e de autoridade.

Tomemos o caso de Índio Febrônio do Brasil, o caso 0001 do Manicômio Judiciário do Rio de Janeiro, como um problema equivalente na chave de Oswald. Em 1927, Febrônio estuprou, eviscerou e tatuou jovens da aristocracia carioca. Fazendo-se passar por dentista e acreditando-se "filho da luz", escreveu o livro autobiográfico *Revelações do príncipe do fogo*, que Sérgio Buarque de Holanda reputa como a primeira obra literária do surrealismo brasileiro (cujos exemplares foram queimados pela polícia). Foi aclamado pelos modernistas como herói, pois seu sofrimento denunciava a incapacidade nacional de encarar sua natureza cultural híbrida e indeterminada. O diagnóstico elaborado por Heitor Carrilho reza que:

1. Febrônio é portador de uma psicopatia constitucional caracterizada por desvios éticos, revestindo forma de loucura moral e perversões instintivas,

expressas no homossexualismo com impulsões sádicas, estado esse a que se juntam ideias delirantes de imaginação, de caráter mítico [...].[41]

Observe-se como a psicopatia constitucional e instintiva precede as ideias delirantes de caráter mítico, quando a evidência clínica do caso aponta o contrário. Note-se como os desvios éticos e a loucura moral *expressam-se* na homossexualidade e nas impulsões sádicas, indicando antes *o que ele é* (imoral, louco, impulsivo) e depois *o que ele faz*. Poucos atentaram para o fato de que antes de atacar um menino da alta sociedade, Febrônio, que era descendente de índios, havia praticado diversos outros crimes semelhantes contra mulheres pobres, chegando a ser preso, mas sempre libertado em seguida. Aparentemente, sua cordialidade, sua eloquência e sua expressividade faziam com que ele ludibriasse os policiais, até que atacou a vítima errada: uma moça rica da Zona Sul. Nesse ponto, ergue-se a intolerância e evocam-se suas origens incertas e indígenas.

Isso basta para sugerir como a negação de nossa origem cultural miscigenada retorna como barbárie. Febrônio, que tatuava suas vítimas com fogo, dizia-se filho da luz, ou seja, alguém que estava além da tradicional filiação humano-divina-animal. Por outro lado, sua errância de origens não era caso até que ele violasse a lei. Violação do pacto social que proíbe matar, mas também violação da regra social que proíbe, mais ainda, matar alguém de uma classe social diferente da sua.

Mário e Oswald têm políticas diferentes para a narrativa do sofrimento brasileiro. Para o primeiro, interessava uma forma de vida não centrada na raça, nos aspectos visíveis e públicos do ser, mas em processos internos, invisíveis, todavia historicamente universais. Bom exemplo casuístico desse movimento é a proposta feita por Lévi-Strauss, em 1935, para a criação do Instituto de Antropologia Física da USP, posteriormente acolhida por Mário de Andrade na forma da Sociedade de Etnografia e Folclore[42]. O inconsciente

---

[41] Heitor Carrilho, "Laudo do exame médico-psicológico procedido no acusado Febrônio I. do B. – Loucura moral. Homossexualismo com impulsões sádicas. Delírio de imaginação de caráter místico. Estudo clínico e médico-legal. Incapacidade de imputação. Temibilidade. Defesa social. Necessidade de internação", *Arquivos do Manicômio Judiciário Heitor Carrilho*, Rio de Janeiro, ano XXV, n. 2, 1956, p. 77-101.

[42] Eduardo Viveiros de Castro, "Desencontros marcados", em Claude Lévi-Strauss, *Longe do Brasil* (São Paulo, Editora da Unesp, 2011).

sem fronteiras, o inconsciente democrático, nem para ricos nem para pobres, era também um modo de garantir um universalismo antropológico como fundamento para as nascentes instituições sociais, inclusive as museológicas. Mário retinha do conceito de antropofagia a ideia de incorporação, de luto, de apropriação e de unificação entre forças contrárias. Vai nessa direção a originalíssima proposta para traduzir o conceito freudiano de recalque por "sequestro", bem como a noção de fantasia por "assombração". *Sequestro* é figura da alienação, da perda de si, para a qual se deve pagar o preço do resgate, a perda ou a ausência que, uma vez reconhecida, pode ter seu valor e sua dignidade apreciados. *Assombração* é figura do retorno e da vingança, da justiça e do ajuste de contas pelo pacto violado ou não reconhecido. Encontramos aqui um Mário leitor de "O alienista", com os traços de uma incorporação das ideias freudianas, com um corte francês[43]. Para ele, o materialismo e a ciência ocupam lugar privilegiado junto da razão emancipatória, mas não sem a advertência contra o potencial alienante dos discursos que lhe dão causa. Tomemos esta carta na qual Mário de Andrade descreve a construção do personagem Carlos em *Amar, verbo intransitivo*:

> O livro está gordo de freudismo, não tem dúvida. E é uma lástima os críticos terem acentuado isso, quando era uma coisa já estigmatizada por mim dentro do próprio livro. Agora o interessante seria estudar a maneira com que transformei em lirismo dramático a máquina fria de um racionalismo científico. Esse jogo estético assume então particular importância na página em que "inventei" o crescimento de Carlos, seguindo passo a passo a doutrina freudiana.[44]

Para a segunda volta do parafuso modernista, representada por Oswald de Andrade, tratava-se mais de uma cultura que devora outras culturas, produzindo formas de vida transmutadas, errantes e separadas de seu polo de origem. A antropofagia aparece mais ligada ao sistema de filiação, de aliança e de transmissão, para o qual o problema fundamental não é a alienação, mas a violação de um pacto, condição, aliás, essencial de sua perpetuação.

---

[43] Vanessa Nahaz Riaviz, *Rastros freudianos em Mário de Andrade* (Tese de Doutorado em Literatura, Florianópolis, Centro de Comunicação e Expressão, UFSC, 2003).

[44] Mário de Andrade, "A propósito de *Amar, verbo intransitivo*", em *Amar, verbo intransitivo* (São Paulo, Vila Rica, 1995), p. 140.

Contradição, reversão e transformação permanente do totem em tabu, em luta contra a peste civilizatória. Vale a pena lembrar o tom do Manifesto proposto por Oswald de Andrade em 1928:

> Só a antropofagia nos une. Socialmente. Economicamente. Filosoficamente. Única lei do mundo. Expressão mascarada de todos os individualismos, de todos os coletivismos. De todas as religiões. De todos os tratados de paz. *Tupi or not tupi, that is the question.* Contra todas as catequeses. E contra a mãe dos Gracos. Só me interessa o que não é meu. Lei do homem. Lei do antropófago. Estamos fatigados de todos os maridos católicos suspeitosos postos em drama. Freud acabou com o enigma da mulher e com outros sustos da psicologia impressa.[45]

Em que pese o fato de que Freud não acabou com o enigma da mulher, pelo contrário, é possível que tenha contribuído para criá-lo, o lugar da psicanálise no discurso é claro: ela é uma forma de psicologia que não é livresca, descritiva nem ilustrativa, é parte de um combate cultural e de uma antropologia crítica, justamente por recusar-se a tecer um discurso sobre "o homem". É importante ressaltar a natureza bífida da implantação da psicanálise no modernismo. Mário abordava o problema do ponto de vista da narrativa do sofrimento, baseado no problema da alienação e da perda da unidade, confiando na ideia de progresso universalista que Freud poderia oferecer. Para Oswald, tratava-se principalmente da narrativa na qual o sofrimento deriva da violação de um pacto e da aparição de um objeto intrusivo, seja ele interno, seja ele externo.

Vemos, assim, que cada qual articulava as noções de desenvolvimento e de filiação segundo um recorte crítico específico. Não é por acaso que o primeiro grupo aposta na teoria geral do simbolismo e em aplicações ao campo da estética, ao passo que para a segunda tendência prevalece o interesse pelo âmbito antropológico da modernização das formas de vida brasileiras. Os impasses de nosso processo de individualização e de institucionalização tencionam-se, assim, com o tema do sincretismo cultural e seus mitos de autoridade.

---

[45] Oswald de Andrade, "Manifesto antropófago", em *Revista de Antropofagia*, ano 1, n. 1, mai. 1928.

Aqui talvez esteja a matriz de uma partilha que perdura até nossos dias, com ou sem vanguarda. Portanto, quanto aos herdeiros de Mário e Oswald: aos primeiros, Machado de Assis; para os segundos, Guimarães Rosa; aos primeiros, Almeida Jr.; para os segundos, Tarsila do Amaral. E mais tarde... aos primeiros, Chico Buarque de Holanda; para os segundos, Caetano Veloso.

Intérpretes do sofrimento

Retomemos, ainda que sumariamente, os intérpretes clássicos do caráter nacional brasileiro para mostrar como a modernidade bífida, de raiz literária, encontra um desdobramento sociológico. Lembremos que a noção de caráter alude a um conceito tanto sociológico quanto psicanalítico – e, ainda, psicológico. Para Freud, o caráter se forma por meio de identificações abandonadas, mas também por certas identificações pelas quais o Eu acaba por incorporar os sintomas. Os sintomas incorporados pelo Eu são sintomas egossintônicos, ou seja, não são experimentados como sofrimento, mas como uma espécie de essência do próprio Eu. Esses sintomas de caráter têm por característica a propensão a ser impostos aos outros, como um dia foram impostos ao próprio Eu como uma identificação à imago do supereu parental. Os sintomas de caráter são, então, explicáveis por uma patologia antropofágica, correspondendo a uma absorção tão bem-feita do outro que não se consegue mais pensar em separar-se do sintoma. A partir de então, tais sintomas passam, caracteristicamente, a ser fonte de sofrimento para aqueles que rodeiam o sujeito e com quem ele convive.

Nos autores em questão, a psicanálise aparece como uma teoria geral da personalidade, capaz de nos apresentar um ponto de vista da totalidade, uma conceitografia a um só tempo descritiva e interpretativa, um conjunto de hipóteses simultaneamente integrativo e analítico sobre a dinâmica das diferenças que engendram nosso mal-estar.

Esse era o problema central dos primeiros intérpretes do Brasil, ou seja, definir o *caráter nacional* por meio de uma excessiva propensão a identificar-se com o outro, com o estrangeiro, com o colonizador. Silvio Romero (1851-1914) caracterizava o brasileiro por sua disposição à imitação do estrangeiro, por sua facilidade para aprender e também pela superficialidade do resultado obtido. Seríamos, então, fascinados pelo "palavreado da carolice" e por "devaneios fúteis" de impiedade – traços que podem ser tomados alegoricamente como a disposição a incorporar o outro de modo por demais falso. Isso só podia indicar que a incorporação é malfeita ou nossa alma não é lá muito constante e segura de si. Essa mesma carência de substância da alma também nos descrevia como apáticos, sem iniciativa, desanimados, irritáveis, nervosos e sujeitos à rápida extenuação de talentos precoces. Ou seja, índices que se distribuem entre virtudes privadas e vícios públicos. A disposição à vinculação com o outro contrastaria com a falta de fidelidade aos valores necessários para o universo do trabalho, das regras e da ordem. Menos do que os termos, é preciso reter aqui a gramática de oposições entre virtudes psicológicas e morais que se transformam em obstáculos ao desenvolvimento econômico e institucional.

Afonso Celso (1860-1938) localiza nessa "paciência resignada" a fonte da falta de iniciativa para a produção laboral e cultural. Nossa hospitalidade excessiva contraria o sentimento de independência, assim como a indecisão tensiona-se contra a afeição à ordem. A falta de firmeza, o pouco esforço e a ausência de escrúpulo no cumprimento de obrigações surgem, assim, ambiguamente, como preguiça ou resistência cultural, como conformismo aparente e inconformismo latente.

Em Paulo Prado (1869-1943), as virtudes anímicas e os vícios organizacionais explicitam-se pela oposição entre a série intrassubjetivada da tristeza, do erotismo e do romantismo, por um lado, e os traços coletivos de cobiça, individualidade desordenada e apatia, por outro.

A relação entre a interpretação cultural voltada para a co-habitação cordial de diferenças morais e a intolerância reaparece em Manuel Bonfim (1868-1932). Para ele, a tensão se delineia entre parasitismo, instintos agressivos, intermitência de entusiasmo, inconstância no querer, bem como poder de assimilação social – atributos que versam sobre nossas disposições familiares e de convívio privado. No polo oposto, aparece a perversão do senso moral, o horror ao trabalho livre, o ódio ao governo e a desconfiança das autoridades, ou seja, todos eles atributos relativos às disposições institucionais, públicas e ao universo do trabalho.

Cassiano Ricardo (1895-1974) consagra essa oposição em termos românticos ao opor o caráter mais emotivo, "mais coração que cabeça" e menos odioso do que bondoso, a traços como "propensão maior às ideologias".

Vê-se, assim, entre os autores que precederam os grandes intérpretes do Brasil, o predomínio de um vocabulário moral e pouco revestido de teorias sobre a natureza mesma do caráter. Assim é mais fácil entender por que a psicanálise representa um avanço científico na discussão do caráter nacional e também como as teorias do sincretismo apoiam-se nessa espécie de consenso sobre nossa alma sem essência. Essa seria a fonte de nossa simpatia cultural pelo mulato, pela mistura, pelo gosto pela migração e pela imigração.

Pouco se observou que ao lado da acentuação de nosso caráter híbrido, de matriz racial, o autor de *Casa-grande e senzala* articulava uma crítica, psicanaliticamente carregada, sobre o entendimento economicista de nosso caráter nacional. O "sadismo dos grupos dominantes" e o "masoquismo dos grupos dominados" é atribuído ao papel hipertrófico do senhor de engenho, a um tempo pai e mestre, juiz e senhor. Tal qual o senhor hegeliano, o senhor de engenho define-se pelo "embrutecimento no gozo". Já o gosto pela ostentação, o complexo de refinamento, ele os atribui a nosso personalismo escravista, efeito de tolerância que ao mesmo tempo reforça e mitiga a patologia de nosso individualismo feito às pressas.

A contrapartida dessa economia subjetiva feita de tolerância e intolerância é o tema da cordialidade, que aparece em *Raízes do Brasil*. O problema da cordialidade é precedido por um introito psicológico, senão psicanalítico. É pelas figuras de Antígona e Creonte, procedentes da tragédia de Sófocles, que se introduz o tema do homem cordial no interior da descontinuidade entre família e Estado. Sérgio Buarque de Holanda acompanha uma vasta tradição de comentário que vê nessa tragédia uma luta entre a lei particular-familiar de Antígona contra a lei universal-Estatal, representada por Creonte. Retoma-se, então, a passagem do sistema de aprendiz e a intimidade da transmissão de um ofício por extensão das regras familiares, em oposição ao nascimento do capitalismo como autonomização da produção, por meio do salário e da forma-mercadoria. O sentimento de responsabilidade, necessário à nova posição de empregador, faz com que as relações pessoais e diretas, sem intermediários, consubstanciem-se na partilha dos instrumentos e dos meios de produção. Apesar da existência de famílias retardatárias e da admoestação de pedagogos e psicólogos, de que a educação "deve ser apenas uma espécie de propedêutica da vida na sociedade"[46], remanescem pais dotados de excepcional vocação e meios para o exercício da autoridade.

---

[46] Sérgio Buarque de Holanda, *Raízes do Brasil*, cit., p. 143.

[...] esses pais realmente inteligentes são, de ordinário, os que mais se inclinam a exercer domínio sobre a criança. As *boas* mães causam, provavelmente, maiores estragos do que as más, na acepção mais generalizada e popular desses vocábulos.[47]

A criança deve ser "preparada para desobedecer apenas nos pontos em que sejam falíveis a previsão dos pais", adquirindo assim individualidade, único fundamento justo das relações familiares. A concorrência entre princípios de cidadania e iniciativa pessoal torna-se o fundamento para a superação dos vícios antifamiliares. A defesa da vara, pelos pedagogos retrógrados, era sustentada muitas vezes pelo argumento de que a própria criança preferiria isso a ouvir que seu pai gosta mais de seu irmão ou de sua irmã. É nesse ponto que nosso autor inverte abruptamente a ordem das razões e passa a apresentar o cenário de que no Brasil a separação entre público e privado se deu com relativa debilidade, que o puro burocrata, funcionário imparcial do Estado, não emerge como tipo social e que a escolha de homens para cargos públicos ainda obedece a critérios de confiança, e não à apreciação de capacidades próprias.

> Já se disse, numa expressão feliz, que a contribuição brasileira para a civilização será de cordialidade – daremos ao mundo "o homem cordial". A lhaneza no trato, a hospitalidade, a generosidade, virtudes tão gabadas por estrangeiros que nos visitam, representam, com efeito, um traço definido de nosso caráter brasileiro, na medida, ao menos, em que permanece ativa e fecunda a influência ancestral de padrões de convívio humano, informados no meio rural e patriarcal.[48]

Contrasta-se em seguida a cordialidade com a polidez, ambas formas de articular o sentimento social do respeito. A polidez é uma espécie de mímica deliberada, controlada e ritualizada de manifestações que são "espontâneas no 'homem cordial'"[49]. A polidez implica a presença constante e administrada

---

[47] Knight Dunlap, *Civilized Life. The Principles and Applications of Social Psychology*, citado em Sérgio Buarque de Holanda, *Raízes do Brasil*, cit., p. 143.

[48] Sérgio Buarque de Holanda, *Raízes do Brasil*, cit., p. 146-7.

[49] Ibidem, p. 147.

de um processo de individualização, ao passo que a cordialidade denuncia a emergência da pessoa e sua espontaneidade natural.

> No "homem cordial" a vida em sociedade é, de certo modo, uma verdadeira libertação do pavor que ele sente em viver consigo mesmo, em apoiar-se sobre si próprio em todas as circunstâncias de sua existência.[50]

Nossa reverência cordial esconderia, assim, um permanente desejo de intimidade como demanda de proteção contra os riscos da intolerância e da gestão administrada da lei. E nossa propensão à intimidade se revelaria em certas derivações linguísticas como as que determinam a associação entre algo de que se gosta e o uso do diminutivo "inho"[51]. A psicanálise aprendeu a reconhecer nesse uso do diminuitivo a presença do fragmento de gozo que determina tanto a procedência do narcisismo das pequenas diferenças quanto indicia o traço de gozo que se apodera do sujeito em sua fantasia. Imaginamos que produzindo um diminutivo, de afeição ou piedade, a coisa se tornará mais controlável, no entanto, o mais comum é que esse diminutivo denuncie que é esse *objeto a* que nos domina, e dele somos servos em nossa fantasia.

Outro marco discursivo da cordialidade é a tendência ao tratamento das pessoas pelo prenome, não pelo sobrenome. A *relação humana* que desapareceu no interior dos processos produtivos reaparece nos processos de cordialidade, por meio dos quais um consumidor ideal é também "amigo". Por meio desse processo, uma entidade à qual se despende reverência, como santa Teresa de Lisieux, torna-se "santa Teresinha", sem sobrenome e no diminutivo. O processo de cordialização da autoridade parece desenvolver-se em torno de uma das categorias topológicas ligadas ao imaginário, a saber, a distância.

> [...] nosso culto sem obrigações e sem rigor, intimista e familiar, a que se poderia chamar, com alguma impropriedade, "democrático", um culto que dispensava no fiel todo esforço, toda diligência, toda tirania sobre si mesmo, o que corrompeu, pela base, nosso sentimento religioso.[52]

---

[50] Idem.

[51] Por exemplo, quando se diz, coloquialmente, "tomar uma cervejinha com os amigos" ou "bater um papinho com as amigas".

[52] Sérgio Buarque de Holanda, *Raízes do Brasil*, cit., p. 150.

Essa patologia da crença explicaria, entre outras coisas, por que nossa República seria obra dos positivistas e nossa Independência seria fruto dos maçons. Ou seja, falta à cordialidade o senso de unidade, para além de suas próprias fronteiras, faltam ambições que ultrapassem sua paróquia, faltam lemas que ambicionem mais do que sua província. Ou seja, nosso cordialismo é, sobretudo, um saber de escravos: "A vida íntima do brasileiro nem é bastante coesa nem bastante disciplinada para envolver e dominar toda a sua personalidade, integrando-a, como peça consciente, no conjunto social"[53].

Ou seja, o homem cordial é uma tese que começa por um problema pedagógico e educativo e termina como argumento sobre nossa disposição para crença, autoridade e respeito. Está inteiramente voltado para a partilha de um saber como agente do laço social. É esse saber comum, sobre como "as coisas funcionam na prática", sobre a diferença entre enunciado e enunciação da lei, saber sobre a origem familiar da lei, que se inscreverá como teoria de que o homem cordial no fundo propõe um laço em forma de família estendida.

Esse saber coloca o outro no lugar de objeto e o aproxima segundo as regras de intimidade e de diminuição ou aumento de distância. A ideia de que a família deve educar como uma propedêutica para a vida em sociedade é um ótimo exemplo. A cordialidade parece pertencer a uma versão brasileira do discurso universitário, no qual o significante-mestre encontra-se no lugar da verdade, como reminiscência da autoridade paterna, e o saber é o agente do discurso, agindo como regra de reconhecimento tácito.

Tudo se passa como se a primeira linhagem (Gilberto Freyre e Mario de Andrade) se ocupasse em explicar um sistema de autoridade e poder excessivamente centralizado em torno da deriva paterna para fora de si mesma, enquanto a segunda linhagem (Oswald de Andrade e Sergio Buarque de Holanda) se dedicasse a mostrar que nem tudo precisa ser explicado como anomalia da norma, mas que também é possível pensar um sofrimento não causado apenas pelo excesso ou pela falta de determinação, mas pela impossibilidade de inscrever a anomia e a indeterminação.

Assim como o uso da psicanálise por Mário e Oswald se opunha discursivamente à tomada da diagnóstica freudiana pelos psiquiatras positivistas, também os teóricos do caráter nacional, em particular nos anos 1930, tinham em seu favor o uso das ideias psicanalíticas para entender a gênese social da dominação e da opressão.

---

[53] Ibidem, p. 151.

Além da pertinência das teses, é importante reconhecer o papel da antropologia médica, da sociologia do sofrimento e da medicina social como discursos infiltrados em nossos primeiros intérpretes. Ou seja, como se a questão do caráter nacional fosse antes de tudo objeto de uma qualificação de nosso sofrimento por meio de categorias civilizatórias. Para tanto, basta lembrar da frase final de *Os sertões*: "É que ainda não existe um Maudsley para as loucuras e os crimes das nacionalidades"[54]. Maudsley (1835-1918) foi um psiquiatra inglês conhecido pela introdução da ideia de sociopatia definida como a presença pertinaz de irresponsabilidade, insensibilidade ou imbecilidade moral, sem, contudo, alteração significativa da capacidade intelectual, organizativa ou prática. Os *crimes de nacionalidade* atestam a divisão e a diferença discursiva entre intolerância e tolerância no exercício do poder, sem contradição posta com a prática da autoridade cordial.

A destruição de Canudos, como comunidade de resistência, ainda que abrigada e messiânica, devia chamar nossa atenção para o fato de que a reação desmesurada e violenta do Estado adolescente repudiava, sobretudo, a formação dessa identidade apartada e independente, sentida como aspiração de autonomia. Canudos atualiza a narrativa do objeto intrusivo, a grande metáfora do quisto interno, da zona de exceção que mobiliza as forças federais rumo ao reequilíbrio e à restauração da unidade nacional. A insensibilidade, a intolerância e o barbarismo administrado da intervenção federal sugerem que se tratava principalmente da tentativa de destruição de um símbolo. A intervenção do Estado não consegue reconhecer na existência daquela pequena cidade semimurada, mas aberta a quem quisesse nela se aventurar, parte de seu futuro possível. Canudos deve ser destruída como gesto exemplar que atesta o funcionamento da ordem, mais do que a própria prática da ordem ela mesma.

Aos soldados que lutaram na devastação de Canudos fora prometido um terreno quando de seu regresso ao Rio de Janeiro. Em meio às reformas de urbanização promovidas por Pereira Passos, ao alargamento das ruas, que imitariam os bulevares parisienses idealizados por Haussmann, ao bota--abaixo dos antigos casarões e aos aterros que liquidaram alguns morros, os egressos de Canudos encontraram no morro da Providência um lugar de albergagem provisória, à espera de que a promessa do Estado se cumprisse.

---

[54] Euclides da Cunha, *Os sertões* (1902) (Rio de Janeiro, Fundação Biblioteca Nacional, 2010).

Assim como tinham ocupado os morros nas cercanias de Canudos, onde nascia esse tipo de vegetação chamada *favela*, eles agora criavam os primeiros cortiços cabeça de porco. Em seguida, os morros prosseguiram sua ocupação com a população egressa do campo e da libertação dos escravos, no que veio a se chamar a diáspora negra.

Marilena Chaui[55], fazendo um balanço de nossos intérpretes do caráter nacional, percebeu bem que o discurso brasilianista aborda de fato dois sintomas diferentes, tentando reuni-los em uma só formação discursiva, os chamados *mitos fundadores*. Neles articulam-se sintomas de duas séries. Há sintomas de *identidade*, que são por sua vez a própria reificação de um caráter nacional como imagem representativa que apaga a diversidade e a contradição constituinte que lhe deu origem. Aqui a tendência é confundir, instrumentalmente, esfera pública e privada, herança de nossa cultura senhorial, que se exprime em nosso fascínio pelos signos de poder, prestígio ou status. São sintomas baseados na perda da capacidade reflexiva, na alienação da alma como perda de si. Eles se engendram pela prática dos muros, no interior dos quais a identidade poderia ser recuperada como que por purificação do estrangeiro.

Por outro lado, há sintomas que se prendem, genealogicamente, ao problema da divisão e que se expressam em apelos de *unidade*. Neles instrumentaliza-se a esfera jurídica e o ordenamento de normas e regulamentos, distribuindo-os com parcialidade conforme as relações entre iguais, baseadas em parentesco e clientelismo, cumplicidade e compadrio. Se a primeira série de sintomas está baseada na hipertrofia da lei, na autonomização da regra em relação a seu fim, da norma em relação a seu escopo, a segunda baseia-se na tolerância instrumental do desvio, na corrupção, "sob certos limites", e no favorecimento administrado entre amigos. A tradição que interpreta o Brasil sob o ponto de vista da cordialidade aponta, de maneira privilegiada, para o problema da ausência do Estado (e as soluções particulares encontradas para repor e administrar suas funções), ao passo que a tradição que defende a intolerância como traço de brasilidade enfatiza o excesso de Estado (e a insuficiência dos modos de individualização necessários para que ele realize as funções a que se destina). Entende-se, assim, como um sintoma como o condomínio reúne a cordialidade de um novo pacto e a intolerância do excesso de segurança e controle.

---

[55] Marilena Chaui, *Brasil: mito fundador e sociedade autoritária* (São Paulo, Fundação Perseu Abramo, 2000).

Um bom exemplo de como exigências sincréticas e aspirações liberais encontram-se como ponto indutor do sofrimento nacional pode ser extraído da seguinte observação sobre a Revolta da Vacina, ocorrida no Rio de Janeiro em 1904:

> Já se foi o tempo em que acolhíamos com uma simpatia esses parentes que vinham, descalços e malvestidos, falar-nos de seus infortúnios e de suas brenhas. Então a cidade era deselegante, malcalçada e escura, e porque não possuíamos monumentos, o balançar das palmeiras afagava a nossa vaidade. [...] Agora, porém, a cidade mudou e nós mudamos por ela e com ela [...]. E por isso, quando o selvagem aparece, é como um parente que nos envergonha. Em vez de reparar nas mágoas do seu coração, olhamos com terror para a lama bravia de seus pés. O nosso *smartismo* estragou nossa fraternidade.[56]

A Revolta da Vacina é um bom exemplo de como as aspirações de individualização, patrocinadas pelas campanhas de saneamento e melhorias na cidade do Rio de Janeiro, eram percebidas como uma espécie de ameaça aos laços de familiaridade e de confiança comunitária presentes na forma de vida afetada por esse processo modernizador. Trata-se de um exemplo de como a correlação entre cordialidade e tolerância, a economia entre muros e síndicos, pode ser rompida. A vacinação é a inoculação de um objeto intrusivo, representando, assim, uma ameaça à unidade. Ela é também a violação de um pacto tácito estabelecido entre a ordem pública e a esfera privada, pacto que estipula a não intromissão nos assuntos do corpo e a tolerância de seu livre uso privado. Em terceiro lugar, a vacinação compulsória é um atentado ao espírito de corpo, que determina o funcionamento da autoridade no interior de uma comunidade: o pai de família humilhado, a jovem virgem tocada por um estranho, a criança manipulada com dor. Por isso ela foi percebida como um ato de intolerância contra formas de vida já estabelecidas. Em quarto lugar, a vacinação das populações pobres foi recebida como uma ameaça à identidade de uma forma de vida que se anunciava sem nome definido, ao modo de um mal-estar chamado *modernidade*, que exigia transformação, mas sem declinar os compromissos e os sacrifícios nem acenar com um novo pacto, tal como se esperaria do processo civilizatório.

---

[56] Nicolau Sevcenko, *A Revolta da Vacina* (São Paulo, Cosac Naify, 2010).

Institucionalismo

Até os anos 1930, a entrada modernista da psicanálise, quer pelo veio literário e sociológico, quer pelo veio médico-psiquiátrico, toma-a como discurso. Até meados da década de 1940, um fato interessante torna ainda mais enigmática a disseminação da psicanálise no Brasil. Havia aliança com práticas e discursos educacionais e psiquiátricos, presença relativa na cultura política e estética, havia pioneiros e estudiosos reconhecidos da psicanálise, como Durval Marcondes, mas, paradoxalmente, não havia psicanalistas no Brasil[57]. Notícia: por aqui, a psicanálise como prática clínica começa mesmo no pós-guerra. Havia *manifestações psicanalíticas*: sincretismo psiquiátrico, antropologia psicanalítica como teoria social, mimeses da psicanálise como crítica da cultura. Antes de ser uma prática metódica para tratamento do sofrimento, a psicanálise era um complexo discursivo que servia ao diagnóstico do mal-estar no Brasil. Daí que na bagagem dos primeiros psicanalistas emigrados havia também um novo mote ideológico: desenvolvimento e autonomização.

Do ponto de vista da filiação acadêmica, já se assinalou nossa avidez em importar ideias. Teorias que se notabilizam como ideias fora de lugar[58] engendram debates, geram sistemas de interpretação e influenciam políticas públicas sem que ao mesmo tempo se coloque, agudamente, sua adequação ao contexto nacional. Elas igualmente desaparecem sem deixar rastros, substituídas por nosso gosto novidadeiro. Nessa linha surge a hipótese espontânea de que a psicanálise é mais uma prática de elites que querem formar muros simbólicos *in terra brasilis*.

Examinemos a trajetória de dois dos primeiros psicanalistas em São Paulo, Adelheid Koch e Frank Philips, para mostrar como lidamos com a chegada dessa nova prática clínica.

O que Adelheid, essa refugiada judia nascida no leste europeu, trazia na bagagem era o sofrimento da guerra recém-atravessada, a desorientação da imigração, o embaraço com a língua. Tudo isso aparentemente jogou contra a formação de uma centelha geratriz para a constituição de grupos de formação de psicanalistas. Nossa primeira psicanalista era uma novidade

---

[57] Carmen Lucia M. Valladares de Oliveira, *História da psicanálise: São Paulo (1920--1969)*, cit.

[58] Roberto Schwarz, "Nacional por subtração", em *Que horas são?*, cit.

muito tímida e demasiadamente sofrida para o papel que dela se esperava. Faltava a Adelheid Koch algo que pudesse impulsionar e corresponder aos anseios institucionalistas de reconhecimento internacional, faltavam a ela os contatos no exterior, aos quais aspirava a comunidade psicanalítica paulista. Isso só veio a ocorrer quando se impôs um segundo modelo, centralizado na figura de Frank Philips. Mais aristocrático, esse australiano fez análise com a própria Adelheid antes de se tornar paciente de Melanie Klein e Wilfried Bion, em Londres. No Brasil, ele logo instituiu preços astronômicos para as sessões, além de rígida periodicidade, fazendo disso um traço de estilo. Tudo se passava como se uma análise sob os trópicos fosse menos legítima do que a *verdadeira* análise londrina com Klein e depois com Bion. Isso explica também por que Bion seria o convidado preferencial e a matriz de disseminação da psicanálise brasileira no pós-guerra.

Ambos, Koch e Philips, tinham diante de si a tarefa de filiar o movimento psicanalítico brasileiro à Associação Psicanalítica Internacional, demanda de reconhecimento crucial e natural em um país que aspirava incluir-se no mundo e que se interpretava como carente de instituições fortes. Para tanto, era preciso provar que era possível formar psicanalistas no Brasil. Nossa primeira psicanalista não médica, Virgínia Bicudo, egressa da Escola de Sociologia e Política, era negra e fizera sua primeira análise com Adelheid Koch, que a descrevia como: "Essa jovem de origem mestiça e originária de um meio social mais modesto, que chegou em análise convencida de que seu sofrimento era devido à sua origem social"[59].

Mais uma vez a análise sob os trópicos parecia insuficiente, daí que ela tenha tido uma segunda experiência como analisante, em Londres, com o próprio Frank Philips. O problema incontornável da língua no interior de um tratamento em tudo dependente da fala mostra-se, assim, em profunda tensão com nossa valorização do estrangeiro e da vivência no exterior. Na década de 1950, com Roger Bastide e Florestan Fernandes, Virgínia participou do projeto da Unesco para o diagnóstico de nossas condições de institucionalização escolar e de saúde. Depois disso, participou da Liga Brasileira de Higiene Mental[60] com Durval Marcondes, sendo uma das grandes

---

[59] Carmen Lucia M. Valladares de Oliveira, *História da psicanálise: São Paulo (1920--1969)*, cit.

[60] "Fundada no Rio de Janeiro, em 1923, pelo psiquiatra Gustavo Riedel, a Liga tinha como objetivo primordial a melhoria na assistência aos doentes mentais através da

responsáveis pelo reconhecimento da Sociedade Brasileira de Psicanálise. Psicanalista, socióloga, professora, articulista de vários jornais, ativista em saúde mental, sem falar de seus cargos políticos dentro da psicanálise em São Paulo e na nascente Brasília – o percurso de Virgínia Bicudo é uma síntese das correntes formativas da psicanálise brasileira: a psiquiatria disciplinar, a antropologia modernista e o institucionalismo desenvolvimentista. Uma líder negra em meio a uma psicanálise que se delineia como alternativa de ascensão social para famílias aristocráticas. Alguém profundamente marcada pelo complexo de origem, em busca da internacionalização como solução de reconhecimento legítimo.

É característica da psicanálise brasileira, salientada por observadores externos, sua presença em diversas instituições, bem como a dimensão turbulenta de suas próprias associações. Das entidades de saúde mental a escolas e hospitais gerais, das universidades aos aparelhos jurídicos e os programas de pós-graduação, isso tudo, além da proliferação de associações de psicanálise no Brasil, testemunha nossa fé institucionalista. Ocorre que, por aqui, nenhuma instituição está a salvo de ser percebida como, ou de se transformar de fato em, apenas mais um condomínio, loteamento, quando não cartório notarial. E mesmo o anti-institucionalismo, que soube ler esse sintoma nacional antes de todos, não passará sem o amargo sabor regressivo dos quintais e dos pequenos latifúndios.

Partindo da associação com o pensamento de vanguarda e com o positivismo psiquiátrico na década de 1920, a psicanálise chega aos anos 1960 como atividade aristocrática, ligada às famílias tradicionais, herdeiras da aristocracia rural urbanizada, mas também de eruditos e intelectuais de corte universitário. Entre a linhagem de Koch e a de Philips, parece ter prevalecido a segunda, apesar do exemplo em contrário, representado por Virgínia Bicudo e Durval

---

modernização do atendimento psiquiátrico. A Liga era uma entidade civil, reconhecida publicamente através de subsídios federais e composta pelos mais importantes psiquiatras brasileiros. De 1923 a 1925, a Liga seguiu a orientação de Riedel. A partir de 1926, influenciados pelo contexto político e pelo contato com ideias alemãs, francesas e norte-americanas, os diretores da Liga mudaram sua orientação, de modo que uma clara tentativa de 'normalizar' a população tornou-se o principal objeto para os médicos em seus esforços para inibir os deficientes mentais." André Augusto Anderson Seixas, André Mota e Monica L. Zilbreman, "A origem da Liga Brasileira de Higiene Mental e seu contexto histórico", *Revista de Psiquiatria do Rio Grande do Sul*, Porto Alegre, v. 31, n. 1, 2009.

Marcondes. A perspectiva de ascensão social que ela promete começa a nutrir o imaginário elitista que até hoje paira sobre sua prática. Paralelamente, a psicanálise passa a ser incorporada por outros grupos sociais importantes: os filhos e os netos da imigração, as novas gerações de primeiros filhos a ingressarem na universidade, a classe média estabelecida que sonhava com novos degraus profissionais entremeados com aspirações de aceitação social. Em comparação com o concerto das nações psicanalíticas mais avançadas, às vezes do outro lado do rio da Prata, tínhamos nossa identidade por subtração, mas em comparação com as gerações anteriores de "verdadeiros psicanalistas", que tinha substituído a geração ainda anterior dos "psicanalistas por procuração", nos tornávamos, no fim dos anos 1950, nacionais por adição.

Entre a refugiada de guerra, Adelheid Koch, e sua excelente formação no Instituto Psicanalítico de Berlim, mas sem os atributos esperados de uma verdadeira colonizadora, e o aristocrata Frank Phillips e seu patente internacionalismo, devemos situar Durval Marcondes, esse pioneiro da psicanálise ligado aos modernistas. Já em 1931, seu contato com Freud ocorrera no contexto da necessidade de desmascarar o charlatão Maximilien Langster, que aparecera na capital paulista proclamando-se "o melhor discípulo de Freud"[61]. Marcondes não apenas uniu-se a Virgínia Bicudo e aos dois estrangeiros para fundar a primeira sociedade psicanalítica brasileira, como mais tarde organizou o grupo que fundou o Instituto de Psicologia da USP, dando contornos psicanalíticos à sua orientação clínica.

Na década de 1960, o processo de implantação de instituições psicanalíticas cresce em paralelo com a expansão nas universidades e com o grande tropeço nacional da ditadura militar. A expansão e a disseminação da psicanálise, nesse período, estão filtradas pelo sintoma do institucionalismo tolerante e da genealogia cordial. Por meio dele, formas e regras que regulam a prática se autonomizam em relação a seus fins e seus objetivos precípuos. Por um lado, ela é um discurso necessário para *guardar a ordem*[62], ou seja, explicar a origem da desordem e praticar a reorganização necessária. Por outro, a psicanálise começa a ser lida como capaz de aplicar rituais de autopurificação, necessários para se apresentar, ela mesma, como ordenada. Daí que

---

[61] Élisabeth Roudinesco e Michel Plon, *Dicionário de psicanálise* (Rio de Janeiro, Zahar, 1998), p. 87.

[62] Cecília M. Bouças Coimbra, *Guardiães da ordem: uma viagem pelas práticas psi no Brasil do "milagre"* (Rio de Janeiro, Oficina do Autor, 1995).

se torne crucial saber onde está a *psicanálise pura* e onde ela está misturada com a psicologia, com as psicoterapias, com a psiquiatria, com política, com a literatura, com as visões de mundo, e assim por diante, desencadeando um processo de fetichização da genealogia. No entanto, para *guardar a ordem*, ela deve se apoiar em discursos e transferir poder de práticas que já possuem legitimidade e força social para tal, como medicina, educação, universidade, instituições públicas, sem falar na elite econômica ou cultural.

Quando a psicologia torna-se prática independente e profissão regulamentada, em 1962, com seus próprios departamentos e faculdades, a psicanálise constitui uma das forças mais importantes na definição de seu escopo clínico. A ideia de um curso de psicologia de formato assemelhado ao da formação médica, com clínicas de acesso público e estágios semelhantes a residências, é um exagero nacional. Efeitos benéficos premeditados pelas piores intenções, como veremos adiante. Consequência: a ideia de formação sobrevive como problema direto na articulação entre discurso teórico e prática clínica. Entre ofertar habilitação maciça de profissionais de qualificação duvidosa, mas expostos às vicissitudes da formação, ou restringir o acesso profissional ao filtro organizador de associações formativas, e confiar na regulação da sociedade civil, o resto do mundo civilizado escolheu a segunda, o Brasil escolheu a primeira. Para muitos teria sido uma escolha malfeita, na medida em que expôs a psicanálise à corrupção generalizada pela psicologia e ao problema insolúvel da impostura. Em contrapeso, nascia outra atividade acessível a um novo tipo de intelectual, que não se contentava com a carreira docente nas humanidades nem com o engarrafamento das profissões liberais clássicas. Todavia, para outros, a partilha teria sido bem-feita, pois criou uma mentalidade crítica e benfazeja em torno da insuficiência da formação universitária sem o desligamento completo e a autonomização como *training* nas mãos de instituições especializadas e autônomas.

Surge aqui o *romance disciplinar* da formação dos psicanalistas brasileiros. Já no final dos anos 1970, a fortaleza cercada dos institutos de formação tradicionais começa a fazer água frente à demanda de formação de uma massa de psicólogos egressos dos proliferantes cursos de psicologia. Baseado na convicção estoica que envolve submeter-se, em sua própria formação, a um conjunto extenso e bastante caro de obrigações, condições e regras de controle, o psicanalista em formação deve ser como um herói capaz de sacrifícios e empenhos em nome de uma causa; mas o sentido de fundação vivido pelas gerações anteriores desapareceu.

Esse processo é contemporâneo à aparição de um novo tipo social: o intelectual de classe média, cujo empreendimento de formação deve prestar contas ao mercado e, ao mesmo tempo, responder a aspirações de liberdade. Nada mais distante da ambiência e da ambição dos pioneiros em "criar uma cultura local com ingredientes tomados avidamente aos estrangeiros, homens ricos, e no governo, acessíveis às manobras do espírito"[63]. Portanto, foi bem depois de nosso interlúdio inicial, com a mudança de posição social de nossos cirurgiões-barbeiros da alma, que as novidades vindas de Paris e de Londres adquiriram a função de mercadoria com força de lei.

Já se observou que, a partir dos anos 1950, o grande quadro clínico, o paradigma fundador da psicanálise, a saber, a histeria, teria "se desmanchado no ar". As histerias de conversão, com seus ataques corporais e dissociações de consciência, entraram em rarefação. No lugar da "boa e velha histeria" surgem personalidades infantilizadas e dependentes, tipos ansiosos caracterizados por depressões narcísicas, formas psicossomáticas marcadas por adoecimentos crônicos e, para completar, loucuras histéricas, insubmissas e *borderline*[64]. Fragmentação que já se insinua até mesmo em Lacan, tido como partidário de uma psicopatologia forte, mas que, não obstante, enfrentará a histeria heterogeneamente como um tipo de desejo (insatisfeito), uma forma de identificação (com o significante da falta), uma modalidade de discurso (discurso da histeria) e uma questão estrutural (o que quer uma mulher?).

Mas, ao que tudo indica, essa dissolução da unidade dos grandes quadros em prol de formas flutuantes de funcionamento e capilarização do patológico na vida cotidiana não afetou a recepção da psicanálise nem levantou suspeita sobre a consistência psiquiátrica de sua diagnóstica. Isso pode ser atribuído, no caso brasileiro, ao fato de que nossos pacientes não demandavam uma reconstrução identitária, baseada na individualização patológica, mas, sim, um discurso que pudesse traduzir conflitos nascidos no espaço familiar para explicar e reduzir a percepção das contradições na arena pública. Como muitos teóricos já apontaram, esse processo de declínio da vida pública[65] e

---

[63] Paulo Arantes e Otília Beatriz Fiori Arantes, *Sentido da formação* (Rio de Janeiro, Paz e Terra, 1997), p. 57.

[64] Gustavo Adolfo Ramos, *Histeria e psicanálise depois de Freud* (Campinas, Editora da Unicamp, 2008).

[65] Richard Sennett, *O declínio do homem público* (São Paulo, Companhia das Letras, 1993).

de ascensão da cultura terapêutica[66] é o embrião do futuro discurso vitimológico, forma pós-moderna do conformismo psicológico.

Ainda nos anos 1960, a psicanálise trazia consigo, como bônus estético, um estilo de vida europeu tensionado com a herança fugaz da vanguarda modernista brasileira. Um sinal de modernidade e proximidade com o poder central em um país que se sentia na periferia do mundo. Mas, apesar disso, salvo exceções, o psicanalista não reedita a solução do malandro Leonardo nem a do visionário Simão Bacamarte. O psicanalista condensa a aura postiça, o traço de transplante cultural e o sentimento de inautenticidade que caracterizam, para Schwarz[67], a experiência cultural brasileira, como uma ideia ou como uma prática fora de lugar. Em se tratando da tensão entre o original europeu e a cópia nacional, no terreno da psicanálise, a imitação é a regra, não a exceção.

Quando Roudinesco[68] fala na constituição de um saber e de uma prática psiquiátrica que exclua a possessão e as concepções anímicas sobre a origem divina dos transtornos mentais e a existência de um Estado de direito capaz de garantir a livre associação entre cidadãos, salta aos olhos nos critérios da historiadora que essas sejam duas condições diferentes. Como se fosse possível uma psiquiatria sem Estado de direito – e aqui temos o contraexemplo totalitário – e como se fosse possível um Estado de direito, baseado na livre associação, sem psiquiatria nem laicização do saber sobre o mal-estar. É preciso levar em conta esse cruzamento para explicar como a psicanálise brasileira floresceu durante o regime de exceção.

Há uma articulação política do sofrimento que se sobrepõe ao critério cultural da prevalência do saber psiquiátrico e ao critério social da livre associação. Se a psicanálise aportou no interior do higienismo psiquiátrico, a partir dos anos 1960, a diagnóstica psicanalítica começa a ganhar autonomia. O tratamento das dificuldades dos processos de individualização, inerentes à vida familiar, profissional e amorosa, passa a ocupar a primeira cena das ambições clínicas. É mais importante conhecer os próprios processos psíquicos do que enfrentar e curar sintomas. Assim, se cria uma espécie de contorno metodológico capaz de reduzir o estigma gerado pelo engajamento

---

[66] Frank Furedi, *Therapy Culture: Cultivating Vulnerability in an Uncertain Age* (Londres, Routledge, 2004).

[67] Robert Schwarz, "Nacional por subtração", em *Que horas são?*, cit.

[68] Élisabeth Roudinesco, *Genealogias* (Rio de Janeiro, Relume Dumará, 1999), p. 62.

em práticas psicoterápicas, sem que isso represente uma institucionalização nem uma estigmatização pelo sintoma, uma vez que se trata majoritariamente da prática em consultório particular. Contudo, o decisivo é que durante o regime de exceção o esforço político de nomeação do mal-estar torna-se restrito e controlado.

O primeiro critério de Roudinesco traça uma clara linha divisória entre saber psiquiátrico e interpretação mágico-religiosa do sofrimento psíquico. Mas isso deixa implícito que essa torção se faz por motivos mais epistemológicos que políticos. A psicanálise é filha da tradição moderna e iluminista da racionalidade ocidental, que afirma o caráter laico e emancipatório do saber. O caso brasileiro mostra-se interessante pelo contraste com culturas de predominância protestante, principalmente aquelas nas quais o ideário liberal se encontraria mais bem institucionalizado. Nessas culturas, a psicoterapia é com frequência percebida como atestado de fracasso moral individualizado, como deficiência educativo-familiar ou, ainda, como insuficiência de proteção social. Ocorre que no Brasil dos anos 1964-1978 o gradual desligamento ou aliança com a diagnóstica psiquiátrica ganhou contornos políticos. Tratava-se de recorrer, por meio de um passo para trás, ao nosso sincretismo cultural como forma de resistência crítica à despolitização do sofrimento moral e psicológico.

O sincretismo diagnóstico deixou sua marca permanente na implantação cultural da psicanálise no Brasil. Curiosamente, ele contribuiu para separar a psicanálise do dispositivo médico-psiquiátrico ao formar uma mentalidade reativa de que nossa psicanálise deveria ser, antes de tudo, genealogicamente pura e contratualmente institucionalizada. O sucesso da retórica da psicanálise original, pura e autêntica, que deu ensejo aos piores tipos de alienação, não deve ser tributado apenas a nosso complexo para tentar voltar ao "*euro-pai*", mas também a motivos internos, como reação à suposta miscigenação de povos, ao ecletismo de ideias, ao hibridismo diagnóstico, que torna a mistura sinônimo de malandragem.

Nossos pacientes, ainda hoje, frequentemente combinam formas de demanda ao tratamento psicanalítico acompanhadas de práticas sincréticas ou mágico-religiosas. Após uma sessão, vai-se a uma cartomante, participa-se de rituais afro-brasileiros, acorre-se ao culto católico na hora da agonia, tudo isso acompanhado de antidepressivos, dietas espirituais e drogas não convencionais, quando não de novas práticas de salvação *new age*. O sincretismo parece ter uma curiosa convergência com o incremento do *potencial de gozo* suposto em uma vivência. Podemos dizer que entre saber psiquiátrico e teoria mágico-religiosa do sofrimento psíquico nem sempre há oposição real.

Muros, fronteiras e litorais

Um estudo paradigmático, desenvolvido pelo Exército brasileiro no final dos anos 1970, pode nos ajudar a compreender como *transferência* e *desenvolvimento* emergiam como problemas clínicos privilegiados enquanto o tema do diagnóstico tornava-se gradualmente suspeito ou criteriosamente relegado à aliança psiquiátrico-psicotécnica. Trata-se de um estudo vagamente inspirado na psicanálise para responder por que adolescentes aderem a formas subversivas de engajamento político. A resposta é caricata. Tais indivíduos, segundo o estudo, provêm de "famílias desestruturadas", padecem de "desajustamento psicológico", em geral originado em lares com "pais separados". O inusitado desse tipo de diagnóstico reside na bizarra continuidade "clínica" do argumento.

A imissão da psicanálise em assuntos e disciplinas sociais acabava na ideia, tantas vezes objetada, de reeditar o Manicômio de Itaguaí; ou seja, seria preciso deitar comunidades, instituições e – por que não? – populações inteiras no divã. Isso culminou na famosa polêmica dos anos 1980 entre psicoterapia de grupo contra psicoterapia individual[69]. É o tempo em que prosperam os diagnósticos de massa, que associam o fracasso escolar à "disfunção cerebral mínima" e à "desordem familiar"[70]. Época que descobre os tipos próprios de sofrimento[71] no interior das relações trabalho e a possibilidade de que instituições e grupos constituam patologias próprias[72].

Começam a surgir efeitos da dissociação brasileira operada no interior da ideia de formação. Política torna-se sinônimo de militância partidária, e clínica torna-se sinônimo de consultório. Psicanalistas são constrangidos a uma retórica da escolha entre o desejo de corrigir e colaborar ou a polifonia discursiva da crítica. Psicanálise ou universidade? Social ou clínico?

---

[69] Jurandir Freire Costa, *Psicanálise e contexto cultural* (Rio de Janeiro, Campus, 1989).

[70] Idem, *Ordem médica e norma familiar* (Rio de Janeiro, Graal, 1979).

[71] Christophe Dejours, *A loucura do trabalho* (São Paulo, Cortez, 1984).

[72] José Bleger, *Temas de psicologia* (São Paulo, WMF Martins Fontes, 1980).

Intelectual ou cidadão? Daí em diante, psicanalista fora de seu condomínio, esteja ele em livre iniciativa ou agrupado, é gente que merece desconfiança e precisa ser diagnosticada.

Ocorre que no Brasil dos anos 1970, em pleno estado de exceção, surge um gosto pela patologização das formas impuras e transitórias. Isso se expressa também na imensa popularidade clínica alcançada por um quadro como a "síndrome da adolescência normal"[73], pelo sucesso de oposições clínicas como discriminado-indiscriminado, confuso-organizado, unitário-fragmentário e pela expansão massiva de categorias paraclínicas de alta suscetibilidade ideológica, como "baixa autoestima", "ausência de limites" e "problemas de comunicação". Tais diagnósticos litorâneos captam novas formas de sofrimento, conferindo-lhes nomeações nas quais o mal-estar pode ser reconhecido. Elas se distinguem dos diagnósticos murados, que justificam intervenções químicas e demais contenções regulativas.

A ditadura brasileira primou pela expansão dos manicômios, inaugurando um inédito sistema de aliança e favorecimento aos proprietários de clínicas e de hospitais orientados para a longa internação. O isolamento, o retorno ao contato com a natureza, a exclusão do convívio voltaram à tona como métodos de tratamento moral, simétricos das práticas de silenciamento e tortura das dissonâncias políticas. O caráter inédito da brutalidade da psiquiatria colaboracionista brasileira nesse período reenvia à função do síndico antes examinada[74].

Na década de 1970, o movimento pela luta antimanicomial cresce em relevância, iniciando uma reforma dos dispositivos asilares e da saúde mental no Brasil. As ideias de Basaglia e da antipsiquiatria inglesa, os estudos sobre a iatrogênese psicanalítica como os de Castel[75] ou sobre a produção ideológica da doença mental com os de Szasz[76], bem como o pensamento crítico de Foucault, a esquizoanálise de Deleuze e Guattari, começam a ser recebidos no país. Em quase todos os casos está em pauta o casamento psicopatológico

---

[73] Maurício Knobel, "A síndrome da adolescência normal", em Arminda Aberastury e Maurício Knobel (orgs.), *Adolescência normal* (4. ed., Porto Alegre, Artes Médicas, 1985), p. 5-15.

[74] Ver, por exemplo, Daniela Arbex, *Holocausto brasileiro: vida, genocídio e 60 mil mortes no maior hospício brasileiro* (São Paulo, Geração Editorial, 2013).

[75] Robert Castel, *A gestão dos riscos* (Rio de Janeiro, Francisco Alves, 1987).

[76] Thomas S. Szasz, *O mito da doença mental* (1971) (Rio de Janeiro, Zahar, 1982).

entre a psicanálise e a psiquiatria. Nessa medida, a psicanálise, para o bem e para o mal, fez a função do que em outras paragens teria ocorrido pelas mãos da crítica feminista ao patriarcalismo, pela teoria pós-colonial do poder (que por aqui jamais "pegou") ou pelos *cultural studies* (que tiveram contra si a maldição do sincretismo nativo). Esse capítulo pulado de nossa história seria refeito uma década mais tarde com a chegada dos pós-estruturalistas, como Derrida, Deleuze e Guattari, e dos pós-lacanianos, como Badiou, Žižek e Agamben.

Outro acontecimento decisivo nos anos 1970 é a edição da versão III do *Manual estatístico e diagnóstico de doenças mentais*, da Associação Psiquiátrica Americana. Essa versão, coordenada por Robert Spitzer, marca o expurgo das categorias psicanalíticas em termos diagnósticos. Ela abandona definitivamente a oposição entre neurose e psicose, introduzindo o sistema de eixos, que evoluirá para o diagnóstico estratificado em quatro modalidades de transtorno: clínicos, de personalidade, condições médicas gerais e problemas psicossociais e ambientais. A reforma abandona também a pretensão etiológica e absorve de modo normativo os componentes, agora reconhecidos como sincréticos e potencialmente confusionais do raciocínio clínico, visando a aumentar a confiabilidade de suas categorias. Esse movimento é justificado pelo chefe da força-tarefa que deu luz a essa nova fase do manual pela excessiva impregnação moral das categorias psicanalíticas, que levariam a associações intoleráveis. Para a psicanálise brasileira, a recepção foi outra, pois o gesto representava uma espécie de assunção declarada de que o diagnóstico psiquiátrico possuía tão somente fundamento normativo e apenas convencionalista.

Pode-se, então, opor com mais clareza essa forma de diagnóstico ao diagnóstico psicanalítico, de tipo compreensivo ou "psicodinâmico", que envolvia hipóteses etiológicas flutuantes. Nascem aqui três políticas de nomeação do mal-estar:

1. aquela que procura estabelecer limites artificiais e convencionais, mas restritos por muros disciplinares quanto a seu exercício, como o DSM, mas também neste quesito certos entendimentos de que as categorias diagnósticas em psicanálise só têm validade no contexto restrito da transferência ou para uso específico pelos psicanalistas;

2. a que procura construir fronteiras negociadas entre sistemas diagnósticos diferentes e porventura concorrentes, como o psicodiagnóstico psicológico;

3. aquela que funciona pela demarcação de litorais, zonas de indeterminação, no interior da qual há uma flutuação e uma composição híbrida entre modos de uso e sentidos intencionais, como a apropriação jurídica, educacional ou corporativa de certas categorias diagnósticas.

O que não foi muito bem percebido, ou tomado como menos problemático, é que havia, sim, uma pretensão etiológica não evidente no giro krapeliniano do DSM dos anos 1970: etiologia cerebral, genética e química. A separação entre o diagnóstico psiquiátrico, descritivo e disciplinar, e o diagnóstico psicanalítico, liberal e sincrético, tendeu a opor uma política de muros a uma política de demarcação de litorais. Criou-se aqui o futuro cavalo-de-batalha entre a política da conversão naturalista do sofrimento, baseada na alteração das propriedades biológicas, e a política de culturalização dos sintomas, como formas de vida que não podem ser apropriadamente reconhecidas.

Arma-se aqui uma suposta oposição entre um tipo de diagnóstico nominalista em sua constituição, mas naturalista em seu fundamento (psiquiátrico), e um diagnóstico conceitualista na origem, mas culturalista em seu fundamento (psicanalítico). O que essa oposição derroga é que o sintoma não só é assunto para territórios e métodos de interpretação e leitura; ele é sobretudo Real e não deve ser dissociado da narrativa do sofrimento na qual se expressa e pode ser reconhecido socialmente nem do mito por meio do qual sua verdade aparece em estrutura de ficção.

Desenvolvimento

A retórica mobilizada para sustentar a resposta psicológica em tempos de estado de exceção concentra-se, nos anos 1964-1978, na teoria do desenvolvimento. Isso é particularmente convergente com o discurso econômico em vigência oficial naquele momento: *desenvolvimento* necessário para superar o diagnóstico de *subdesenvolvimento*. Essa aproximação foi indicada por Burman[77], que, por intermédio de uma fina análise comparativa sobre a flutuação e o compromisso entre o discurso econômico e o discurso psicológico do desenvolvimento, mostrou diferentes níveis de cumplicidade

---

[77] Erica Burman, *Child, Image and Nation* (Londres, Routledge, 2009).

retórica, semântica e política entre a concepção econômica de desenvolvimento, propugnada nos anos 1970 por instituições como o Banco Mundial e o Fundo Monetário Internacional, e a diagnóstica psicológica baseada em paradas, suspensões, fixações, regressões, imaturidades, interrupções e demais patologias do *desenvolvimento* psicológico. Vê-se como a futura querela que oporá, dentro da psicanálise, desenvolvimento e estrutura, está retinta de cores políticas, e não apenas metodológicas.

Por volta do final dos anos 1970, a retórica do desenvolvimento começa a ratear. O sincretismo diagnóstico com a psiquiatria e com a psicologia do desenvolvimento revela compromissos discutíveis. A estratégia diagnóstica do desenvolvimentismo consiste em naturalizar a história no âmbito da pessoa, torná-la isomórfica à história social individualizada e, em seguida, propor o ideal de passagem empírico-transcendental da criança para o adulto. Está aqui a origem da polêmica que oporá, anos mais tarde, o adultocentrismo dos partidários da estrutura ao desenvolvimentismo dos partidários da autonomia da experiência da criança[78]. Assim como o Brasil precisa de progresso e este é interpretado como desenvolvimento, os indivíduos precisam de uma versão particular desse desenvolvimento. É compreensível que, ao contrário do que vinha acontecendo com a cultura psicanalítica estadunidense, que elegia como paradigma clínico os tipos narcísicos, com suas crônicas e endógenas dificuldades de adaptação, a psicanálise brasileira tenha se concentrado no funcionamento *borderline*[79], um quadro híbrido, caracterizado pelo desajustamento externo, pela infração da moral e da lei, pela sexualidade casual, pela turbulência dos laços intersubjetivos. À diferença dos tipos narcísicos do pós-guerra, que giram em torno do sofrimento decorrente do excesso e da falta de adaptação à norma social, com seus típicos sentimentos de vazio, isolamento e tédio, com suas narrativas sobre a vida "administrativamente feliz", as condições *borderline* apontam para outro problema: a mistura, a indeterminação, a incerteza dos limites, a violência contra si ou contra os outros. As fronteiras (*borders*) que criam e delimitam o par diagnóstico "adaptação-inadaptação"

---

[78] Oscar Cirino, *Psicanálise e psiquiatria com crianças: desenvolvimento ou estrutura* (Belo Horizonte, Autêntica, 2001).

[79] Christian I. L. Dunker e Fuad Kyrillos Neto, "A crítica psicanalítica do DSM-IV – breve história do casamento psicopatológico entre psicanálise e psiquiatria", *Revista Latinoamericana de Psicopatologia Fundamental*, v. 14, n. 4, dez. 2011.

como uma espécie de aplicação local da lei e da parcialização de gramáticas de reconhecimento estão, por assim dizer, suspensas e indeterminadas.

Nesse momento, institucionalismo e fetichismo genealógico se cruzam na expansão dos cursos universitários de psicologia, fato que ocorre no interior de uma política de Estado que liga educação e saúde segundo certa concepção de progresso nacional. Convém esclarecer que a chegada das novas tendências clínicas durante e após o regime militar apoiam-se direta ou indiretamente na maciça expansão dos cursos de psicologia. O que viria a ser o segundo país com o maior número de psicólogos no mundo foi altamente receptivo à emergência de quadros necessários para a formação de seu parque universitário, de graduação e de pós-graduação. E este tornou-se, pela primeira vez, um campo concorrente aos institutos de formação, seja diretamente, seja na forma de associações e instituições parauniversitárias. Em paralelo, forma-se no país um sistema de assistência social e de saúde mental e geral cada vez mais apto a acolher os egressos da ciência psicológica. O plano elaborado por Jarbas Passarinho quando ministro da Educação (1969-1974) do governo Médici envolvia expandir a população universitária de técnicos e cientistas, apoiando cursos mais práticos e orientados para solução de problemas reais. É assim que os cursos de psicologia se expandem e os de sociologia ou filosofia se estacam ou são fechados.

Na Universidade de São Paulo, por exemplo, a fundação do Instituto de Psicologia, em 1969, significou um estratégico, e quiçá premeditado, desmembramento do "Departamento Francês de Ultramar" – conforme expressão de Paulo Arantes –, no qual a disciplina antes radicava.

Apesar da herança francesa de nosso sistema universitário, da influência americana em nosso destino econômico e do perfil anglo-germânico de nossos psicanalistas pioneiros, a primeira forma de psicanálise a prosperar no Brasil foi de formato britânico. Klein e Bion, que fizeram conferências no Brasil nos anos 1970, acentuam diversos temas ligados ao individualismo liberal na segunda metade do século XX[80]: a valorização do papel materno, a aproximação entre a subjetividade da criança e a psicose, o tema da periculosidade regressiva dos grupos e das massas e o cenário de confusão, angústia e ambiguidade destrutiva que caracterizaria a cena primitiva da "realidade interna". Isso permitiria separar a esfera da pessoa e das relações primitivas, de um lado, e, de outro, a esfera da individualização – movimento que sincroniza o diagnóstico nacional com a crítica psicanalítica da subjetividade. Por outro lado, o

---

[80] Élisabeth Roudinesco, *Por que a psicanálise?*, cit., p. 135.

sistema diagnóstico, presente na psicanálise das relações de objeto, implica a possibilidade de coexistência entre processos muito primitivos e outros mais maduros, oscilações entre momentos de forte regressão e de maior integração, inversões entre posições esquizoparanoide e depressiva. Nessa medida, o diagnóstico primário, de psicose ou neurose, torna-se proporcionalmente menos importante, eventualmente relegado à clínica psiquiátrica. Por exemplo, no caso Dick, uma das referências fundamentais para a clínica das psicoses na criança ou do autismo, Melanie Klein sumariamente afirma tratar-se de um menino esquizofrênico, de quatro anos de idade, para em seguida examinar os processos de constituição do símbolo e de formação o ego[81], sobre os quais grandes mudanças terapêuticas são realizadas, sem esforço final em comparar o sentido do diagnóstico de esquizofrenia com a abordagem clínica do caso.

Somos, assim, corroídos pela mitologia da perpetuação do infantil, pela pregnância pré-edipiana, pela aderência ao arcaico, pelo apego ao primitivo indiferenciado. Confundimos independência, ou seja, o processo contínuo de desligamento e de negação da dependência, de origem materna, com autonomia, ou seja, o processo de formação, discriminação e conquista do próprio desejo pelo luto (depressivo) do objeto perdido. A confusão permanente entre essas duas formas de reconhecimento chama-se também narcisismo. O narcisismo, tantas vezes associado com o processo social de individualização, pode ser oposto tanto ao traumático e ao angustiante quanto ao processo de separação do outro e de discriminação de si. O primeiro caso é representado, sobretudo, pelas experiências de indeterminação: as angústias impensáveis, o mal-estar sem nome, os estados de estranhamento, a intensidade sem mediação.

No plano da técnica, a psicanálise dos anos 1970 enfatiza noções como as de contrato, *setting* e neutralidade analítica, suportes para a atividade crucial de discriminação, separação e simbolização. Ao mesmo tempo, enfatiza o universo patológico representado pelo cindido, o primitivo, o indiferenciado e o imaturo. A abordagem da interpretação e da transferência, centradas em um processo tradutivo, e o horizonte de integração entre os maus e os bons objetos (posição depressiva) testemunham a confiança depositada na proporcionalidade e na reconciliação possível entre o mundo interno e o mundo externo, gramática fundamental do processo de desenvolvimento e maturação. Entendida como processo de repetição de experiências infantis,

---

[81] Melanie Klein, "A importância da formação de símbolos no desenvolvimento do ego", em *Amor, culpa e reparação* (Rio de Janeiro, Imago, 1996), p. 253.

a transferência, atuada no *hinc et nunc* da sessão analítica – este presente ainda não todo presente –, é a chave da cura.

Percebe-se, assim, como essa forma de racionalidade diagnóstica encontra boas condições de recepção no Brasil do pós-guerra, ao contrário, por exemplo, da psicanálise do ego de proveniência estadunidense, muito mais orientada para ideais de desempenho, funcionalidade e autonomia. Desse ponto de vista, durante os anos de chumbo, foi como se o progresso objetivo das relações de produção devesse se fazer acompanhar de uma estase das ambições subjetivas de emancipação. Só assim pode-se entender o sucesso que tiveram por aqui, anos mais tarde, as críticas que Lacan faz à psicanálise do eu, apesar da inexpressividade dessa tendência em território nacional. É que tomamos tais críticas como se fossem dirigidas à impotência da teoria das relações de objeto para pensar uma teoria do sujeito que não fosse o decalque evolutivo e psicológico da política conservadora.

Daí que a noção de *transferência* tenha sido remodelada tão ao gosto da psicanálise brasileira com as noções de sincretismo em Bleger, de discriminação em Bion, de integração em Klein. Se na primeira entrada, nos anos 1920, a psicanálise funcionava como caixa de ressonância progressista para nossas aspirações de interioridade e identidade moderna, e se sua consolidação no pós-guerra acompanhou o impulso de modernização e desenvolvimento institucional, nos anos 1970 o ideal de desenvolvimento tornou-se a referência social para a qual o sujeito da psicanálise seria o homólogo. É assim que a diagnóstica psicanalítica começa a migrar de seu sincretismo psiquiátrico entre sintomas para uma diagnóstica dos déficits de implantação do sujeito como capaz de reconhecer diferenças.

Pacto de formação

Um exemplo da política dos muros aparece no conhecido caso Amílcar "Lobo"[82]. Tratava-se de um médico que faz sua formação em psicanálise e trabalha simultaneamente no aparato militar de repressão. Sua função precisa era manter pessoas sob interrogatório acordadas, durante sessões de tortura. Assim como no tratamento psicanalítico, elas deviam "continuar falando". A situação não é vivida sem conflito. O candidato pede ajuda a seu analista

---

[82] Daniel Kupermann, *Transferências cruzadas: utopia e poderes na história da psicanálise* (Rio de Janeiro, Relume Dumará, 1995).

e compartilha o problema com companheiros de instituição, sem receber uma resposta direta. A transferência é empregada, nesse caso, como antídoto e como álibi, conforme a provocação posta por Derrida[83], para excluir a dimensão pública e ética do problema. Desse modo, o caso torna-se um problema analítico, uma "questão pessoal" a ser resolvida intramuros.

Ele se pergunta se, quando se compromete com tal prática no presente, isso pode ser atribuído a algum trauma no passado, interior e esquecido. Ressoa aqui o compromisso típico entre individualismo e burocracia, pelo qual torna-se importante, senão unicamente importante, cumprir sua função, mesmo que isso represente uma abstinência baseada na desertificação do lugar outro, des-responsabilização e des-autoria. O simples fato de que se está relatando o ocorrido ao "superior imediato", em transferência, é bastante para eximir a implicação do sujeito. Temos de reconhecer aqui a relação de imitação entre ordem social e formação disciplinar psicanalítica.

O caso tem raízes mais profundas. O analista de Amílcar Lobo, curiosamente chamado "Leão" Cabernite, fez sua própria análise com um dos dois analistas pioneiros no Rio de Janeiro: Werner Kemper. Credenciado por sua formação no Instituto Psicanalítico de Berlim, Kemper imigra para o Brasil depois da guerra. Após o incidente com Amílcar Lobo, a opinião pública é informada de que Kemper tinha em seu currículo a participação em um centro conhecido pela colaboração com o nazismo e com o projeto de fazer uma "psicanálise ariana". Esse projeto envolveu uma espécie de negociação por meio da qual as autoridades nazistas seriam tolerantes com a fuga de psicanalistas judeus e, em contrapartida, receberiam a colaboração de psicanalistas não judeus.

A partir do final dos anos 1970, a influência anglo-saxônica veio também em outra chave, pelas mãos dos exilados, em especial os que vinham da Argentina ou os que voltaram do exílio em centros europeus. A psicanálise argentina traz uma consciência mais clara sobre colonização e é historicamente tida como benéfica influência crítica: Aberastury, Pichon Rivière e Bohoslavsky e seus discípulos emigrados nos mostraram como a tradição britânica albergava posições de resistência a situações culturais opressivas. A existência de tendências contradisciplinares – Marie Langer, o grupo Plataforma, o movimento Questionamos[84], por exemplo – é reforçada ou

---

[83] Jacques Derrida, *Estados da alma da psicanálise* (São Paulo, Escuta, 2001).

[84] Demaria et al., *Questionamos: a psicanálise e suas instituições* (Petrópolis, Vozes, 1973).

favorecida pela experiência de exílio, às vezes do isolamento dentro da própria cultura e de suas instituições. Essa crítica foi decisiva para a reentrada da psicanálise nas instituições de saúde mental, para a aparição do discurso em defesa do pluralismo teórico, bem como a crítica do corporativismo que marcam o reconhecimento e a necessidade de uma autocrítica na política de formação da psicanálise brasileira.

Por aqui, o melhor e mais lúcido diagnóstico foi feito por Hélio Pellegrino, ao perceber que havia algo errado na sobreposição entre pacto edípico e pacto social. Uma vez que o primeiro se funda na família e o segundo, no trabalho, uma vez que ambos se compõem de sistemas de troca de dupla via entre sacrifício e retorno, a violação da equidade, o descaso com a justiça social e a intrusão do capitalismo pela "lei do mais forte", que são o motor do golpe de 1964, teriam rompido o pacto. Não só o pacto social, desequilibrado há muito tempo, mas a relação entre pacto cultural e pacto social.

> Se a lei da cultura é um pacto e, portanto, implica deveres e direitos, tem mão dupla, sem o que o pacto fica invalidado em sua estrutura. Também o pacto social implica direitos e deveres e tem, necessariamente, uma lógica do reconhecimento, sem a qual não conseguirá sustentar-se. O pacto primordial – repitamos – prepara e torna possível um segundo pacto, em torno da questão do trabalho. O primeiro pacto garante e sustenta o segundo, mas este, por retroação, confirma – ou infirma – o primeiro. O pai é o representante da sociedade para a criança.[85]

A má integração da lei da cultura, por conflitos familiares não resolvidos, pode gerar conduta antissocial, e aqui Pellegrino discute com a hipótese familiarista dos "guardiões da ordem". Mas uma patologia social pode também ameaçar, ou mesmo quebrar, o pacto com a lei que o pai representa e miticamente institui, por meio do exercício do poder como violência desmedida.

O traumático, nessa promessa de passar da pessoa-indivíduo para o sujeito propriamente dito, é que o real da diferença social, o real da diferença sexual, o real da divisão do sujeito, o real da diferença de classes, faz com que a lei pacificadora e formativa se inverta em imperativo superegoico de gozo. Daí as duas formas fundamentais do sintoma brasileiro

---

[85] Hélio Pellegrino, em *Folha de S.Paulo*, Folhetim, n. 347, 11 set. 1983.

nomeadas por Hélio Pellegrino: a sociopatia e a delinquência. *Sociopatia*, aqui, é termo bem escolhido pela ambiguidade, pois não se refere apenas aos criminosos comuns violentos e impiedosos, mas aos que rompem o pacto social desde cima. Assim, em vez de usufruir da função distributiva, equitativa e organizadora da lei, o que poderia dar ensejo a um discurso em torno do sacrifício, do adiamento da satisfação e da comunidade de destino, o que temos é a aparição feroz do supereu que ordena mais consumo e mais instrumentalização da lei. Ora, o supereu, quiçá aparentado ao que Lacan chama de pai Real, mostra seus efeitos patógenos justamente quando associamos o declínio sincrético do pai com o apelo liberal por um mestre, ou seja, quando as duas faces da razão diagnóstica se unificam em uma mesma superfície.

Isso é corroborado pela retomada, pela produção psicanalítica da época, do tema do supereu e de suas questões correlatas: a ironia, o humor, a ética-moral, a violência, a economia sádica e masoquista, a oscilação entre desfusão e fusão das pulsões e, mais tarde, a sublimação. Dessa maneira, o sincretismo cultural é convocado, invariavelmente, para tapar o buraco das práticas liberais de individualização. Inversamente, a diagnóstica individualista é mobilizada para explicar nosso sincretismo em relação a atraso, fixação ou suspensão do desenvolvimento. O fato mais importante é, sem dúvida, a colusão entre essas duas formas de racionalidade diagnóstica, pois se cada qual exprime, separadamente, uma política para o sofrimento, sua unificação exprime uma política de negação da contradição de ambas.

Seja pela via da educação, da medicina social, da sexologia, seja até mesmo pela via do direito, em combinação com a psicologia do desenvolvimento ou em associação com a antropologia do "caráter nacional", o que encontramos é sempre uma curiosa inversão de uma prática marginal e periférica, no próprio continente europeu, transformada em ideologia semioficial de um processo civilizatório na periferia. O sintoma sincrético da pessoa cordial e o sintoma liberal do indivíduo intolerante começam a funcionar mal em tempos de abertura política, momento no qual se percebe com mais nitidez a importância política da administração social do mal-estar. Mais progresso e discriminação não vão nos levar ao que se espera do sujeito: universalidade, identidade funcional, transcendência emancipatória, potência linguística e reflexividade comunicativa. Ao contrário, o que sobrou da geração AI-5 é, antes de tudo, um imperativo de *regeneração narcísica* permanente, impulsionando os valores de resiliência, flexibilidade, desapego de si e deflação identitária[86]. Na outra face dessa banda de Moebius, encontramos a crítica fácil dos prazeres consumistas, o saudosismo ressentido em torno do declínio da função social da imago paterna. A torção que passa despercebida é o destino ignorado da violência do Estado e a intolerância que transpira nas práticas de segregação que lhe são coextensivas. Chegamos, assim, ao tempo da emergência dos condomínios, estruturas de segurança sitiada, aderidas à hipertrofia normativa dos síndicos que as administram.

No início dos anos 1980 podemos observar três formas de resistência crescentes dentro da cultura psicológica brasileira e dos sistemas de saúde mental. As práticas corporais de extração reichiana (como a bioenergética), a psicologia analítica junguiana (e o espiritualismo) e o lacanismo[87]. Tais formas de renovação da clínica podem ser lidas como reações ou alternativas imediatas ao fechamento representado pela aliança liberal-disciplinar da psicanálise então hegemônica, doravante associada à ortodoxia de um lado e à psiquiatria fármaco-cognitiva de outro. Temos, então, o corpo contra a palavra, contra o espírito. Assim se rearticula uma reação, que é antes de tudo liberal e romântica, contra a solução representada pela política de muros do individualismo disciplinar da psiquiatria emergente e da psicanálise convencional.

Daí que nosso lacanismo tenha começado como um sistema de revalorização da autenticidade de conceitos, de crítica dos modelos de formação disciplinares, de integração no debate das luzes, de retomada do espírito de racionalidade, de orientação estruturalista ou dialética, científica ou humanista. Como já se observou, a psicanálise lacaniana inverte a exclusão sentida tanto em relação ao condomínio psiquiátrico quanto ao condomínio da psicanálise institucionalista por meio de uma opção crítica: *não é a psicanálise que não nos quer, somos nós que não queremos a psicanálise da forma como ela se encontra*. A luta entre autenticidade, ainda que com a chancela colonial, e a impostura, ainda que nacional, encontrará, então, uma nova encarnação nas origens do lacanismo brasileiro.

---

[86] Jurandir Freire Costa, "Sobre a geração AI-5: violência e narcisismo", em *Violência e psicanálise* (Rio de Janeiro, Graal, 1989), p. 117-89.

[87] Jane Russo, *O corpo contra a palavra: as terapias corporais no campo psicológico dos anos 1980* (Rio de Janeiro, Editora da UFRJ, 1993).

Este grupo oriundo da tradição erudita dos jesuítas manifestou independência de espírito em relação aos dogmas, evitou submeter-se ao centralismo parisiense e manteve-se afastado das extravagâncias xamanísticas do célebre lacaniano brasileiro dos anos 1970 Magno Machado Dias, mais conhecido como MD Magno.[88]

A história toda é altamente improvável. Herdeiros da formação jesuíta, como Ivan Correa, Jacques Laberge, Durval Chechinatto e Luiz Carlos Nogueira, representavam a "independência de espírito", enquanto nativos, como Magno e Betty Milan, seriam a expressão de nosso modernismo "xamanista". Reeditam-se aqui as tensões originárias da psicanálise brasileira entre autenticidade e impostura, entre institucionalismo e personalismo, entre vanguarda universitária e inovação popular, entre a psicanálise original e suas cópias imperfeitas. Mas o lacanismo não é apenas reedição, ele também introduz uma atitude de diferença radical com relação tanto à psicologia quanto à psiquiatria. Um de seus primeiros e mais populares argumentos de autonomização é a irredutibilidade do diagnóstico em psicanálise, tanto à medicina quanto à psicologia.

Há duas insuficiências percebidas aqui: o sincretismo, agora nomeado como psicológico, dos diagnósticos que combinam estruturas, sintomas e funcionamentos segundo flutuações nominalistas que lembram o velho Simão Bacamarte, e a solução bruta e normativa dos diagnósticos então chamados "rotuladores", descritivos e fenomenológicos, que evocam a compulsão pela internação do hospício de Itaguaí. Contra isso, o lacanismo parecia carregar as esperanças de racionalidade e crítica que animaram o jovem Simão, tanto em sua aspiração a uma psicanálise mais científica quanto em sua decisão ética final de libertar todos e se recolher sozinho, tal qual Antígona, entre as paredes de seu próprio asilo. Formaram-se, dessa maneira, gerações de clínicos inspirados por noções como *desejo do psicanalista*, *ética da psicanálise* e *transferência de trabalho*, que se engajaram na renovação da racionalidade diagnóstica, bem como na renovação das práticas de transmissão e de institucionalização da psicanálise.

A psicanálise em sua forma mais pura exigiria, assim, um *habitus* específico, uma disposição que estaria, na verdade, ausente em um grande número de sujeitos que se viram atraídos pela órbita da difusão do lacanismo

---

[88] Élisabeth Roudinesco e Michel Plon, *Dicionário de psicanálise*, cit., p. 90.

como promessa de outra maneira de produzir agenciamentos institucionais (a Escola), pela expectativa de um novo tipo de laço social (o discurso do psicanalista) e de uma nova maneira de reconhecer a autoridade clínica (o passe)[89]. Pela primeira vez, era possível tornar-se psicanalista sem ter de enfrentar as dispendiosas e inacessíveis condições impostas pela Sociedade de Psicanálise. Essa *liberdade* trazida pelos novos modelos de formação lacanianos, combinava-se admiravelmente com sua origem contestatória, rebelde e insurgente, que teria levado Lacan a ser expulso da Associação Psicanalítica Internacional, no Congresso de Estocolmo, realizado em 1963. Entre as acusações, além das sessões com tempo variável, havia a inaceitável convivência entre o psicanalista e seus analisantes, que, por exemplo, frequentavam seus seminários abertos. Ora, esse tipo de proximidade, tida como francamente indesejável em uma cidade cosmopolita como Londres ou Paris, seria uma restrição difícil de manter em um país no qual a disseminação da psicanálise passava pela convivência entre o analista e seus analisantes, nas inúmeras cidades brasileiras. Seria preciso que a psicanálise de Lacan, in *terra brasilis*, produzisse, ela mesma, a solução para o impasse gerado pelo excesso de intimidade e de sincretismo entre psicanalistas e psicanalisantes. Essa mistura foi sentida como cenário perigoso para a reedição de nossas práticas ancestrais de subordinação, servilismo e clientelismo.

Os impasses do individualismo haveriam de ser superados pela realização do sujeito, com o qual não deve ser confundido. As vicissitudes do poder poderiam ser resolvidas pela primazia do simbólico e pela transferência do poder para a palavra, assim como o sincretismo dos laços culturais pode ser solucionado pela abstração da ideia matemática de função. A máxima que sintetiza o antídoto contra o sintoma institucionalista da psicanálise foi extraída da própria palavra de Lacan: "confio nos dispositivos, não confio nas pessoas". Também a noção de função paterna, reescrita em relação à leitura estrutural do mito edipiano e sua variação totêmica, surgia como solução para nosso sintoma dos excessos de nossas autoridades constituídas, da mistura entre papéis e funções, de poderes e autoridades que sobredeterminam nosso complexo paterno. Torna-se, assim, de ampla repercussão, a ideia lacaniana de que o psicanalista não deve agir como um mestre e que o fundamento de sua autoridade reside justamente na recusa ao exercício de um poder.

---

[89] Jane Russo, *O corpo contra a palavra*, cit., p. 213.

A ideia central só podia dar certo: avanço e ultrapassagem baseada em retorno, o *retorno a Freud*. Lacan trazia consigo a força da noção de sujeito, antídoto contra a oposição entre individualização e personalização, aliado a um projeto de cientificação crítica da psicanálise. Além disso, a ideia de formação permanente ganhava novo impulso à medida que responsabilizava o candidato a analista, de forma não burocrática, mas também não coercitiva, em seu trajeto clínico e profissional, segundo a fórmula de que o "analista não autoriza senão a si mesmo". Havia algo irresistivelmente atraente nessa mistura heteróclita e algo farsesca de autores, estilos, propostas e conceitos, amplamente presentes na obra de Lacan: seu sincretismo. Faltava-nos, então, só um esforço a mais, se quiséssemos sair da periferia do mundo psicanalítico e nos descobrirmos como a nova América da psicanálise.

Em 1966, ano da aparição dos *Escritos* de Jacques Lacan, o Brasil dividia-se no confronto entre duas músicas finalistas no Festival da Canção. De um lado, "A banda", de Chico Buarque, narrava a saga do homem comum – a canção da poesia da simplicidade, da temática singela ligada ao grande apuro rítmico, que mais adiante fará a glória e o sentido da bossa nova. De outro, "Disparada", de Geraldo Vandré, contava a saga épica do herói que enfrenta sozinho um novo mundo incerto e indeterminado, cheio de coragem, e que mais adiante fará a glória da tropicália e da jovem guarda. Um confronto entre aquele que "estava à toa na vida" e o que "seguia como num sonho, e boiadeiro era um rei". Confronto que se repetiu no ano seguinte opondo "Alegria, alegria" e "Domingo no parque". Mais uma vez, o homem ordinário em seu drama local enfrenta o herói destemido em sua aventura trágica universal.

Isso também refletirá uma futura transição nas aspirações clínicas e na implantação cultural da psicanálise, que passará do eixo regido pela adequação e do desenvolvimento, do homem distinto ou qualificado e do homem comum e sua sabedoria experiencial para uma psicanálise da qual se espera uma revolução subjetiva e a formação de uma espécie de herói singular. É assim que um programa essencialmente clássico, como o da ética da psicanálise e sua consequente reformulação de um sistema de formação de analistas, torna-se um advento político de resistência sob os trópicos. O sujeito para além da culpa e do gozo, para além das qualidades (aristocráticas ou populares), para além das alienações e das identificações corresponderá a um novo tipo de universalismo. Uma lei para além das convenções familiares e patriarcais segundo uma versão provinciana da "lei do pai" será subvertida pelo formalismo da lei da linguagem, da lei da ciência, da lei do reconhecimento. E esse novo herói psicanalítico é também um herói segundo seu próprio desejo e em acordo com sua própria experiência de análise.

Durante a abertura política (1974-1988), assistimos à expansão de três perspectivas hoje majoritárias no país: a psicanálise latino-americana, ligada ao marxismo e à esquerda católica; a psicanálise anglo-saxônica, presente nas tradicionais instituições de formação; e a psicanálise lacaniana, aportada como uma espécie de herdeira dos anos de neovanguarda cultural, do cinema novo, do neoconcretismo e da tropicália. O lacanismo "pop" combinava experimentação estética e empreendedorismo pessoal com a retomada da discussão sobre a brasilidade. Ele se ligava com a emergência de um novo tipo de relação entre vida e arte, entre forma e conceito, entre popular e erudito, que se encontrará explicitamente relacionado com a psicanálise no trabalho neoconcretista carioca de Hélio Oiticica e de Lygia Clark[90].

> Eu que fiz uma análise que durou anos só para virar mulher e ser mais gente. Sempre dizia que se com isso a minha arte desaparecesse eu preferia ser uma pessoa autêntica a ser uma artista que compensasse sua frustração através da criação artística.[91]

Em 1985, no famoso congresso da banana, psicanalistas se enfrentaram a tapas em torno de questões de precedência e legitimidade nas primeiras traduções de Lacan. O sincretismo das publicações era patente e atraente: Joãozinho Trinta, junto com a lógica paraconsistente de Newton da Costa; Chacrinha, misturado com Guimarães Rosa, Carmina Burana e revolução Caraíba; Ivo Pitangui, com a "teoria" do sexo dos anjos. O primeiro livro lacaniano no Brasil é *O pato lógico*, de MD Magno[92], que em vez de fazer uma apresentação do conjunto organizado das ideias e da obra de Lacan, como seria de se esperar, aborda os últimos suspiros da lógica da sexuação,

---

[90] "Enfim, ela quer provocar sensações outras, sensoriais e psíquicas, que, em vez de visar ao prazer estético, visa à cura, à revelação profunda do sujeito, à reestruturação do *self*", Ferreira Gullar, "Uma experiência radical", *Folha de S.Paulo*, 9 set. 2012.

[91] Sueli Rolnik, CD *Arquivos para uma obra-acontecimento* (São Paulo, Sesc-Cinemateca, 2010).

[92] MD Magno, *O pato lógico* (Rio de Janeiro, Aoutra, 1979).

da topologia dos nós e de trocadilhos joyceanos, ou seja, seus momentos mais avançados e enigmáticos. Isso nos levaria a pensar a emergência do lacanismo como uma retomada da tradição irônica, patente nos traços de humor, na hibridização entre linguagens, nas citações modernistas e no apelo formalista, cuja aspiração é constituir uma espécie de modernidade brasileira carnavalizada.

Ocorre que, ao mesmo tempo, temos uma segunda superfície do lacanismo nascente, formada principalmente por seminaristas que retornam de Louvain, tradicional centro belga de formação jesuíta. Transformados pela boa nova, imprimiram uma abordagem mais sóbria ao pensamento e à transmissão da psicanálise, preocupados em formar instituições e práticas de transmissão mais ligadas a nossas aspirações liberais. Suas preocupações sempre estiveram mais próximas da ciência do que do engajamento cultural, da universidade do que dos movimentos de vanguarda, da fundamentação da clínica do que de ambições de transformações originais nos costumes.

O viajante menos avisado notará na compulsão institucionalista dos paulistas e seu recorrente refundacionismo (Centro de Estudos Freudianos – CEF, 1975; Biblioteca Freudiana, 1982; Escrita Freudiana, Associação Livre, 1991; Escola Brasileira de Psicanálise, 1995; Fórum de Psicanálise de São Paulo, 1997; Fórum do Campo Lacaniano, 1998; Centro Lacaniano de Investigação da Ansiedade, Clínica Lacaniana de Atendimento e Pesquisas em Psicanálise, Instituto de Psicanálise Lacaniana, 2003) uma dificuldade sintomática em lidar com o caráter sincrético de seus quadros. Argentinos e franceses, universitários e psiquiatras, jesuítas e marxistas, localistas e internacionalistas, da capital ou do interior talvez esperassem demais da purificação psicanalítica. Nesse ambiente de muita inibição para pouco sintoma, a questão da brasilidade é sentida como um tanto provinciana até retornar por dentro, demolindo outro condomínio. O problema da brasilidade psicanalítica fica em parte diluído pela soberania da noção de *transmissão da psicanálise*. Sensivelmente menos histórica do que a noção de *formação*, e contundentemente mais liberal do que a ideia de treinamento (*training*), a *transmissão* integral, corolário da epistemologia baseada no matema, servia ao ideal da missão sem pessoa, do funcionamento sem subjetividade, sem autoria, o que, por outro lado, permitiria que nos integrássemos à língua internacional dos conceitos e das fórmulas expressas em linguagem artificial. Percebe-se, assim, como o lacanismo institucionalista caminha para uma apreensão cada vez mais sistêmica da realidade, caracterizada pela reificação crescente de seu estilo de linguagem. Enquanto o lacanismo messiânico criava e destituía síndicos, o lacanismo institucionalista erguia muros e refúgios contra o mal-estar na civilização.

Haroldo de Campos, ainda naquele momento da questão, advertia que um sistema de transmissão não é tudo, que a supremacia da noção de transmissão limita, senão exclui, a função poética e metalinguística da linguagem. Teria sido esse o engano que ocasiona a exclusão do barroco, notadamente de Gregório de Matos, como elemento constituinte de nossa literatura. Barroco maneirista mineiro, que, aliás, era incensado pelos teóricos do lacanismo à brasileira, amantes do Gôngora da psicanálise. A questão não precisaria assumir a forma da oposição entre nativismo e globalização dos costumes psicanalíticos, mas a da efetiva contribuição da psicanálise ao debate público brasileiro e à consequente capacidade de absorção de seus temas, suas dificuldades e seus contratempos. Ou seja, nos termos da exigência pragmático-chistosa estabelecida por Freud, bate à porta a seguinte pergunta: *seremos capazes de contar a piada fora de nossa própria paróquia?*

Para ultrapassar o escopo do sistema de formação, não basta, portanto, o *matema* – a formalização da psicanálise em linguagem conceitográfica universal. É preciso também o poema. O poema em sua gratuidade, em sua *lalíngua*, em sua autorreferencialidade introduziria o suspense nas engrenagens da transmissão, indicando que seus efeitos são refratados fora do solo previsto para sua recepção. Contudo, matema e poema não fazem Um, é preciso também lembrar que ambos são devorados pela história que os torna necessários ou possíveis a cada momento. Cabe aqui lembrar este trecho da primeira página do ensaio-chave no qual Haroldo de Campos aponta a solidariedade entre a noção de transmissão e a construção de uma história feita de atos de não reconhecimento, de subtrações forçadas, de sequestros:

> No caso brasileiro, este enredo metafísico vê acrescida à sua intriga uma componente singular de "suspense": o Nome-do-Pai (*le nom du père*), ambiguação lacaniana entre *nome* e *não*, apresenta-se (ou ausenta-se), desde logo, submetido à rasura e em razão, exatamente de uma "perspectiva histórica".[93]

---

[93] Haroldo de Campos, *O sequestro do barroco na formação da literatura brasileira: o caso Gregório de Matos* (1989) (São Paulo, Iluminuras, 2011).

A alusão ao conceito de Lacan, retomado de um texto brasileiro da década de 1970, não é gratuita ou ocasional. Ela indica o ponto no qual nosso próprio discurso é antecipado por efeitos de recepção no debate cultural. Isso faz lugar, o que não significa que o tenhamos assumido como posição própria. Se para um sistema de formação a origem é um conceito central, para a constituição de uma prática de desintegração cultural é preciso contrapor o lugar. Poderíamos refazer e prolongar a afirmação do autor de *Galáxias* considerando uma segunda ambiguação proposta por Lacan em torno do pai, mais ao final de seu ensino. A paráfrase seria a seguinte:

No caso brasileiro, esse enredo metafísico (e lembremos que a metafísica, para Lacan, é o que se coloca no buraco da política) se vê acrescido de uma prática de exceção: o Nome-do-Pai (*non dupe errant*), ambiguação lacaniana entre *não tolo* (*non dupe*) e erro (*errant*), sugerindo que *os não "patos" erram*, desde logo sugerindo que "*os espertos erram*", exatamente de uma perspectiva antropológica.

Essa segunda formulação do problema do pai seria compatível com a homofonia, insistente no final da obra de Lacan entre o que faz da perversão não mais uma prática sexual desviante, mas uma versão do pai (*pére-version*). Temos, então, uma versão múltipla do pai, em oposição com sua versão totêmica.

Não deixa de ser curioso que a vertente sincrética e animista do lacanismo-pop tenha se exaurido, em parte pelos excessos das lideranças carismáticas, menos afeitas à transmissão institucionalista, enquanto a vertente liberal-institucionalista tenha encontrado seu refluxo e seus impasses, em parte pela crônica dificuldade de lidar com a hierarquia e pela concentração de transferências, em associações cuja matriz não deixa de ser familiar. É na herança da problemática liberal, agora lida como patologia dos processos institucionais, que podemos entender como a hipertrofia da discussão sobre as questões internas às associações psicanalíticas emergem como sintomas, de modo análogo à hiperinflação de regulamentos, que antes examinamos nos condomínios brasileiros: o fascínio pela servidão aos mestres[94], o desenvolvimento de uma língua própria[95], a intensificação de questões sobre a

---

[94] Ângela Maria de A. P. Furtado et al., *Fascínio e servidão* (Belo Horizonte, Autêntica, 1999).

[95] Oscar Cesarotto, "O lacanismo e o lacanês", em Ângela Maria de A. P. Furtado et al., *Fascínio e servidão*, cit.

Escola, o passe e o fim de análise[96], as tensões entre o local e o internacional. Contra a confiança integral nos dispositivos e no engajamento anônimo no uso do método, os tropicalistas argumentam que transmitir não é formar e, com Lygia Clark, lembram que a arte é o ato em sua impermanência, não a preservação da forma sem experiência. Tudo se passa como se a antiga questão em torno dos grupos, como forma primitiva e regressiva de funcionamento, se reapresentasse na chave das escolas de psicanálise. Como se o desafio real, do novo homem psicanalítico, ou pós-analítico, fosse posto à prova em sua capacidade de formar uma comunidade de destino composta por trabalhadores decididos, seguros, mas entre muros[97].

Esse recolhimento intramuros possui um correlato que é a retomada, na virada do século XXI, do tema acerca do lugar social da psicanálise e o rejuvenescimento da crítica psicanalítica da cultura[98]. Reconhecimento inicial de que a psicanálise faz parte, ela mesma, de uma subcultura, um complexo discursivo e uma orientação crítica ou hermenêutica (seus críticos diriam tratar-se de uma visão de mundo, uma *Weltanschaung*) que é sintoma da modernidade. Momento que prepara a expansão vindoura dos estudos sobre cinema, artes visuais, literatura, música e dança, bem como a consolidação da crítica da cultura psicanaliticamente orientada. Momento que popularizará novas formulações diagnósticas: cultura do narcisismo, sociedade do espetáculo, época do vazio, fantasia ideológica, modernidade líquida, feminilização e corporificação da cultura. Vê-se aqui como a antiga questão da identidade nacional reaparece, mas agora como teoria da perda da identidade, como teoria da ilusão de identidade[99].

Totemismo e animismo

Reencontramos assim nossos dois sintomas de base, mas agora com sinais invertidos. Desde o começo de nossa modernidade bífida, a psicanálise esteve consistentemente infiltrada nos três lados principais de nosso

---

[96] Iray Carone, *Psicanálise fim de século: ensaios críticos* (São Paulo, Hacker, 1998).

[97] Sérvulo A. Figueira, "Psicanalistas e pacientes na cultura psicanalítica", em *Nos bastidores da psicanálise* (Rio de Janeiro, Imago, 1985), p. 296.

[98] Renato Mezan, *Tempo de muda: ensaios de psicanálise* (São Paulo, Companhia das Letras, 1998).

[99] Kishida et al., *Cultura da ilusão* (Rio de Janeiro, Contra Capa, 1998).

debate brasilianista e sua definição de mal-estar. A fascinação de Mário de Andrade pelo simbolismo universal do inconsciente, sua contrapartida em Oswald de Andrade e sua predileção pelo tema do patriarcado originário da horda primitiva são duas versões que frutificaram linhagens conversantes, porém distintas, sobre a natureza do patológico. Contra elas, insurge-se, mais além de nossos condomínios psicanalíticos, a diagnóstica psiquiátrica que se desligou da psicanálise nos anos 1970 e mais fortemente nos anos 1980, com a chegada do lacanismo.

A primeira estratégia está disposta a reorientar o astrolábio europeu para que ele possa captar e incluir nossas próprias estrelas. É uma questão de manejo, ajuste e importação adequada de instrumentos conceituais e diagnósticos. Trata-se de deduzir nossa particularidade a partir da experiência patológica universal, daí que a ênfase diagnóstica, nesse caso, recaia em estruturas ontológicas. Um exemplo desse tipo de abordagem é a querela sobre o número de estruturas clínicas existentes: seriam apenas três (neurose, psicose e perversão)? Nesse caso, como considerar o autismo? Outro exemplo: as patologias da infância são realmente diferentes das do adulto? Uma vez que o termo universal "sujeito" contém todas as nomeações particulares (infância, adolescência, terceira idade), só haveria uma diagnóstica, a do sujeito, sendo as demais apenas adjuvantes ou equívocos clínicos. Como argumentei em outro lugar[100], essa estratégia baseia-se em uma espécie de paralelismo entre a constituição do sujeito (versão crítica da teoria do desenvolvimento) e a teoria das estruturas clínicas (versão crítica da psicopatologia sincrética).

Outro exemplo dessa estratégia é a psicopatologia baseada na articulação e na desarticulação dos registros Real, Simbólico e Imaginário, nas quais os tipos clínicos são descritos por meio de combinações e rupturas entre si, há que dizer, ontológicas da experiência. Dessa maneira, há um número bastante reduzido de experiências fundamentais, das quais se deduz tanto a formação das estruturas psíquicas quanto seus respectivos sintomas e modalidades de funcionamento. Assim, todas as condições patológicas emanam de variações estruturais de uma mesma forma universal do sujeito e de suas propriedades básicas, a divisão e a alienação.

---

[100] Christian I. L. Dunker, "Estruturas clínicas e constituição do sujeito", em Leda Fischer Bernardino, *O que a psicanálise pode ensinar sobre a criança, sujeito em constituição* (São Paulo, Escuta, 2006).

A segunda linhagem prefere ver o céu todo de uma vez e, em contrapartida, precisa usar um astrolábio psicanalítico, construído por aqui mesmo, para aumentar o tamanho do mapa. Surge então um problema de importação dos instrumentos conceituais, que devem passar por uma quarentena ou um ajuste para que se comportem de modo exato sob o calor dos trópicos. Nesse caso, aparece com maior nitidez nossa posição periférica, porém de vanguarda, na fabricação de novas formas de mal-estar. Em termos diagnósticos, isso nos levaria a pensar em estruturas universais, como a neurose e a psicose, que encontrariam sua expressão particular, modulada pelas variações da cultura e de formas específicas de alteridade. É pelo aprofundamento nessa dimensão particular que se pode chegar ao universal. São estruturas universais extraí-das de contradições particulares, e não o contrário. Nesse caso, o raciocínio diagnóstico procede por bifurcações excludentes. Por exemplo, temos uma primeira afirmação (*Bejahung*) que inscreve o sujeito no simbólico. Daí progride-se para a neurose ou para a perversão. Contudo, se essa primeira realização simbólica está ausente, se não há essa afirmação primordial, daí caminha-se para a psicose. Há, portanto, experiências que são decisivas e irreversíveis e que dependem do Outro, não apenas considerado como abs-tração universal de linguagem, mas também como montagem particular de uma língua, de um mito individual específico, de um encontro particular com a sexualidade, de um estilo de maternidade ou de uma versão do pai (*pére--version*). Daí a importância dos chamados *sintomas sociais* e suas constelações correlatas, que privilegiam estruturas antropológicas: o pai, o narcisismo e a sexualidade. Podemos citar como exemplo dessa abordagem o estilo de pen-samento do grupo gaúcho que vai do problema da parentalidade[101] ao tema da colonização[102] ou do tema da imigração[103] ao problema do inconsciente "pós-colonial"[104]. É aqui também que começa a se delinear a problemática da língua materna e do idioleto na experiência psicanalítica brasileira. Contudo, as discussões esbarram em como fazer convergir ou dialogar as diferentes teses

---

[101] Diana Lichtenstein Corso, "Parentalidade envergonhada", em Mario Fleig (org.), *Psicanálise e sintoma social* (São Leopoldo, Unisinos, 1993).

[102] Edson Souza, *Psicanálise e colonização* (Porto Alegre, Artes e Ofícios, 1999).

[103] Ana Maria Medeiros da Costa et al., *Imigrações e fundações* (Porto Alegre, Artes e Ofícios, 2000).

[104] Association Freudienne Internationale e Maison de l'Amerique Latine, *Um inconsciente pós-colonial – se é que ele existe* (Porto Alegre, Artes e Ofícios, 1998).

sobre a brasilidade, de natureza antropológica, histórica e sociológica, sem que a psicanálise apareça apenas como mais um caso de importação de ideias e práticas. A tentativa de ler certos sintomas, e neles encontrar um traço nacional, destaca-se nesse quadrante: individualismo[105] e família[106], autoridade e fraternidade[107], trauma e dissociação[108], violência[109] e precarização da vida. Essas duas vertentes contêm (e expressam) metadiagnósticos sobre a modernidade brasileira[110], que involuntariamente explicam por que a psicanálise deu certo em um local tão improvável. Contudo, o que as diferencia quando as olhamos mais de perto é, sobretudo, seu entendimento do universal. Para a vertente ontológica, o universal está expresso em categorias transcendentais como o real, o simbólico e o imaginário, ou lógico-formais, como os discursos. Para a vertente antropológica, o universal está expresso em conceitos imanentes, como o tempo e a negatividade, o parentesco e a aliança, ou condições existenciais, como a sexualidade, a morte e a angústia.

A linha que corre pelo liberalismo não resolvido insiste em localizar a fonte do sofrimento na falta de experiências produtivas de determinação: a liberdade como abstração de conteúdo, pura forma universal pela qual deduzimos certo modelo de sujeito. A segunda vertente, por sua vez, retoma o sincretismo cultural brasileiro e a instabilidade de seus meios de transmissão simbólica. Aqui o diagnóstico é invertido: faltam-nos verdadeiras experiências produtivas de indeterminação. Obviamente isso nos levará à falsa contenda entre aqueles que acreditam que precisamos de mais instituições, cada vez mais fortes ou mais puras, e aqueles que advogam que precisamos de menos instituições, cada vez mais fracas ou impuras. Se para o primeiro caso falta simbolização e, portanto, implantação da função paterna, para a segunda vertente há paternidade em demasia. Ocorre que cada qual entende a função paterna de modo distinto. Vemos, assim, que diagnóstico liberal e diagnóstico sincrético da modernidade brasileira possuem homólogos e

---

[105] Sérvulo A. Figueira, *O contexto social da psicanálise*, cit.

[106] Jurandir Freire Costa, *Ordem médica e norma familiar* (Rio de Janeiro, Graal, 1979).

[107] Maria Rita Kehl, *Função fraterna* (Rio de Janeiro, Relume Dumará, 2000).

[108] Luiz Claudio Figueiredo, *Elementos para a clínica contemporânea* (São Paulo, Escuta, 2003).

[109] Jurandir Freire Costa, *Violência e psicanálise*, cit.

[110] Christian I. L. Dunker, "Psychology and Psychoanalysis in Brazil: From Cultural Syncretism to the Collapse of Liberal Individualism", *Theory & Psychology*, v. 18, 2008, p. 223-36.

análogos clínicos, que não são apenas modelos explicativos de análise socio-lógica e recepção de ideias ou práticas. Mais do que isso, eles dão substância para políticas diferentes quanto ao reconhecimento do sofrimento psíquico, no sentido salientado por Safatle:

> Vem de Jacques Lacan a compreensão clínica sistemática de que o sofrimento psíquico está ligado a déficits de reconhecimento social. [...] Normalmente admitimos que o sofrimento psíquico está ligado ao fracasso do processo de individualização, de socialização dos desejos e pulsões na constituição do eu. [Mas também] Podemos sofrer por sermos apenas um Eu, por estarmos muito presos à entificação da estrutura identitária do indivíduo.[111]

A permanência e o reviramento do sincretismo animista, na esfera da interpretação do sofrimento psíquico e da formação dos sentimentos morais, andam em descompasso com as liberdades seletivas e a regulação discursiva da lei, oferecidas no âmbito de um Estado de direito. Desfazer esse encaixe ideológico é tarefa da crítica. Por outro lado, talvez seja esse descompasso que ofereça condições para a eficácia da disseminação da psicanálise, pois em tais condições o modo de subjetivação *suposto* pela psicanálise pode ser ajustado ao modo de subjetivação *prescrito* por ela. A tese, que já foi bem demonstrada por Ian Parker[112] no contexto da psicanálise anglo-saxônica, implica considerar que o tipo de diagnóstico produzido é sempre sincrônico ao tipo de oferta terapêutica que se quer ou que se pode propor.

Ao final, era essa a parte decisiva do argumento de Calligaris, no começo dos anos 1990, ou seja, de que o sintoma nacional brasileiro começava pela falta de pai. Era assim também que os portugueses do século XVI caracteri-zavam o problema da colonização: *Brasil, terra sem rei e sem lei*. Diagnóstico *peremptório e irrisório*, como ele mesmo diz, capaz de englobar o contexto imigratório da terceira geração de psicanalistas lacanianos no Brasil no que se poderia chamar de teoria da troca injusta. Constituída por ex-imigrantes, que continuam deslocados em relação ao seu próprio tempo e lugar porque "[...] deixa o país de origem e com ele deixa e reprime a filiação em nome da

---

[111] Vladimir Safatle, *Grande Hotel Abismo: por uma reconstrução da teoria do reconhe-cimento*, cit.

[112] Ian Parker, Eugenie Georgaca et al. (orgs.), *Deconstructing Psychopathology* (Londres, Sage, 1999).

qual é ou poderia ter sido sujeito, por razões homólogas àquelas que levam a histérica a desmentir sua própria filiação"[113].

O mal-estar brasileiro ganha refinamento diagnóstico, pois apresenta-se agora como pedido de filiação, pedido deslocado, que gera uma espécie de desencontro crônico e cômico – em vez do pai simbólico, deixado para trás na aventura colonizadora, encontra-se o pai real interessado em explorar aquele que se lhe oferece como objeto. Daí que estejamos em estado de *exílio permanente* diante de um tributo exorbitante a ser pago por uma filiação imaginária e cultivando a fantasia da boa escravidão. O equívoco reside no deslocamento entre o pedido de filiação e a suposição que esta implica participação no gozo paterno. Daí que estejamos diante de uma representação, de nós mesmos, como um universo *sem referência moral,* que demanda em excesso, demanda *ser* onde só poderá encontrar o *estar*. Em contrapeso, entendemos, pelo diagnóstico de Calligaris, por que o superávit psicanalítico brasileiro é um problema trivial. Aqui grassa a psicanálise porque aqui há uma endemia de histeria obstruindo nossa passagem para formas de sofrimento mais avançadas, ou seja, a função social da imago paterna ainda não declinou tão rápido quanto em outras paragens.

Reedição da tese sobre o lugar da psicanálise na modernidade como decorrente da desestabilização da posição do pai no interior da família burguesa[114] e sua gradual substituição pela figura do mestre, médico e pedagogo[115]. Versão local do declínio da imago paterna e sua consequência: substituição das neuroses clássicas, baseadas no recalcamento, por neuroses de caráter, baseadas na instabilidade de identificações[116]. Ora, já sabemos reconhecer esse tipo de raciocínio diagnóstico. É uma versão da dificuldade de transportar os atributos da pessoa (autenticidade, espontaneidade, continuidade experiencial) para a função do indivíduo (representatividade, funcionalidade, descontinuidade experiencial). Reencontramos aqui a oposição entre cordialidade-reverência na primeira série e tolerância-intolerância na segunda. A dissociação entre *figura* e *função* paterna, como salientou Horkheimer[117], longe de ser um episódio

[113] Contardo Calligaris, *Hello Brasil* (São Paulo, Escuta, 1992).

[114] Élisabeth Roudinesco, *A família em desordem* (Rio de Janeiro, Zahar, 2002).

[115] Eric Santner, *A Alemanha de Schreber: a paranoia à luz de Freud, Kafka, Foucault, Canetti, Benjamin* (Rio de Janeiro, Zahar, 1997).

[116] Jacques Lacan, *Os complexos familiares* (Rio de Janeiro, Zahar, 2003).

[117] Max Horkheimer, *Eclipse da razão* (Rio de Janeiro, Labor, 1976).

do século XIX, é coextensiva ao próprio nascimento da modernidade e sua promessa de insubmissão a toda forma de autoridade pessoal intrínseca.

O colonizador, o mestre de escravos, que somos todos nós, paratópicos congênitos, manteve uma relação de exploração com a terra que habitaria. Ocupado que estava com esta troca injusta, foi incapaz de criar um *significante nacional*. O colono, por sua vez, não podia estabelecer uma filiação simbólica com o colonizador, pois era tomado apenas como meio de gozo. A função paterna vale, então, pelo gozo que promete e está consequentemente condenada a exibir, comprometendo os laços de filiação e prejudicando todo projeto que se assente em uma ética da renúncia e da expansão do universo da falta, tal qual advoga a psicanálise de Lacan[118]. Em suma, o Brasil sofreria de um complexo de *falso pai*, correlato sincrético do *falso self* descrito por Winnicott para a sociedade britânica dos anos 1950 e do *self* narcísico descrito por Kohut para a sociedade americana dos anos 1970. Seu sintoma é a paródia crônica de figuras que se apresentam como usurpadoras de uma função.

Ora, tal diagnóstico é, antes de tudo, baseado em uma ênfase totemista e traz consigo dois problemas. O primeiro, salientado pelo próprio autor, reside no fato de que é um sintoma pensado e criado como proteção do Outro. Ou seja, a hipótese alternativa de que há relações reais de exploração, provenientes de nosso lugar periférico na economia mundial, baseada em discursos que tratam o conflito no nível das relações internas como se ele tivesse de ter a mesma estrutura do conflito no nível das relações externas, fica atenuada na pena de nosso autor. Dizer que esse funcionamento é sintoma do capitalismo, que não opera da mesma maneira em todos os lugares, seria dizer demais. Entre o pai, lugar estrutural no sistema antropológico de transmissão simbólica do desejo, e o mestre, lugar estrutural no sistema econômico de produção de objetos, há uma heterogeneidade que não é reconhecida. A relação real de exploração é substituída pelo sistema de alternâncias e de desencontros entre o pai e o mestre, entre o sujeito e a criança, entre a histérica e a mulher, entre a homossexualidade e a perversão. O traumático aparece no intervalo entre a função simbólica do primeiro e a causa real escrita pelo segundo termo.

O segundo problema é que o totemismo que o argumento pressupõe ou leva a crer fica retido na fase canibalista e não evolui para o momento

---

[118] Contardo Calligaris, *Hello Brasil*, cit.

institucionalista, no qual a incorporação gera uma identificação simbólica. É só aqui que a identidade é pensada por referência ao termo comum de comparação.

Foi esse ponto que Caetano Veloso[119] captou, embora equivocamente, em seu comentário crítico ao livro etnográfico de Calligaris. Como se o psicanalista estivesse a comentar a versão antropofágica, dominante no senso comum psicanalítico brasileiro, para explicar nosso complexo narcísico, deixando de lado a circunstância real da exploração. Caetano, com razão, salienta que usar o movimento antropofágico como expressão ou diagnóstico de nossa crise identitária é perder o alvo. "A antropofagia, vista em seus termos precisos, é um modo de radicalizar a exigência de identidade (e de excelência na fatura), não um drible na questão."[120]

Só que a psicanálise brasileira ainda não teve seu João Gilberto, capaz de pensar a identidade como teoria do fracasso, ou síncope, da identidade. Bastaria pensar, contra Caetano e Contardo, que nem toda teoria da identidade e nem toda teoria do sujeito precisam ser inteira expressão do totemismo, seja em sua face de violência, seja em sua face civilizatória. O que o neoantropofagismo da tropicália, da poesia concreta dos irmãos Campos e do cinema novo de Glauber tem em comum com a psicanálise lacaniana no Brasil da época talvez nos convide a retornar à oposição hierarquizada entre totemismo e animismo.

Saliente-se aqui o déficit antropológico da discussão. A interpretação brasilianista, desde o século XVI, via na antropofagia popular entre índios brasileiros uma modalidade de sacrifício, consoante àquela praticada pelos povos africanos. Essa ideia geral foi absorvida por Oswald de Andrade e *incorporada* ao projeto antropofágico, que envolvia devorar o inimigo e, ao modo de uma dialética selvagem, destruí-lo e preservá-lo, tornando-o parte de nós mesmos. Comemos partes metonímicas do outro, que se tornarão metaforicamente nossas – o coração pela confiança, o fígado pela coragem, os músculos pela força. Ocorre que nem todo animismo ameríndio envolve a sobreposição entre estrutura de parentesco e produção escravista, como querem nossos psicanalistas e nossos teóricos da antropofagia cultural. Logo, nem toda antropofagia é aspiração de realização identitária, como quer o compositor de "Alegria, alegria". O canibalismo pode não ser a

---

[119] Caetano Veloso, *Verdade tropical* (São Paulo, Companhia das Letras, 1997).
[120] Ibidem, p. 249.

incorporação do outro, mas a prática que marca a ausência de reciprocidade entre ambos[121] ou o início de uma viagem pela indeterminação da identidade. A contrapartida da antropofagia não é o sacrifício totêmico, mas... o perspectivismo animista.

Ora, olhando para os anos 1970, encontramos um ótimo correlato musical da possível articulação entre canibalismo e xamanismo animista na teoria cultural. Um exemplo de que é possível articular crítica da identidade, sem reduzir as oscilações da lei como déficit paterno nem tornar o sincretismo uma forma de fetichismo das diferenças. Trata-se, naturalmente, de Raul Seixas, com ou sem seu parceiro de época, hoje literato, Paulo Coelho. Nascido e criado na Bahia, bem-sucedido no Rio de Janeiro e falecido em São Paulo, Raul reuniu rock com baião, xaxado com iê-iê-iê, fazendo de suas performances e suas intervenções um verdadeiro discurso sincrético. Inventou uma atitude de simultânea crítica das instituições combinada com uma espécie de paródia metodológica de si mesmo. Sua narrativa xamânica passa pelos ritos demoníacos, pela contracultura americana, pela épica oriental e ocultista, mas sempre filtrada pela afirmação intransigente da indeterminação brasileira. Não será por outro motivo que suas letras insistem na "Metamorfose ambulante", na "Sociedade alternativa", na ideia de uma loucura sábia, machadiana e autoirônica. Ou seja, ritos e temas são assimilados em típica disposição antropofágica, mas sem a problemática totêmica. "Faze o que tu queres/ pois é tudo da lei", um de seus motes mais conhecidos, dificilmente encontraria melhor expressão que nas teses lacanianas sobre o mutualismo entre a lei e o desejo. Por outro lado, o questionamento extensivo dos paradigmas de normalidade, baseadas em formas de vida codificáveis, na heterossexualidade compulsória, na retórica amorosa melodramática, aparece na valorização da loucura como reflexão incontornável sobre a liberdade. Tema agudo na psicopatologia lacaniana e assaz esquecido pela aliança psiquiátrico-psicanalítica e pela psicanálise disciplinar familiarista.

Se a tese de Calligaris ilustra a sobrevida da diagnóstica sincrética na psicanálise dos anos 1980, a tese de Octavio Souza[122] é outro bom exemplo

---

[121] Eduardo Viveiros de Castro, "Alguns aspectos da afinidade no dravidianato amazônico", em Eduardo Viveiros de Castro e Manuela Carneiro da Cunha (orgs.), *Amazônia: etnologia e história indígena* (São Paulo, NHI/USP/Fapesp, 1993).

[122] Octavio Souza, *Fantasia de Brasil*, cit.

da persistência da diagnóstica liberal no interior do lacanismo. Octavio explora a consequência secundária desse déficit paterno, isto é, o desdobramento do hiato simbólico em inflação imaginária, ou seja, em crise narcísica. Se o olhar do outro demanda exotismo, sexo livre, erotização do racismo, gozo masoquista na submissão, ostentação consumista conspícua, exibicionismo da diferença social, todos eles sintomas do espectro sincrético, encontramos, na face liberal, a patologia da suspensão cínica da lei, da segregação, da violência contra a diferença não reconhecida. O olhar estrangeiro, mimetizado em escuta confessional, seria estruturante da fantasia de Brasil. Ou seja, é um olhar narcísico ou uma voz superegoica que exigem uma identidade que nos estaria indisponível ou seria precária. O desejo de ser colonizado nos faz responder a essa interpelação com um suplemento imaginário. Na falta de um significante fundador, que nos poderia sustentar em diferenças comensuráveis, respondemos com a fantasia.

Trata-se, nas teses de Octavio, da herança do projeto entabulado em torno do Colégio Freudiano do Rio de Janeiro e da expectativa de estabelecer uma psicanálise à brasileira. Contudo, as mentes mais brilhantes de toda uma geração lacaniana egressa dessa experiência, com exceção do próprio Octavio e talvez de Mauro Mendes Dias[123] – mas em outra perspectiva –, jamais voltaram ao tema. Betty Milan parece ter retido o assunto, mas em chave biográfica e literária[124]. Luciano Elia e Marco Antônio Coutinho Jorge insistiram no traço cultural, mas não em tom brasilianista. Independentemente do conteúdo errático ou nacionalista da proposta, ela parece uma contrapartida necessária à tese de que a psicanálise seria apenas um veículo de inclusão na modernidade e que sua importação deveria resguardar, sobretudo, a pureza contra nosso complexo de impostura.

Um bom exemplo de como a hipótese do déficit paterno e seu sintoma de mestria combinam-se com o soerguimento da fantasia narcísica pode ser encontrado no seguinte episódio: conta-se que o maestro Pixinguinha não conseguia dominar os músicos quando a gravação envolvia Carmen Miranda, pois estes ficavam, de soslaio, fixados em sua figura exuberante. Até que o maestro rendeu-se e desenvolveu a seguinte solução:

---

[123] Mauro Mendes Dias e Dominique Fingermann, *Por causa do pior* (São Paulo, Iluminuras, 2004).

[124] Betty Millan, *O papagaio e o doutor* (São Paulo, Siciliano, 1991).

Quando começava a cantar, marcava o compasso requebrando as cadeiras, como só ela sabia. Os músicos esqueciam as mãos do maestro, e quem regia a orquestra era o gingado de Carmen, que determinava o andamento preciso a ser impresso à execução.[125]

Ou seja, desde que tenhamos uma fantasia funcionando, a função paterna estará inscrita e teremos um mestre para obedecer – mas desde que tenhamos ao menos uma mulher para fazer às vezes de nosso sintoma.

O debate diagnóstico dos anos 2000

Há um fato que se repete desde a chegada do lacanismo e até mesmo desde a chegada da "missão de psicanalistas no pós-guerra": a recusa, a indiferença ou mesmo a incapacidade de dialogar com autores e práticas que ficaram para trás. Essa mania de novos começos talvez retome o diagnóstico mais antigo que temos sobre nosso sistema de formação. É o que Paulo Emílio Salles Gomes chamou de "dialética rarefeita entre não ser e ser outro" e que Silvio Romero, em 1878, chamou de "falta de seriação nas ideias e ausência de uma genética". Também nossos autores psicanalíticos não se retomam, conversam por alusões, forçam indiferenças, declaram práticas contrárias como formas de "não psicanálise" a tal ponto que até mesmo o debate universitário precisa ser refeito dentro de cada subtradição. Confusão lamentável entre escolha metodológica e ação entre amigos.

Nossos autores esforçam-se para situar-se como estranhos uns aos outros, aproximando-se do que José Veríssimo chamou de "política da coesão" por autossegregação. Daí que a chegada de um novo autor não rearranje toda a constelação original de pensamento, condição expressa por Antonio Candido para o sentido de formação. Mas o pior no desgarramento da psicanálise com relação ao debate sobre a formação é que isso não contribuiu para nosso desejo de *fazer uma psicanálise que transforme suas próprias condições de aparecimento*, e isso, no contexto desta discussão, quer dizer contribuir para pensar o Brasil e imaginar que nosso mal-estar é também desde nosso

---

[125] Moniz Sodré, citado em Walter Garcia da Silveira Jr., *Bim Bom: a contradição sem conflitos de João Gilberto* (São Paulo, Paz e Terra, 1999), p. 13.

lugar e nosso tempo. A proximidade entre os problemas de formação, no sentido de Antonio Candido ou de Roberto Schwarz, e os sintomas que a psicanálise brasileira encontra para pensar sua própria modernidade são bastante semelhantes: a teoria como fetiche paródico de citações, glosas e resenhas bibliográficas, a precariedade de nossa rotina formativa, a dificuldade em reconhecer a importância de autores médios, o ímpeto planejador das instituições[126].

A psicanálise brasileira seria algo assim tão ralo e folclórico como engenharia australiana, física holandesa ou química eslovena? Tudo se passa como se, no Brasil, as contradições de nossa realidade social, das quais a psicanálise depende como prática clínica, não admitissem nem dialética nem reconciliação com as estruturas simbólicas nas quais a psicanálise depende como discurso a ser transmitido. Portanto, se nossas tradições internas não se pensam a si mesmas a partir de sua diversidade, seria possível que, recorrendo ao solo comum de nossas contradições culturais e sociais, pudéssemos nos reconhecer sendo pensados por elas. A ideia é simples e foi bem pautada por Alfredo Bosi:

> A dialética da colonização perseguida nestas páginas não é tanto de gangorra de nacionalismo e cosmopolitismo (que se observa também em culturas europeias) quanto a luta entre modos de pensar localistas, espelhos de cálculos do aqui-e-agora, e projetos que visam à transformação da sociedade recorrendo a discursos originados em outros contextos, mas forrados de argumentos universais.[127]

É exatamente essa desarticulação entre os dois modos de pensar, localista e internacionalista, que se entranhou em nossa abordagem do sofrimento. O que jamais teríamos imaginado é que nossa forma específica de fixação, subdesenvolvimento e isolamento, ou inversamente de transferência, desenvolvimento e dependência, viria a tornar-se modelo e efígie para o capitalismo globalizado. A articulação entre precariedade liberal e sincretismo cultural acusa, nos últimos tempos, a fórmula produtiva de um capitalismo, ele mesmo, *brasilianizado*. Nosso tipo cínico de flexibilização da lei, nossa

---

126 Paulo Arantes, "Providências de um crítico literário na periferia do capitalismo", em Paulo Arantes e Otília Beatriz Fiori Arantes, *Sentido da formação*, cit.

127 Alfredo Bosi, *Dialética da colonização* (São Paulo, Companhia das Letras, 1992), p. 382.

forma particular de condominização intramuros, nossa inversão prática entre indeterminação real e determinação simbólica se tornaram uma espécie de vanguarda do pior. Se a boa clínica psicanalítica é crítica social feita por outros meios, espera-se que sejamos capazes de criar e de exercer diagnósticos críticos e críticas de nossos próprios esquemas diagnósticos.

A partir dos anos 1990, retorna ao Brasil toda uma geração de psicanalistas bem formados em uma França multifacetada pelo pós-lacanismo. Encontram terreno fértil tanto em nossas universidades quanto no colapso do romantismo disciplinar de nossas instituições. Isso dá ensejo a diversos projetos associativos, editoriais, institucionais e teóricos de "abertura da psicanálise" a outra etapa de sua formação. No plano universitário, em 1988, Joel Birman organiza a pós-graduação em teoria psicanalítica na Universidade Federal do Rio de Janeiro. Em 1995, Manoel Berlinck reformula as ideias de Fédida no projeto de uma *psicopatologia fundamental*, iniciada em São Paulo, na esteira do movimento Sexto Lobo. Em 1998, surge o movimento dos Fóruns, depois, o Campo Lacaniano e também se funda o Movimento da Convergência Lacaniana, agrupando inúmeras instituições pelo mundo e várias no Brasil. Em 2000, ganham impulso os Estados Gerais da Psicanálise, animados por Derrida e Major, com expressiva participação de brasileiros. Entre outros, esses movimentos têm em comum um esboço de crítica contra a psicanálise de cabresto, aliada à inversão do processo importador tradicional. Contudo, esse reconhecimento se dá em solo francês e em alusão direta e franca a uma das etapas decisivas da Revolução de 1789.

Os anos 1990 assistiram à gradual substituição da discussão psicanalítica sobre a brasilidade pela questão da variância cultural dos modos de sofrer, dos modos sociais de produção do mal-estar e dos novos tipos clínicos de sintoma. Em tempos de nova abertura, dessa vez dos portos e dos aeroportos, a questão nacional tornou-se supérflua, passando ao primeiro plano nossa integração à comunidade psicanalítica internacional, na qual, pela primeira vez, ingressamos como *players*. Em tempos de multiculturalismo ascendente e de digitalização de correspondências e obras, somos colhidos pela reconfiguração das estratégias diagnósticas que sucederam a crise do lacanismo em 1998.

Agora são ideias e práticas brasileiras que procuram jogar seu papel no movimento psicanalítico mundial. Entre os que acompanharam o pensamento de Jacques-Alain Miller[128] há uma brusca passagem – da teoria das estruturas clínicas para a ascensão das psicoses ordinárias – como modelo e paradigma de uma nova forma de clínica. Gradualista, combinada e tonal, é uma espécie de radicalização da diagnóstica sincrética, agora internalizada na psicanálise, mas sem depender da centralidade antropológica do pai. Sua função é substituída por semblantes e suplências e, ao final, pelos nomes do Real. Sua expressão local mais popular vai advogar, sem meias palavras, uma psicanálise adaptada aos novos tempos de globalização, para além do pai e suas verticalidades, que exige eficácia terapêutica e intervenções reguladoras. Refratária a identidades fixas e estruturas locais, ela representará a versão psicanalítica da passagem do liberalismo clássico para o neoliberalismo globalizado. Recusando a reflexão antropológica sobre os limites entre a cultura e a natureza, ela privilegiará a diagnóstica de estruturas ontológicas, das quais o Real é o mais importante. Com isso, há uma deriva que gradualmente substitui a diagnóstica do sintoma pela diagnóstica do *sinthome* (com *th*), baseada em modalidades mais fluidas, atitudinais e relacionais de mal-estar. Uma estratégia que lembra a psicanálise brasileira dos anos 1960, mas invertida: individualização mínima e terapêutica sincrética máxima. A articulação com os problemas da antropologia estrutural é abandonada, a história e a psicopatologia tornam-se prescindíveis. Em seu lugar, recorre-se ao método da análise lógica. Em vez da problemática do sujeito, aparece uma aliança com a sociologia compreensiva de Bauman, Beck ou Lipovetsky e o discurso da pós-modernidade. Temas típicos do liberalismo individualista se reapresentam: a responsabilidade, o monólogo, o sintoma parceiro. No Brasil, essa é a tendência que mais precocemente discutiu as diferenças diagnósticas com a psiquiatria[129].

No grupo capitaneado por Charles Melman[130], passa-se um movimento quase inverso. Há um recrudescimento da importância do pai e das estruturas antropológicas, cujo déficit é apresentado para explicar novas formas sintomáticas da neurose, da psicose e, principalmente, da perversão. Destaque

[128] Jacques-Alain Miller et al., *La psicosis ordinária* (Buenos Aires, Paidós, 2006).

[129] Márcio Peter de Souza Leite, "A psicanálise como diagnóstico da psiquiatria", *Opção Lacaniana*, n. 23, dez. 1998. [Disponível em: <http://www.marciopeter.com.br/links2/artigos/periodicos/psiDiagnostico.html>; acesso em: 7 set. 2014. – N. E.]

[130] Charles Melman, *O homem sem gravidade: gozar a qualquer preço* (Rio de Janeiro, Companhia de Freud, 2003).

para os trabalhos de Jean-Pierre Lebrun[131], que revitalizou o conceito-chave da perversão. A *perversão comum* torna-se uma espécie de paradigma para essa estratégia, pois fornece um modelo alternativo para pensar a divisão do sujeito, baseado naquilo que Freud[132] descreveu com a noção de renegação (*Verleugnung*), ou seja, *sei que dois fragmentos de realidade psíquica são incompatíveis, mas ajo como se não soubesse.* Duas crenças independentes e autônomas são praticadas ao mesmo tempo, sem que seus pontos de contradição sejam realizados subjetivamente.

A terceira tendência contemporânea em relação à racionalidade diagnóstica está representada pelo grupo ligado a Colette Soler[133]. Aqui se encontra, de forma mais ou menos sistemática, uma retomada dos quadros clínicos intermediários, que haviam sido excluídos ou invalidados, mas que agora podem ser redescritos em função de sua economia de gozo. A valorização da temática da feminilidade, no quadro da teoria da sexuação, e da teoria da alienação, no contexto da teoria dos quatro discursos, se faz acompanhar de uma estratégia clássica pela fundamentação epistêmica de procedimentos clínicos.

Contudo, o fato mais característico destes novos tempos é o chamado "declínio das escolas" e a pulverização dos modos mais tradicionais de formação psicanalítica. Não que elas tenham perdido membros – ao contrário, eles crescem como cresce a psicanálise entre a antiga e a nova classe dos batalhadores brasileiros[134]. O que vem se desmantelando é o sistema de fidelidades verticais, de concentração de transferências, de purificação teórica e de utopia institucional que moldavam as expectativas de reconhecimento e de excelência clínica.

A expansão de variedades de entendimentos clínicos, baseadas em um mesmo autor de referência, para não falar em Freud, pode não ser apenas um problema de rigor e compreensão de conceitos, nem mesmo um problema de afinidades eletivas. Podemos olhar para essa variedade de articulações e problemas como uma concorrência entre modelos de ação clínica. Como teorias científicas que pretendem explicar ou transformar dada situação, a colaboração entre elas é benéfica e necessária. Mas o que di-

---

[131] Jean-Pierre Lebrun, *A perversão comum* (Rio de Janeiro, Companhia de Freud, 2008).

[132] Sigmund Freud, "Fetichismo" (1927), em *Obras completas*, v. XXI (Buenos Aires, Amorrortu, 1988).

[133] Colette Soler, *La querella de los diagnósticos* (Buenos Aires, Letra Viva, 2009).

[134] Jessé Souza, *Os batalhadores brasileiros* (Belo Horizonte, Editora da UFMG, 2010).

ríamos de um médico que recusa empregar determinado tratamento porque foi produzido no condomínio do vizinho? Por outro lado, podemos olhar para essa situação como um antropólogo lidaria com as versões diferentes de um mesmo mito. Ou seja, sua variedade não é um fato contingencial, mas um fato necessário da estrutura do Real. Ora, nesse caso teríamos de inferir a quais problemas as oposições fundamentais do mito dão forma e ao final pensam, em estrutura de ficção, a verdade do Real. Lembremos que, para a antropologia estrutural, assim como de certa forma para a tradição dialética, a cultura e a sociedade são formas de pensamento. São elas que nos pensam com suas estruturas e suas contradições. Portanto, se é que não perdemos nenhum fio dessa meada, as questões que se nos apresentam hoje, nos debates sobre a diagnóstica psicanalítica, e mesmo em sua confrontação com a diagnóstica psiquiátrica, retomam certas condições e oposições recorrentes, predeterminadas para todo e qualquer discurso que se queira diagnóstico e que não possa apresentar atrás de si a anatomopatologia ou a fisiopatologia de seus fatos clínicos. Podemos, então, sintetizar o debate atual na diagnóstica lacaniana em três grandes tópicos, que, curiosamente, não replicam as tendências no interior dos agrupamentos institucionais, mas que reencontram nossas linhas de reflexão sobre o mal-estar no Brasil. Há estudos sobre a emergência de novos sintomas que valorizam processos e impasses históricos de individualização e institucionalização (depressões, pânicos, angústias). Há estudos que enfatizam a segmentação do sofrimento entre gêneros, entre tipos clínicos, entre modalidades de sexualidade ou condições subjetivas (feminilidade, infância, envelhecimento). Por fim, há trabalhos sobre a natureza do mal-estar e, mais precisamente, sobre a tensão entre dispositivos de determinação e experiências de indeterminação no interior da clínica lacaniana.

O percurso de uma autora como Maria Rita Kehl ilustra muito bem a combinação de exigências que vem caracterizando a apreensão do mal-estar, do sintoma e do sofrimento pela psicanálise dos anos 2010. Ao lado de um estudo sobre a depressão capaz de mostrar seu traço sincrônico de identidade como experiência irrealizada do tempo[135], encontramos um estudo diacrônico sobre as formas de transformação do sofrimento feminino desde

---

[135] Maria Rita Kehl, *O tempo e o cão: atualidade das depressões* (São Paulo, Boitempo, 2009).

Madame Bovary até nossos dias[136]. Ao lado de um estudo sobre os modos de subjetivação e a crise do processo de individualização no universo televisivo brasileiro[137], encontramos uma pesquisa vertical sobre descompassos e paradoxos do gozo masculino e feminino[138].

Outro exemplo, que marca a retomada crítica da problemática do desenvolvimento, é a pesquisa conduzida por Maria Cristina Kupfer[139], detectanto indicadores iniciais para autismo. A diagnóstica do processo de constituição do sujeito deve levar em conta que a criança passa por experiências irreversíveis, cujo valor é constitutivo de estruturas psíquicas permanentes, de modos de relação intersubjetivos estáveis ou de construção de objetos de fantasia mais ou menos fixos. O modelo da trança, desenvolvido por Angela Vorcaro[140], é um bom exemplo disso. A hipótese de Alfredo Jerusalinsky[141] quanto à existência das estruturas não decididas, assim como a clínica interdisciplinar exigida pelo acolhimento de bebês, proposta por Julieta Jerusalinsky[142], são exemplos extremos dessa exigência diagnóstica. Fica claro como a necessidade de uma teoria da transformação no tempo articulou-se ideologicamente ao longo da implantação da psicanálise no Brasil: evolução ou progresso, desenvolvimento ou constituição, construção ou formação, tempo lógico ou tempo histórico, maturação ou aquisição são conceitos que concorrem para dar conta desse problema.

---

[136] Idem, *Deslocamentos do feminino: a mulher freudiana na passagem para a modernidade* (Rio de Janeiro, Imago, 1998).

[137] Maria Rita Kehl e Eugenio Bucci, *Videologias* (São Paulo, Boitempo, 2004).

[138] Maria Rita Kehl, *A mínima diferença* (Rio de Janeiro, Imago, 1996).

[139] Maria Cristina Kupfer et al., "Valor preditivo de indicadores clínicos de risco para o desenvolvimento infantil: um estudo a partir da teoria psicanlítica", *Lat. Am. Journal of Fund. Psychopath.*, v. 6, n. 1, mai. 2009, p. 48-68. Disponível em: <www.psicopatologiafundamental.org/uploads/files/latin_american/v6_n1/valor_preditivo _de_indicadores_clinicos_de_risco_para_o_desenvolvimento_infantil.pdf>; acesso em: 9 fev. 2015.

[140] Angela Vorcaro, *A criança na clínica psicanalítica* (Rio de Janeiro, Companhia de Freud, 2004).

[141] Alfredo Jerusalinsky, *Psicanálise e desenvolvimento infantil* (Porto Alegre, Artes e Ofícios, 1999).

[142] Julieta Jerusalinsky, *Enquanto o futuro não vem: a psicanálise na clínica interdisciplinar com bebês* (Salvador, Ágalma, 2002).

O segundo debate relevante da psicopatologia lacaniana dos anos 2010 diz respeito à natureza nominalista ou realista da causa do mal-estar. Ou seja, no sintoma sempre temos uma mesma "natureza" (ou falta dela), que é preenchida por expressões ou significações "culturais" variáveis; dito de outra forma, os diferentes tipos de sintoma não obedecem a uma perfeita organização em famílias, ordens e espécies. Os trabalhos organizados por Quinet sobre a depressão[143], sobre as psicoses[144] e sobre a saúde mental[145], e as iniciativas de Ana Cristina Figueiredo[146] e de Antônio Teixeira[147] são bons exemplos dos esforços para redimensionar a psicopatologia psicanalítica. Outro exemplo é a vasta produção amealhada em torno do projeto da psicopatologia fundamental e a reincidente indagação sobre a existência de novos sintomas[148]. Essa é a segunda rede de oposições que atravessa a história da psicopatologia: constituição ou estrutura, personalidade ou doença, neurose ou psicose, fobia ou fetiche, neurose obsessiva ou histeria, esquizoidia ou paranoia.

A terceira tendência, em relação à discussão diagnóstica, não pode ser associada a nenhuma escola lacaniana em particular, mas se impõe como um questionamento transversal ocorrente em muitas elas. Trata-se de uma indagação mais genérica sobre os modelos etiológicos vigentes na psicanálise. Esse é o ponto de partida para uma série de trabalhos sobre a problemática do gozo, da fantasia e do supereu que tentam reformular a diagnóstica das estruturas clínicas de modo a incluir sintomas transversais, como as formações psicossomáticas, a debilidade mental e os funcionamentos *borderline*.

Explorando as consequências políticas do problema, a esquerda lacaniana agrupou-se em torno da hipótese de que as variações na fixação do mal-estar e na intensificação ou na redução do sofrimento dependem da economia de

[143] Antônio Quinet, *Extravios do desejo: depressão e melancolia* (Rio de Janeiro, Rios Ambiciosos, 1999).

[144] Idem, *Psicoses e laço social* (Rio de Janeiro, Zahar, 2006).

[145] Idem, *Psicanálise e psiquiatria: controvérsias e convergências* (Rio de Janeiro, Rios Ambiciosos, 2001).

[146] Sônia Alberti e Ana Cristina Figueiredo, *Psicanálise e saúde mental: uma aposta* (Rio de Janeiro, Companhia de Freud, 2006).

[147] Antônio Teixeira, *Metodologia em ato* (Belo Horizonte, Scriptum, 2010).

[148] Tânia Coelho dos Santos, *Quem precisa de análise hoje: discurso analítico, novos sintomas e novos laços sociais* (Rio de Janeiro, Bertrand Brasil, 2001).

gozo[149] em um sujeito, de seu cálculo do gozo[150] ou da configuração da fantasia. A mudança social do paradigma da produção para o consumo[151], a mutação correlativa do superego e a dimensão social das patologias tornam-se, assim, o principal campo de problematização. Num segundo momento, os estudos sobre a noção de gozo parecem ter se desdobrado em um crescente interesse pelo tema do corpo, seja na psicose[152], seja em suas relações com a linguagem[153], seja ainda na retomada dos estudos em psicossomática[154]. No campo da sexualidade, a função etiológica do gozo (não do sujeito nem da estrutura) inicia uma grande reviravolta crítica, derrogando a sobreposição histórica entre homossexualidade e perversões[155], entre os transtornos de gênero e as psicoses[156], entre função paterna e primazia do falicismo.

---

[149] Ricardo Goldenberg, *Goza! Capitalismo, globalização, psicanálise* (Salvador, Ágalma, 1997).

[150] Christian I. L. Dunker, *O cálculo neurótico do gozo* (São Paulo, Escuta, 2002).

[151] Vladimir Safatle, "Depois da culpabilidade: figuras do supereu na sociedade de consumo", em Christian Dunker e José Luiz Aidar Prado (orgs.), *Žižek crítico: política e psicanálise na era do multiculturalismo* (São Paulo, Hacker, 2005).

[152] Ana Cristina Figueiredo, *Corpo, sintoma e psicose* (Rio de Janeiro, Contra Capa, 2006).

[153] Nina Virgínia de A. Leite et al., *Corpolinguagem: gestos e afetos* (Campinas, Mercado das Letras, 2003); *Corpolinguagem: a estética do desejo* (Campinas, Mercado das Letras, 2005); *Corpolinguagem: angústia, o afeto que não engana* (Campinas, Mercado das Letras, 2006).

[154] Heloísa Aragão Ramirez e Tatiana de Carvalho Assadi (orgs.), *Pele como litoral: fenômeno psicossomático e psicanálise* (São Paulo, Annablume, 2011).

[155] Graciela Haydée Barbero, *Homossexualidade e perversão na psicanálise* (São Paulo, Casa do Psicólogo, 2005).

[156] Rafael K. Cossi, *Corpo em obra: contribuições para a clínica psicanalítica do transexualismo* (São Paulo, nVersos, 2011).

3
MAL-ESTAR, SOFRIMENTO E SINTOMA

O sofrimento quer ser um sintoma,
este quer enunciar a verdade.

Lacan

Marx, inventor do sintoma?

Façamos um exercício de recuperação da frase tantas vezes tomada como uma espécie de síntese da modernidade: "Tudo que é sólido desmancha no ar". Trata-se de uma afirmação de Marx em *Manifesto Comunista*, de 1848, extraída do seguinte trecho:

> Tudo o que era sólido e estável se desmancha [*verdampft*] no ar, tudo o que era sagrado é profanado, e os homens são obrigados finalmente [*gezwungen*] a encarar sem ilusões a sua posição social [*Lebenstellung*] e as suas relações com os outros homens [*gegenseitigen Beziehungen*].[1]

O primeiro fato a notar é que se trata de uma afirmação relativamente dissonante em relação ao contexto que a precede. Ou seja, Marx está descrevendo os malefícios de uma forma de vida na qual o sábio, o jurista e o médico perderam a aura; as relações familiares foram substituídas por relações monetaristas; a dignidade foi substituída pela liberdade de comércio; a exploração tornou-se aberta, cínica e brutal. Ou seja, o tom é crítico e pessimista, mas a conclusão do argumento é realista: "as pessoas devem encarar sua posição social com serenidade". O tom inspira aceitação. É preciso reconhecer o caráter *recíproco*, ou seja, não isolado e egológico

---

[1] Karl Marx e Friedrich Engels, *Manifesto Comunista* (1848) (trad. Álvaro Pina, 1. ed. rev., São Paulo, Boitempo, 2010), p. 43.

das relações sociais. De forma nenhuma se poderia supor que Marx está defendendo um retorno aos tempos sagrados, no qual os "verdadeiros" valores eram praticados, mas também não quer dizer que ele advogue a profanação. Afinal, a profanação era exatamente o que estava em curso com a ascensão de uma nova classe social.

O que Marx faz é o que se pode chamar de um diagnóstico de época, o que é demonstrado pela passagem que precede a afirmação de que tudo que era sólido se desmancha no ar, a saber:

> Essa revolução contínua da produção, esse abalo constante de todo sistema social, essa agitação permanente e essa falta de segurança distinguem a época burguesa de todas as precedentes.

Retenhamos, então, os quatro traços desse diagnóstico: revolução contínua da produção, perda da noção de totalidade social, agitação permanente e falta de segurança. Reconhecemos aqui os motes fundamentais de todo discurso conservador, com a típica oposição de dêiticos temporais: continuidade e perda, permanência e transitoriedade. Essa oposição entre o antes e o agora pode ser lida em chave dialética como uma dupla negação, mas também encerra um truque retórico: de onde fala quem afirma tal coisa? Da posição suspensa e anacrônica de quem viveu o antes ou da posição onipresente de juiz de uma história sem futuro? Portanto, Marx é o inventor dessa praga que poderíamos chamar de "discurso sobre a crise", e que ainda organiza nosso discurso para falar de nossa época.

É preciso reinventar-se a cada dia na vida no trabalho, estar em permanente revolução dos processos produtivos. É isso que nos leva a avaliar que uma vida é boa se ela é essencialmente produtiva, agitada, dinâmica, ocupada. É isso que nos leva a sentir, de novo com esse adjetivo, "permanente", que a vida social só existe em forma de abalos, tragédias, eventos. É isso ainda que produz a certeza diagnóstica de que nosso afeto político fundamental é o desamparo, a insegurança, a angústia.

Portanto, só podemos dar razão a Lacan quando ele afirma que foi Marx, e não Freud, quem inventou o sintoma:

> [...] é importante observar que historicamente não reside aí a novidade de Freud, a noção de sintoma, como várias vezes marquei, e como é

muito fácil observar na leitura daquele que por esta noção é responsável, [...] [é de] Marx.[2]

Resta saber o que se deve entender por sintoma segundo essa tese: a divisão social entre burgueses e proletários? A alienação social do desejo de produzir mais? A perda da experiência da totalidade social? Ou se trataria do retorno da perda da experiência, da alienação da consciência?

Nesse ponto, é preciso introduzir um adendo à tese lacaniana. Se Marx inventou o sintoma, Hegel inventou o diagnóstico. O que Marx descobriu, retomando o diagnóstico de época hegeliano, é a homologia entre sintoma, mal-estar e sofrimento. Homologia entre a divisão social do trabalho e a divisão do sujeito. Homologia entre a alienação ideológica da consciência e a alienação do desejo na loucura. Homologia entre a perda da experiência de totalidade e a perda de gozo, também conhecida como castração. Homologia entre a forma individualizada do fetiche da mercadoria e a forma inconsciente de produção dos sintomas. Ou seja, são quatro homologias fundamentais que estão na raiz da modernidade e que constituem nossos processos de subjetivação. Por homologia deve-se entender que conceitos como *divisão, alienação, trabalho-forma* e *objeto* operam em regimes diferenciados de discurso, com causa semelhante do ponto de vista de sua eficácia teórico-descritiva. Não é preciso juntar nem separar os dois campos para advogar uma homologia entre eles. Não é porque Darwin definiu a homologia como "o reconhecimento de um plano fundamental nos animais e nas plantas, atribuído à descendência com modificação", que toda homologia presuma afinidade de origem. A afinidade, nesse caso, é de causa e lugar, não de origem nem de tempo.

Mas passemos ao capítulo mais recente da história dos intérpretes do mal-estar, série na qual podemos incluir Marshall Berman e Zygmunt Bauman como bons exemplos, mas também Lasch, Sennett, Debord e, mais atualmente, Alain Ehrenberg, Ian Hacking e Ian Parker. Lembremos que, em seu trabalho de 1982[3], Berman tentava estabelecer uma separação, no interior dos intérpretes do mal-estar, entre os que ainda acreditavam

---

[2] Jacques Lacan, *O seminário*, livro 18. *De um discurso que não fosse semblante* (1970-1971) (Rio de Janeiro, Zahar, 2009), p. 220.

[3] Marshall Berman, *Tudo que é sólido desmancha no ar: a aventura da modernidade* (São Paulo, Companhia das Letras, 1986).

na modernidade como diagnóstico e os que pareciam caminhar para uma nova forma mutante de adoecimento social, que viria a se chamar pós-modernidade. No interior dessa conversa, as ambiguações entre modernismo como racionalidade estética, modernidade como forma de vida e modernização como projeto político fizeram naufragar os mais corajosos esforços terminológicos. Trinta anos depois, que são também trinta anos da morte de Lacan, a querela arrefeceu sensivelmente com uma serena divisão de funções e áreas de influência entre teóricos sociais e críticos da cultura. No entanto, apenas neste início do século XXI, e ainda de forma indecidida, a questão chega a seu âmago clínico. Há uma nítida inflação da noção de sintoma – de tanto significar coisas distintas e variadas, essa noção perdeu sua potência clínica e crítica.

Sofrimento não é sintoma, e sintoma não é mal-estar. Há sintomas que parecem absolutamente imunes ao sofrimento, ou melhor, que produzem sofrimento real apenas aos que nos cercam. Mas aqui é preciso localizar uma forma específica de patologia do reconhecimento, que se caracteriza pela indiferença ao sofrimento que causamos aos demais. Por outro lado, há formas de sofrimento que parecem continuamente à espreita de um nome que enfim as capturará. São como litorais de anomia e indeterminação entre o mal-estar do gozo e o saber-verdade do sintoma, pois "a equivalência do sintoma com o valor de verdade é o que há de essencial no pensamento marxista"[4].

Algo semelhante se passa com o significante "líquido", propagado por Zygmunt Bauman como uma espécie de metadiagnóstico da pós-modernidade. Ele se aplica a quase tudo o que importa para nossa forma de vida: modernidade líquida (2000), amor líquido (2003), vida líquida (2005), arte líquida (2007). Bauman é um sociólogo compreensivista interessado no tema da ética e usa categorias psicanalíticas para interpretar a modernidade em relação à discriminação e à ambivalência. A ideia é boa, e penso que ele acerta inicialmente o alvo. A modernidade pode ser descrita como movimento alternado de expectativas de determinação, racionalização e impessoalização seguidas por um contramovimento de anomia, de indeterminação e de ambiguidade. Penso que é difícil fugir desses dois metadiagnósticos da modernidade. É preciso seguir Bauman até os líquidos, mas

---

4 Jacques Lacan, *O saber do psicanalista* (1971-1972) (Recife, Centro de Estudos Freudianos do Recife, 1997), p. 25.

depois disso tente não se afogar. Fuja dos líquidos, porque eles representam uma descrição autoevidente de nossa atual forma de vida. O que escapa a Bauman nessa alegoria, o livro que ele não escreveu, chama-se justamente *diagnóstico líquido*.

Nossos diagnósticos tipo DSM são aqueles que interessam à razão securitária, à economia social do risco, aqueles que implicam a função do Estado, aqueles que segregam as crianças que não aprendem. Tais diagnósticos estão ficando cada vez mais sólidos. E é uma solidez que não se desmancha no ar, que produz um tipo de convicção, de práticas de consumo, de autorização de modulação química de experiências subjetivas jamais vista. Não só psiquiatras e gestores de saúde, mas toda sorte de pessoas e formas de vida está sujeita a essa abrupta inversão foraclusiva. Tudo bem, tudo líquido até que você toque nas questões normativas da interpretação da modernidade. Tudo bem, tudo líquido, tudo desconstrutivo, tudo nietzschiano até que você toque em questões administrativas da escola. Então, o que aparece é a violência sólida dos diagnósticos concentracionários. Chamo *diagnósticos concentracionários* essa forma de diagnóstico que esqueceu sua própria condição hermenêutica, que esqueceu sua própria história, que se constrange a seguir normas de uma redução administrativa da experiência de mal-estar ao sofrimento e do sofrimento ao sintoma.

Que teriam que ver nossas formas de sofrer com a verdadeira causa de sintomas? Não estaríamos confundindo nossas interpretações, motivadas por ilações e hipóteses contingentes, datadas por um saber de época, com uma verdadeira teoria das causas? Assim como os medievais interpretavam que a peste decorria de determinada corrupção moral do povo ou do lugar onde ela se desencadeava, não estaríamos confundindo causas e motivos? Contudo, essa sobreposição entre sentido e causalidade, entre verdade e real, é o que caracteriza o sintoma e o campo de atuação clínico da psicanálise para Lacan.

> Seus meios [os da psicanálise] são os da fala, na medida em que ela confere um sentido às funções do indivíduo; seu campo é o discurso concreto, como campo da realidade transindividual do sujeito; suas operações são as da história, no que ela constitui a emergência da verdade no real.[5]

---

[5] Idem, "Função e campo da fala e da linguagem em psicanálise" (1953), em *Escritos* (Rio de Janeiro, Zahar, 1998), p. 259.

E a verdade do sintoma, segundo nossa hipótese, é seu mal-estar. O sintoma é essa emergência da verdade no real, esse ponto de exceção, isso a que Nuno Ramos chamou de "camada de poeira que recobre as coisas"[6] e que impede que toquemos o real direta e imediatamente.

"Tudo que é sólido desmancha no ar." Notemos que há uma pequena variação entre a formulação de Marx e sua apropriação pelos intérpretes do mal-estar. Para o autor de *18 de brumário*, tudo o que *era* sólido, ou seja, a forma de vida inspirada pela dignidade, pela honra e pela exploração velada por ilusões religiosas e políticas, torna-se exploração aberta, brutal e cínica. Mas isso não autoriza dizer que se trata de voltar para os tempos nos quais as relações eram sólidas, porque aqueles eram tempos de uma exploração ainda pior, tanto na forma quanto nos fins. O deslocamento de tudo o que *era* falsamente sólido para tudo o que é sólido captura a essência do sintoma social de nossa época. A passagem do estado sólido para o gasoso é conhecida em física como sublimação. Também foi esse o nome que Freud escolheu para o processo de suspensão da finalidade sexual da libido, mas sem recalcamento. Ocorre que havia um estado da matéria que a revolução dos tempos pulava e que se manifestava como sintoma em suas diferentes expressões: divisão do sujeito, alienação do desejo, mais-de-gozar e angústia. Esse estado era o estado líquido.

É o estado líquido que melhor se presta a designar essa substância que não é sem forma, mas capaz de assumir qualquer forma. O trabalho de análise das patologias sociais pode ser comparado com a atividade de separação química dessas fases da matéria. É preciso reconhecer a natureza gasosa do mal-estar, seu caráter refratário a toda nomeação, sua dimensão indiscernível. Contudo, a fase intermediária, a fase na qual o sintoma se integra em uma narrativa social, a fase na qual o sintoma se inclui ou se exclui dos discursos, a fase líquida, requer uma teoria psicanalítica do sofrimento que ainda não foi suficientemente formulada.

Quero crer que o sucesso da noção de liquidez – e a ambiguação financeira do termo é incontornável – reside na integração narrativa do

---

6   "Há uma camada de poeira que recobre as coisas, protegendo-as de nós. Polvilho escuro da fuligem, fragmento de sal e de alga, toneladas de matéria em grãos que vão cruzando o oceano transformam-se em fiapos transparentes depositados pouco a pouco para preservar o que ficou em baixo. Quase nada se tem pensado a respeito desse fenômeno." Nuno Ramos, "Lição de geologia", em *O pão do corvo* (São Paulo, Editora 34, 2001), p. 9.

sofrimento que Bauman consegue extrair dela. Seus trabalhos usam a liquidez para descrever a gramática do sofrimento e, com isso, dar nome ao mal-estar de nossa época. Sua estratégia, nesse sentido, é complementar à de Lasch, que tomou um sintoma psicanalítico, a personalidade narcísica, para descrever um tipo de sofrimento característico da sociedade americana do pós-guerra. Mas quero chamar a atenção para uma terceira estratégia metodológica, que provém da teoria crítica alemã, mas que também podemos encontrar no pós-lacanismo de Žižek e no trabalho crítico de Frederick Jameson. Trata-se de inferir a gênese social de sintomas da gramática do mal-estar e de, consequentemente, entender o sofrimento como patologia do reconhecimento.

É claro que essa estratégia aparece no Adorno de *A personalidade autoritária* e vai até Honneth. Mas, para isso, retornemos ao mal-estar como categoria fundamental da modernidade. Foi Axel Honneth[7] quem chamou a atenção para a falsa unidade existente no pensamento sobre a modernidade que associa Hobbes e Rousseau ao mesmo problema das razões da insociabilidade, confundindo dessa maneira filosofia crítica da história com antropologia das diferenças. As duas origens da patologia social, respectivamente a luta por distinção, movida pelo amor-próprio, e os benefícios morais da guerra, respondem a perguntas diferentes. Em termos freudianos, seria equívoco semelhante afirmar que fuga do desprazer e procura da satisfação são respostas a um mesmo problema. As patologias sociais, herdeiras do diagnóstico de época, praticado por Hegel em *Filosofia do direito*, surgem no espaço entre o progresso histórico concreto e as aspirações éticas de universalidade.

É compreensível que a psicanálise tenha se retirado do terreno definicional da noção de sofrimento (*Leiden*), porque ele implica entrar no território normativo ou político das patologias do reconhecimento, o que é historicamente lateral na história da psicopatologia psicanalítica.

Para Hegel, as patologias do social devem ser entendidas como resultado da inabilidade da sociedade de expressar de modo apropriado o potencial racional de suas instituições e de suas rotinas de vida. A patologia do social se mostra primeiro como sofrimento, depois como sintoma. O sofrimento, por sua vez, mostra-se sempre ou como sentimento de perda de poder

---

[7] Axel Honneth, *La Société du mépris. Vers une nouvelle théorie critique* (Paris, La Découverte, 2006).

(impossibilidade de fazer reconhecer o próprio desejo) ou como expectativa irrealizada de liberdade (impossibilidade de reconhecer o próprio desejo).

Portanto, o sofrimento não constitui uma resistência social por si; ele só se torna um fator político quando se conecta com a experiência de perda de identidade, dando, assim, ensejo a práticas de reconstituição ou suspensão da lei. Para Honneth, Freud teria contribuído decisivamente para esse entendimento ao mostrar que a relação a si é um processo de apropriação de desejo pela admissão da angústia que lhe é correlata. A grande novidade aqui é que o sofrimento de indeterminação não é pensado apenas como fraqueza, bloqueio ou impotência do progresso da razão, em sua força determinativa e autodeterminadora.

Os nomes do mal-estar

Em *Estrutura e constituição da clínica psicanalítica*[8], comento a tradução de *Unbehagen* por "mal-estar", enfatizando duas ressonâncias presentes na palavra: a negação (*Un*) tanto do adjetivo *behagen* (agradável) quanto do substantivo que lhe dá origem *Hag* (clareira). *Unbehagen in der Kultur* deveria ser entendido como *mal-estar na civilização*, desde que em *mal-estar* pudéssemos ler a impossibilidade de *estar*, a negação do *estar*, e não apenas a negação do *bem-estar*. Assim, sugeri que o *mal-estar* é essa ausência de lugar ou essa suspensão da possibilidade de uma escansão no ser, a impossibilidade de "uma clareira" no caminhar pela floresta da vida. Vários leitores levantaram considerações bastante razoáveis acerca dessa tradução interpretativa do termo alemão que, em meu entender, sintetiza o que Freud entende por *pathos* e deveria ser pensado, senão como um conceito, como uma noção psicanalítica. Aqui está o trecho completo:

> Se o psicoterapêutico configura seu objeto em torno da noção de *sofrimento* e o tratamento clínico em termos de *patologias*, que termo estaria reservado para a dimensão da cura? Freud valeu-se de uma expressão muito feliz para designar este tipo de sofrimento que não se pode nomear perfeitamente e cuja natureza é indissociável da relação com o outro, trata-se do *mal-estar* (*Unbehagen*). Se a noção de sofrimento sugere passividade e a noção de

---

[8] Christian I. L. Dunker, *Estrutura e constituição da clínica psicanalítica: uma arqueologia das práticas de cura, psicoterapia e tratamento* (São Paulo, Annablume, 2011).

patologia exprime certa atividade sobre a passividade (conforme o radical grego *pathos*), a ideia de mal-estar nos remete à noção de lugar ou de posição. *Estar*, de onde deriva o cognato *estância*, não implica agir nem sofrer uma ação, simplesmente estar. Talvez a palavra *Unbehagen* derive do radical *Hag*, bosque ou mata, ou seja, um lugar propício para praticar a arte de estar. Além disso, a noção de cura associa-se com a de mal-estar na medida em que esta remete a noções como angústia, desespero ou desamparo[9]. Encontramos aqui a longa reflexão filosófica sobre esses conceitos. Dos filósofos helênicos que meditaram sobre o desamparo[10] às intuições de Kierkegaard sobre o desespero[11] e até a incursão de Heidegger sobre a cura (*Sorge*) como angústia no ser-para-morte[12], há um insistente reconhecimento desta dimensão do mal-estar como inerente às relações entre existência e verdade. Pode-se dizer que, para essa tradição, a própria filosofia deve ser encarada como uma prática de cura.[13]

A noção de mal-estar abarca o conceito de angústia – ainda que não se limite a este –, ou de influência a distância e sofrimento compartilhado. Desde Goethe, *Unbehagen* convoca uma dimensão moral. Daí a dificuldade dos tradutores para definir o sentido de agradabilidade envolvido em *behagen*. A tradução para o inglês, amplamente discutida por Freud e James Strachey, sugeria *discomfort* (desconforto). O próprio título originalmente pensado por Freud, presente no primeiro manuscrito de 1929, era *Unglück in der Kultur*, ou seja, *infelicidade (ou infortúnio) na cultura*. No contexto da tradução para o inglês, Freud sugere *Man's Discomfort in Civilization*, que Joan Riviére corrige para "Civilization and its Discontents"[14]. Contudo, a forma final do texto em alemão aparece como *Unbehagen in der Kultur*. Talvez o problema de tradução tenha levado Freud a modificar o título, mas quero levantar a hipótese de que essa querela de tradução decorre da natureza do conceito.

9   Zeferino Rocha, *Os destinos da angústia na psicanálise freudiana* (São Paulo, Escuta, 2000), p. 158.

10 Sêneca, *As relações humanas* (62 a. C.-65 a. C.) (São Paulo, Landy, 2002).

11 Søren Kierkegaard, *O desespero humano* (1849) (São Paulo, Martin Claret, 2002).

12 Martin Heidegger, *Ser e tempo* (1927) (Rio de Janeiro, Vozes, 1993).

13 Christian I. L. Dunker, *Estrutura e constituição da clínica psicanalítica: uma arqueologia das práticas de cura, psicoterapia e tratamento*, cit., p. 34.

14 James Strachey, "Civilization and its Discontents", em *The Standard Edition of the Complete Psychological Works of Sigmund Freud*, v. XXI (Londres, Hogarth, 1961), p. 59-63.

Como se mal-estar remetesse a algo que não pode ser propriamente designado; daí sua resistência à tradução.

Tanto o adjetivo *behagen* quanto o verbo *behagen* – agradar, convir –, e ainda o substantivo homófono *Behagen* – agrado, prazer, satisfação, deleite –, remetem a algum tipo de prazer. Disso provém o cognato *behaglich* (*angenehm*: agradável, deleitoso; *bequem*: confortável, aconchegado, cômodo; *behagliches Gefühl*: sensação de bem-estar; *behagliches Leben*: vida sem preocupações, vida sossegada, pacata)[15]. Advogo que há uma inadequação de base em remeter *Unbehagen* a uma série definida por sensações corporais individualizadas como desagrado, desconforto, náusea (*Übelkeit*), embaraço ou dor (*Weh*). *Unbehagen* também não pode ser incluído com perfeição na série de termos que definem uma posição diante do destino ou um estado particular da alma: infortúnio, infelicidade ou descontentamento.

As acepções de *Behagen* no uso folclórico e popular remetem ao sentido mais transcendental e teológico de *deleite*, aparentado ao *sublime* kantiano e à *beatitude* ou à experiência de felicidade, contentamento e pacificação. Ocorre que a negação da beatitude nos leva ao laico, mundano ou ordinário, assim como a negação da felicidade nos leva à série moral da infelicidade, atormentamento ou infortúnio, como, por exemplo, na expressão freudiana da "miséria neurótica". No entanto, nenhuma dessas duas séries, nem a soma de ambas, capta o sentido de inescapabilidade e de densidade existencial condensado na ideia freudiana de *Unbegahen*.

O termo francês pelo qual se traduziu *Unbehagen* sintetiza com precisão a nuance entre o moral e o metafísico, entre o estético e o angustiante, congregando três séries semânticas diferentes. A expressão *malaise*, surgida no século XII, indica um embaraço difuso ligado ao sofrimento, mas que não se consegue nomear com precisão. "A revolução se desencadeou porque as classes inferiores sofriam de uma terrível *malaise* (Jaurés)."[16]

A *malaise* é um sentimento associado ao sofrimento (*suffrance*), mas capaz de conter certa flutuação de sentidos que vai dos problemas de natureza fisiológica, como a doença, a indisposição, o incômodo e o embaraço, até a série metafórica que inclui a miséria moral, a aflição coletiva, a vulnerabilidade e o desamparo (*Hilflosichkeit*) gerados pelo sentimento de que não podemos nos defender. A terceira acepção de *malaise* compreende os estados

---

15 *Dicionário alemão-português* (Lisboa, Porto Editora, 1986).

16 Paul Robert et al., *Le Petit Robert* (Paris, Dictionnaires Le Robert, 1995), p. 1.334.

psicológicos de sofrimento como a angústia, a inquietude, a tristeza e o estar mal (*mal être*)[17], mas lhes acrescenta uma dimensão de indeterminação. Característica da *malaise* é sua conotação de pressentimento, presságio ou anúncio de mau destino. Assim como na expressão brasileira "isso está cheirando mal", a série dos estados morais de aflição se alinha com a noção de miséria moral ou psicológica em inglês (*miserable*), em uma alusão aos sentidos corporais e à percepção difusa do mundo.

Percebe-se, assim, que traduzir *Unbehagen*, quer pela série dos estados corporais (desconforto), quer pela série das vicissitudes do destino (infortúnio), ou ainda pelas variedades morais do sofrimento (descontentamento), nos leva a uma parcialidade que impõe demasiadas perdas semânticas ao conceito. Se quiséssemos condensar essas três séries na ideia de mal-estar, seria preciso enriquecê-la por um comentário para que não se tornasse mero sucedâneo de "mal-estar estomacal", de "mal-estar entre amigos" ou, ainda, de "estar de mal com a vida".

O problema do tipo de satisfação-conforto-alegria envolvido no *bem-estar*, que nos autorizaria a deduzir suas propriedades antônimas para o *mal-estar*, se complica de modo insolúvel se não nos atemos ao fato de que o objeto abordado por Freud no texto não se refere às vicissitudes do prazer corporal ou da vocação individual ou coletiva para a felicidade. No texto freudiano, o que está em causa, de maneira evidente e direta, é o conceito de *mundo* (*Welt*). Por exemplo, o "sentimento oceânico", noção proposta por Romain Rolland[18] e criticada por Freud logo no começo do ensaio, é um *sentimento de mundo*, não apenas um sentimento de si, uma presença do outro ou mera emoção diante da tarefa da vida.

Se entendi bem meu amigo, ele quer dizer a mesma coisa que um original e muito excêntrico literato brinda como consolo a seu herói frente à morte livremente escolhida: "Deste mundo não podemos cair" [*Ausser diser Welt können wir nicht fallen*]. Ou seja, um sentimento de ligação indissolúvel, de copertencimento [*Zusammengehörichkeit*] com o todo do mundo exterior [*Ausserwelt*].[19]

---

17 Idem.

18 Romain Rolland, "Au-dessus de la mêlée" (1914), em *L'Ésprit libre* (Paris, Aubin Michel, 1950).

19 Sigmund Freud, *El malestar en la cultura* (1930), em *Obras completas*, v. XXI (Buenos Aires, Amorrortu, 1988), p. 66.

Ora, essa ideia de que estamos juntos (*zusammen*), de que pertencemos a um lugar (*Gehörichkeit*) e de que esse lugar comporta exterioridade (*Ausser*) remete, em conjunto, à noção de mundo (*Welt*) como totalidade. O problema para traduzir *Unbehagen* é, portanto, encontrar uma palavra que responda tanto à série do desprazer-insatisfação quanto à série do infortúnio-infelicidade, de tal forma que contenha a experiência de mundo como espaço, lugar ou posição. O *mal-estar* não é apenas uma sensação desagradável ou um destino circunstancial, mas o sentimento existencial de perda de lugar, a experiência real de estar fora de lugar.

É por essa alusão ao espaço que a noção de mal-estar aparece pela primeira vez, em 1895, no artigo "Sobre os critérios para destacar da neurastenia uma síndrome particular intitulada neurose de angústia":

> Refiro-me, neste caso, a uma variedade de vertigem, um estado de *mal-estar* [*Unbehagen*] específico, acompanhado das sensações de que o solo oscila, as pernas faltam, é impossível ficar de pé, as pernas ficam pesadas como chumbo e tremem, os joelhos dobram. Essa vertigem nunca culmina em queda. Em contrapartida, afirmarei que um acesso de vertigem desse tipo pode também ser substituído por um desmaio profundo.[20]

Vê-se, assim, que Freud qualifica esse *mal-estar específico* como um sintoma, um sintoma intimamente ligado à experiência do mundo como vertigem ou desmaio. Isso nos permite renomear as duas séries semânticas que estamos extraindo das traduções de *Unbehagen*: de um lado, há o mal-estar corporal como *sintoma* e, de outro, o mal-estar moral como experiência coletiva ou individual de *sofrimento*. Contudo, toda a força e a originalidade da noção de *mal-estar* residem no fato de que ela engloba tanto o sofrimento quanto o sintoma, mas não se reduz a nenhum dos dois.

Reconsideremos agora o problema da tradução, voltando ao termo de início proposto por Freud em inglês: *discomfort*. *Desconforto* evoca a experiência de estar no espaço, de estar contido, abrigado e protegido e, ainda assim, perceber que há algo faltando. Essa percepção é o peso existencial, a ideia de *mundo*. Mesmo a cabana mais confortável e aquecida no meio da floresta pertence ao

---

[20] Idem, "Sobre la justificación de separar de la neurastenia un determinado síndrome en calidad de 'neurosis de angustia'" (1895), em *Obras completas*, v. III (Buenos Aires, Amorrortu, 1988), p. 96.

mundo em sua vastidão insondável. Com *O mal-estar na civilização* aprendemos que o "abrigo" – seja ele a neurose, a narcose, o retirar-se do mundo como o anacoreta, o estetizar a vida, o trabalhar para conquistar a natureza ou qualquer outra solução na busca de uma vida confortável – é precário, instável e contingente. O mal-estar é inescapável e incurável; sua figura fundamental é a angústia; seu correlato maior, o sentimento de culpa inconsciente.

Por isso concordo com a germanista e psicanalista Elisabeth Brose quando ela enfatiza a aproximação entre *Hag* e *Gehege*, ou seja, área fechada por cerca, como em um recinto, parque ou zoológico onde animais são mantidos. Ou seja, a negação indeterminada de *Hag* pode sugerir gradiente que vai do aconchego, do estar *agradavelmente* envolvido por algo, como em um jardim (cercado por sebes) ou uma clareira (cercada pela mata fechada), à asfixia do estar *desagradavelmente* aprisionado. Em *Hag* temos o mesmo tipo de inversão que Freud problematizou na análise do oximoro contido na expressão *Unheimlich* (estranho e familiar), pois os sentidos do termo nos permitem pensar tanto em algo fechado (como uma mata fechada) quanto em algo que, ao ser cercado, define uma abertura em seu interior (como uma clareira).

Tendo em vista toda essa reflexão sobre o radical *Hag*, podemos ler o verbo *behagen* em uma etimologia retórica que nos remete a "envolvido por mato" ou "contornado por um bosque", implicando, indeterminadamente, "abertura interior" e "fechamento exterior". Ambas as acepções combinar-se-iam ao modo de uma garrafa de Klein, na qual exterioridade e interioridade se comunicam.

Foi pensando nessa suspensão indeterminada entre o interior e o exterior, que a garrafa de Klein atesta como possibilidade teórica, que recorri ao uso que Heidegger faz da experiência do andar na floresta e do encontro do ser, em uma estrutura de clareira, ou seja, um lugar cercado, envolvido, mas onde há luz (*Lichtung*) e onde podemos fazer a experiência de *estar*. O autor de *Ser e tempo* nomeia a *possibilidade da clareira* (*Moglichkeit des Behagen*): "Uma clareira na floresta é o que é não em virtude do claro e do luminoso que nela podem brilhar durante o dia. A clareira também subsiste na noite. A clareira diz: 'Neste lugar, a floresta é transitável'."

Devo dizer que essa aproximação me foi sugerida também pelos estudos do antropólogo Eduardo Viveiros de Castro sobre os povos ameríndios brasileiros do Alto Xingu[21], cuja experiência crucial de subjetivação revela-se

---

[21] Eduardo Viveiros de Castro, *A inconstância da alma selvagem* (São Paulo, Cosac Naify, 2002).

na estrutura do *encontro na mata*. Encontro no qual não se sabe mais quem é o Outro, mas também – e, sobretudo – em que a própria identidade é questionada até o limite do des-ser. Encontraríamos aqui uma ressonância entre a noção lacaniana de des-ser e a ideia freudiana de mal-estar.

Além disso, ao propor a tradução de *mal-estar* (*Unbehagen*) por *impossibilidade de clareira*, pensava nas conversas que tive com o artista plástico Sergio Fingermann[22] sobre o sentido da arte, nas quais ele apresentava a ideia de que a arte corresponde a uma espécie de "acostamento" na vida, uma suspensão, um hiato a partir do qual a estrada pode ser questionada quanto a seu valor cognitivo, ético e estético. *Unbehagen* torna-se, assim, também a impossibilidade e a possibilidade da arte.

Nesse ponto, há algo inovador que se introduz desde o português como uma contribuição que poderia enriquecer o conceito freudiano. O alemão, assim como o inglês, só possui um verbo para designar o verbo *ser*, ou seja, o *sein*. Porém, quando traduzimos o verbo *sein* (ou o verbo *to be*) para o português, encontramos tanto o *ser* quanto o *estar*. O psicanalista Ricardo Goldenberg me lembra que "*Wo Es war sol Ich werden*", pode ser traduzido tanto por "Onde isso *era*, o eu deve advir" quanto por "Onde isso *estava*, o eu deve vir a *estar*".

No verbo *estar*, podemos verificar a transitoriedade necessária para exprimir corretamente o pertencimento dos homens ao mundo: eles *estão no mundo*. É certo que os "humanos *somos no mundo*", mas há algo de peculiar na noção de *estar*, algo que nos habilita, por exemplo, a perguntar "como vai você?" no sentido de "como você está?". Há um abismo entre responder "estou bem" ou "estou mal". Aparentemente a negação do mal-estar (estar mal) é equivalente ao bem-estar (estar bem); contudo, essa negação presume que o "estar" permaneça como positividade. O que se perde nessa oposição simples é que uma das formas mais agudas e persistentes do mal-estar é justamente o "não estar", o sentimento constante de "ir e vir", a desconexão com o pertencer (*Gehörichkeit*) na qual se dá o fechamento e abertura contido no radical *Hag*.

O *mal-estar* (*Unbehagen*) remete à ausência desse pertencimento, dessa suspensão no espaço, dessa queda (*fall*) impossível fora do mundo. Ele é a impossibilidade dessa clareira na qual se poderia estar. Ora, o *mal-estar* está tanto em uma vida feita de cercamentos determinados (construções culturais, leis, formas sociais e condomínios) quanto na experiência do

---

22 Sergio Fingermann, *Fragmentos de um dia extenso* (São Paulo, Beï, 2001).

aberto indeterminado, como no deserto (nossa errância desencontrada, familiar-estrangeira, esquizoide).

Há muitos trabalhos que elaboram a noção de mal-estar, na política[23], na crítica da cultura[24], na teoria social da clínica[25] ou na educação[26], sem, contudo, preocupar-se em defini-la. Ela não consta de nenhum dos vocabulários nem dos dicionários de psicanálise. Sua força intuitiva é tão grande que não nos damos conta de que o conceito mesmo nos falta. Sob sua rubrica encontramos geralmente os tópicos e os problemas enumerados por Freud em seu trabalho de 1930[27].

Lembremos por um instante que o texto começa pelo problema da felicidade e do sofrimento, tendo em vista duas condições: o mundo e o destino. A primeira seção bem poderia ser renomeada, em completo acordo com Carlos Drummond de Andrade, como *sentimento do mundo*. É nesse plano que se coloca o sentimento de bem-estar (*ein Gefühlt von lauem Behagen*) e a lei do contraste que comanda nosso sentimento de satisfação.

Na segunda parte do texto, Freud apresenta as nove técnicas ou táticas de defesa contra o sofrimento (*Leidabwehr*), que podem, cada uma delas, subdividir-se em duas, caso se inclua em uma estratégia para procura do prazer ou em uma estratégia para fuga do desprazer:

1. *evitação* das situações de desprazer por meio da construção de uma vida tranquila e protegida;

2. *conquista da natureza*, no escopo da qual se reforçam os laços de comunidade;

3. *intoxicação* anestésica ou excitativa capaz de criar uma barreira "corporal" contra o desprazer e facilitar a satisfação por meio de um refúgio em um mundo próprio;

4. substituição das metas pulsionais por tarefas socialmente reconhecidas, também chamada de *sublimação*;

---

[23] Jacques Le Rider et al., *Em torno do mal-estar na cultura de Freud* (São Paulo, Escuta, 2002).

[24] Sérgio Paulo Rouanet. *O mal-estar na modernidade* (São Paulo, Companhia das Letras, 2003).

[25] Joel Birman, *Mal-estar na atualidade: a psicanálise e as novas formas de subjetivização* (Rio de Janeiro, Civilização Brasileira, 1999).

[26] Reinaldo Voltolini, *Figuras do mal-estar na educação* (São Paulo, Escuta, 2014).

[27] Sigmund Freud, *El malestar en la cultura*, cit.

5. o consolo proporcionado pelas *ilusões*, nas quais se destaca o papel das religiões e dos discursos e das práticas que rebaixam o valor da vida;

6. retraimento ou *introversão da libido* a si mesmo, seja por meio da ascese do eu, seja por meio do delírio;

7. o principal método concorrente do tratamento psicanalítico, ou seja, a *experiência do amor*, entendida como circulação de sua gramática própria de reconhecimento, com a inversão simples entre amar e ser amado (no que o amor comporta-se como as outras pulsões em geral); a inversão do conteúdo da pulsão entre amar e odiar e, finalmente, a inversão real entre amor e indiferença;

8. *estetização da existência*, ou seja, o encontro do prazer no gozo do belo, inibindo a meta sexual da pulsão, favorecendo, mas não necessariamente induzindo, a sublimação.

A essas oito, Freud acrescenta a nona e derradeira técnica para felicidade: "Como última técnica de vida, que promete ao menos satisfações substitutivas, se oferece o refúgio na *neurose*, refúgio que, na maioria dos casos, se consuma já na juventude"[28].

Talvez o número de técnicas para mitigar o sofrimento e alcançar a felicidade deva ser aumentado para dez, se levarmos em conta que, dois anos antes de *O mal-estar na civilização*, em seu trabalho *O humor*, Freud parece ter antecipado a noção de sofrimento, bem como a noção de "métodos para reduzir o sofrimento", estabelecendo o humor como a melhor arma para ludibriar o supereu.

> Com sua defesa diante da possibilidade de sofrer (*Leidenmöglichkeiten*), [o humor] ocupa um lugar dentro da grande série daqueles métodos que a vida anímica dos seres humanos desenvolveu a fim de subtrair-se à compulsão de padecimento (*Zwang des Leidens*), uma série que se inicia na neurose e culmina no delírio e na qual se incluem a embriaguez, o abandono de si, o êxtase.[29]
> [...]
> O humorista discerne a nulidade dos interesses e dos sofrimentos que lhe parecem grandes e ri disso. Assim ele ganha sua superioridade, pondo-se no papel do adulto e deprimindo os outros para a condição de crianças.

---

[28] Idem.

[29] Idem, "El humor" (1927), em *Obras completas*, v. XXI, cit., p. 159.

Ele trata a si mesmo como criança e, simultaneamente, desempenha diante dessa criança o papel de adulto superior, debitando o acento psíquico de seu eu e o transladando a seu supereu.[30]

Ainda não se deu a devida importância ao fato observado por Nelson da Silva Jr. de que a introdução da pulsão de morte em 1920 e seu desmembramento social, nove anos mais tarde, em *O mal-estar na civilização*, representam uma verdadeira mudança de paradigma etiológico em Freud[31]. Não se trata mais de pensar apenas a formação de sintomas pelo recalcamento e o retorno da angústia como seu fracasso, mas de pensar uma dinâmica maior de fusões e desfusões das pulsões, no interior das quais séries inteiras de sintomas, repetições e sofrimentos são articuladas com processos culturais. Daí o esforço sintético de Freud em introduzir uma teoria que contemple os sintomas, mas também outras formas de sofrimento, sob a égide da noção de mal-estar.

O sofrimento nos ameaça a partir de três fontes: do próprio corpo, que está destinado à ruína e à dissolução e não pode prescindir de dor e de angústia como sinais de alarme; do mundo exterior (*Ausser Welt*), que pode abater suas fúrias sobre nós com forças hiperpotentes, impiedosas e destruidoras; por fim, dos vínculos com outros seres humanos.[32]

A terceira parte de *O mal-estar na civilização* é dedicada à conhecida tese de que a cultura se edifica sobre a renúncia pulsional, o que explica tanto nossa hostilidade genérica contra ela quanto nossa demanda bífida para com ela – proteção contra a natureza e demanda de regras de regulação recíprocas entre os homens[33]. No primeiro caso, entende-se por cultura (*Kultur*) determinada articulação de saber, como a ciência, a técnica ou a religião. Na segunda acepção, cultura remete à economia de trocas sociais entre aspirações úteis e inúteis, culminando no problema insolúvel da

---

[30] Ibidem, p. 160.

[31] Clarissa Metzger e Nelson da Silva Jr., "Sublimação e pulsão de morte: a desfusão pulsional", em *Psicologia USP*, São Paulo, Instituto de Psicologia, v. 21, n. 3, set. 2010, p. 567-83. Disponível em: <www.redalyc.org/pdf/3051/305123737007.pdf >; acesso em: 10 out. 2014.

[32] Sigmund Freud, *El malestar en la cultura*, cit., p. 76.

[33] Ibidem, p. 86.

transferência (*Einzelnen*) do "poder do indivíduo para a comunidade"[34]. Aqui Freud recapitula a teoria política, tendo em vista a oposição entre segurança e liberdade, tal como advoga o contratualismo de Hobbes, bem como a origem de nossas aspirações de perfectibilidade, cuja referência é naturalmente Rousseau. Nos dois sentidos, a cultura forma nosso caráter, como letras impressas em nosso espírito.

Seguindo o roteiro clássico da teoria social, na quarta seção do texto de Freud encontramos a reflexão antropológica sobre a família em dupla chave: a formação da gramática do amar e ser-amado e a interiorização das regras de interdição das metas sexuais, ou seja, a cultura como civilização (*Zivilization*). Somos lembrados de que "o totemismo traz a proibição da escolha incestuosa de objeto, o que talvez constitua a mutilação mais marcante da vida amorosa"[35]. Desta feita, a cultura é entendida como uma espécie de substituição reparadora de nossa limitação inicial e também como tentativa de reconstituir uma experiência amorosa pelas vias de uma nova família, esta, sim, centrada na satisfação sexual do indivíduo. Temos aqui um terceiro tipo de troca: não apenas a procura da satisfação pela fuga do desprazer nem o contrato social da liberdade pela segurança, mas agora o amor perdido pelo amor reencontrado.

A quinta seção contrabalança esse imperativo múltiplo de trocas simbólicas retomando a resistência do pulsional do indivíduo contra a cultura. Sua inércia libidinal e sua indisposição à renúncia são agora sobrepostas à tendência de Eros a converter o múltiplo em um. Está armado o confronto contra o mandamento cristão de "amar o próximo como a si mesmo" e sua redução, por Freud, a um *credo quia absurdum*. Encontramos, assim, a clássica entrada da teologia como ponto de fechamento metafísico da política e a convocação da psicologia como teoria capaz de explicar nossa natureza contra-civilizacional. O contraste de discursos coloca, dessa vez, de um lado, a psicologia da agressividade e, do outro, a cultura como educação. O homem é o lobo do homem, ele não é um ser manso e amável. A conhecida discussão sobre as origens da agressividade e da violência, quiçá em suas raízes psicológicas, é coligada aos argumentos clássicos do liberalismo esclarecido: a extinção da propriedade privada não eliminará a ganância, o narcisismo das pequenas diferenças continuará a grassar entre comunidades

---

[34] Ibidem, p. 94.

[35] Ibidem, p. 101.

vizinhas, e mesmo o férreo universalismo, digno do apóstolo Paulo, não fará mais que aumentar a intolerância para com os que consideramos inumanos em meio à miséria psicológica da massa[36].

Assim, não é um exagero que Freud abra a sexta seção de *O mal-estar na civilização* chamando de triviais os temas até então apresentados. Porém, para os psicanalistas, triviais são também as recapitulações que encontramos nessa seção sobre as oposições da libido entre conservação e sexualidade, entre reprimido e repressor, entre objeto e eu, entre sadismo e masoquismo, até chegar à última das figuras do retorno.

> Este programa da cultura se opõe [*wiedersetz*] à pulsão agressiva [*Agressiontrieb*] e natural dos seres humanos, a hostilidade de um contra todos e de todos contra um. Essa pulsão de agressão é o retorno e o principal representante da pulsão de morte que descobrimos junto a Eros e que compartilha com ele o governo do Universo [*Weltherrschaft*].[37]

Apenas na sétima seção teremos uma primeira tese sobre a natureza do mal-estar, na medida em que este pode ser discernido da infelicidade, do sofrimento, da insatisfação e do desprazer. O mal-estar, em sentido específico, que se poderia pleitear pela extensão de seu tema título ao conteúdo original, pode ser descrito, metapsicologicamente, da seguinte maneira: a agressão é introjetada, por seu reenvio ao ponto de partida, no próprio eu. Forma-se, assim, o supereu como consciência moral, capaz de exercer sobre si a mesma severidade agressiva que o eu exerceria contra os outros: "chamaremos 'consciência de culpa' a tensão entre o supereu que se tornou severo e o eu que lhe está submetido. E ele se exterioriza como necessidade de castigo"[38]. Surge aqui uma economia intrincada entre a ameaça, que é ela mesma um sentimento, e a angústia social de perda do amor e da proteção, que seria outro polo do sentimento de culpa. Esse arco ou gradiente que vai de um polo a outro explica, de certa maneira, a confusão fenomenológica ou a burrice superegoica que confunde pensamentos, atos e palavras, que não consegue interromper a série que vai da observação ao julgamento e

---

[36] Ibidem, p. 111.

[37] Ibidem, p. 118.

[38] Ibidem, p. 119.

deste à punição. Voltamos, assim, ao problema inicial, o mal-estar como experiência linguística de fracasso de nomeação.

Ao que parece, essa ambiguidade fundadora pode nos ajudar a entender também os fenômenos secundários nessa tensão entre supereu sádico e eu masoquista, tais como o aumento da exigência de severidade da consciência moral correlativo ao incremento de virtude do eu, a angústia diante da autoridade, o infinito ruim da renúncia como sacrifício ao supereu. É preciso reter que essa série de fenômenos apoia-se na indeterminação entre consciência de culpa (*Schuld Bewustsein*) e sentimento de culpa (*Schuldfühlung*). "Ali onde estava a angústia, lá deve advir a consciência moral [...] ou, pior, o sentimento de culpa", tal poderia ser o enunciado fundamental da máxima superegoica. É no interior dessa série contínua que ocorrem as inversões entre meios e fins, entre atos e intenções, entre obediência e insurreição, entre agressividade contra o mundo e agressividade contra si. Cumpre notar ainda que ao designar essa operação de retorno invertido, Freud insiste que se trata de um retorno de um laço real. Um retorno que acrescenta algo nesse processo, um grama a mais de severidade ou um grama a mais de culpa.

Até aqui, em seu conjunto, o mal-estar depende do fato de que a angústia se mostra em uma variedade de nexos com a consciência, estando presente em todos os sintomas, ora mostrando-se diretamente na consciência, ora escondendo-se. É certo que a formação da angústia diante do supereu (*Angst vor dem Über-Ich*) é tardia, é herdeira do complexo de Édipo para o homem e da infinitização do complexo de castração na mulher. O mais frequente é que ela apareça como uma possibilidade de angústia (*Angstmöglichkeiten*). Descontentamento e insatisfação difusa são formas do mal-estar, e o que parece constante é sua ligação com certa indeterminação expressiva ou causal. Fica claro, então, o movimento pelo qual o mal-estar apresenta-se em variedades indiscerníveis de angústia e em que ele vem à luz (*Vorschein*) substituído por outras motivações. Eis aqui a justificativa textual para a tese de que o mal-estar envolve um esforço de nomeação e de que frequentemente essa nomeação liga-se a uma espécie de procura por motivos. É o caso daqueles que delinquem por sentimento de culpa, ou seja, não é que alguém transgrida e depois se sinta culpado por isso, é que a culpa, sem motivo recognoscível pelo sujeito, busca ou produz um ato por meio do qual possa ser indexada em um motivo.

Há apenas duas incidências nominais da expressão *mal-estar* (*Unbehagen*) no texto de 1930 que a exibe em seu título, ambas no segundo parágrafo da oitava seção. Freud afirma que apesar de o "sentimento de culpa ser o problema mais importante do desenvolvimento cultural", o nexo entre culpa e consciência (*Bewusstsein*) ainda não foi esclarecido. Persiste, no entanto, uma indeterminação linguística entre *consciência* de culpa (*Schuldbewusstsein*) e *sentimento* de culpa (*Schuldgefühl*), sendo este último uma "variação tópica da angústia".

> Mas não há que superestimar os vínculos com a forma da neurose: também na neurose obsessiva há tipos de doentes que não percebem [*wahrnehmen*] seu sentimento de culpa ou somente o sentem como um mal-estar [*Unbehagen*] torturante, uma forma de angústia que os impede de executar certas ações.[39]

Ou seja, o mal-estar não é a própria angústia, mas liga-se a um déficit de percepção da angústia que possui efeitos de inibição e se qualifica como torturante. O tormento, a angústia que se repete, que se remói, a angústia cuja causa, razão ou motivo não se discerne muito bem, pode ser então predicado como mal-estar. Registremos que a noção de mal-estar é apresentada como uma dificuldade de nomeação – é quando não se percebe a culpa que a experimentamos como mal-estar.

A segunda incidência do termo *mal-estar* está impregnada de densidade clínica. Freud afirma que a angústia diante do supereu se encontra por trás de *todos* os sintomas, mas nem sempre é percebida, o que nos levaria a falar em uma angústia inconsciente ou de uma sensação de "possibilidade de angústia" (*Angstmöglichkeiten*).

> Em função do que foi dito, é muito possível que tão pouco a consciência de culpa [*Schuldbewusstsein*] produzida pela cultura seja discernível como tal, que permaneça em grande parte inconsciente ou venha à luz como um mal-estar [*Unbehagen*], um descontentamento [*Unzufriedenheit*] para o qual se buscam outras motivações.[40]

Nesse trecho, Freud retoma *Totem e tabu* para afirmar que a culpa primordial está, ao mesmo tempo, no início da cultura. Dissolve-se, assim, o

---

[39] Idem, *El malestar en la cultura*, cit., p. 131.
[40] Idem.

enigma da extensão terminológica e conceitual entre supereu, consciência moral, sentimento de culpa, necessidade de castigo e arrependimento. Todas essas figuras remetem a aspectos diferentes da mesma constelação de aspirações e demandas do supereu.

O texto se encerra com a análise de duas contradições. A primeira remete ao paradoxo de que o sentimento de culpa, que devia ser consequência do arrependimento por uma agressão praticada, torna-se causa de uma agressão intencionada. Ora, entre essas duas posições localiza-se a formação do supereu, que, onisciente, pode emparceirar atos e intenções, julgando-os semelhantes, inflacionando, assim, a ambivalência. A segunda contradição diz respeito à origem econômica da agressividade: ela ocorre por internalização da autoridade externa ou pela inibição da agressividade contra essa autoridade? Freud substitui esse problema pela tese de que "quando uma aspiração pulsional sucumbe ao recalcamento, seus componentes libidinosos são transpostos em sintomas e seus componentes agressivos, em sentimento de culpa"[41].

Essa asserção deixa claro que a racionalidade diagnóstica freudiana distinguia decisivamente o *mal-estar*, aqui feito sinônimo do sentimento de culpa, do *sintoma*, no sentido clínico do termo, sendo que este é mais claramente discernível "no comportamento dentro da comunidade cultural do que no indivíduo"[42]. Ora, o sentimento de culpa não deve ser apreendido em uma redução à gramática que opõe egoísmo e altruísmo, indivíduo e comunidade ou, ainda, interesses da história ontogenética e filogenética, mas pela oposição entre Eros e Tânatos. Reencontra-se aqui o terreno da finitude e do destino que abrira o ensaio, mas agora articulado por um último discurso que atravessa o conceito de cultura e que sintetiza suas aspirações, suas demandas e seus ideais do supereu: a ética. "Devemos conceber a ética como um ensaio terapêutico [*Terapeutische Versucht*], como um esforço de alcançar, por mandamento do supereu, o que o restante do trabalho cultural não conseguiu."[43]

Por isso temos como ambição terapêutica rebaixar as exigências do supereu. Se incitamos o amor ao próximo como a si mesmo, o que obtemos é simplesmente um rebaixamento do valor do amor, o reforço de ilusões e a superestimação (*Überschatzung*) de ideais, que acaba por rebaixar o valor da

---

[41] Ibidem, p. 134.

[42] Ibidem, p. 137.

[43] Ibidem, p. 137-8.

vida. Portanto, devemos entender a ética mais como um ensaio terapêutico "que aspira a mudanças reais nas relações dos seres humanos com a propriedade"[44], sem que essas mudanças estejam turvadas pelo equívoco idealista ou por mandamentos morais. É nesse momento que se interpõe a questão diagnóstica de *O mal-estar na civilização*: "Não seria justificado diagnosticar [*Diagnose*] que muitas culturas – ou épocas culturais – e assim, possivelmente, a humanidade toda se tornaram neuróticas sob o influxo das aspirações culturais?"[45].

A par das improváveis decorrências terapêuticas, o diagnóstico das "neuroses de comunidade" dissolve o contraste entre enfermidade e normalidade. Na massa, ainda não é possível fazer essa distinção, mesmo que se possa especular que um dia haverá uma diagnóstica das "patologias das comunidades culturais" (*Pathologie der kulturellen Gemeinschaften*). Contudo, tais considerações são condicionadas pela separação anterior entre sintomas, derivados das vicissitudes da libido, e o sentimento de culpa, derivado do mal-estar.

Vimos, então, que a noção de mal-estar é exposta e analisada em um cruzamento acumulativo de discursos que estão condensados na acepção freudiana de *Kultur*: a filosofia, a religião e a moral, a ciência, a técnica, a antropologia, a história, a civilização, a educação, a sociologia e a política. Seu sucedâneo último no texto é a ética. Junto com essa flutuação de discursos, há o problema terminológico em torno da culpa e da angústia e as ilações metapsicológicas sobre as pulsões de morte e de vida. Ora, a problemática discursiva e o plano semântico, que se revezam na arquitetura expositiva do texto, deixam espaço para um elemento que integra tanto a cultura quanto o conceito, que é exatamente a escrita, como função de linguagem que permite e condiciona todas as discussões sobre a cultura. É, curiosamente, essa dimensão que aparece em uma das inúmeras incidências da lógica de substituições que comanda a retórica argumentativa do texto.

> Com ajuda do telefone, podemos escutar a distâncias que até mesmo os contos de fada reputariam inalcançáveis; a *escrita* foi, em sua origem, a *voz* de uma pessoa ausente, e um substituto do útero materno, essa primeira morada, sempre chorada, na qual estávamos seguros e nos sentíamos tão bem.[46]

---

[44] Ibidem, p. 139.

[45] Idem.

[46] Ibidem, p. 90.

Ora, se a cultura é essa série de substituições, o supereu será a síntese subjetiva dessa "faculdade de substituir", a partir da qual os antepassados e a lei que estes representam são apropriados pelo sujeito. O supereu une e articula a autoridade com o poder, o processo civilizatório com o processo de cultura, nossa obediência na esfera dos laços amorosos de família e nossa obediência na esfera moral-jurídica. Essa síntese localiza o sujeito em dada genealogia, à qual ele pertencerá, segundo um sistema simbólico de nomeação. A terceira incidência substitutiva do supereu será sua potência de prescrição de ideais e de comparação do eu com tais ideais. Podemos falar, portanto, em três tipos de substituição que o supereu procede e efetua: 1. a substituição do Pai Real, como figura mítica do pai da horda primitiva, fonte e origem da lei, uma vez morto e incorporado pelos filhos; 2. a substituição simbólica do sistema de desejos, inibições, recalcamentos e identificações que marca a trajetória edipiana na constituição de um sujeito; e 3. a substituição imaginária da voz da lei, encarnada na fantasia do sujeito e em seu sistema narcísico de comparações com ideais.

Observemos agora que o elemento comum ao mito do nascimento da lei, ao sistema de parentesco e à economia das imagens remete a uma espécie de equação de equivalência entre letra, nome e voz. E ao conjunto desses três operadores podemos chamar de escrita. A escrita é esta modalidade de linguagem que funciona como ponto de cruzamento entre técnica e trocas sociais, entre suporte material da cultura e preservação de seus ideais, entre ciência e religião. A voz da pessoa ausente é a voz da cultura, cujo suporte material tem estrutura de escrita. O nome, no sentido da função dos nomes próprios, é uma função que liga a fala e a língua com a escrita.

Pensemos em como Champolion decifrou os hieróglifos egípcios partindo do fato de que na pedra Rosetta os nomes Cleópatra e Ptolomeu não eram traduzidos de uma língua à outra, mas transliterados de um sistema de escrita a outro (demótico e grego antigo). Para identificar tais nomes próprios, os egípcios os circundavam por um cartucho, cuja função era indicar a forma especial como os caracteres subsequentes deveriam ser lidos. O nome próprio preserva, assim, uma potência de identidade que o significante não possui. Quando pensamos nos dêiticos que convocam e designam o sujeito da enunciação no enunciado, notamos que cada incidência de um pronome como "eu" indica uma diferença local e específica formada entre o significante representante e o outro significante da cadeia, portanto, cada enunciado "eu" remete a uma enunciação diferente. Contudo, todas as incidências do pronome "eu" remetem a um único nome próprio, que é, por assim dizer, seu designador rígido.

É possível pensar, a partir disso, que a escrita e os nomes próprios desdobrem-se na função de delimitar e escrever no mundo (*Welt*) as divisões de propriedade e pertencimento, de exterioridade e interioridade. As comunidades, dotadas ou não de sistemas formais de escrita, como os alfabetos, definem sua geografia e seus territórios, reais, simbólicos e imaginários, em função dos nomes de quem eles extraem suas prerrogativas de posse, uso e propriedade. É assim que podemos entender a função classificatória do totem, descrita por Lévi-Strauss[47]. Foi esse também o ponto que deu origem à confusão e à sobreposição, corretamente criticada por Foucault[48], entre o sistema de aliança (e distribuição de espaço e bens simbólicos) e os sistemas de regulação da filiação (que distribuem e organizam o parentesco).

Observemos agora que das nove táticas freudianas para fugir ao desprazer ou procurar a satisfação, no quadro de sua *política da felicidade*, cinco podem ser imediatamente referidas à imagem alegórica do *Hag* como abertura-fechamento no espaço: a construção de uma vida protegida, ou seja, sob forma de clausura, o abrigamento pelo qual a conquista da natureza se efetiva, o encerramento em si mesmo da intoxicação anestésica, o fechamento proporcionado pelas ilusões, o retraimento ou a introversão da libido. E, quando se considera a neurose, sua estratégia é também definida em termos espaciais, seja como *fuga para a fantasia*, seja como *fuga para a realidade*.

Salta aos olhos que na primeira referência de Lacan à expressão *mal-estar* encontramos uma ligação particular entre a experiência da agressividade e a relação com o espaço:

Tese V: Tal noção de agressividade, como uma das coordenadas intencionais do eu humano, e especialmente relativa à categoria de espaço, faz conceber seu papel na neurose moderna e no mal-estar da civilização.[49]

---

[47] Claude Lévi-Strauss, *O pensamento selvagem* (1952) (Campinas, Papirus, 1989).

[48] Michel Foucault, *História da sexualidade: a vontade de saber* (1976) (Rio de Janeiro, Graal, 1985).

[49] Jacques Lacan, "A agressividade em psicanálise" (1948), em *Escritos* (Rio de Janeiro, Zahar, 1998), p. 122.

Já nesse momento surge uma primeira distinção entre o mal-estar e a angústia, bem como o qualificativo de *neurose moderna*. A angústia está para o tempo e para o corpo, assim como o mal-estar está para o espaço e para o mundo. Se a dimensão imaginária do mal-estar liga-se ao espaço, sua inserção simbólica prende-se às insistentes referências de Lacan ao mal-estar como uma espécie de efeito secundário da renúncia à satisfação e do aparelhamento de gozo pelos discursos.

O que é, portanto, nesta ocasião, o que representa o *mal-estar na civilização*, como ele se apresenta. Ele é um mais-de-gozar [*plus-de-joir*] obtido pela renúncia ao gozo [*jouissance*], justamente enquanto respectivo ao princípio de valor do saber.[50]

Estamos aqui no ponto terminal da longa reinterpretação lacaniana da lei como renúncia pulsional, da castração como extração ou perda de um fragmento de gozo. Mas agora essa renúncia é pensada no coletivo dos discursos e de como eles circundam o Real como impossível. Esse Real que os discursos contornam sem nomear é qualificado em função do tipo de impossibilidade que caracteriza cada discurso e cada laço social: impossível de governar (discurso do mestre), impossível de educar (discurso da universidade), impossível de desejar (discurso da histeria) e impossível de analisar (discurso do psicanalista). Podemos dizer que essa é a leitura do mal-estar no Simbólico.

Nos momentos finais de sua obra, Lacan refere-se ao mal-estar como uma operação de substituição do sentido pelo que manca na sexualidade: "Do *mal--estar na civilização* [...] é preciso saber que: o sentido [*sens*] não é sexual, mas que o sentido [*sens*] se substitui justamente ao sexual que manca [*manque*]".[51]

É preciso ter em conta a distinção entre a significação (*Bedeutung, signification*), que é, por definição, fálica e sexual, e o sentido (*Sinn, sense*), que é o Real que aparece em referência impossível ou vazia a essa significação. O sentido não é sexual, mas ele vem a recobrir o vazio do sexual, também conhecido como não relação sexual. Aqui é a não relação

---

50 Idem, *O seminário*, livro 17. *O avesso da psicanálise* (1969-1970) (Rio de Janeiro, Zahar, 1992).

51 Idem, *O seminário*, livro 21. *Les Non-dupes errent* (1973-1974). Disponível em: <http://staferla.free.fr/S21/S21%20NON-DUPES....pdf>; acesso em: 10 out. 2014.

que caracteriza o impossível de se escrever e que, não obstante, não cessa de não se escrever. É preciso lembrar que o *significante* é um sistema de diferenças, sem valores positivos e cuja significação envolve o processo de negação, ao passo que a *letra* depende de um sistema de identidades, que se repete insistindo em um vazio e em uma não inscrição. Lacan usa a seguinte imagem para esclarecer esse ponto: imagine um pote de mostarda meio cheio, meio vazio. Agora considere uma série de potes assim, cada qual comparável consigo mesmo e com todos os demais, em relações qualitativas, quantitativas e existenciais. Suas diferenças podem ser apreendidas pela ordem e pela posição, cardinal e ordinal, de cada pote na série em que se inclui. De tal maneira que a ausência do pote pode ser reconhecida, e mesmo o fato de que ele esteja meio vazio. Essa é a lógica do significante, a lógica da falta. Contudo, considere agora que cada pote tem uma parte vazia. Seria essa parte vazia igual a si mesma? Seria o vazio de cada pote substituível entre si, por meio de relações de identidade e equivalência? Essas são perguntas referidas ao campo da letra, cuja lógica é a do vazio e a da modalização do gozo em demanda.

Percebe-se, assim, como o mal-estar (*malaise*) em Lacan situa-se exatamente na confluência entre o que deve ser nomeado, enquanto meio de tratamento da agressividade, o que pode ser circundando, mas não nomeado, nos discursos, e o que fracassa no ato de nomeação como representante do que não se pode escrever (a relação sexual).

Vimos que o mal-estar remete ao sentimento de culpa, assim como o sentimento de culpa remete ao supereu, e o supereu remete à interiorização da lei. A releitura proposta por Lacan permitiria afirmar que o mal-estar remete ao gozo, assim como o gozo remete ao supereu[52] e o supereu, a uma espécie de paradoxo entre lei e linguagem. Vejamos, então, como o supereu se apresenta como uma espécie de dualismo partícula-onda, ou linguagem matéria-imaterial, replicado na linguagem.

Por meio do humor, ou seja, uma estratégia de linguagem, o supereu é burlado[53]. Ele é composto por certos enunciados primordiais, sem

---

[52] "Ninguém obriga ninguém a gozar, exceto o supereu. O supereu é o imperativo de gozo". Idem, *O seminário*, livro 20. *Mais, ainda* (1972-1973) (Rio de Janeiro, Zahar, 1985), p. 12.

[53] Idem, *O seminário*, livro 7. *A ética da psicanálise* (1959-1960) (Rio de Janeiro, Zahar, 1992), p. 376.

enunciação efetiva[54], que agem corroendo e censurando a mensagem[55]. Sua face real é composta pela voz como *objeto a*[56]. Ele é um resíduo do que franqueia a barreira entre o desejo e a lei[57], ou um hiato entre a Coisa (*das Ding*) e a lei[58]. O supereu é um imperativo (outra modalidade verbal) que se instala na subjetividade como um corpo estranho e íntimo, eco do pai não castrado, representando uma fissura da lei simbólica[59] sem mediação da metáfora paterna[60]. Por meio do supereu, o sujeito da enunciação (*Je*) é substituído pelo "tu"[61], e ainda que não exista supereu sem a lei da linguagem, ele é o próprio avesso da lei, uma lei desprovida de sentido[62], no interior da qual ouvir é obedecer[63]. Uma fórmula capaz de sintetizar todas essas teses de Lacan poderia ser a seguinte: *supereu é aquilo que resta de real, como fonte de mal-estar e condição de gozo, depois da metáfora paterna.*

A metáfora do sintoma

Seria preciso agora articular o mal-estar com o sintoma, uma vez que este último organiza-se como uma metáfora, e a metáfora reserva um lugar particular para a nomeação: o significante do Nome-do-Pai. Vejamos se nossa tese sobre a relação entre mal-estar e supereu é correta. Sustentamos que o que resta da metáfora paterna deve ser um aspecto do nome, não necessariamente incluído na função paterna, e que, ainda assim, residualmente, por meio de seu dualismo, age como um empuxo à nomeação (escrever a lei) e por uma derrogação da nomeação (insuficiência da lei escrita).

---

54 Idem, *O seminário*, livro 17. *O avesso da psicanálise*, cit., p. 10.

55 Idem, "Funções da psicanálise em criminologia" (1950), em *Escritos*, cit., p. 132.

56 Idem, *Nomes-do-Pai* (1963) (Rio de Janeiro, Zahar, 2005), p. 20.

57 Idem, *O seminário*, livro 10. *A angústia* (1962-1963) (Rio de Janeiro, Zahar, 2005), p. 19.

58 Idem, *O seminário*, livro 7. *A ética da psicanálise*, cit., p. 376.

59 Idem, "A coisa freudiana" (1956), em *Escritos*, cit., p. 435.

60 Idem, *O seminário*, livro 4. *A relação de objeto* (1956-1957) (Rio de Janeiro, Zahar, 1997), p. 177.

61 Idem, *O seminário*, livro 3. *As psicoses* (1955-1956) (Rio de Janeiro, Zahar, 1985), p. 312.

62 Idem, *O seminário*, livro 1. *Os escritos técnicos de Freud* (1953-1954) (Rio de Janeiro, Zahar, 1986), p. 11.

63 Idem, *O seminário*, livro 3. *As psicoses*, cit., p. 159.

É bastante conhecido o papel da metáfora paterna, segundo a teoria de Lacan, na gênese e na estrutura dos sintomas neuróticos. Isso faz desses sintomas modos de problematização, de inscrição e de solução da relação do sujeito com a lei. Eis a versão lacaniana do *Kultur* freudiano: "É no Nome-do-Pai que devemos reconhecer o suporte da relação simbólica que, desde a aurora dos tempos históricos, identifica sua pessoa à figura da lei"[64].

Uma metáfora que envolve um nome próprio, como é o caso do Nome-do-Pai, combina de maneira admirável as diferentes concepções que historicamente encontramos sobre esse tropo. Lembremos que para Aristóteles[65] a metáfora era um recurso retórico estilístico que pertencia ao mesmo grupo dos termos dialetais e estrangeiros, termos que deviam ser usados com cautela, pois, de alguma forma, resistiam a ser traduzidos ou parafraseados. Tradicionalmente encontramos três grandes concepções da metáfora: aquela que advoga sua força de analogia ou transporte entre espécie e gênero (como a metáfora surrealista), aquela que insiste em seu poder constitutivo, cuja intuição é dotada de valor cognitivo (como nos modelos teóricos da ciência) e aquela que efetua compartilhamento de sentidos por meio de uma interação entre termos próprios e impróprios (função pragmática de mediação social)[66]. Considerando esse brevíssimo quadro sintético de concepções da metáfora, verifica-se que a metáfora lacaniana compreende todas as três acepções, acrescentando-lhe uma quarta: sua valência de produção ontológica (como na teoria da linguagem de Hegel[67]). Essas quatro acepções da metáfora são detalhadas na sessão única do seminário conhecido como *Nomes-do-Pai*, no qual Lacan afirma que:

1. na angústia, o *objeto a* cai ou separa-se do sujeito que o interpreta, metaforicamente, como demanda em sua relação múltipla e variável com o Outro. Aqui a metáfora incide como um análogo corporal, produzindo um mundo "oral", "escópico", "anal", e assim por diante[68];

---

[64] Idem, "Função e campo da palavra e da linguagem em psicanálise" (1953), em *Escritos*, cit., p. 106.

[65] Aristóteles, *Poética* (trad. Eudoro de Souza, Porto Alegre, Globo, 1966).

[66] Helena Amstalden Imanishi, *Desvendando Lacan: duas metáforas e uma teoria psicanalítica da metáfora* (Tese de Doutorado em Psicologia, São Paulo, Instituto de Psicologia, USP, 2014).

[67] Vladimir Safatle, "Linguagem e negação: sobre as relações entre pragmática e ontologia em Hegel", *Dois Pontos Subjetividade e Linguagem*, v. 3, n. 1, 2006, p. 109-47.

[68] Jacques Lacan, "Introdução aos Nomes-do-Pai", em *Nome-do-Pai* (1963) (Rio de Janeiro, Zahar, 2005), p. 66-71.

2. o pai miticamente se apresenta como animal, e essa é a "essência classificatória do totem"[69], mas, enquanto nome, o pai é uma "marca já aberta à leitura"[70] e, nesse caso, o Nome-do-Pai é uma metáfora que equilibra lei e desejo, que torna comensuráveis "o gozo, o desejo e o objeto"[71]. É a metáfora em acepção interacionista;

3. mas o Nome-do-Pai na teologia judaico-cristã é um nome impronunciável, designado apenas por perífrases e paráfrases. Nesse caso, o nome funciona como o selo de uma aliança, anunciada pelo "anjo do Nome" ou pelo "profeta que fala em nome do Nome"[72]. É a metáfora que cria um novo sentido, metáfora constitutiva que aparece ligada à cena do sacrifício que "separa desejo e gozo"[73].

4. finalmente, o nome que engendra a metáfora será tomado como lugar no campo do Outro para definir a transferência como "o que não tem Nome no lugar do Outro"[74]. Nesse caso, a metáfora cria uma nova realidade, que Lacan já havia descrito em seminários anteriores como a metáfora da transferência, cujo objeto indutor é a *agalma* (este objeto de brilho e encanto das estátuas platônicas) e que corresponde à "realidade sexual do inconsciente posta em ato". Encontramos aqui a quarta acepção, dita ontológica, da metáfora em Lacan.

Por mais que a noção de Nome-do-Pai varie, se estenda e se desdobre no ensino de Lacan, ela terá sempre a constante de ser um ponto de identificação ou de suporte entre as estruturas antropológicas e as estruturas ontológicas, o ponto no qual estrutura e história se ligam. Por isso, uma das últimas referências ao conceito afirma que:

> Eu colocarei, se assim posso dizer, este ano, a questão de saber se, quanto ao que se trata, a saber, a nodulação do imaginário, do simbólico e do

---

[69] Ibidem, p. 73.

[70] Ibidem, p. 74.

[71] Ibidem, p. 75.

[72] Ibidem, p. 81.

[73] Ibidem, p. 85.

[74] Ibidem, p. 87.

real, é necessária esta função de um toro a mais, aquele cuja consistência seria a de referir-se à função dita do pai.[75]

Mas pouco se tem atentado para o fato de que, na operação de substituição do Desejo da Mãe pelo Nome-do-Pai, ocorre um nó entre elementos relativamente heterogêneos quando os pensamos do ponto de vista da linguagem. Na versão de 1958, a metáfora do Nome-do-Pai "coloca este Nome em substituição ao lugar primeiramente simbolizado pela operação de ausência da mãe"[76].

Metáfora	Metáfora do Nome-do-Pai
$\dfrac{S}{\cancel{S}} \cdot \dfrac{\cancel{S}}{x} \to S\left\{\dfrac{S}{s}\right\}$	$\dfrac{\text{Nome-do-Pai}}{\text{Desejo da Mãe}} \cdot \dfrac{\text{Desejo da Mãe}}{\text{significado ao sujeito}} \to \dfrac{\{A\}}{\text{Falo}}$

Sob certas circunstâncias de "posição subjetiva", circunstâncias de "oposição simbólica ao sujeito"[77], o apelo ao Nome-do-Pai encontra uma "carência do próprio significante", e não a ausência de um pai real. Nessa contingência, ocorre uma espécie de passagem dialética, de retorno ontologicamente desviado daquilo que, não inscrito no simbólico, retorna no real. Isso ocorre porque a metáfora, assim concebida, não é apenas um dispositivo de simbolização, ou um estabilizador do sentido imaginário, mas também algo que toca e, daí, escreve o real. Portanto, o Nome-do-Pai é, a um tempo, uma operação de negação (simbolizante), um basteamento da significação fálica (imaginária) e uma indução criativa de algo novo (real). Topologicamente, essa operação é descrita pelo esquema R[78], que articula, como banda de Moebius, o sujeito, o campo da realidade libidinal e a fantasia ($\cancel{S} \lozenge a$). Mas, subsidiariamente, essa operação é descrita como uma passagem do Nome-do-Pai ao pai do nome, ou seja, uma operação de culturalização, em todos os sentidos que isolamos em Freud para esse termo.

---

[75] Idem, O seminário, livro 22. R.S.I. Aula 5, 11 fev. 1975. Disponível em: <http://staferla.free.fr/S22/S22%20R.S.I..pdf>; acesso em: 10 out. 2014.

[76] Idem, "Questão preliminar a todo tratamento possível das psicoses" (1958), em Escritos, cit., p. 563.

[77] Idem, O seminário, livro 3. As psicoses, cit.

[78] Ibidem, p. 559.

Em 1962, Lacan[79] dedica-se a examinar as peculiaridades do nome como função linguística, a começar pela propriedade fundamental de que um nome próprio não se traduz, ele se repete, criando um traço que unifica sua unidade, o traço unário (*einziger Zug*). Nesse mesmo seminário, encontramos uma importante definição sobre o sujeito: "o sujeito é o que se nomeia".

No seminário os *Problemas cruciais da psicanálise*, de 1964[80], o Nome-do--Pai é examinado como um caso particular da função mais geral dos nomes próprios. Apoiado na filosofia da lógica de Russel e no estudioso da história das línguas Gardiner, Lacan observa que a nomeação designa algo, mas não significa, assim como a holófrase e a interjeição[81]. O nome próprio opera uma sutura ou uma falsa identificação, uma identificação da falta do sujeito ao furo no Outro, conforme o modelo da garrafa de Klein.

> O nome próprio vai sempre se colocar no ponto justamente onde a função classificatória da ordem da *rhesis*[82] tropeça, não diante de uma particularidade muito grande, mas, ao contrário, diante de um rasgo, a falta, propriamente este furo do sujeito, é justamente para suturá-lo, para mascará-lo.[83]

Ou seja, ali onde a ação de falar tropeça, onde o discurso se interrompe – como no esquecimento do nome do pintor dos afrescos da catedral de Orvieto[84] –, ali se infiltra um substituto, um nome impróprio – Boltraffio,

---

[79] Idem, *O seminário*, livro 9. *A identificação* (Recife, Centro de Estudos Freudianos do Recife, 2003).

[80] Idem, *O seminário*, livro 12. *Problemas cruciais da psicanálise* (1964-1965) (Recife, Centro de Estudos Freudianos do Recife, 1988), p. 305.

[81] Ibdem, p. 207.

[82] A *rhesis* corresponde a um tipo de fala no interior da tragédia e funciona como uma interpolação. Isso pode incluir a contestação da fala de um debatedor, tendo por testemunha um juiz, a intrusão de "notícias críticas" (*rhesis* mensageira) vindo de fora da cena ou, ainda, a autoapresentação feita por um personagem, por exemplo, em Medeia: "Meu nome é Medeia".

[83] Jacques Lacan, *O seminário*, livro 13. *O objeto da psicanálise* (Recife, Centro de Estudos Freudianos do Recife, 2005).

[84] Sigmund Freud, "Psicopatología de la vida cotidiana" (1901), em *Obras completas*, v. VI (Buenos Aires, Amorrortu, 1988), p. 1-285.

Botticelli. E esse esquecimento, essa detenção do discurso, remonta à emergência de uma sustentação para o nome próprio do sujeito, o *Herr*, da Bósnia e Herzegovina, o Senhor dos pacientes muçulmanos, a morte como amo absoluto, Signorelli, o verdadeiro pintor esquecido.

Outra propriedade que a função nominativa convoca diz respeito ao problema da designação ostensiva: "mesmo que eu diga 'isso', 'isso' ao designá-lo já implica ter chamado isso que escolho fazer apenas aquilo"[85]. Essa é a primeira versão do famoso aforismo: "Que se *diga* fica esquecido detrás do que se diz no que se ouve"[86], que sintetiza as relações entre o sujeito e a demanda e também entre significante e letra. Por isso, a função nominativa antecipa a categoria de letra em Lacan, como suporte do real. E essa recursividade entre nome e falha na significação é finalmente aplicada ao próprio conceito: "Não se trata somente de uma falha em falar do Nome-do-Pai. O Nome-do-Pai é ele mesmo apresentado como o nome de uma falha; a falha faz parte do Nome-do-Pai"[87].

O último momento significativo da categoria de Nome-do-Pai se encontrará nos seminários da década de 1970, quando Lacan pluraliza os Nomes-do-Pai e reconhece ao mesmo tempo sua função ocasional de junção e enodamento dos registros Real, Simbólico e Imaginário. Nessa ocasião, o Édipo será tomado apenas como um dos Nomes-do-Pai, a mulher será outro, a *pére-version* outro, o que Freud chamou de "realidade psíquica" é outro desses nomes. Ou seja, o Nome-do-Pai não é mais apenas um articulador do desejo com a lei, uma forma de fazer basta ao gozo, mas também uma função de nomeação.

> É preciso o simbólico para que apareça individualizado nos nós este algo que eu não chamo tanto de complexo de Édipo – não é tão complexo assim –, chamo isto de o Nome-do-Pai, o que não quer dizer nada senão o pai como nome – o que nada quer dizer de saída –, não somente o pai como nome, mas o pai como nomeante.[88]

---

[85] Jacques Lacan, *O seminário*, livro 18. *De um discurso que não seria semblante*, cit., p. 43.

[86] Idem, "O aturdito" (1973), em *Outros escritos* (Rio de Janeiro, Zahar, 2003), p. 449.

[87] Erik Porge, *Os Nomes-do-Pai em Lacan* (Rio de Janeiro, Companhia de Freud, 1998), p. 111.

[88] Jacques Lacan, *O seminário*, livro 22. *R.S.I.* Aula 10, 15 abr. 1975. Disponível em: <http://staferla.free.fr/S22/S22%20R.S.I..pdf>; acesso em: 10 out. 2014.

Podemos, então, enunciar nossa hipótese. Se o Nome-do-Pai é um caso particular da função genérica dos nomes próprios ou da função de nominação e se o Nome-do-Pai metaforiza e é metaforizado pela lei[89], podemos dizer que ele funciona de modo homólogo à inflexão do mal-estar sobre o sujeito, no contexto da *Kultur* freudiana. Poderíamos, assim, supor que a função diagnóstica não é apenas o exercício de certos códigos classificatórios ou ordenadores sobre um sujeito, de modo a tipificá-lo em categorias mais ou menos históricas. Não seriam as estratégias diagnósticas, tanto as de natureza metadiagnósticas, como as paradiagnósticas e ainda as autodiagnósticas, apenas casos particulares desse funcionamento mais geral da linguagem? Formas de estabelecer isso que Lacan chama de uma sutura para o sujeito, uma falsa identificação que localiza o sintoma e seu sofrimento no mundo? E não seriam a demanda de nomeação, a falsa nomeação (identificação) e o fracasso da nomeação (demanda) o percurso ou o trabalho pelo qual o mal-estar encontra sempre um nome inadequado para expressar o real de que ele é feito?

Se isso é correto, precisamos repensar completamente a incidência do diagnóstico no tratamento, de tal forma a incluir, ao lado da diagnóstica do sintoma e de sua estrutura metafórica, a diagnóstica do mal-estar e sua estrutura nominativa.

Vimos que as exteriorizações do mal-estar são múltiplas e variáveis e que ele não é apenas uma exteriorização da angústia, como um *acting out* ou uma passagem ao ato, como um embaraço ou uma emoção. O mal-estar é um desafio para a inscrição na linguagem, tal como Lacan postulou, em sua teoria do Real, como aquilo que não cessa de não se escrever.

O problema freudiano da ligação tardia da angústia ao supereu combina-se, assim, com a tese lacaniana do trabalho de nomeação, de falsa identificação, que caracteriza a passagem da lei de Édipo à angústia da castração. O nome é a função que articula a "ausência de significado" com a "persistência repetitiva do significante". A nominação, enquanto função geral de linguagem, além dos nomes próprios como nomes de família, descendência ou genealogia, introduz essa espécie de ligação ou de amarração entre os múltiplos sentidos (*Sinn*), os múltiplos motivos para a culpa, segundo o texto freudiano, e a ausência-presença problemática de uma significação (*Bedeutung*) e de um referente vazio (*ab-sense*) enquanto ser (*Real*).

---

[89] Idem, *O seminário*, livro 16. *De um Outro ao outro*, cit.

Narrativas de sofrimento

Nesta seção, nos dedicamos a examinar as condições gerais para a introdução da noção de sofrimento em psicanálise. Nossa hipótese é de que um possível conceito psicanalítico de sofrimento deve responder essencialmente a três condições. A primeira delas é que o sofrimento seja pensado no quadro de uma teoria do reconhecimento. Os atos de reconhecimento determinam a ontologia da experiência de sofrimento, estabelecendo, por exemplo, a linha de corte entre o sofrimento que deve ser suportado como necessário e o sofrimento que é contingente e pode ser modificado. O sofrimento se transforma na função direta da gramática que o reconhece. Nesse sentido, todo sofrimento contém uma demanda de reconhecimento e responde a uma política de identificação. Cada época define politicamente quanto e qual sofrimento pode ser suportado e qual deve ser incluído na esfera do patológico.

A segunda condição para pensar o sofrimento em psicanálise é que ele seja estruturado como uma narrativa, ou seja, ele exprime um processo transformativo que é reconhecido num âmbito da linguagem intermediário entre o discurso e a fala. Entendemos por narrativa o trabalho de linguagem que contorna um objeto, conferindo-lhe uma "estrutura de ficção". Quando Lacan diz que a verdade possui estrutura de ficção, ele nos remete a esse campo de construção hipotético de saberes que são constitutivos do sujeito e que definem o tecido linguístico do sofrimento. Consideramos que as teorias sexuais infantis, o romance familiar do neurótico, assim como o mito individual do neurótico, são expressões psicanalíticas do que chamamos de narrativa[90].

A terceira condição da experiência de sofrimento é que ela envolve processos de indeterminação de sentido e de inversão de significação que conhecemos com o nome de transitivismo. O transitivismo é a experiência psicológica que a criança experimenta quando suspende e confunde a relação entre aquele que pratica a ação e aquele que sofre a ação. Karl Wernicke introduziu a noção de transitivismo para designar a incerteza que certos pacientes esquizofrênicos experimentam diante da apropriação de suas próprias produções verbais ou escritas. Wallon[91] detectou a emergência do transitivismo como um dos momentos da relação da criança com a imagem,

---

[90] Christian I. L. Dunker, "Discurso e narrativa na construção do saber sexual", *Educação, Subjetividade & Poder*, v. 1, 2005, p. 137-60.

[91] Henry Wallon, *A evolução psicológica da criança* (1941) (Lisboa, Edições 70, 1995).

mais precisamente a confusão que a criança experimenta ao designar seu "eu" pela imagem que o representa. É de Wallon e de Bühler que Lacan retira a importância do transitivismo, ao lado do negativismo, como um dos fenômenos mais importantes de seu estádio do espelho.

> Esse momento em que se conclui o estádio do espelho inaugura, pela identificação com a imago do semelhante e pelo drama do ciúme primordial (tão bem ressaltados pela escola de Charlotte Bühler nos fenômenos de *transitivismo* infantil), a dialética que desde então liga o eu a situações socialmente elaboradas.[92]

Considerando, então, que a experiência de sofrimento depende de atos de reconhecimento, articulados pela narrativa em demandas transitivistas, e considerando que o sofrimento exprime-se como uma dialética entre o eu e as situações socialmente elaboradas, encontramos em Axel Honneth um autor que parece ter pensado a experiência de sofrimento levando em conta essas três condições, no escopo da teoria social crítica. Nesta seção, apresentaremos as premissas para uma teoria do reconhecimento capaz de incluir o conceito de sofrimento. Nas seções subsequentes deste capítulo, abordaremos o papel da narrativa, da identificação e do transitivismo na composição do campo da psicopatologia. No capítulo seguinte, focaremos as estruturas narrativas presente no mito e sua importância para a delimitação das experiências de sofrimento.

Honneth, esse leitor de Hegel e Freud, introduz o conceito de *sofrimento de indeterminação*, entendendo que este decorre do desentrelaçamento entre o amor, o direito e a estima social. São três esferas – *autorrealização*, *reconhecimento* e *formação* –, dialéticas internas respectivamente ligadas ao espaço do amor e da amizade, ao espaço do direito e da moral e ao espaço da solidariedade social e do respeito social. Essas três superfícies encontravam-se unidas no conceito hegeliano de reconhecimento (*Anerkennung*), garantindo uma determinação recíproca entre teoria da intersubjetividade, gênese do sentimento social de autoridade e suas patologias (respeito e confiança ou desprezo e indiferença), conferindo substância institucional

---

[92] Jacques Lacan, "O estádio do espelho como formador da função do eu [*Je*] tal como nos é revelada na experiência psicanalítica", em *Escritos*, cit., p. 101.

e normativa para as gramáticas de reconhecimento[93]. O elo perdido entre responsabilidade, segurança e justiça tornou-se cada vez mais imprescindível para a teoria social, com o progressivo esgotamento das narrativas hobbesianas, cujo contratualismo está baseado na originariedade do medo social da solidão e da morte violenta em estado de isolamento. A judicialização da vida cotidiana, envolvida no sintoma social do condomínio, as concepções securitárias da vida social e a transformação do reconhecimento como produto, que discutimos anteriormente, são problemas que parecem ter impulsionado autores da teoria crítica, como Honneth e Brandom, assim como teóricos pós-lacanianos como Žižek e Badiou, a uma espécie de retorno a Hegel.

Um ponto comum entre esses autores diz respeito às dificuldades impostas pela tematização kantiana da noção de autonomia, ora em oposição ao conceito de natureza, ora como fundamento da disposição moral, ora como modelo de justificação hermenêutica da liberdade[94]. Para Honneth, essa seria a raiz da patologia social da razão, que se tornou uma das tarefas mais constantes da filosofia social, desde então: "Qualquer um que não se deixe guiar por estes fins, influenciando sua vida, sofrerá com as consequências da 'indeterminação' e desenvolverá sintomas de desorientação"[95].

É assim que a teoria da razão se torna diagnóstico social de época e exame das perspectivas de autorrealização de uma vida, opondo-se tanto às soluções comunitaristas quantos às soluções liberais dominantes na herança kantiana do problema da gênese da autonomia. Marx teria sido, nesse sentido, o inventor dessa estratégia, ao fornecer o modelo do fetichismo e o modelo da alienação social (depois reificação) como as duas primeiras e maiores formas de patologia do social, posteriormente suplementadas pela noção durkheimiana de anomia.

Lacan, um autor aparentemente distante de tal tradição de pensamento, traz uma afirmação categórica que vai nessa mesma direção: "Marx é o verdadeiro inventor do sintoma"[96]. Mas o que isso quer dizer?

Primeira hipótese: Marx inventa o sintoma ao descrever a *divisão social do trabalho* que se estabelece no sujeito trabalhador, sendo, então, o nome desse sintoma o proletariado. Ou seja, o sintoma é a formação de uma classe social

---

[93] Paul Ricouer, *Percurso do reconhecimento* (São Paulo, Loyola, 2006).

[94] Axel Honneth, *Pathologies of Reason* (Nova York, Columbia University Press, 2009).

[95] Ibidem, p. 23.

[96] Jacques Lacan, *O seminário*, livro 17. *O avesso da psicanálise*, cit.

específica, o proletariado, sintoma do falso universal chamado sociedade. Assim como o sintoma é expressão de um "grupo psíquico separado", de um conflito entre defesa e desejo, ele presume um tipo ideal de trabalhador (o sujeito do inconsciente).

Segunda hipótese: a maneira de ler como Marx inventou o sintoma, encontrada, por exemplo, em Althusser, que enfatiza o sintoma como envolvendo um tipo de *alienação* (ou de perda de experiência e identificação do sujeito). Disso decorre uma "falsa consciência". É nessa direção que Lacan afirma que o eu, como instância de desconhecimento, possui a estrutura de um sintoma. Nesse sentido, Marx inventou o sintoma quando descreveu a necessidade da ideologia.

Terceira hipótese: o argumento, bem representado nos trabalhos de Žižek[97], de que o sintoma é descoberto por Marx quando ele descreve o segredo do valor da mercadoria como processo de universalização da *forma-mercadoria*, que passa a ser tratada como um fetiche. O fetiche como o falso universal representado pelo mercado é um universal semicompleto, simbolizado pela linguagem, generalizado por um discurso ou dividido pela sexuação. Valoriza-se aqui que o sintoma não é apenas uma ocultação deformada de sentido, mas um trabalho que propicia em si um valor de gozo, uma satisfação sexual inconsciente.

Quarta hipótese: essa interpretação advoga que o sintoma está no fato de o trabalhador perceber que, apesar de o valor trabalho ser pago de maneira justa (em relação à consistência do mercado), há uma parte do trabalho que não lhe é remunerada, induzindo o falso equívoco de que o valor de uso da mercadoria está abaixo de seu valor de troca e facultando o redobramento do valor de uso em mais-valor. Ou seja, um trabalhador "esclarecido" perceberá que em sua relação com a mercadoria há uma série de *inversões fetichistas*[98] e que em seu sintoma há uma verdade que não pode mais ser reconhecida.

Remuneramos o *trabalho* com dinheiro, uma vez que estamos no *mercado*. Pagamos seu preço verdadeiro, tal como a função do *valor de troca* o define no mercado. No entanto, existe um valor não remunerado naquilo que aparece como fruto do trabalho, porque o preço verdadeiro desse fruto está em seu *valor de uso*. Esse trabalho não remunerado, embora pago de

---

[97] Slavoj Žižek, "Como Marx inventou o sintoma", em *Um mapa da ideologia* (São Paulo, Contraponto, 1996), p. 297-331.

[98] Idem.

maneira justa em relação à consistência do mercado no funcionamento do *sujeito capitalista*, é o mais-valor. O *mais-valor*, portanto, é o fruto dos meios de articulação que constituem o modo de operação e o discurso capitalista[99].

Talvez essa quarta leitura não seja mais do que a combinação das três anteriores, o que nos devolve ao tema honnethiano do reconhecimento e sua atribuição de um déficit antropológico a Marx. Déficit que teria sido reconhecido sempre com alguma recalcitrância pelos teóricos críticos, mas que se condensa na dificuldade de entender que a patologia social se apresenta sempre, como mostrou a psicanálise, sob a forma de uma espécie de sofrimento[100]. Quando Adorno afirma que toda forma de sofrimento é uma reflexão que ainda não encontrou seu ponto de virada e, portanto, não pode ser reconhecida como desejo de que as coisas se transformem, ele está tentando corrigir essa lacuna[101]. Adorno chega a construir critérios para reconhecer a racionalidade social do sofrimento: sentimento de perda de poder, reversão entre meios e fins, exclusão da diferença, sentimento de vazio, solidão e superfluidade[102]. Ademais, todo sofrimento compõe-se de um conteúdo, no qual se localiza uma restrição à razão e um impulso corporal[103]. Também quando Horkheimer afirma que todo sofrimento aponta para a objetividade de uma contradição social, ele está tentando reunir o interesse normativo da racionalidade universal (histórica) com o conceito de interesse emancipatório em uma concepção de patologia social da razão[104]. Mas, contrariamente ao que pensam Adorno e Horkheimer, o sofrimento, para Honneth, não é resistência social em si mesmo.

O que Honneth traz de novo nessa discussão é a ideia de que tanto a reconciliação do sujeito quanto a perda do objeto podem ocorrer, em cada caso, em forma de excesso ou de falta de identidade[105]. Sua hipótese central de que a gênese do sofrimento refere-se sempre à percepção social da anomia e da indeterminação nos levou a introduzir, no escopo do Laboratório de Teoria Social, Filosofia e Psicanálise (Latesfip/USP), a ideia reversa de um sofrimento

---

[99] Jacques Lacan, *O seminário*, livro 16. *De um Outro ao outro*, cit., p. 37.

[100] Axel Honneth, *Pathologies of Reason*, cit., p. 37.

[101] Ibidem, p. 41.

[102] Ibidem, p. 66.

[103] Ibidem, p. 68.

[104] Ibidem, p. 42.

[105] Ibidem, p. 86.

de determinação. Ao falar em sofrimento de indeterminação, Honneth recupera a crítica de Benjamin da teoria da violência como paradigma da patologia social (crítica, aliás, também presente em Žižek). A ideia de que há dois tipos únicos de violência, aquela que produz leis e aquela que as mantém, ideia de extração hobbesiana, precisaria ser suplementada por uma terceira forma de violência, a divina. Além da violência pura e da impura haveria um terceiro tipo de violência, quiçá ontológico, capaz de nos separar da identificação entre as regras morais e o exercício da violência legitimada pelas instituições e pelo Estado. Percebe-se aqui a infiltração possível do conceito psicanalítico de pulsão de morte e seu corolário social, o mal-estar.

É só desse ponto de vista, de certa forma fora de nosso horizonte de experiência futura imediata e teologicamente narrativizado no passado, que podemos entender por que a lei, ela mesma, contém um núcleo patológico. É dessa perspectiva que se poderá entender a importância de não reduzir a lei à força, a justiça ao direito, e de não recusar o apelo ético que está para além ou para aquém da lei instituída para criticar o estado de exceção permanente que a colusão entre lei e segurança propiciou em nossa época[106].

É por isso que, depois de passar por Adorno, Horkheimer e Benjamin, Honneth incluirá Freud como teórico crítico das patologias do social, salientando sua importância como autor capaz de pensar a teoria do reconhecimento, de forma análoga ao Hegel de *Filosofia do direito*, ou seja, considerando que a autorrelação (*self-appropriation*) é um processo de subjetivação do desejo, sem reduzi-lo à sua individualização, mas de toda forma correlato da apropriação de uma angústia[107]. Nesse ponto, Honneth recorrerá a Winnicott, mas também aos "psicanalistas sociais" Franz Neumann e Alexander Mitscherlich, para pensar a institucionalização dos afetos políticos, a origem do sentimento de insegurança social e principalmente a formação da identidade como uma patologia da normalização, da adaptação e da conformidade (falso *self*). Ou seja, o que Honneth procura na psicanálise é uma espécie de teoria da gênese dos sentimentos sociais, não exclusivamente dependentes da interiorização hobbesiana da lei, expressa, por exemplo, em *Totem e tabu*[108].

---

[106] Ibidem, p. 98-116.

[107] Ibidem, p. 145.

[108] Ibidem, p. 157-73.

A autorrealização, segundo a apropriação feita por Honneth de Winnicott, depende da experiência de que o outro é alguém insubstituível. Essa experiência é, em geral, associada à família e aos laços de amor intrínseco e primário e apresenta como contrapartida a supressão de aspirações de liberdade. Vê-se aqui por que a autonomia não se confunde com a independência. A aspiração de autorrealização equivale à negação da dependência e do desamparo primários, dos quais nos afastamos à medida que se expandem os laços de socialização secundários. Em determinado momento, há uma mutação expansiva da lógica do reconhecimento, que passa a ligar-se intimamente à contradição entre família e sociedade civil. Em função disso, será preciso certa coletivização do desejo para que este encontre sua realização expansiva da "personalidade" em uma "obra humana", retomando aqui dois termos lacanianos. Encontramos aqui a antiga ideia hegeliana, que reaparece em Lacan, de que a realização da personalidade implica separação da família. A formação é, por sua vez, a experiência da cultura, capaz de conciliar a vivência de vacuidade (decorrente da hipertrofia das aspirações de reconhecimento) com o sentimento de solidão (decorrente da hipertrofia da autorrealização). No fundo, Honneth quer manter a ideia de cultura (*Bildung*) como contradição, de forma a diagnosticar o que ele chama de patologias do social. A cultura deveria ser o espaço da contradição, reconhecida e realizada, entre as aspirações de universalidade jurídico formal e as aspirações de particularidade ético-pessoais.

> Hegel liga de modo imanente o projeto de sua teoria da justiça com um diagnóstico da patologia social; pois, como o núcleo propriamente original da *Filosofia do direito*, entendo a proposta de conceber ambos os conceitos de "direito abstrato" e de "moralidade" como duas determinações insuficientes da liberdade individual que no mundo da vida se exprimem em um "sofrimento de indeterminação".[109]

É possível que a noção de direito abstrato em Hegel se articule com a noção lacaniana de superego, no quadro da teoria do gozo, assim como a ideia hegeliana de moralidade se aproxime do registro freudiano dos ideais, no quadro da teoria do desejo. Dessa maneira, o ponto de dupla determinação insuficiente torna a noção de sofrimento de indeterminação sucedânea tanto

---

[109] Idem, *Sofrimento de indeterminação* (São Paulo, Esfera Pública, 2007), p. 53.

do que Freud descreveu como mal-estar (*Unbehagen*) quanto da noção lacaniana de *objeto a*, seja em sua face discursivo-narrativa do a-mais-de-gozar, seja em sua face sintomática de causa de desejo.

Não basta limitar a liberdade a tudo aquilo que não é proibido e, nesse sentido, levar as bordas da cultura para os limites da lei. De fato, a melhor expressão do sofrimento de indeterminação é a chamada "cultura da insegurança" ou "cultura da administração de riscos". Reencontramos aqui esse modo de subjetivação que chamei de *lógica do condomínio*, ou seja, a estratégia baseada em privatização do espaço, seguida da hipernormatização de seu funcionamento e do incremento de políticas de identidade baseadas na conformação de gozo. Na medida em que a cultura torna-se anódina no que diz respeito à sua eticidade, e que a eticidade torna-se expressão de uma política de identidade, o resultado estrutural é a hipótese permanente de que outras formas de vida (inacessíveis, dada a segmentação cultural) detêm um fragmento de gozo (ilegítimo, inautêntico e excessivo) que está na raiz de nossas disposições de preconceito e segregação. Nas palavras de Safatle:

> Hegel é imune ao *pathos* conservador da crença na substancialidade ética das formas tradicionais de vida. O que faz com que a regulação da anomia e da indeterminação por estruturas institucionais seja para ele um problema maior por não poder ser resolvido através de uma dinâmica de retorno aos "tempos carregados de sentido".[110]

Portanto, o sofrimento de indeterminação não deve ser "curado" pelo retorno regressivo a uma comunidade onde a determinação da lei seja estável. Para entender a importância e a novidade do conceito de sofrimento de indeterminação, é preciso lembrar que ele pressupõe uma noção de liberdade que não é mera expressão individual de escolhas, e sim um universal ocorrente no interior de um sistema de relações de reconhecimento simbólico, em termos análogos aos que Lacan usou para postular a noção de Outro e a alienação intersubjetiva do desejo. Por isso, sintomas sociais como o cinismo são paródias ou instrumentalizações que tentam lidar com a indeterminação, não como aspiração de liberdade, mas como satisfação subsidiária com a lei:

---

[110] Vladimir Safatle, *Cinismo e falência da crítica* (São Paulo, Boitempo, 2008), p. 17.

[...] podemos compreender o cinismo como disposição de conduta e de valoração capaz de estabilizar e interagir em situações de anomia. Como se o cinismo fosse capaz de transformar o "sofrimento de indeterminação" normativa em motivo de gozo.[111]

Em segundo lugar, o conceito de sofrimento de indeterminação presume que a autorrealização individual condiciona-se à capacidade de reconhecer reciprocamente a liberdade do outro. Por isso, é importante separar o conceito de liberdade hegeliano do mero efeito de adesão a um sistema de coerções normativas e externas. A palavra-chave usada pelos comentadores para esse processo é "interiorização", como se o sujeito incorporasse a lei social como uma lei pessoal de modo a efetivar práticas concretas e formas de vida autênticas em estrutura kantiana de "amor à lei". O estado de eticidade (*Sittlichkeit*) admite espaço tanto para a luta por reconhecimento quanto para a perseguição dos interesses egoístas. Com essas quatro premissas, Hegel, no entender de Honneth, exige que a noção de *indeterminação* participe decisivamente do ato ético verdadeiro. Não se trata apenas da autodeterminação kantiana como abismo indeterminado entre dever e inclinação, entre ato e intenção, mas da ideia de que as próprias inclinações e deveres são formados pela participação social do indivíduo no sistema de reconhecimento social, no exercício de sua vontade livre como "ser consigo mesmo no outro". Esse é o correlato objetivo do sentimento social de respeito e solidariedade.

A origem do sofrimento de indeterminação reside na rejeição patológica da realidade social[112] e na autonomização ou na absolutização de modelos incompletos de liberdade. Daí que ele se expresse sob três diagnósticos de época: solidão, vacuidade e abatimento. A falsa universalização da amizade, assim como a falsa universalização do direito, seriam os motivos que originam o sentimento flutuante de injustiça, de desrespeito e de falta de solidariedade. Inversamente, a solidariedade e o respeito não se efetuam apenas pela renúncia aos interesses egoístas e pela universalização das formas jurídicas. Há algo mais, que se exprime como sofrimento de indeterminação toda vez que isso vem a ocorrer. Daí que o sofrimento de indeterminação seja uma patologia da liberdade individual, uma patologia da incapacidade de pensar a liberdade como experiência coletiva. Tanto a eticidade como o

---

[111] Idem.

[112] Ibidem, p. 73-4.

sentimento de justiça seriam funções terapêuticas da fixação em demandas subjetivas de direito abstrato e aspirações morais individualizadas presas a seus sistemas de interesse; em cada caso, afirma Hegel, há uma "imagem que nos mantém presos" a nossa própria liberdade.

A libertação desse sofrimento abrange as experiências positiva e negativa da liberdade. É nesse sentido que Honneth extrai de Hegel e de Freud a ideia de experiências eticamente terapêuticas que devem se articular, pela via da formação, com experiências de justiça. Essa combinação entre "diagnósticos de época e teoria da justiça, de história da consciência e filosofia do direito"[113], permite pensar o tratamento das patologias do social como um processo de descentramento progressivo e individualização entre carência (família), interesse (sociedade civil) e honra (Estado).

> Se no interior da família cada membro teve de desistir de uma parte de sua autonomia para com isso conseguir chegar à autorrealização na unidade da díade ou da tríade, dentro da sociedade civil cada indivíduo se fixa em sua particularidade a fim de poder satisfazê-la mediante parceiros de troca que se alternam constantemente.[114]

Temos aqui o desafio de pensar, do ponto de vista psicanalítico, essa diferença entre as estruturas familiares, de natureza totêmica ou animista, e as estruturas de troca próprias da sociedade civil, envolvendo educar, governar e desejar. Honneth é um teórico social que nos permite ligar o diagnóstico de estrutura em conexão com um diagnóstico dos discursos. Além disso, seria preciso enfatizar, nas teses dele, o duplo papel da indeterminação – como condição do ato ético e como sofrimento. Ou seja, há experiências de indeterminação que devem possuir valor formativo e que são produtivas do ponto de vista dos discursos, assim como existem experiências de indeterminação que são apenas falsas experiências e que sinalizam a desarticulação da esfera moral e da esfera do direito e a universalização de formas frustrantes de liberdade.

A disfunção social aqui não diz respeito apenas a um prejuízo contra os princípios de justiça. Trata-se, na verdade, de criticar as perturbações que

---

[113] Ibidem, p. 104.
[114] Ibidem, p. 137.

partilham com as doenças psíquicas a característica de restringir ou alterar as possibilidades de vida supostamente "normais" ou "sãs"[115].

Até aqui não se percebe nenhum ponto de incongruência entre o conceito honnethiano de patologias do social e a teoria psicanalítica da gênese dos sintomas. O que não significa nenhum grande salto, uma vez que as categorias da psicopatologia psicanalítica, como neurose, histeria, perversão, psicose, não são descrições de disfunções quantitativas em órgãos e funções psíquicas isolados, mas modificações globais de conduta advindas de posições subjetivas possíveis diante do desejo e de sua lei, da suspensão de experiências de reconhecimento, de encontros traumáticos de natureza indeterminada, de inclusões e exclusões discursivas, de incomensurabilidades inerentes ao campo sexual.

Mas, como observou Safatle, os últimos descendentes da Escola de Frankfurt, como Habermas e Honneth, procuram fundamentar suas concepções em psicologias do desenvolvimento (Piaget, Lawrence, Kohlberg, no caso de Habermas) ou importar conceitos de maturação da psicanálise (Winnicott, no caso de Honneth) para justificar o processo empírico de aquisição de capacidades cognitivas, judicativas e desejantes. Isso acaba levando para o interior dessas teorias uma antropologia limitada à forma atual do "homem", uma concepção progressista de tempo e um horizonte normativo de intervenção[116]. O que se procura fazer neste trabalho, e de maneira geral em nossa pesquisa no Laboratório de Teoria Social, Filosofia e Psicanálise (Latesfip/USP) é aproveitar a grande intuição honnethiana de que a experiência de sofrimento nos remete ao déficit, ao bloqueio ou à suspensão de experiências sociais de reconhecimento. Contudo, antes será preciso introduzir e articular conceitualmente essa noção de sofrimento no interior da racionalidade diagnóstica de Freud e Lacan.

A gramática do reconhecimento é também o ponto de partida da antropologia kojeveana que Lacan traz para a psicanálise. A dialética do senhor e do escravo, a teoria dos atos de reconhecimento, o papel da negatividade, tudo isso se percebe nas origens da teoria lacaniana do sujeito.

Acreditamos com isso que o metadiagnóstico da modernidade, no qual Honneth desenvolve seus argumentos, seja pertinente, o que justifica a

---

[115] Axel Honneth, *Sofrimento de indeterminação*, cit., p. 89.

[116] Vladimir Safatle, *Grande Hotel Abismo: por uma reconstrução da teoria do reconhecimento* (São Paulo, WMF Martins Fontes, 2012), p. 4.

utilização de seu conceito de sofrimento, mas sua justificativa psicológico-
-antropológica pode receber reformulações. Sinteticamente, pensamos
que Lacan nos permitiria afastar Honneth do paradigma jurídico-nor-
mativo, das aspirações comunicacionais-identitaristas e de seu conceito
não substancial de universalidade. Com isso, sua metadiagnóstica deve
ser duplicada. Não se trata apenas de examinar as condições pelas quais
processos de individualização fracassam diante da anomia, impedindo
a socialização das pulsões ou petrificando identificações do sujeito. É
preciso acrescentar também a metadiagnóstica derivada da importância
de reconhecer a dimensão produtiva e constitutiva de certas experiências de
indeterminação. Como sintetizou Safatle, sofremos tanto por não conseguir nos tornar indivíduos quanto por só poder imaginar a realização de
nossa vida como indivíduos.

Em seu texto *La Société du mépris*, Honneth[117] insere o sofrimento de indeterminação no quadro de uma diagnóstica da modernidade. Ele argumenta
que filosofia social e filosofia moral-política se articulam, desde o século XVII,
em uma espécie de revezamento e alternância não de diagnósticos, mas
de estratégias diagnósticas. Enquanto a primeira insiste nas patologias sociais
como *bloqueio do princípio de reconhecimento*, a segunda aposta na crítica da
infração de *aspirações das práticas de justiça*. Honneth não se concentra verti-
calmente nas soluções nem nas designações redundantes desse entendimento
bífido de crítica social, mas enfatiza a consideração que cada qual é obrigado
a tomar para empreender seus objetivos, ou seja, o tipo de *diagnóstico*, não a
modalidade de *terapêutica*.

A ideia aqui é que um bom diagnóstico é, ao mesmo tempo, sua
prática terapêutica como ensaio de eticidade. A luta por justiça como
aspiração maior da crítica, no quadro de critérios normativos impessoais e
procedimentais de racionalidade administrada, é uma terapêutica limitada,
dissociada e decorrente de um diagnóstico parcial. Segundo esse raciocínio,
o *excesso de experiências improdutivas de determinação* deve ser tratado pela
conversão das experiências improdutivas, como falso reconhecimento ou como
violação de equidade ou justiça, em experiências produtivas. Esse é o ajuste
normativo a ser realizado. Tal diagnóstico deixa de lado aspirações igualmente universalistas de liberdade consoantes a determinada antropologia.
Ele afasta um tipo de sofrimento que a racionalidade judicialista não é

---

[117] Axel Honneth, *La Société du mépris. Vers une nouvelle théorie critique*, cit.

capaz de reconhecer, pois é ela mesma que concorre para produzi-lo – é o que chamamos de sofrimento de determinação.

Essa monodiagnóstica tem um segundo inconveniente: constrange todas as demandas de reconhecimento, inclusive aquelas que se dão por meio do sofrimento, a se submeter ao formato normativo, o que exclui a dimensão estética e moral e todas as gramáticas de produção de respeito social estranhas à narrativa do trabalho liberal. Ora, um diagnóstico social, seja da falta, seja do excesso de determinação, como é, em linhas gerais, o decorrente do assim chamado "déficit sociológico" no interior da Escola de Frankfurt, com ou sem o adendo de que este é também um déficit psicanalítico, é um diagnóstico no mínimo parcial. Portanto, a ênfase que Honneth quer trazer para o contexto com a noção de autorrealização não está referida ao "*standard* de normalidade social", mas em como essa normalidade vem sendo produzida como sintoma, pela exclusão da in-determinação. Essa ideia se afina diretamente com a noção de estado de exceção como política de governo, em Agamben: "[…] o estado de exceção não é nem exterior nem interior ao ordenamento jurídico, e o problema de sua definição diz respeito a um patamar ou uma zona de indiferença em que dentro e fora não se excluem, mas se indeterminam"[118].

Honneth observa que entre Hobbes (1588-1679) e Rousseau (1712-1778) há quase cem anos de diferença, e que isso tem implicações para a formação de uma estratégia de entendimento social cujo diagnóstico nos conduzirá necessariamente à filosofia do direito no primeiro e à antropologia no segundo. Interessante notar, guardadas as devidas proporções, que também na psicanálise há uma espécie de descompasso entre suas duas narrativas de referência. De um lado temos o mito judicialista de *Totem e tabu*, que afirma a necessidade da ordem pensada como contraface da violência, como em Hobbes. Mas ao lado disso temos a narrativa de Édipo, que, apesar de já aparecer nos primeiros textos freudianos, só se integra posteriormente à sua metapsicologia como um mito antropológico sobre a origem do desejo, de forma simétrica às reflexões de Rousseau.

Essa observação é importante para matizar a noção de *autorrealização* desenvolvida por Honneth, que não deixa de ser antropologicamente sus-peita. Quero crer que essa ideia é importante mais pela força arqueológica e contextual do que pela intencionalidade de seu conceito. O problema

---

[118] Giorgio Agamben, *Estado de exceção* (São Paulo, Boitempo, 2004), p. 39.

central de Honneth não é defender a antropologia, mas combater uma ideia de lei e de justiça capaz de secundarizar completamente a realização ética a si. Essa é uma das consequências da primazia do metadiagnóstico centrado no sintoma como excesso de determinação, ou seja, tornar a relação a si uma esfera independente, externa ao pensamento social, porque estranha ao espaço público. Para combater isso, Honneth tem de valorizar o Rousseau do amor de si e da perfectibilidade, não o da vontade geral, do contrato social ou da pedagogia da alma. O Rousseau que funda uma antropologia, sim, mas cuja raiz está na ideia de indeterminação, conforme certa leitura de textos como *Discurso sobre a origem e os fundamentos da desigualdade entre os homens*[119] e *Ensaio sobre a origem das línguas*[120]. É o Rousseau do obstáculo, não o da transparência. É o Rousseau que por meio de Montaigne descobriu a figura do canibal, principalmente do antropófago ameríndio, que pratica uma modalidade de corrupção ou uma metamorfose das formas estranha à razão europeia.

Criticar Honneth, como às vezes se faz, salientando seu parentesco com a solução habermasiana baseada no universalismo jurídico, na razão procedimental, no transcendentalismo da linguagem e na antropologia do reconhecimento simplesmente inverte o alvo. Sua valorização ética da realização de si não é mais uma versão individualista do agir comunicativo, mas uma crítica da superestimação da força de Hobbes para a teoria social.

Todo o imenso trabalho de reler o jovem Hegel, efetuado em *Luta por reconhecimento*[121] e *Sofrimento de indeterminação*[122], a fim de recolocar o problema do reconhecimento como objeção crucial contra as leituras sistêmicas, judicialistas e "à direita" de Hegel é simplesmente derrogado pelo aparente otimismo contido na ideia de realização de si. Vida bem-sucedida, ou realização de si, não é uma versão entrópica do *self-made man* nem uma versão do tema do amor-próprio (amor de si) ou do egoísmo de corte liberal, mas um modo de articular o conceito de vida com o de

[119] Jean-Jacques Rousseau, *Discurso sobre a origem e os fundamentos da desigualdade entre os homens* (1753) (São Paulo, Abril Cultural, 1973, Coleção Os Pensadores).

[120] Idem, *Ensaio sobre a origem das línguas* (1759) (São Paulo, Abril Cultural, 1973, Coleção Os Pensadores).

[121] Axel Honneth, *Luta por reconhecimento* (São Paulo, Editora 34, 2009).

[122] Idem, *Sofrimento de indeterminação*, cit.

reconhecimento. Também Freud[123] argumentava que a vida se realizaria de modo mais radical através da morte, que repetiria, assim, o trabalho da pulsão (*Wiederholungszwang*) como retorno a um estado anterior. Também a noção de *Lebenswelt* (mundo da vida) importada por Habermas de Husserl, possuía uma função crítica, que lhe permitia tematizar a perda da experiência como colonização do mundo da vida pela razão instrumental.

Penso que o problema não está na estratégia do argumento honnethiano, mas na figura tática que ele escolhe para dar sustentação experiencial à disposição para a realização de si, ou seja, Winnicott e sua teoria sobre a experiência primária de amor. A escolha, temos de reconhecer, não é de todo inadequada. Winnicott soube contornar muito bem o problema das gramáticas freudianas sobre o conflito, percebendo que tanto a sexualidade quanto a angústia inspiravam modelos de reconhecimento intersubjetivo, que acabavam por excluir o caráter produtivo da indeterminação. O autor de *Brincar e a realidade*[124] explora exatamente o valor constitutivo de experiências transicionais como experiências de indeterminação para a formação das relações básicas de segurança, confiança, curiosidade e espontaneidade – que na tradicional teoria psicanalítica das relações de objeto eram pensadas tomando por matriz experiências corretas de determinação. Essa inversão de estratégia tem outro corolário muito interessante: a teorização da incorporação dessas experiências de indeterminação em estruturas subjetivas baseadas na negatividade, como o falso *self*, a privação e a função de ilusão, bem como em modalidades de intervenção que introduzem a indeterminação no interior da dialética do reconhecimento – *holding, handling*, apresentação de objeto, cuidado.

Finalmente, se quisermos discutir a anatomia dessa ideia em Honneth, teríamos de reencontrá-la em Winnicott. Aqui há terreno para objeções relativas ao entendimento ou à leitura que Honneth faz das experiências fundadoras de amor e segurança. Isso talvez seja consistente com o próprio autor de *A família e o desenvolvimento individual*[125], mas parece plenamente defensável argumentar que Lacan, por sua afinidade com a teoria do negativo, teria pensado a indeterminação e a realização de si como conceitos menos

---

[123] Sigmund Freud, "Más allá del principio de placer" (1920), em *Obras completas*, v. XVIII (Buenos Aires, Amorrortu, 1988), p. 1-136.

[124] Donald Woods Winnicott, *O brincar e a realidade* (Rio de Janeiro, Imago, 1975).

[125] Idem, *A família e o desenvolvimento individual* (1965) (São Paulo, WMF Martins Fontes, 1997).

expostos ao vitalismo e ao essencialismo, afinal cernido por suas teses sobre o Real como figura da pulsão de morte e do mal-estar. O que encontramos em Winnicott é um modelo positivo e prescritivo do que seriam experiências constitutivas de saúde e normalidade psíquica. Ora, isso se ajusta às exigências de Honneth de encontrar uma teoria da constituição do sujeito que possua força normativa. O passo não necessário nessa operação é supor que esta normatividade deva ser positiva, amparada no fundo em uma teoria do desenvolvimento como progresso ou maturação. Entendemos que a teoria de Honneth teria encontrado em Lacan um conceito mais crítico de constituição do sujeito, igualmente dotado de aspiração normativa.

É isso que pretendemos fazer ao pensar o diagnóstico como reconstrução de uma forma de vida e ao investigar as relações entre o mal-estar (*Unbehagen*) e a produção dos sintomas. Se a teoria do mal-estar na civilização é no fundo a patologia freudiana do social, até agora sua ligação com variações, predominâncias e flutuações dos sintomas na cultura e na história tem sido feita de modo direto demais. Há inúmeros trabalhos de orientação psicanalítica que pressentem a importância das modificações nas formas de vida contemporâneas para as modalidades de sintoma. No entanto, a maior parte deles tenta realizar passagens diretas entre fatos sociais, como o declínio da função social da imago paterna, a expansão do capitalismo globalizado, a desorganização da família, a ascensão do consumo como modo de vinculação social, a feminilização da cultura, e assim por diante, e os novos sintomas em sentido clínico (depressão, pânico e anorexia). Isso em geral se faz acompanhar de movimentos de reinvenção da própria noção de sintoma em psicanálise, marcados pelo exagero das noções de *sinthome* ou de suplência em Lacan. Há um déficit histórico e antropológico nessas estratégias de leitura e atualização da diagnóstica psicanalítica. Falta a tais empreendimentos uma noção mais densa e conceitual do que vem a ser *sofrimento* para a psicanálise.

Mal-estar (*Unbehagen*) não indica algo transitório ou crônico e tratável como sintoma nem uma precariedade moral de circunstâncias como o sofrimento, mas uma condição, um modo de estar no mundo. Aliás, esse é o tema inicial do trabalho de Freud, "o sentimento de ligação indissolúvel, de copertencimento com o mundo exterior", este mundo do qual "não podemos sair"[126].

Se a dor (*Schmertz)* é tipicamente uma metáfora para os sintomas (dores da alma, *Seelen Schmertz*), os desenganos refletem nossos ideais, função na

---

[126] Sigmund Freud, *El malestar en la cultura*, cit., p. 66.

qual se medem nossos sofrimentos; o mal-estar está bem representado pelas tarefas insolúveis. Freud menciona três delas: governar, educar e analisar. Todas referem-se ao tratamento do mal-estar, ou seja, à tentativa de apare-lhar o que é impossível pela natureza mesma, indeterminada, daquilo sob o qual se detém. Governar, educar e psicanalisar são desafios, de fato, mas, ao dizê-los impossíveis, só fazemos garantir prematuramente que sejam reais[127]. Se Freud atribui essa indeterminação à pulsão de morte, Lacan tem outro nome para isso que não se integra a uma lógica da identidade e, portanto, resiste à gramática social do reconhecimento. Trata-se do gozo.

No início de seu seminário *A ética da psicanálise*, Lacan[128] elenca três ideais com relação aos quais o psicanalista deveria estar advertido em sua prática: o ideal do amor humano concluído, o ideal da autenticidade e o ideal da não dependência. Ou seja, formações traiçoeiras, pois, longe de representar o horizonte da cura psicanalítica, compõem a substância pato-lógica da modernidade. A corrupção da identidade em animalidade, a degradação da autonomia em heteronomia, bem como o deslocamento da autenticidade para a impessoalidade[129] exprimem bem as consequências e o espaço do patológico delineado pela diagnóstica da modernidade.

Do alienismo à psicopatologia

Ordem (*mâthésis*) e classificação (*taxonomia*) são dois princípios que organizam a racionalidade moderna e que se cruzam no diagnóstico dos sintomas. Quando queremos agrupar elementos simples, cuja regra de re-conhecimento é o conjunto, recorremos ao método da *mâthésis*, composto principalmente de álgebra e suas variações. Quando queremos organizar entidades complexas, cuja regra de reconhecimento é a classe, recorremos ao método da *taxonomia*, que é fundamentalmente descrição comparativa do funcionamento de sistemas de signos[130]. Conflito e significação estão para o método ordinal assim como função e norma estão para o método

---

[127] Idem.

[128] Jacques Lacan, *O seminário*, livro 7. *A ética da psicanálise*, cit.

[129] Vladimir Safatle, *Grande Hotel Abismo: por uma reconstrução da teoria do reconhe-cimento*, cit., p. 217-47.

[130] Michel Foucault, *As palavras e as coisas: uma arqueologia das ciências humanas* (1966) (São Paulo, Martins Fontes, 2002), p. 100.

cardinal das classificações. Vê-se, assim, que o princípio da *ordem*, em que se levam em conta as relações de causa, negação e determinação, assim como o da *classificação*, em que se levam em conta noções como as de gênero, tipo e classe, não são contraditórios, mas articulam-se em saberes, disciplinas e práticas na construção de seus métodos tendo em vista os objetivos clínicos da psicopatologia. A ideia de estrutura clínica depende da articulação desses dois princípios.

Ordenar e classificar são também as duas operações que compõem a leitura diagnóstica da estrutura do sintoma. O termo grego *diagnosis* retém essa duplicidade: separar e decidir (*diagnostiko*), deliberar e escolher (*diagnome*), perspicácia e atenção (*diagnomon*), reconhecer e fazer conhecer (*diagnorizo*)[131]. Observe-se como, nos cognatos, há oscilação entre verbos que denotam ações nominativas e verbos que evocam gestos pragmáticos. A cada momento do processo diagnóstico, é preciso registrar, observar e qualificar signos a fim de reconhecer sua relevância, verificar se eles se incluem na classe dos signos que importam para a ação clínica, ou seja, signos que possuem covariância e homogeneidade com as hipóteses etiológicas, com o sistema diagnóstico e, principalmente, com a responsividade terapêutica. A diagnóstica começa pela semiologia e pela restrição de uma classe de signos – incluir ou excluir signos de tal maneira que estes possam ser lidos como sintomas, como traços, como marcas, como inibições. Sintomas positivos assinalam a produção de um signo específico. Sintomas negativos assinalam a ausência ou a perda de função de um signo esperado. A identificação de classes depende do ordenamento dos signos, ou seja, da escolha do tipo de articulação que um signo apresenta, a cada momento, com outros signos[132]. Compreendem-se, assim, as três modalidades principais do diagnóstico:

1. *diagnóstico diferencial*, que estabelece a classe na qual se inclui o signo, em sua diferença e semelhança específica para com outras classes ou famílias;

2. *diagnóstico evolutivo*, que capta a ordem de aparição e a importância das simultaneidades entre os signos presentes e ausentes;

3. *diagnóstico etiológico*, na medida em que articula ordem e classe de modo a hipotetizar e verificar a causa, a gênese ou a razão que agrupa e ordena os diferentes sintomas.

---

[131] Jorge J. Sauri, *O que é diagnosticar em psiquiatria* (São Paulo, Escuta, 2001), p. 10.

[132] Roland Barthes, "Semiologia e medicina" (1985), em *A aventura semiológica* (São Paulo, Martins Fontes, 2001), p. 233-48.

Há uma diferença substancial entre diagnóstico psicanalítico e diagnóstico em medicina. Em psicanálise, o diagnóstico não se baseia apenas em signos que representam algo para alguém – conforme a definição peirceana de signo –, mas na estrutura da cadeia significante, que também é articulada pela relação entre ordem e classe. E a estrutura da cadeia significante reserva um lugar para a divisão do sujeito, o que autoriza um diagnóstico que se concentra nesse aspecto. No entanto, a relação entre o sujeito e o significante precipita uma economia de satisfação ou de gozo, o que levanta uma terceira dimensão do diagnóstico em psicanálise. Finalmente, a cadeia significante, o sujeito e o gozo precisam se atualizar em uma relação e em uma fala concretas, chamadas transferência, para que o diagnóstico seja possível.

O psicanalista não é um linguista nem um fonoaudiólogo, menos ainda um psicolinguista. Sua leitura do significante, do traço, da letra ou do número orienta-se para efeitos pragmáticos que visam a reverter o sintoma, reduzir o sofrimento que ele impinge e extrair a verdade do mal-estar no qual ele se apresenta. O diagnóstico psicanalítico está para o ato poético assim como o diagnóstico médico está para a gramática ou para a semântica. O poeta visa a obter certos efeitos, contando com os recursos da língua; o linguista visa a descrever a estrutura e o funcionamento da língua, o psicanalista quer produzir determinada experiência de cura com seu analisante.

Se o ato diagnóstico da psicanálise se completa na estrutura da transferência, não seria porque o que ele diagnostica é essa transferência ela mesma? O ato diagnóstico não pode ser dissociado da ambição terapêutica. Ao introduzir ou reposicionar significantes para estados até então não formulados do espírito, segundo a antiga tese do psicanalista como xamã moderno[133], este imediatamente transforma o estado da situação. É essa também a ambição do crítico social e do teórico da cultura: tornar o diagnóstico parte da coisa tratada. Uma vez que seu ato incide sobre a estrutura mesma do que ele versa, em relação à linguagem, de conflito e de relação, como seria possível separar o ato diagnóstico da história de suas incidências e de seus efeitos no tratamento?

A dimensão epistemológica desse problema é muito clara. A estrutura é um método e um conceito forjados para evitar o raciocínio historicista, o que não deve ser confundido com a ideia de evitar a história. A estrutura

---

[133] Claude Lévi-Strauss, "O feiticeiro e sua magia" (1955), em *Antropologia estrutural I* (Rio de Janeiro, Tempo Brasileiro, 1973), p. 232.

é, por assim dizer, o avesso da história, mas o avesso que lhe é inerente na composição do Real.

O primeiro momento na história da clínica moderna é marcado pela figura de Pinel (1745-1826) e pela ascensão do alienismo, no qual se verifica a passagem da loucura da condição de problema moral para questão de natureza médica. É também nesse período que a internação muda de sentido, deixando de ser um procedimento de recolhimento e controle da periculosidade e passando a ser um dispositivo de tratamento por isolamento. O alienismo é impensável sem a Revolução Francesa e o ideal de um homem político, laico e capaz de bom uso da razão. Nesse contexto, a educação torna-se um tema cada vez mais premente. Auguste Pinel e seus discípulos estavam convencidos das vantagens do governo interior e da educação moral, introduzidas e observadas entre os internos de Bicêtre por seu auxiliar Pussin (1746-1811) e disseminadas em Salpêtrière ao longo do século XIX.

O programa de Pinel exigia rígidas separações entre os internos no hospital de Bicêtre – os loucos furiosos deviam ser separados dos loucos tristes, as condições derivadas de lesões anatômicas precisavam ser isoladas dos quadros morais. Tais distinções quanto às causas e os tipos de loucura deveriam ser conjugadas com uma transformação da atitude repressiva, de confinamento e contenção física, própria da punição aos criminosos, pela disposição de compreensão, pela tentativa de curar a loucura por meio do tratamento moral e pela proposição de certas experiências de reconhecimento, quer da racionalidade do delírio, quer das razões do delirante. A clínica dos alienistas é, sobretudo, uma clínica médico-filosófica, inspirada pelo valor igualitário e libertador da razão no contexto da Revolução Francesa. Podemos dizer que o alienismo começa com o ato simbólico e mítico de Pinel libertando os acorrentados ou com a publicação em 1800 de seu *Tratado médico-filosófico sobre alienação mental ou mania* e termina com a primeira edição do *Compêndio de psiquiatria*, publicada em 1883 por Emil Kraepelin (1956-1926).

O segundo momento na história da patologia mental pode ser caracterizado pela integração do método clínico ao projeto alienista entre os herdeiros de Pinel na França e de William Tuke (1732-1822) na Inglaterra. Eles foram responsáveis pela passagem do hospício como lugar de asilo, no qual o louco vivia uma experiência semelhante à do exílio, para o hospício como lugar de observação, no qual o doente mental vivia uma experiência de isolamento e tornava-se gradualmente um desafio para a ciência. Esse isolamento propiciou a aparição e a relevância do caso clínico. Antes havia relatos de episódios, momentos intensos ou traços repetitivos da insânia, depois o enfermo passou a ter uma história individualizada, que se confundia com a história de sua doença. Por isso esse é considerado o período de ouro da clínica clássica. Nele vigora o ideal de observação rigorosa, de ligação entre ordem dos sintomas e classes de doenças, por meio da qual a semiologia das doenças mentais poderia ser descrita como um tipo específico de transtorno cerebral, quer ao modo das síndromes neurológicas ou demências, quer seguindo o modelo etiológico das catatonias sifilíticas ou das epilepsias.

Na França, Esquirol, aluno de Pinel, cunhou o termo "alucinação", separando pela primeira vez as demências (doença mental) das amências (deficiência mental). Jean Itard, outro aluno de Pinel, dedicou-se ao experimento vivo que consistiu em tentar educar o menino lobo achado nas selvas de Aveyron. Seu experimento derivava de uma dúvida diagnóstica: teria ele sido abandonado por ser pouco inteligente ou teria sua inteligência se embotado pela ausência de linguagem, uma vez que lhe faltara a convivência com outros humanos? Em 1851, Jean-Pierre Falret, aluno de Esquirol, descreveu a loucura circular, precursora da psicose maníaco-depressiva, atual transtorno bipolar. Morel, também pertencente à escola de Salpêtrière, começa a combinar as descrições psiquiátricas com hipóteses antropológicas e justificações de natureza neurológica. Mas é apenas com a geração de Louis Jules Ernest Séglas (1856-1939) e Jean-Martin Charcot (1825-1893) que se fundam as bases da psicopatologia clínica francesa. Esse movimento caracteriza-se pela descrição de quadros cada vez mais distintos e separados em relação a sua semiologia e sua diagnóstica. Tipos de delírio, formas de alucinação, estigmas, sintomas negativos (nos quais se perde uma função ou uma capacidade) e positivos (no quais se produz um novo comportamento ou uma nova disposição) fazem com que a antiga tentativa de entender a loucura como fenômeno global seja substituída pelo esforço por construir uma ordem e uma classe dos signos do patológico.

Também é nesse período que a psiquiatria alemã começa a ganhar impulso. Em 1899 aparece a sexta edição clássica do tratado de Emil Kraepelin. Ao lado da escola de Heidelberg (Willy Mayer-Gross, Kurt Schneider) e da escola de Zurique (Eugen Bleuler, Carl G. Jung), a escola de Munique, à qual pertenciam Kraepelin e Ernst Kretschmer, formaram o solo fecundo da psicopatologia alemã. Pela primeira vez os grandes grupos da psicopatologia são reunidos levando em conta distinções que, de certa forma, permanecem até hoje como modalidades de pensamento diagnóstico em sua relação com a etiologia. Ao contrário da tradição francesa, que entendia, predominantemente, a doença mental como uma expansão da constituição, apoiando-se para tanto em uma antropologia das disposições de personalidade, a tradição germânica dominante supunha que a doença mental devia ser entendida como um processo rigorosamente semelhante a um adoecimento, no qual era preciso distinguir esse processo orgânico das reações, das interpretações e das autocompreensões que a personalidade desenvolvia para lidar com ele. Por isso é a sociologia, e não a antropologia, que surge como melhor instrumento teórico para explicar o tipo socialmente construído ou determinado de "reatividade ao patológico". Ali onde os franceses localizam uma causalidade social (geralmente naturalizada e moralizada), os alemães postulam uma "modulação" ou uma "expressividade" social das "formas" do patológico. Para os germânicos, há uma só natureza do patológico, que se expressa culturalmente de várias maneiras, ao passo que para os franceses há diferentes formas do patológico, que se unificam em uma mesma origem socialmente naturalizada. Essa oposição se apresenta em diferentes raciocínios diagnósticos e quadros paradigmáticos que compõem o debate psicopatológico da virada do século XIX.

Ora, eventualmente, a concorrência entre modelos psicopatológicos poderia ser explicada pela diferença de narrativas de referência para exprimir e reconhecer o sofrimento mental – alienação, dissolução da unidade de si, intrusão de um processo mórbido sentido como automático e violação das formas de contrato ou pacto social não são apenas hipóteses etiológicas concorrentes, mas maneiras distintas de narrativizar o sofrimento. Se isso é correto, poderíamos entender o sucesso da psicopatologia psicanalítica, junto à psiquiatria, pelo menos até os anos 1950, como o sucesso de integrar e articular as diferentes narrativas de sofrimento. Vejamos sinteticamente como isso pode ser mostrado na evolução da obra de Freud e nas transformações de sua diagnóstica.

A determinação da neurose como estrutura decorrente do trauma sexual liga-se à neurose como dispositivo de divisão e alienação do sujeito particularmente entre os anos 1894 e 1905. Aqui as *psiconeuroses de defesa* (histeria, neurose obsessiva, fobia e paranoia) opõem-se às *neuroses atuais* (neurastenia, hipocondria e neurose de angústia). Isso sem mencionar a histeria de retenção, ou a histeria hipnoide, que opunha Freud e Breuer como paradigma para *Estudos sobre histeria*. Contudo, a maior parte dos casos discutidos corresponde aos tipos combinados, ou neuroses mistas. Isso decorre da dificuldade que o modelo apresenta para interpretar a origem do sintoma da angústia. Ou seja, já na primeira partilha diagnóstica freudiana este não consegue estabelecer tipos puros.

> O ponto de vista que se segue, portanto, parecia ser o mais provável. As neuroses que comumente ocorrem devem ser classificadas, em sua maior parte, de "mistas". A neurastenia e as neuroses de angústia são facilmente encontradas também em formas puras, especialmente em pessoas jovens. As formas puras de histeria e neurose obsessiva são raras; em geral, essas duas neuroses combinam-se com a neurose de angústia. A razão por que as neuroses ocorrem com tanta frequência é que seus fatores etiológicos se acham muitas vezes entremeados, às vezes apenas por acaso, outras vezes como resultado de relações causais entre os processos de que derivam os fatores etiológicos das neuroses.[134]

Um trabalho crucial para entender esse primeiro modelo metapsicológico das neuroses é *Psiconeuroses de defesa* (*Abwehr-Neuropsychosen*). Seu subtítulo já indica a precariedade da generalização postulada: *ensaio* (*Versuch*) *de uma teoria psicológica da histeria adquirida, de muitas fobias* (*vieler Phobien*) *e representações obsessivas* (*Zwangvostellungen*) *e certas psicoses alucinatórias*. Ou seja, tratava-se apenas de uma classe das histerias, as adquiridas, excluindo-se as hereditárias, *muitas fobias*, mas não *todas*, e *muitas* das representações obsessivas. Ou seja, a neurose obsessiva é tomada aqui por seu sintoma mais significativo, a obsessão, e não como estrutura que agrega todos os sintomas sob uma causa comum. Prova disso é a ostensiva indeterminação da relação entre causa traumático-sexual e efeito sintomático, uma vez que o mesmo evento:

> [...] levou a várias reações patológicas que produziram ou a histeria, ou uma *obsessão* ou uma psicose alucinatória. A capacidade de promover um desses estados – que estão todos ligados a uma divisão da consciência – através de um esforço voluntário desse tipo deve ser considerada como manifestação de uma disposição patológica, embora esta não seja necessariamente idêntica à "degeneração" individual ou hereditária.[135]

---

[134] Sigmund Freud e Joseph Breuer, "Estudios sobre la histeria" (1893-1895), em *Obras completas*, v. II (Buenos Aires, Amorrortu, 1988), p. 261.

[135] Sigmund Freud, "Las neuropsicosis de defensa" (1894), em *Obras completas*, v. III, cit., p. 68.

Finalmente, inclui-se na classe das psiconeuroses, as psicoses alucinatórias, derrogando a oposição, posteriormente consolidada, entre neurose e psicose. A condição de formação de signos patológicos é a divisão da consciência, mas ela mesma não explica por que temos um ou outro tipo de sintoma. Não é a separação da libido ou a formação de um grupo psíquico separado que explica o sintoma, mas o destino da libido, o retorno do que foi apartado. É possível argumentar que nesse primeiro momento Freud se utiliza sistematicamente de noções como a etiologia da neurose, o *proton pseudos* histérico, o trauma originário, o núcleo patógeno, porque seu paradigma narrativo presume que o sofrimento decorre da aparição de um objeto intrusivo, aqui representado pela sexualidade. Esse é o protótipo realista ou a fantasia de sedução que constitui falso início (*proton pseudos*) da histeria. Uma situação ou uma cena que é lembrada mais tarde como um encontro prematuro, em um momento em que o aparelho psíquico ainda não se encontrava "preparado" para tramitar ou simbolizar tamanho montante de intensidade libidinal. Essa sobrecarga, gerada pelo despreparo ou pela inadvertência do psiquismo histérico, sempre colhe o sujeito em posição passiva, ao contrário da neurose obsessiva, na qual ele aparece em posição ativa.

As neuroses são um caso ampliado dessa intrusão, por isso são definidas pela defesa contra ideias inconciliáveis (*Unverträglich*) que ocasionam uma divisão psíquica (*Spaltung*), a qual separa os afetos de suas representações, gerando um recalcamento (*Verdrängung*) cujo retorno deformado, quer no corpo, quer em ideias substitutivas ou objetos, forma sintomas. Acresce esse modelo o caso de uma "modalidade defensiva *muito mais enérgica e bem-sucedida*, que consiste na foraclusão (*Verwerfen*) da representação insuportável junto com o afeto e se comporta *como se a representação nunca houvera acontecido*"[136].

Essa afirmação encontra-se em contradição com outra, do próprio texto, segundo a qual o aparelho psíquico não pode tomar qualquer experiência como se tivesse sido "*non arrivé*" (não acontecido). Temos, então, a seguinte distribuição diagnóstica (na qual se verifica que a grande oposição se dá entre psiconeuroses de defesa e neuroses atuais):

---

[136] Ibidem, p. 69.

NARRATIVA DO OBJETO INTRUSIVO

Neurose como divisão da consciência (1894-1905)	Psiconeuroses de defesa	Neuroses atuais
Amentia (Meynert)	Histeria Neurose obsessiva Fobia Paranoia	Neurose de angústia Neurastenia Hipocondria
Psicastenia (Janet) Neurastenia (Beard)	Histeria de retenção (Breuer) Histeria hipnoide (Breuer) Histeria traumática (Charcot)	Neurose mista

Entre 1905 e 1914, esse modelo é substituído pela hipótese de que a neurose pode ser melhor compreendida como recalque da infância, período em que se dão as experiências traumáticas. Desloca-se a força determinativa do acontecimento para sua lembrança e da sexualidade para sua fantasia. Esse período compreende a redescrição das modalidades pulsionais de organização em relação com as possiblidades de desvio de objeto, de objetivo, de fixação ou de regressão da pulsão. A neurose é cada vez mais aproximada de formações narrativas como teorias sexuais infantis[137], romance familiar do neurótico[138] e práticas religiosas[139]. É assim que a neurose aparece como um dispositivo de defesa contra o desejo inconsciente, uma forma de negação simbólica que se articula com o caráter, como identificações abandonadas, bem como as exigências narcísicas feitas pelos sintomas.

Na apresentação do caso do Homem dos Ratos, encontramos um uso raro da noção de estrutura por Freud.

Confesso que até hoje não consegui penetrar acabadamente na complexa montagem de um caso grave de neurose obsessiva, e que na exposição da análise não seria capaz de evidenciar para outros, através das justaposições do tratamento, essa estrutura discernida analiticamente, ou vislumbrada.[140]

---

[137] Idem, "Sobre las teorías sexuales infantiles" (1908), em *Obras completas*, v. IX (Buenos Aires, Amorrortu, 1988).

[138] Idem, "La novela familiar del los neuróticos" (1909 [1908]), em *Obras completas*, v. IX, cit.

[139] Idem, "Acciones obsesivas y prácticas religiosas" (1907), em *Obras completas*, v. IX, cit.

[140] Idem, "A propósito de un caso de neurosis obsesiva (caso del 'Hombre de las Ratas')" (1909), em *Obras completas*, v. X (Buenos Aires, Amorrortu, 1988), p. 124.

Ou seja, há um discernimento analítico da estrutura, que se pode obter no contexto de uma neurose grave como essa. E esse discernimento não se separa das justaposições envolvidas no tratamento. É nesse momento que Freud usa a própria metáfora dos usos da linguagem para designar o parentesco entre neurose obsessiva e histeria.

> O meio pelo qual a neurose obsessiva expressa seus pensamentos secretos, a linguagem da neurose obsessiva, é, por assim dizer, um dialeto da linguagem histérica, mas em relação ao qual se deveria conseguir mais facilmente empatia, pois se aparenta mais com o dialeto histérico do que com nosso pensar consciente.[141]

Há, então, três termos de comparação, o nosso "pensar consciente" ordinário e comum, ao qual a neurose obsessiva se assemelha, e depois há o parentesco que torna a neurose obsessiva um dialeto da língua fundamental da neurose que seria a histeria.

No entanto, com a descoberta do narcisismo, em 1911, e a importância crescente atribuída ao problema da gênese e das perturbações do eu, Freud passa a deslocar-se no pantanoso terreno das psicoses. No período de sua mais estreita colaboração com Jung e Bleuler, no contexto da escola Suíça de psiquiatria, as ideias diagnósticas de Freud, como a noção de divisão (*Spaltung*), de regressão e de fixação, começam a ser importadas para a descrição do quadro esquizofrênico e do autismo, derivado do autoerotismo. Tal desenvolvimento tem por oposição a escola psiquiátrica de Munique, liderada por Kraepelin, na qual o entendimento das formas psicopatológicas está muito mais perto do conceito de *doença* do que da noção de *estrutura de linguagem*. Unindo as duas vertentes, encontra-se a noção de defesa (*Abwehr*) a partir da qual as diferentes patologias poderiam ser comparadas.

Alteram-se, então, as oposições diagnósticas. As *neuroses de transferência* (histeria de conversão, neurose obsessiva e histeria de angústia) opõem-se às n*euroses narcísicas* (parafrenia, paranoia, esquizofrenia e melancolia). A primeira acepção enfatiza a neurose como narrativa de alienação, de identificação, de transferência e repetição ao outro. Já a segunda definição enfatiza a gênese do eu, suas regressões e suas fixações ao modo de defesas evolutivas ou involutivas. Registremos que a primeira acepção enfatiza a linguagem e

---

[141] Idem.

a memória, a segunda, o tempo e suas modulações. Articulando ambas as versões de neurose, encontramos a noção de fantasia. É por isso que uma das definições mais amplas e recorrentes de neurose, nesse período, afirmará que "as neuroses são, pode-se dizer, o negativo das perversões"[142].

A definição da neurose como defesa contra a fantasia perversa gera um sério inconveniente para a própria definição de perversão, uma vez que esta corresponderia ou a um conjunto de disposições que "realizam" fantasias neuróticas ou a um conjunto de comportamentos que se deduzem da normalidade genital, violando o princípio propriamente diagnóstico da psicanálise. Ora, isso introduz uma disparidade óbvia na noção de estrutura quando aplicada entre neurose e psicose e quando aplicada entre neurose e perversão. Nesse sentido, as narrativas do trauma e da alienação da alma são simplesmente dispensáveis para definir a perversão. A teoria da defesa é, no fundo, uma concepção mais genérica do que a ideia de trauma, que depende de uma narrativa ligada à alienação da alma, mas agora conjugada com a concepção que busca uma etiologia dos sintomas baseada no modelo de um elemento intrusivo, uma alteridade que não pode ser reconhecida pelo próprio aparelho psíquico que dele se defende. Por isso ela é pensada segundo atos de negação, de operações de retorno do recalcado, de divisões e recomposições sintomáticas da subjetividade.

Temos aqui o cruzamento entre a experiência infantil do drama edipiano e o mito moderno formulado por Freud em *Totem e tabu*[143]. O pai aterrador e indutor de angústia confunde-se temporal e narrativamente com o pai ancestral canibalizado e totêmico. Aqui a neurose poderia ser redescrita como uma operação de reconstituição da força simbólica da paternidade, derrogada pela hostilidade produzida pelo drama infantil. Em "Análise da fobia de uma criança de cinco anos (o caso do pequeno Hans)"[144], a função do pai passa a ser decisiva. A teoria do Édipo e de seu complexo nuclear de castração nos remete ao conflito cruzado envolvendo atos de escolha de objeto e de reformulação de identificações. Seu referente

---

[142] Idem, *Tres ensayos sobre teoría sexual* (1905), em *Obras completas*, v. VII (Buenos Aires, Amorrortu, 1988), p. 124.

[143] Idem, *Tótem y tabú* (1913 [1912]), em *Obras completas*, v. XIII (Buenos Aires, Amorrortu, 1988).

[144] Idem, "Análisis de la fobia de un niño de cinco años (caso del pequeño Hans)" (1909), em *Obras completas*, v. X, cit.

é a angústia como articulador da falta entre objeto e identificação, entre imaginário e simbólico. As oposições entre narcisismo e amor de objeto são tematizadas no âmbito da noção de lei simbólica (ofensa corporal, perda de amor, diferença entre os sexos).

O esquema etiológico se multiplica. As acepções de neurose variam segundo sua incidência no tempo (fixação, regressão, retenção) e na linguagem (mito, teoria, romance). A *neurose infantil* é um momento estruturante da experiência infantil associável ao complexo de Édipo, definida como o negativo da perversão, exprimindo ainda uma ligação regular entre sintomas e fantasias. Essa acepção de neurose deve ser distinguida e conectada com a *neurose desencadeada no adulto* – produção de novos sintomas a partir da reativação da neurose infantil. Ligando as duas apresentações temporais da neurose, encontramos a *neurose de transferência* como reprodução artificial e miniaturizada da neurose no interior do tratamento psicanalítico dos sintomas que assim podem ser tratados. Agora a oposição diagnóstica decisiva passa a ser entre as neuroses que fazem transferência e as neuroses que fracassam em investir objetos substitutivos na fantasia.

NARRATIVA DA PERDA DA ALMA (ALIENAÇÃO)

Neurose como recalque da sexualidade infantil (1905-1914)	Neuroses de transferência	Neuroses narcísicas
	Histeria de conversão	Esquizofrenia (parafrenia)
	Neurose obsessiva	Paranoia (parafrenia)
	Histeria de angústia (fobia)	Melancolia
Perversão	Neurose infantil	

Entre 1915 e 1924, a neurose é reconsiderada com a hipótese ascendente da violação do pacto edipiano e a correlativa emergência da angústia. A retomada da teoria do trauma e a reconsideração da gênese da angústia levam Freud a redescrever o conflito edipiano, agora com a ênfase em um tipo especial de angústia, a angústia neurótica. O processo de indução da culpa e da ampliação da angústia, antes pensado como efeito do fracasso circunstancial do recalcamento, é agora reformulado como a causa do recalque. Uma encruzilhada capital para esse giro narrativo em Freud é o caso do

Homem dos Lobos[145]. A investigação cerrada e detalhadamente reconstrutiva sobre sua neurose infantil, de natureza fóbica, contrasta com sintomas de neurose obsessiva na vida adulta e a aparição de uma paranoia hipocondríaca no período pós-tratamento. Nele se cruzam a hipótese da sedução infantil, a fantasia de castração (cena primária) e as vicissitudes da fixação e da regressão ao erotismo anal. O tema do pacto edipiano e de sua violação dominam toda a apresentação narrativa do caso. Aqui se multiplicam as imagens sobre as vassalagens do eu (entre realidade, supereu e id), das múltiplas procedências da angústia (perda de amor, ameaça real, castração), das várias procedências da resistência e do compromisso entre exigências múltiplas.

> A neurose é extraordinariamente rica em seu conteúdo, pois abarca os vínculos possíveis entre o eu e o objeto, tanto aqueles que este conserva como outros, a que ele renuncia ou erige em seu interior, e assim também os vínculos conflitivos entre o eu e seu ideal de eu.[146]

Na verdade, a violação do pacto edipiano reúne a narrativa da alienação da alma (identificações, crises narcísicas e escolhas de objeto) com a narrativa da intrusão do objeto mórbido (trauma, sexualidade e angústia de castração), adicionando explicitamente um novo ingrediente: o processo de socialização do sujeito. As duas narrativas anteriores são casos particulares, ou restritos, de um processo mais geral, que definiria a neurose como bloqueio de relações de reconhecimento. O ponto-chave para essa mudança é a introdução do supereu, em 1923, como operador da lógica das trocas, dos compromissos, dos dons e dos sacrifícios para o sujeito. Essa ideia de troca, compromisso e substituição será amplamente empregada para definir a neurose em contraste com a psicose.

> [...] na psicose à fuga inicial segue uma fase ativa de reconstrução; na neurose, a obediência inicial é seguida por uma posterior (*nachträglich*) tentativa de fuga. [...] A neurose não desmente a realidade, limita-se a não

---

[145] Idem, "De la historia de una neurosis infantil (caso del 'Hombre de los Lobos')" (1918 [1914]) em *Obras completas*, v. XVII (1917-1919) (Buenos Aires, Amorrortu, 1988).

[146] Idem, *El yo y el ello* (1923), em *Obras completas*, v. XIX (Buenos Aires, Amorrortu, 1988), p. 49.

querer saber nada dela; a psicose a desmente e procura substituí-la, [...] assim, para ambas não conta apenas o problema da perda da realidade, senão o substituto da realidade.[147]

Isso altera substancialmente a economia das oposições diagnósticas. As neuroses de defesa (histeria, neurose obsessiva, fobia) opõem-se externamente às neuroses narcísicas e internamente aos subtipos de neuroses definidas como grupo de sintomas (neurose traumática, neurose de guerra, neurose de destino, neurose de caráter). Aqui as relações comparativas parecem se estabilizar, mas talvez isso ocorra porque Freud procura elementos conceituais que explicam a multiplicação de suas oposições clínicas. Para além das oposições inicialmente descritas entre regressão e fixação ou entre negação e aceitação, agora se incluem as oposições entre masculinidade e feminilidade, atividade e passividade, realidade e fantasia, fálico e castrado, sadismo e masoquismo: "Só se pode apreciar retamente a significatividade do complexo de Édipo [na determinação da neurose] se, por sua vez, levamos em conta sua gênese da fase do primado do falo"[148].

As neuroses atuais são integradas ao estatuto de sintomas preferenciais das neuroses estruturais, a histeria com a neurose de angústia, a neurastenia com a neurose obsessiva e a hipocondria é assimilada à paranoia. De novo, é o complexo de Édipo, entendido como um sistema de trocas e equivalências simbólicas, que explica a aptidão para uma ou outra prática sexual no quadro da relação entre frustração, renúncia e castração.

Do ponto de vista narrativo, a neurose é aproximada da antiga relação religiosa com os demônios.

> Não precisamos ficar surpresos em descobrir que, ao passo que as neuroses de nossos pouco psicológicos dias de hoje assumem um aspecto hipocondríaco e aparecem disfarçadas como enfermidades orgânicas, as neuroses daqueles antigos tempos surgem em trajes demoníacos.[149]

---

[147] Idem, "La pérdida de realidad en la neurosis y la psicosis" (1924), em *Obras completas*, v. XIX, cit., p. 195.

[148] Idem, "La organización genital infantil (Una interpolación en la teoría de la sexualidad)" (1923), em *Obras completas*, v. XIX, cit., p. 147.

[149] Idem, "Una neurosis demoníaca en el siglo XVII" (1923 [1922]), em *Obras completas*, v. XIX, cit., p. 73.

Essa relação, estudada no artigo citado anteriormente, é mediada por um pacto. Um contrato no qual o demônio recebe a alma do contratante e em troca lhe oferece serviços para seu desejo. Ganha nova importância a noção de séries complementares, por meio da qual um fator etiológico é compensado pela emergência proporcional de outros. Portanto, a narrativa do pacto não se dá apenas intersubjetiva, mas também intrassubjetivamente. A articulação entre conflitos postos em uma espécie de hierarquia, centralizada pelo Édipo, dentro deste, pelo falo e, ainda em seu interior, pelo complexo de castração, explica a profunda afinidade desse momento narrativo com a sedimentação das oposições diagnósticas, em especial entre neurose e psicose. "A neurose é o resultado de um conflito entre o eu e seu id, enquanto a psicose é o desenlace análogo de uma similar perturbação nos vínculos entre o eu e o mundo exterior."[150]

Do ponto de vista dos tipos interiores à neurose, este é também o período em que se multiplicam as formas de neuroses não clássicas, definidas por grupos de sintomas mais ou menos estáveis, mas sem forte correlação estrutural.

NARRATIVA DA VIOLAÇÃO DE UM PACTO

Neurose como complexo edipiano (1914-1924)	Neurose como estrutura	Neurose como grupo de sintomas
Psicose	Histeria	Neurose de angústia
Paranoia	Neurose obsessiva	Neurastenia
Esquizofrenia	Fobia	Hipocondria
Melancolia		Neurose traumática
		Neurose de guerra
		Neurose de destino
		Neurose de caráter

Finalmente, no período que vai de 1924 a 1939, o paradigma causal se altera, assumindo o processo de fusão e desfusão das pulsões, com a correlata clivagem do eu, a tarefa de conciliar na estrutura dos sintomas o eu. Aqui a neurose é considerada como repetição, perda e recomposição de unidade.

---

[150] Idem, *El malestar en la cultura*, cit., p. 125.

O superego surge de uma identificação com o pai [...] cuja consequência é a dessexualização ou sublimação da atividade pulsional propiciando uma desfusão. Desse modo, o componente erótico não é capaz de unir a agressividade que anteriormente encontrava-se combinada fazendo com que esta seja liberada sob a forma de uma inclinação à agressão e à destruição. Essa desfusão seria a fonte do caráter de severidade do superego.[151]

Lembremos que a partir de *O mal-estar na civilização* é a força e a severidade do supereu que determinam quantitativamente a força e a intensidade dos sintomas e da culpa. Depois do Édipo, a autoridade internalizada forma o supereu, este se transforma em consciência ou sentimento de culpa, que surge como uma "permanente infelicidade interna". Culpa e angústia são resultado de uma renúncia (*Versagung*) pulsional, a mais originária, em consequência do medo da agressão externa e, posteriormente, do medo da autoridade interna representada pelo supereu.

Se a dissolução da unidade é explorada do ponto de vista da pulsão pelas combinações e pelas desfusões, ainda que sublimatórias, entre pulsão de morte e pulsão de vida, o estudo comparativo da neurose desloca-se da psicose para a perversão. E, de fato, é na perversão que encontramos uma série de fenômenos clínicos ligados à produção de excessiva unidade da meta pulsional (fixação) ou de seu objeto (fetichismo).

> Os fatos dessa cisão do ego (*Ichspaltung*) que acabamos de descrever não são tão novos ou estranhos como podem parecer a princípio. Ela é, na verdade, uma característica universal da neurose que está presente na vida mental dos sujeitos e que se relaciona a um comportamento peculiar, a duas atitudes diferentes, contrárias entre si e independentes uma da outra.[152]

Trata-se, portanto, de outra narrativa de sofrimento, ou seja, aquela que se organiza em torno da perda da relação entre as partes e a unidade, dissolução da identidade pela diferença, corrupção do espírito e de suas funções. Nesse ponto, as neuroses como estrutura (histeria, neurose obsessiva e fobia) são opostas às psicoses (esquizofrenia, paranoia e melancolia). Contudo, a ênfase é colocada em processos, inicialmente descritos para a

---

[151] Idem, *El yo y el ello*, em *Obras Completas*, v. XIX, cit., p. 67.

[152] Idem, "Fetichismo" (1927), em *Obras completas*, v. XXI, cit., p. 151.

perversão (*Verleugnung*), que permitem explicar tanto fenômenos psicóticos (alucinação negativa) quanto sintomas neuróticos (clivagem do eu).

A função sintética do eu, que possui uma importância tão extraordinária, tem condições particulares e sucumbe a toda uma série de perturbações. [O fetiche] não contrariou simplesmente sua percepção, ele não alucinou um pênis ali onde não via nenhum, somente empreendeu um deslocamento (descentramento) de valor, transferindo o significado do pênis para outra parte do corpo.[153]

Portanto, é tanto a síntese do eu quanto a síntese das pulsões, enquanto tendência de Eros a produzir unidades e ligações, que se veem questionadas. Já em *Inibição, sintoma e angústia*, de 1926, Freud havia verificado essa disparidade entre os processos indutores de sintoma e indutores de angústia. Porém, naquela ocasião, a solução foi tentar descrever uma espécie de tipologia da angústia. Depois de 1924, parece surgir um novo entendimento etiológico de neurose, agora baseado nas articulações problemáticas entre masoquismo e narcisismo, bem como nas relações de fusão e de desfusão entre as pulsões, notadamente a pulsão de morte. Senão, vejamos: não é que a realidade perdida na psicose seja conservada na neurose, sua perda é comum a ambas, ainda que não da mesma forma. Contudo, a perda da realidade, antes tratada como um assunto de negociação e substituição, agora é questionada mais radicalmente do ponto de vista de sua suposta e dada unidade. Novamente encontramos a narrativa hobbesiana do choque com o perigo e da lei como proteção contra a dissolução de si.

Assim o perigo de desamparo psíquico é apropriado ao perigo de vida quando o ego do indivíduo é imaturo; o perigo da perda de objeto, até a primeira infância, quando ele ainda se acha na dependência de outros; o perigo de castração, até a fase fálica; e o medo do seu superego, até o período de latência. Não obstante, todas essas situações de perigo e determinantes de ansiedade podem resistir lado a lado e fazer com que o ego a elas reaja com ansiedade num período ulterior ao apropriado; ou, além disso, várias delas podem entrar em ação ao mesmo tempo. É possível, além disso, que haja uma relação razoavelmente estreita entre a situação de perigo que seja

---

[153] Idem, "La escisión del yo en el proceso defensivo" (1940 [1938]), em *Obras completas*, v. XXIII (Buenos Aires, Amorrortu, 1988), p. 273.

operativa e a forma assumida pela neurose resultante. Quando, numa parte anterior desta apreciação, verificamos que o perigo da castração era de importância em mais de uma doença, ficamos alerta contra uma superestimativa desse fator, visto que ele poderia não ser decisivo para o sexo feminino, que indubitavelmente está mais sujeito a neuroses do que os homens.[154]

Assim como em *O mal-estar na civilização*, a neurose será repensada a partir dos processos de culpa e de masoquismo, internos à disjunção entre a pulsão de morte e de vida e o retorno da agressividade contra o próprio eu. O eu se defende colocando-se de forma masoquista como um objeto para o sadismo do supereu. Essa é a fórmula não da indução de sintomas, mas da explicação de por que certos sintomas causam maior ou menor sofrimento. Aparentemente, Freud intui a força do mal-estar na civilização como um paradoxo de nomeação, que, ao reduzir o sofrimento, permitindo técnicas para mitigá-lo, acaba produzindo novas regras e imposições ao eu, aumentando, assim, seu sofrimento. Disso decorre que a neurose deixa de ser comparada apenas com outras estruturas clínicas e é abordada também como uma técnica para evitar o sofrimento.

NARRATIVA DA DISSOLUÇÃO DA UNIDADE DO ESPÍRITO

Neurose como repetição (1924-1939)	Neurose	Psicose	Perversão
	Histeria	Esquizofrenia	Masoquismo
	Neurose obsessiva	Paranoia	Sadismo
	Fobia	Melancolia	Fetichismo

Portanto, cada deslocamento da ênfase clínica correlaciona-se, de fato, com uma reformulação da diagnóstica freudiana da neurose. As alterações do tipo de narrativa de sofrimento que Freud adota em cada momento produzem transformações metapsicológicas e, ao mesmo tempo, são produzidas por elas.

Percebe-se, assim, as profundas reorganizações das relações de ordem e classe atinentes ao uso da noção de neurose em Freud. Elas não são constantes nem concordantes; sua nomeação sofre uma variação profunda conforme o

---

[154] Idem, "Inhibición, síntoma y angustia" (1926 [1925]), em *Obras completas*, v. XX (Buenos Aires, Amorrortu, 1988), p. 107.

princípio causal que se lhe atribua. Contudo, tal variância pode não ser um problema a ser resolvido de forma nominalista pela fixação do sentido convencional de neurose. Essa flutuação é exatamente o que permite entender como diferentes paradigmas narrativos condicionam a diagnóstica freudiana muito além de uma acumulação de resultados. A distinção entre mal-estar e sofrimento, pouco tematizada nos primeiros desenvolvimentos de Freud, ganha força nos dois últimos paradigmas narrativos: da dissolução do eu e do pacto edipiano. Isso ocorre porque cada qual *despsicologiza* o sofrimento, tornando-o, no segundo caso, a expressão de suspensão das relações de troca pulsional e desejante e, no primeiro, uma decorrência da estrutura ontológica das pulsões. A condição histórico-antropológica acarretada pelo complexo de Édipo e a condição existencial que carrega a noção de pulsão de morte convidam a uma reformulação diagnóstica que inclua, para além do sintoma, o mal-estar (*Unbehagen*) e o sofrimento (*Leiden*). A indeterminação da relação entre os sintomas, em sua suposta identidade diagnóstica, e as narrativas, que lhes conferem articulações de reconhecimento, talvez não seja erradicável. As noções de estrutura, em acepção aristotélica, e de personalidade, em conotação psicológica, realizam essa função de maneira inadvertida. Isso, por si só, não justifica a atitude desconexionista da psiquiatria de nossa época, que tende a isolar os sintomas ignorando suas relações de ordenamento temporal e sua potencial contradição como classe.

Antropologia e filosofia da história

O surgimento das escolas em psicopatologia deriva de diferentes soluções encontradas para conciliar os avanços feitos em áreas e métodos distintos: a combinação entre descrições precisas, herdadas da tradição clínica; hipóteses antropológicas, provenientes de transformações das ideias alienistas; postulações neurológicas, derivadas da descoberta da impressionante regularidade evolutiva e semiológica das síndromes cerebrais; e finalmente as contribuições da nascente psicologia clínica, da escola russa de neurologia, dos estudos sobre desenvolvimento da criança e da psicanálise de Freud, com suas inúmeras ramificações e seus desdobramentos. Desde as origens da psicopatologia, há um problema epistemológico relativo à integração dessas diferentes formas de conhecer, descrever e tratar os transtornos mentais.

Ressaltemos o fato de, em suas origens, a psicopatologia francesa dever à antropologia o que a psicopatologia alemã deve à neurologia. Contudo, a psicopatologia, ela mesma, não pertence especificamente nem à medicina nem à filosofia nem à então nascente psicologia nem à antropologia. Ela foi o esboço, jamais realizado, de uma disciplina que reunia todos esses saberes. Mesmo assim, exerceu profunda influência como solo e ponto de ligação permanente entre essas áreas[155].

É nesse sentido, guardando a flutuação disciplinar desse método e sua relativa disseminação, que podemos dizer que a psicanálise possui uma psicopatologia, não uma nosologia (como seria o caso de um ramo da psiquiatria) ou uma teoria do funcionamento diferencial da mente (como seria o caso de um ramo da psicologia). O termo "psicopatologia" aparece raramente em Freud, com a exceção notável da noção de "psicopatologia da vida cotidiana", mas há motivos para isso que confirmam nosso argumento.

Ancestral direto da psicopatologia, o alienismo depende mais de uma filosofia da história e do nascimento de um novo homem político do que da medicina e da teoria das sensibilidades corporais do século XVII. O naturalismo vitalista de Pinel, assim como a teoria kraepliniana do processo mórbido, a teoria moreliana da degenerescência, de modo semelhante à concepção jasperiana da personalidade, apoiam-se em uma antropologia. Kantiana ou comteana, compreensiva ou explicativa, tal antropologia e sua consequente aspiração de universalidade contam e produzem a positividade de um homem e de sua história[156]. Vida, linguagem e trabalho são os três polos dessa antropologia cuja ocupação positiva dá origem à psicopatologia e à psiquiatria. O alienismo, que inspirou Hegel no desenvolvimento da noção de alienação, e a psicopatologia francesa, em seu conflito com a psicanálise, são as duas fontes clínicas primárias do pensamento de Lacan. Vê-se assim que seu programa clínico era reunir a tradição francesa, de Pinel a Henry Claude (seu orientador na tese de 1932), e a tradição alemã, de Hegel a Freud, em matéria de psicopatologia.

Contudo, Lacan percebeu que o método psicanalítico em psicopatologia opõe-se à antropologia que lhe é subjacente. Nada é mais estranho à psicanálise do que uma teoria geral do homem, do qual se poderiam inferir formas desviantes como tipos degradados da razão, da sensibilidade ou do juízo.

---

[155] Herve Beauchesne, *História da psicopatologia* (São Paulo, Martins Fontes, 1989), p. 42-59.

[156] Christian I. L. Dunker, *Estrutura e constituição da clínica psicanalítica: uma arqueologia das práticas de cura, psicoterapia e tratamento*, cit., p. 103-45.

Lacan percebeu também que nada seria mais avesso à teoria psicanalítica da constituição do eu do que uma filosofia idealista da história, como a que perpassava o alienismo. Daí que nas origens da noção de estrutura clínica, em Lacan, encontremos dois movimentos:

1. a redefinição da alienação como processo empírico, tal como se vê no *Estádio do espelho*[157];
2. a redefinição da noção de estrutura como complexo envolvendo linguagem e divisão do sujeito[158].

A crítica da antropologia kantiana, assim como a superação do alienismo, está nas origens da psicopatologia psicanalítica, como argumentou Foucault[159], mas essa não é uma tarefa simples. Há em Freud esquemas que assimilam o campo do psicopatológico ao infantil e ao primitivo e do qual dependem as noções de regressão e fixação, essenciais para a semiologia psicanalítica. Essa teoria da história, com frequência presente sob a ideia de "arqueologia", foi depois anexada como uma teoria do desenvolvimento e da maturação da qual depende a noção de organização pulsional e de defesa necessária para pensar uma etiologia. No entanto, essa teoria da história caminha paralelamente à sua própria mitologização tanto nos desenvolvimentos sobre o complexo de Édipo quanto em torno no narcisismo e ainda na especulação sobre a pulsão de morte, essencial para o diagnóstico em psicanálise.

Não há em Freud uso conceitual da noção de estrutura clínica, mas desenvolvimento e, em alguns casos, superdesenvolvimento da ideia de neurose. É preciso lembrar que no início Freud incluía a paranoia como uma psiconeurose de defesa[160]. Colocava a hipocondria no quadro das neuroses atuais[161]. Apresentava um caso clínico no qual uma neurose histérica evolui para uma neurose obsessiva[162]. Falava das neuroses narcísicas de modo a

[157] Jacques Lacan, "O estádio do espelho como formador da função do eu [*Je*] tal como nos revela a experiência psicanalítica", cit.
[158] Idem, "Para-além do 'princípio de realidade'", em *Escritos*, cit.
[159] Michel Foucault, *As palavras e as coisas*, cit., p. 521.
[160] Sigmund Freud, "Las neuropsicosis de defensa" (1895), em *Obras completas*, v. III, cit.
[161] Idem, "Sobre la justificación de separar de la neurastenia un determinado síndrome en calidad de 'neurosis de angustia'" (1895), em *Obras completas*, v. III, cit.
[162] Idem, "La predisposición a la neurosis obsesiva" (1913), em *Obras completas*, v. XII (Buenos Aires, Amorrortu, 1988), p. 329.

potencialmente incluir a melancolia[163]. Tratava de um caso-chave, separando o diagnóstico da neurose infantil (obsessiva) e descartando o diagnóstico da neurose adulta, como paranoia[164]. O chamado caso *princeps* da psicanálise (Ana O.) seria hoje considerado uma psicose[165]. Isso sem falar no extenso inventário de formas não estruturais da neurose – neurose de destino, neurose traumática, neurose atual, neurose de caráter[166]. Ou seja, há em Freud uma perfeita contrariedade com relação ao consenso lacaniano de que não se passa de uma estrutura para outra, que uma estrutura decide-se necessariamente muito cedo, que uma estrutura compreende tipos clínicos ligados à produção estável e excludente de sintomas (histeria ou neurose obsessiva). A própria ideia de que uma estrutura clínica é um tipo de defesa básico e constitutivo vê-se relativizada pelos critérios práticos da diagnóstica freudiana, que nem sempre se baseiam na primazia da defesa, mas que podem apelar para o impacto do narcisismo ou a ação do supereu, bem como para o movimento de fusão e desfusão das pulsões ou, de modo mais elementar e essencial, a aptidão ou não para produzir transferência (introjeção de objeto).

Vê-se, por esse conjunto de considerações, que a tarefa de organizar a psicopatologia psicanalítica introduziu, para os pós-freudianos, uma dupla dificuldade: defender a autonomia explicativa e descritiva dos quadros clínicos tomados em consideração pela psicanálise e negociar seu regime de existência de acordo com os desenvolvimentos, quer da psiquiatria, quer da psicopatologia. Essa dificuldade de classificar e ordenar a variedade das formas do patológico não é um problema terminológico. Está em jogo saber se a psicanálise tem uma psicopatologia "interna" para uso próprio, incomunicável com outros discursos em psicopatologia, o que de certa forma contraria muito frontalmente sua história, ou se a psicanálise simplesmente teoriza e explica formas do patológico descritas por outros saberes. No fundo, é uma decisão epistemológica se queremos manter o campo da psicopatologia mais vasto e amplo, no qual filosofia, medicina, psicologia, psicanálise e antropologia teriam o que dizer e do qual poderiam apropriar-se conforme suas necessidades e meios específicos, ou se consideramos uma espécie de

---

[163] Idem, "Neurosis o psicosis" (1924), em *Obras completas*, v. XIX, p. 151.

[164] Idem, "De la historia de uma neurosis infantil" (1918), em *Obras completas*, v. XVII, cit.

[165] Sigmund Freud e Josef Breuer, *Estudios sobre la histeria* (1893-1895), em *Obras completas*, v. II (Buenos Aires, Amorrortu, 1988).

[166] Christian I. L. Dunker, *O cálculo neurótico do gozo* (São Paulo, Escuta, 2002).

autonomia e irredutibilidade da psicopatologia psicanalítica. Esse cenário, repleto de formas semicongruentes, de variedades diferentemente nomeadas e de princípios de classificação e ordenamento distintos, é em tudo correlato ao panorama que o etnólogo ou o linguista enfrenta quando se depara com os mitos ou com as narrativas de uma sociedade.

1998: anorexia em Hong Kong

Hong Kong, o pequeno ex-enclave britânico na costa da China, representa perfeitamente a nova configuração do capitalismo pós-moderno que vem se generalizando, na virada para o século XXI, em sua estrutura de condomínio. Marcada pela saída massiva de antigos habitantes ocidentais e pela reocupação pelo novo capitalismo chinês, Hong Kong ilustra também como a circulação de pessoas torna-se cada vez mais problemática na medida em que a circulação de capitais fica mais fluida[167]. A imigração-migração de capitais desloca-se vorazmente para regiões ainda férteis e impoluídas do planeta, ao passo que há um adensamento de pessoas em zonas de pauperização do trabalho. Hong Kong encontra-se na fronteira dessas duas superfícies, tal como a torção de uma banda de Moebius permite passar da avançada condição de condomínio britânico financeirizado para a situação de novo território chinês receptivo à produtividade semiescravista.

Analisemos a trajetória da aparição da anorexia nervosa em Hong Kong, baseados no pungente estudo de Ethan Watters[168] e em sua investigação crítica sobre a globalização dos padrões de sofrimento, notadamente causada pela expansão da gramática DSM de conversão do mal-estar em sintoma. Parece-nos um ótimo caso para exemplificar como a mudança de uma forma de vida é acompanhada de alterações na relação entre mal-estar e sintoma. Lembremos, com Hegel, que *o relógio da história não marca a mesma hora em todos os seus quadrantes*, ou seja, não é possível identificar a sociedade, em seu conjunto, como massa homogênea, que estaria afetada igualmente pelo mesmo "contemporâneo", mas é importante reter modos de subjetivação que, de alguma forma, são os marcadores de mudanças.

---

[167] Slavoj Žižek, *Bem-vindo ao deserto do real* (São Paulo, Boitempo, 2004).

[168] Ethan Watters, *Crazy Like Us: The Globalization of the American Psyche* (Nova York, Free Press, 2010).

Estudos sobre a expansão diagnóstica e suas relações com situações sociais críticas vêm crescendo em sua dimensão histórico-filosófica, como nos trabalhos de Ian Hacking[169]e Philippe Van Haute[170]. Um ponto de partida importante para esse esforço de teorização é o resultado obtido pelo inventário mundial de saúde mental realizado em 1965 pela Organização Mundial de Saúde, o qual comparava a situação do sofrimento mental pelo mundo[171]. Surpreendentemente verificou-se que pacientes diagnosticados como esquizofrênicos na Nigéria, em Moçambique ou em Angola, países com notórias dificuldades na organização de seus sistemas de proteção e saúde mental, apresentavam incidência muito mais benigna e prognóstico de recuperação muito melhor e em menos tempo do que em países desenvolvidos como os Estados Unidos, a Suécia ou o Japão, que dispõem de investimentos significativos e qualificados em saúde mental. O resultado tornou-se ainda mais desafiador quando foi confirmado por um levantamento similar realizado em 2004[172].

Casos homólogos podem ser mencionados em culturas específicas: a inflação de diagnósticos de transtorno de estresse pós-traumático no Sri Lanka, após o tsunami que devastou o sul da Ásia[173], em comparação com a ascensão diferencial desse diagnóstico entre americanos egressos da guerra no Iraque; a relação entre o marketing agressivo do antidepressivo Paxil no Japão com a expansão desse diagnóstico naquele país durante os anos 1990[174]; a

---

[169] Ian Hacking, *Mad Travellers: Reflections on the Reality of Transient Mental Illness* (Virginia, Virginia Press, 1998).

[170] Philippe Van Haute, "The Introduction of the Oedipus Complex and the Reinvention of Instinct", *Radical Philosophy*, n. 115, set.-out. 2002, p. 7-15. Disponível em: < http://www.radicalphilosophy.com/article/the-introduction-of-the-oedipus-complex-and-the-reinvention-of-instinct>; acesso em: 13 out. 2014.

[171] Word Health Organization, *Mental Health in a Changing Word* (Londres, Tavistock, 1965).

[172] Ronald C. Kessler e T. Bedirhan Üstün, "The World Mental Health (WMH) Survey Initiative Version of the World Health Organization (WHO) Composite International Diagnostic Interview (CIDI)", *International Journal of Methods in Psychiatric Research*, v. 13, n. 2, jun. 2004, p. 93-121. Disponível em: <http://www.icpsr.umich.edu/files/CPES/articles/Kessler_Ustun_2004.pdf>; acesso em: 13 out. 2014.

[173] A. P. Rajkumar e T. S. Premkumar, "Coping with the Asian Tsunami: Perspectives from Tamil Nadu, India, on Determinations of Resilience in Face of Adversity", *Social Science & Medicine*, v. 67, n. 5, 2008, p. 844-53.

[174] J. Kitanaka, "Diagnosing Suicides of Resolve: Psychiatric Practice in Contemporary Japan", *Culture, Medicine and Psychiatry*, v. 32, n. 2, 2008, p. 152-76.

piora dramática nos níveis de recaída e de internação por esquizofrenia com a substituição dos diagnósticos animistas locais pelos diagnósticos DSM, em Zanzibar, a partir dos anos 1970[175]; o suicídio epidêmico de executivos franceses durante a crise econômica de 2008. Em todos esses casos, fica patente a importância política da localização e da produção dos transtornos mentais como uma espécie de excepcionalidade social.

Nesses exemplos, é cristalino o impacto potencialmente epidêmico gerado pela nomeação do mal-estar. Mas a nomeação não trabalha sozinha na determinação do sofrimento, ela precisa envolver-se em uma experiência de reconhecimento para constituir-se em um verdadeiro agente de transformação. Vejamos um episódio nas origens da loucura, no quadro do alienismo, para mostrar como esse ímpeto de nomeação possui relação com o mal-estar. Durante os anos 1800-1820, houve uma epidemia de loucos internos em Bicêtre ou Charenton que de fato acreditavam ser Napoleão.

> No primeiro dia o encontramos elegantemente vestido, de cabeça erguida, com ar orgulhoso e altaneiro; seu tom é de comando e seus menores gestos indicam poder e autoridade. Ele não tarda a nos dizer que é imperador dos franceses, rico em milhões, que Luís Felipe é seu chanceler.[176]

A atitude clínica do final do século XX se contentaria em descrever o fenômeno, dando-lhe um nome ou incluindo-o em algumas das formas delirantes, como mitomania, delírio de grandeza ou delírio de reinvindicação. Mas a terapia moral desenvolvida por Pinel baseava-se em reconhecer algo de verdade no delírio, de entendê-lo como o início da cura. Não se tratava de demover o paciente de sua falsa crença, mas de reconhecer sua "lógica interna própria". "'Não é uma indignidade tratar deste modo o imperador Napoleão?' Ao que o médico alienista lhe responde: 'Sim, o senhor é o imperador Napoleão, mas o Napoleão em Santa Helena'."[177] Essas palavras acalmam o paciente. Ele pede que o desamarrem e jura cumprir sua promessa de bom comportamento até o dia de sua libertação. Está aqui a

---

[175] Kim Hopper, Glynn Harrison et al. (orgs.), *Recovery from Schizophrenia: An International Perspective. A Report from the WHO Collaborative Project, the International Study of Schizophrenia* (Nova York, Oxford University Press, 2007).

[176] Lauren Murat, *O homem que se achava Napoleão* (São Paulo, Três Estrelas, 2012), p. 54.

[177] Idem.

chave essencial que liga os atos de reconhecimento à transformação radical da experiência de sofrimento. Era também isso que os alienistas chamavam de cura, uma espécie de suspensão ou de alteração na crença no delírio por uma espécie de cruzamento dialético com a realidade. Vemos, no exemplo, como a nomeação do mal-estar (*sou Napoleão*) articula-se com uma estratégia de apelo de reconhecimento (*sou tratado de forma indigna por estes lacaios* – em verdade, os enfermeiros do hospício). A narrativa ofertada pelos enfermeiros sujeita a situação a uma transformação da experiência de sofrimento (*de ultrajado a esperançoso prisioneiro na ilha de Santa Helena*).

Contudo, o que esses estudos oferecerem de novo, em relação à antiga tradição de crítica social da doença mental, desde Rieff[178] e Szasz[179] até a antipsiquiatria, é um questionamento do modelo tradicional, que entende a cultura como interferente na expressão e na recepção dos sintomas (efeito patoplástico ou reativo) ou como determinante de sua produção (efeito patogênico, seletivo ou facilitante). Esses novos estudos recuam em relação ao culturalismo militante que acreditava que os transtornos mentais eram apenas um epifenômeno das formas de vida. Por outro lado, eles também avançam no sentido de contribuir efetivamente para o tratamento clínico e discursivo necessário dessas situações, ou seja, eles ultrapassam o formato no qual se discutia se os transtornos mentais são culturais ou naturais para abordar o modo como a relação entre cérebro e mente pode, ela mesma, ser reinterpretada. Vejamos outro exemplo mais recente.

O doutor Sing Lee formou-se em psiquiatria na Inglaterra no início dos anos 1980. Retornou a Hong Kong em 1985, após concluir sua especialização em um quadro alarmante e letal: a anorexia nervosa. A anorexia, ao lado da bulimia, forma o grupo dos transtornos alimentares no *Manual diagnóstico e estatístico de transtornos mentais* (DSM-IV):

> As características essenciais da anorexia nervosa são a recusa a manter um peso corporal na faixa normal mínima, um temor intenso a ganhar peso e uma perturbação significativa na percepção da forma ou tamanho do corpo.[180]

---

[178] Philip Rieff, *O triunfo da terapêutica* (1966) (São Paulo, Brasiliense, 1990).

[179] Thomas S. Szasz, *O mito da doença mental* (1960) (Rio de Janeiro, Zahar, 1974).

[180] American Psychiatric Association, *Manual diagnóstico e estatístico de transtornos mentais* (DSM-IV) (1994) (Porto Alegre, Artes Médicas, 1995), p. 515.

No tipo restritivo predominam dietas e exercícios físicos e no tipo compulsivo-purgativo predominam episódios periódicos de indução ao vômito ou uso indevido de laxantes. Os critérios diagnósticos envolvem a verificação de quatro signos clínicos: 1. recusa a manter o peso corporal, 2. medo intenso de ganhar peso, 3. perturbação do modo de vivenciar o peso, 4. ausência de três ciclos menstruais consecutivos (em mulheres pós-menarca). Os critérios expressam bem a racionalidade diagnóstica presente no sistema DSM. Ao lado de atitudes subjetivas, como a recusa, são acrescentados afetos ou reações, como o medo. Em seguida, encontramos expressões relativamente indeterminadas, que oferecem espaço de manobra para a leitura subjetiva do psiquiatra, tais como desordem (*disorder*), transtorno ou perturbação. Finalmente, encontramos um indicador convencional que permite objetivar o quadro: *três meses sem menstruar*. A maior parte dos diagnósticos do DSM e da seção de doenças mentais do sistema CID (Classificação Internacional das Doenças) obedece a essa gramática. Nela há sempre algum espaço para considerações sobre a variação cultural dos modos de expressão dos transtornos.

A anorexia nervosa parece ter uma prevalência bem maior em sociedades industrializadas, nas quais existe abundância de alimento e onde, especialmente no tocante às mulheres, ser atraente está ligado à magreza. O transtorno é provavelmente mais comum nos Estados Unidos, no Canadá, na Austrália, na Europa, na Nova Zelândia, no Japão e na África do Sul[181].

O elenco dos países nos quais a anorexia nervosa seria prevalente é chocante, tal a proximidade da lista com a geodistribuição econômica do desenvolvimento. A abundância de alimentos parece ter se imposto como critério um pouco mais forte do que a condição social da mulher, que corresponde a 90% dos casos de anorexia.

Diante disso, é compreensível que o doutor Lee, retornando para a ocidentalizada Hong Kong, esperasse encontrar terreno fértil para o diagnóstico e o tratamento da anorexia, endêmica em ex-colônias britânicas, como também se verifica na listagem anterior. Isso se mostrou completamente equivocado. Entre 1983 e 1988, havia em torno de dez possíveis casos de

---

[181] Idem, *Manual diagnóstico e estatístico de transtornos mentais* (DSM-IV-R) (2000) (Porto Alegre, Artes Médicas, 2002).

anorexia registrados em Hong Kong. Antigos ditados chineses pareciam concordar que "ganhar peso traz fortuna" e "pessoas gordas têm mais sorte". Mais impressionante é que as poucas anoréxicas de Hong Kong apareciam em uma semiologia completamente diversa da esperada.

É o caso de uma vendedora de 31 anos chamada Jiao, que chegou esquelética e subnutrida ao hospital onde o doutor Lee trabalhava, em 1988. Nascera no ambiente rural, sua mãe falava apenas um dialeto local e seu pai ausentara-se durante muito tempo para trabalhar em outro lugar. Retornando ao lar, o homem impôs um estilo autocrático e crítico de tratamento das mulheres, de quem esperava subserviência incondicional. A perda de apetite de Jiao foi desencadeada pela partida de seu namorado, que decidiu emigrar para a Inglaterra, no contexto da reanexação de Hong Kong à China. Jiao tornou-se ainda mais introspectiva e perdeu o emprego. Em sua primeira entrevista, ela se queixa de um desconforto abdominal e um mau humor difícil de descrever. Lee insiste se ela poderia dar um nome ao que lhe sucede, e ela devolve a pergunta – afinal, ele é o médico. Não há distorção da percepção corporal, não há preocupação em ganhar peso, não há recusa a alimentar-se. Ela simplesmente perdeu a vontade de comer. Não há registro da disposição, tão típica entre as anoréxicas das sociedades industrializadas, ao perfeccionismo, à adequação e ao desejo de aceitação e ascensão social. Os pacientes típicos não perdem o apetite. Ao contrário, estão constantemente em um discurso sobre comida e alimentação. Daí a correta descrição de que eles *recusam* algo. Recusar implica a suposição de que algo está sendo oferecido, e por isso Lacan associou a demanda com a estrutura da recusa e com uma espécie de falso pedido: "Eu te peço que recuses o que eu te ofereço, porque não é isso"[182]. Jiao não parecia recusar nada, muito menos *comer nada*, conforme a fórmula lacaniana para a anorexia[183]. Ou seja, dos quatro critérios diagnósticos para anorexia, Jiao atendia a apenas um: não menstruava havia mais de três meses. Ela não tinha medo de engordar, não distorcia a imagem do corpo nem apresentava qualquer disposição a valorizar o emagrecimento, quer como valor estético, quer pelo apelo a práticas purgativas ou laxantes. Mesmo assim, Jiao pode ser considerada o primeiro caso de anorexia em Hong Kong.

---

[182] Jacques Lacan, *O seminário*, livro 19. ... *ou pior* (1971-1972) (Rio de Janeiro, Zahar, 2012), p. 78.

[183] Idem, "Direção da cura e os princípios de seu poder" (1958), em *Escritos*, cit.

Em 1995, a princesa Diana concede a famosa entrevista na qual admite sua anorexia-bulimia, associando-a a sua "baixa autoestima" e a uma forma de "pedir ajuda". Em 1997, a fobia de engordar e a distorção da imagem corporal tornam-se sintomas dominantes no ex-protetorado britânico. Jovens meninas brilhantes tornam-se o tipo predominante. E, após a cobertura jornalística do caso de uma garota que morre em plena rua, dissemina-se a figura da "anorexia: eu-também" (*me-too*). O discurso anoréxico torna-se uma forma social de "pedir ajuda", de "recusar a ligação sexo-casamento-filhos", de se tornar uma "adolescente moderna", de fazer resistência e ao mesmo tempo aderir ao "consumo generalizado".

Depois de seu primeiro encontro com Lee, Jiao procurou um médico herbalista que lhe ofereceu o seguinte diagnóstico: havia perda da energia vital (*qui*), causada por um desequilíbrio entre o fígado, o baço e o estômago; disso resultava um excesso de *yin* e uma falta de *yang*. Duas condutas deviam ser adotadas: tomar uma infusão de ervas para reparar os órgãos que funcionavam mal e "deixar para trás a energia pouco saudável que circunda as memórias do antigo namorado"[184]. Depois disso, Jiao pôde enfim articular uma recusa – rejeitou o tratamento proposto pelo médico herbalista e fez uma gradual concessão ao tratamento proposto pelo doutor Lee. Isso não impediu sua morte em função dos efeitos da desnutrição prolongada, depois da segunda internação.

A situação de privação alimentar autoinduzida contém uma série de aspectos excluídos da descrição DSM, como o sentimento de controle sobre si e de superioridade sobre os outros (não anoréxicos). Há uma espécie de dependência relacionada ao ciclo de sensações envolvendo a fome e sua saciedade. Ou seja, o aumento de incidência da anorexia não deve ser explicado, maciçamente, pela incorporação de valores ocidentais de alto desempenho, como uma reação ao excesso de consumo, ao lado da imposição estética e da gramática de desejabilidade. Há mimetismo, contágio e identificação, mas essas são formas preliminares e globais de determinação do mal-estar que formam sintomas típicos de uma cultura. Ao lado do choque *entre civilizações*, descrito por Samuel Huntington, há sempre o choque anterior *interno às civilizações*, como argumentou Žižek, e este é também um choque e uma "livre concorrência" entre modos de sofrer.

---

[184] Ethan Watters, *Crazy Like Us: The Globalization of the American Psyche*, cit., p. 20.

1823: anorexia e histeria na Europa

A narrativa da anorexia – como discurso, rede de nomeações, expectativas de cura e dispositivos de tratamento – transforma um sofrimento indeterminado em uma entidade clínica com base em contradições postas e em contradições que ainda não podem ser colocadas, ou que não mais podem mais ser lembradas. Portanto, a inclusão discursiva não é apenas a formalização de uma essência que antes estava subdiagnosticada, não é mera tradução do que antes possuía outros nomes, mais primitivos e menos científicos. Até que ponto é possível advogar que existem causas universais para a anorexia, e que, portanto, esta é uma doença simples e unificada, sem que sejamos colhidos pelo contra-argumento de que são procedimentos normalistas e convencionalistas como os que se encontram nos sistemas DSM ou CID ou mesmo nas *operacionalizações metodológicas* que produzem esse quadro como tal. Seria a anorexia um sintoma? Um grupo de sintomas? Ou uma forma de sofrer que se faz valer da narrativa alimentar para articular uma demanda? Considerações como essas se aplicam à maior parte dos transtornos mentais, ainda que não a todos.

Naquele que pode ser considerado o caso zero de anorexia, descrito em 1823 por Salomon Stiebel, médico de Frankfurt, uma menina de dezesseis anos é obrigada pelos pais a interromper um namoro inadequado[185]. Logo depois de receber a má notícia, ela sente uma forte pressão na região do baixo esôfago, torna-se pálida, tem falta de ar, não consegue falar e tem de sentar-se. Aquela sensação marcante evolui, posteriormente, para um literal bloqueio na garganta que a impede de engolir e que só pode ser interrompido pela tosse nervosa. Em seguida, ela desenvolve tiques e hipersensibilidade facial, que se alternam com momentos de "catalepsia" e "estados de zumbi". Considerou-se que ela sofria de histeria. Somente décadas depois a anorexia seria incorporada como um dos sintomas mais comuns da histeria.

Entre 1860 e 1864, 114 casos de vômitos histéricos assolaram Lisboa. Em 1873, Lasègue batizou a anorexia histérica, associando-a a um *trauma emocional*. A histeria era considerada uma síndrome, ou seja, uma vasta coleção de sintomas que se apresentavam de modo intermitente e variável de caso

---

[185] Edward Shorter, "The First Great Increase in Anorexia Nervosa", *Journal of Social History*, v. 21, n. 1, set. 1987, p. 69-96.

para caso. A paralisia das pernas (astasia-abasia), por exemplo, parece ter sido um sintoma rapidamente aposentado, ao passo que outros, como o excesso de exercício e a mensuração permanente do peso ganharam relevo. Portanto, em menos de cinquenta anos, a anorexia saiu da condição de sintoma raro para um modo popular de sofrer e ter seu sofrimento reconhecido. Processo semelhante iria ocorrer em Hong Kong quase 150 anos depois. Poder-se-ia arriscar dizer que há uma balança histórica na qual alternam-se, na histeria, décadas de predomínio de sintomas como ataques e desmaios com períodos de predomínio das anorexias e das depressões.

Podemos agora descrever uma sequência regular nas relações entre sintomas e formas de vida. Determinada forma de sofrimento alcança legitimidade e reconhecimento social, mobilizando os dispositivos de cura, tratamento ou terapia, sejam eles de natureza formal, sejam de natureza informal. Contudo, isso é insuficiente para nomear todas as formas e todas as intensidades de mal-estar, que continuam a insistir como demandas locais desviantes e insuficientemente reconhecidas. Por outro lado, a massificação de uma modalidade de sofrimento equivale à sua gradual normalização, o que explicaria a mutação narrativa para outro grupo de sintomas. Se essa hipótese é verdadeira, as novas formas de patologia são indissociáveis de *novas modalidades de nomeação*, e o movimento da psicopatologia funciona, ao modo das neuroses, esquecendo seus próprios rastros históricos. Isso significa desativar o modelo patoplástico que afirma que existe uma única essência de um transtorno mental, que se expressa em variadas e múltiplas expressões culturais com nomes distintos. Segundo nossa hipótese, a mudança de nome muda a "coisa". Um nome logo é articulado como significante, que se dissemina discursivamente em dispositivos médicos, psicológicos, jurídicos, paramédicos, religiosos, e assim por diante.

No primeiro momento, é crucial a apresentação singularizada do mal-estar. Nesse ponto estão os casos famosos que dão título ou nome a uma forma de sofrimento. A partir de então, outras formas de sofrimento começam a ser agregadas ou a parasitar o diagnóstico inicial até o ponto de saturação, a partir do qual a força simbólica do reconhecimento dispensado enfraquece, por sua excessiva determinação. Aqui aparece a fase da "negociação da doença" – análogo ao que Foucault[186] chamou "efeito contrapsiquiátrico" –, na qual o subdiagnóstico inicial de uma condição torna-se superdiagnóstico,

---

186 Michel Foucault, *O poder psiquiátrico* (São Paulo, Martins Fontes, 1992).

no qual os fracassos de um dispositivo são supridos por outro. Nessa fase final, a nomeação "enfraquece", como uma piada que perde sua força pragmática ao ser indefinidamente repetida. Surgem as restrições ao uso popular e generalizado de um medicamento, divergências quanto à sua extensão, interpretações discordantes quanto à natureza, às variedades e aos subtipos de seus sintomas.

Mas voltemos ao problema do mimetismo entre transtornos neurológicos e transtornos psicológicos, que fascinou a psicopatologia do século XIX e a clínica do século XX. A evolução das formas histérico-anoréxicas se fez acompanhar, durante a primeira metade do século XIX, de uma série de descrições clínicas para seus "análogos neurológicos". Em 1825, Jean Itard diagnostica na marquesa de Dampierre o que mais tarde veio a se chamar síndrome de Tourette (transtorno impulsivo caracterizado por espasmos, tiques e verbalizações ofensivas e involuntárias). É o início da grande expansão da neurologia com a descrição de inúmeros quadros assemelhados, como demências, distrofias, coreias, abasias, epilepsias e afasias. As histéricas de Charcot, de Mesmer e de Freud têm doenças fantasmas, que imitam verdadeiras doenças neurológicas; por outro lado, elas são afecções psíquicas reais que ganham forma num tipo de sofrimento socialmente reconhecido.

1877: beribéri de tremeliques em São Luís do Maranhão

Um exemplo brasileiro. Em 1877, detectaram-se surtos de "beribéri de tremeliques" em São Luís do Maranhão. Em 1882, registrou-se a epidemia de treme-treme em Itapagipe, Bahia; e, em 1890, Nina Rodrigues apresentou seus estudos sobre as loucuras epidêmicas brasileiras, no contexto de sobreposição entre a sociologia europeia de massas, o desenvolvimento da neurologia e o novo e popular quadro descrito pelo médico Jean Martin Charcot, amigo pessoal do imperador Pedro II: a histeria. Reconstruindo o que teria sido a *abasia coreiforme epidêmica no Norte do Brasil*, nosso psiquiatra argumenta que tais surtos deviam se associar ao fim do regime monárquico e escravista, que teria produzido insegurança e desconfiança entre as pessoas do povo, que não podiam entender ou participar dos acontecimentos tão importantes que as afetavam diretamente. A mestiçagem, o clima, a pobreza, a indolência, a anemia e as condições sanitárias indesejáveis predispunham a população não apenas ao beribéri e à coreia, mas à sugestão e ao mecanismo psicológico do contágio por imitação, que caracteriza a histeria[187] e que teria assolado a Europa na Idade Média com suas epidemias de possessas e bruxas. Nina Rodrigues era criança quando testemunhou a epidemia maranhense e, ao vê-la reaparecer anos depois na Bahia, escreve sobre seu espanto:

> Não era eu médico, quando os presenciei; mas o espetáculo estranho que oferecia por aquela época a pequena cidade de São Luís, com as ruas diariamente percorridas por grande número de mulheres principalmente amparadas por duas pessoas e em um andar rítmico interrompido a cada passo de saltos repetidos, genuflexões e movimentos desordenados, me deixou uma impressão profunda e duradoura.[188]

Quase todos os doentes são mulheres, e a epidemia recrudesce no inverno, assim como o beribéri, não durando, ao todo, mais de dois anos. No caso da Bahia, se lhe atribui a propagação aos ajuntamentos humanos, como festas e a fábrica de fiação, onde se notava aumento e concentração dos quadros. A maior parte dos casos de beribéri de tremiliques diagnosticados apresentava todos os sintomas de uma verdadeira coreia (movimentos de grande raio, involuntários e conscientes), mas com uma diferença significativa: os espasmos não persistiam em estado de repouso, como seria de se esperar. O diagnóstico diferencial, estabelecido por Nina Rodrigues, observava que, ao contrário da coreia verdadeira (confundida pela população local com o beribéri) e ao contrário do verdadeiro beribéri (reconhecido pela população local por sua fraqueza astênica), no beribéri de tremeliques os pacientes conseguiam subir ladeiras e escadas sem auxílio. Portanto, é essa intermitência da necessidade de ajuda e amparo que define o beribéri como condição psicogênica, associada à histeria. Até hoje esse é um critério diagnóstico decisivo para distinguir os transtornos somatoformes das verdadeiras astenias e dos demais quadros neurológicos. A inconstância do sintoma, no entanto, não quer dizer, como acreditavam os moralistas do século XIX, que a histeria seja

---

[187] Ana Maria G. R. Oda, "Sobre o diagnóstico diferencial entre a histeria e a beribéri: as epidemias de caruara no Maranhão e na Bahia nas décadas de 1870 e 1880", *Revista Brasileira de Psicopatologia Fundamental*, v. 6, n. 4, dez. 2003, p. 135-44.

[188] Raimundo Nina Rodrigues, "A abasia coreiforme epidêmica no Norte do Brasil" (1939), *Revista Brasileira de Psicopatologia Fundamental*, v. 6, n. 4, dez. 2003, p. 145-56.

apenas uma condição de simulação, imitação ou de premeditada estratégia de formulação de uma demanda. Durante a cena em que precisavam ser amparados na rua, os pacientes "realmente não conseguiam andar sozinhos".

Portanto, temos primeiro uma doença ligada com a pobreza, o beribéri, causada pela falta de vitamina B1. Ela é composta por um conjunto de sintomas conhecidos: fraqueza, perda de força nas pernas, dificuldades respiratórias. Depois disso, transfere-se para o nome da doença o mal-estar que a ela se associa. Por essa operação metafórica, o mal-estar informulado e difuso que caracteriza essa forma de vida como *pobreza* se condensa em um tipo de sofrimento específico ligado a um conjunto de sintomas sancionados socialmente por discursos de autoridade instituída: *beribéri*. Surge um discurso que cifra o sofrimento em uma série cuja característica é a heterogeneidade das causas: a miscigenação, o clima, a indolência, a origem indígena, a falta de vitamina B1, o descaso, a subnutrição etc. Tudo leva a crer que a aparição, o contágio e a inconstância do sintoma no beribéri de tremeliques estão condicionados por relações e atos de reconhecimento. Uma forma de sofrimento, caracterizada inicialmente pelo sentimento de fraqueza e desamparo, passa a ser então reconhecida de outra maneira, ganha um nome, primeiro científico (*beribéri*) e depois popular (*de tremeliques*); mobiliza novas práticas, que legitimam o amparo e a sustentação no caminhar; por fim, começa a ser reconhecida por sua oscilação e intermitência, sua cena de aparecimento público (a rua e a fábrica) e sua condição de desaparecimento privado (ladeiras, escadas, interior das casas).

Mas esse discurso que cifra o sofrimento não abarca todo o real. Surge uma variação, provavelmente uma coreia verdadeira, com sintomas similares aos do beribéri, mas com uma novidade: a tremedeira e os pulos. É com o saber local, contradiscursivo, que se cria uma nomeação metonímica contígua – *beribéri de tremeliques*. Temos aqui uma segunda operação de retorno do saber popular sobre o saber constituído e medicamente sancionado, pelo qual o sintoma readquire a indeterminação própria do sofrimento, fazendo ressurgir o conjunto de significações reunido e suprimido sob a nomeação sintomática.

Nesse ponto e por esse motivo, temos uma cadeia formada pelos sintomas (astenia, abasia), pela narrativa de sofrimento (identificação histérica) e pelo mal-estar que nomeia e sutura a série. Para Freud[189], esse tipo de identificação

---

[189] Sigmund Freud, "Psicología de las masas y análisis del yo" (1921), em *Obras completas*, v. XVIII, cit.

é também chamado "identificação etiológica", pois se faz com relação às causas presumidas de um desejo. Como as mulheres de uma pensão, que, depois de ver uma colega reagir com choros e espasmos a uma carta de amor, produzem uma epidemia com manifestação de sintomas semelhantes. Mas atenção: é preciso espaço de indeterminação com relação ao que teria causado a primeira reação, ao que na carta haveria gerado tal reação, para que a reprodução identificatória aconteça. Portanto, a epidemia de beribéri de tremeliques se dissemina não apenas porque há uma tendência climática ou sazonal à imitação de uma forma de sofrimento. Isso não explica que tenha sido esta e não outra a forma escolhida entre outras tantas disponíveis. A condição para a disseminação dessa identificação histérica é a etiologia comum suposta e indeterminada.

> [...] essa epidemia devia buscar sua origem em influências mesológicas de ordem física e nos fenômenos sociais complexos que se prendem à fase histórica pela qual passa nosso país. A revolução política a que hoje assistimos teve necessariamente seu período de preparo e elaboração.[190]

Reunir influências climáticas e determinações políticas é novamente parte do esforço de integração discursiva do mal-estar ao sofrimento e da articulação metafórico-metonímica do sofrimento ao sintoma. Agora não é mais a *pobreza* o determinante, mas quiçá o significante *revolução política*. Isso nos permitiria entender os movimentos de expansão e concentração de quadros clínicos como a histeria – e, em tese, de qualquer outra expressão psíquica análoga.

Esse modelo poderia ajudar a entender por que em 1940, quase meio século depois da primeira epidemia de anorexia histérica, a anorexia havia se tornado rara a ponto de ser praticamente desconhecida[191]. De modo análogo, vinte anos depois, os psicanalistas começavam a se perguntar o que teria acontecido com as "verdadeiras histéricas freudianas"[192]. O tipo clínico caracterizado pela formação de sintomas de conversão em alternância com

---

[190] Ibidem, p. 155.

[191] Hilde Brush, *The Golden Cage: The Enigma of Anorexia Nervosa* (Cambridge, Harvard University Press, 1981).

[192] G. A. Ramos, *Histeria e psicanálise depois de Freud* (Campinas, Editora da Unicamp, 2008).

ataques psicomotores, conflito fálico-oral de estrutura isomorfa ao complexo paterno, com transferência caracterizada pela atitude de bela indiferença, havia desaparecido. Em vez dele, surgiria, no pós-guerra, a figura da *histérica potencial*, não mais definida por um conflito entre desejo sexual e defesa, mas pela imaturidade egoica acentuada, pelo caráter imaturo e pela personalidade frágil. As fantasias de sedução davam lugar aos temas da dependência, da infantilização e do desamparo. As conversões se dispersavam em uma série de sintomas flutuantes, de natureza fóbica ou obsessiva, com inibições e angústia flutuante.

Essa forma de histeria atípica se dividiria, já nos anos 1960, em outros dois subtipos. De um lado, há a *personalidade histérica*, caracterizada pela depressão mascarada, por sintomas de caráter, por formações psicossomáticas intensas, por transtornos narcísicos e pelo rebaixamento da feminilidade. Aqui retornam os temas da idealização e da anorexia. Cabe lembrar que é no escopo da associação entre uma forma de individualismo, expressivamente presente nos Estados Unidos, e um tipo de problemática narcísica que se desenvolveu, a partir dos anos 1960, a figura genérica das personalidades narcísicas, com seus sintomas de esvaziamento subjetivo, solidão e desorientação desejante, que viriam a recobrir e a absorver as personalidades histéricas.

De outro lado, reaparece a figura da loucura histérica ou da psicose histérica, descrita em fins do século XIX, com sua sintomatologia exagerada, com eventos de dissociação e agressão, bem como um conflito entre esquizoidia e narcisismo, marcado pela impulsividade[193]. Dessa última figura, surge, já nos anos 1970, e em especial nos anos 1980, a apresentação clínica conhecida como *borderline* (para a tradição anglo-saxônica) ou estados limites (para a tradição francesa).

Mesmo em Lacan, autor que supostamente centralizaria a dispersão de versões da histeria em uma única estrutura invariante, temos uma flutuação de abordagens diagnósticas. Há, nos anos 1950, a histeria como estrutura definida pela questão em torno da feminilidade (*o que quer uma mulher?*), pela alocação de uma mulher no lugar do Outro, pela divisão do sujeito e a identificação com a falta no outro. A estrutura é, então, a estrutura de um desejo, o *desejo histérico*, ou seja, o desejo de manter o desejo insatisfeito,

---

[193] Christian I. L. Dunker, "A loucura histérica e a psicose", *Mental*, Barbacena, v. 3, n. 5, nov. 2005.

que pode ser oposta ao desejo obsessivo como desejo impossível e ao desejo fóbico como desejo advertido[194].

Nos anos 1960, a histeria passa a ser investigada em torno do enigma representado por sua forma típica de identificação, a *identificação histérica* com o desejo do Outro, cujo modelo de análise é o sonho da bela açougueira[195]. No início dos anos 1970, surge uma nova bifurcação. A histeria é elevada à condição de um discurso, o *discurso da histeria*, e de uma política (a política da exceção) comparável ao discurso do mestre, ao discurso da universidade e ao discurso do psicanalista. Nesse caso, a histeria se caracteriza pela presença do sujeito dividido na posição de agente, ou de semblante do discurso, pela localização do objeto *a-mais-de-gozar* como verdade desse discurso, bem como pela alocação do significante-mestre no lugar do Outro e do saber no lugar da produção[196]. Quando tudo parecia resolvido e unificado sob a égide da macrocategoria de discurso, reaparece a disjunção entre o *gozo fálico da histeria* e o gozo feminino. As fórmulas de sexuação nos fazem retornar ao problema inicial, relativo ao caráter sexuado do corpo e suas modalidades de satisfação[197]. Temos, então, quatro dimensões da histeria, lembrando que ela é o protótipo das neuroses: o *desejo histérico*, a *identificação histérica*, o *discurso da histeria* e o *gozo fálico da histérica*.

Paralelamente, um desmembramento diferente da histeria estava em curso no interior do sistema DSM. Formado da hibridação entre a psicanálise e a psiquiatria psicodinâmica nos Estados Unidos, o DSM passa por um gradual expurgo psicanalítico a partir de sua terceira versão, em 1973[198]. Desde então, a diversidade de sintomas integrados em torno da noção de histeria foi decomposta em transtorno de humor (depressivo), transtorno de ansiedade (pânico, fobia social, pós-traumático), transtorno somatoforme (somatização, conversão, dismorfismo corporal), transtorno dissociativo, transtorno sexual

---

[194] Jacques Lacan, *O seminário*, livro 5. *As formações do inconsciente* (1956-1957) (Rio de Janeiro, Zahar, 1999).

[195] Idem, *O seminário*, livro 10. *A angústia*, cit.

[196] Idem, *O seminário*, livro 17. *O avesso da psicanálise*, cit.

[197] Idem, *O seminário*, livro 20. *Mais, ainda*, cit.

[198] Christian I. L. Dunker e Fuad Kyrillos Neto, "A crítica psicanalítica do DSM--IV: breve história do casamento psicopatológico entre psicanálise e psiquiatria", *Revista Latinoamericana de Psicopatologia Fundamental*, São Paulo, v. 14, n. 4, dez. 2011. Disponível em: <http://www.scielo.br/scielo.php?script=sci_arttext&pid=S1415-47142011000400003>; acesso em: 13 out. 2014.

(da excitação, da aversão sexual, dispaurenia, do orgasmo), transtorno de alimentação (anorexia, bulimia), transtorno de adaptação, transtorno de personalidade histriônica (narcisista, dependente). O que falta à razão diagnóstica promovida pelo sistema DSM é uma distinção conceitualmente justificável e clinicamente coerente entre sintoma e estrutura. Disso decorre o desconhecimento da fronteira móvel entre mal-estar, sofrimento e sintoma e o processo ideológico de nossa época, marcado pela sintomatização de toda forma de mal-estar e pela instrumentalização de toda forma de sofrimento. O que seria uma *doença*, em sentido análogo a um processo biológico real, como a malária ou a tuberculose, quando se trata de *transtorno mental?* Ao fim e ao cabo, o que se torna suspeito, do ponto de vista epistemológico e político, é o tipo de justificativa empregado para produzir tais unidades clínicas.

Tanto a psicopatologia psicanalítica quanto o descritivismo psiquiátrico e as hermenêuticas espontâneas do sofrimento, de natureza moral ou política, operam por determinações específicas do mal-estar. Tais determinações simbólicas regulam o tipo de sofrimento que pode ser considerado necessário e que deve ser admitido, tolerado ou suportado e aquele sofrimento que deve ser considerado contingente, que deve ser enfrentado, superado ou atravessado, quer pela transformação do mundo, quer pela transformação do outro, quer pela transformação de si. Há muito já se disse que o campo político se redefiniu na alta modernidade pelo bem-estar, mas ainda não está claramente demonstrado como o bem-estar é um conceito formado pela negação do mal-estar no campo da emergência de uma cultura que interpreta sua moral em temos de sofrimento[199].

---

[199] Frank Furedi, *Therapy Culture: Cultivating Vulnerability in an Uncertain Age* (Londres, Routledge, 2004).

4
DIAGNÓSTICO DA MODERNIDADE
E PERSPECTIVISMO AMERÍNDIO

O girino é o peixinho do sapo.
O silêncio é o começo do papo.
O bigode é a antena do gato.
O cavalo é o pasto do carrapato.

Arnaldo Antunes, "Cultura"

Formas de vida

Consideremos que a diagnóstica psicanalítica insere-se no quadro maior de uma metadiagnóstica da modernidade. Essa metadiagnóstica supõe a existência de elementos comuns que caracterizam antropologicamente e definem historicamente certos modos de subjetivação e funcionam como condições de possibilidade para toda forma de sofrimento possível. Como vimos no capítulo sobre condomínios e também em nossa incursão sobre a psicanálise no Brasil, as narrativas de sofrimento são sempre transversais, coligando categorias morais, médicas, econômicas, estéticas, clínicas e psicopatológicas. Elas se distendem como círculos de um toro, em torno de experiências impensadas, não nomeadas e informes, que caracterizam a demanda frente ao mal-estar.

É por isso que propomos agora que o centro sem substância dessas formas de vida seria composto por narrativas, discursos e teorias acerca da perda da experiência (*Ehrfahrung*). Segundo Honneth, há uma dupla interpretação da modernidade, que leva em conta as patologias da razão a partir da antropologia filosófica – de Montaigne a Rousseau – e da filosofia da história, de Hobbes a Hegel. Ambas partilham a ideia comum da perda da experiência, entendida alternativamente como incapacidade do sujeito em reconhecer-se em sua própria história particular ou como dificuldade de estabelecer formas sociais universalmente compartilháveis. Alienação e fetichismo, chamados por Honneth de "patologias da razão"[1], seriam, então, as duas figuras fundamentais de nomeação desse bloqueio da experiência. Bloqueio que implica impossibilidade de construir, reconstruir ou descontruir a própria história. Bloqueio que pode significar, ainda, incapacidade de constituir, criar ou instituir novas experiências. Bloqueio que também se expressa como impotência de formar, transmitir ou generalizar experiências.

O diagnóstico, seja ele formal ou informal, clínico ou crítico, disciplinar ou discursivo, reconhece, nomeia e sanciona *formas de vida*s entendidas como perspectiva provisória e montagem híbrida entre exigências de linguagem, de desejo e de trabalho. Substituímos, assim, o que Honneth chama de *patologias da razão* por *patologias do social* ou patologias que incidem em certas formas de vida, como, por exemplo, a vida em forma de condomínio. O *ressentimento social* é um diagnóstico (deleuze-nietszcheano), a *biopolítica* é um diagnóstico (foucaultiano), a *personalidade autoritária* é um diagnóstico (adorniano), a *vida nua* é um diagnóstico (agambeniano), o *declínio do homem público* é um diagnóstico (senneتiano), a *cultura do narcisismo* é um diagnóstico (*laschiano*), o *cinismo* é um diagnóstico (žižekiano). São exemplos de diagnósticos parciais: da modernidade, do espaço público, da gênese de um discurso, da valência de um tipo social. A crítica de Politzer[2] e de Canguilhem[3] também são diagnósticos que nomeiam o sintoma social chamado *psicologia* e outro sintoma social chamado *normalidade-normal*. Contudo, a ideia de *perda da experiência* é um diagnóstico (benjaminiano) de outro tipo, pois condiciona os demais, que aparecem diante dele como casos particulares ou versões específicas.

Fica claro, assim, que o que estamos chamando de diagnóstico não deve ser entendido como classificação ou inclusão do caso em sua regra correspondente, como absorção da variável à cláusula genérica, como um juizado de pequenas causas, mas como reconstrução de uma *forma de vida*. É preciso pensar que o diagnóstico, em teoria social, como conjunto de juízos e nomeações de alto poder alienante ou de aspiração crítica, faz parte do próprio patológico, como campo de determinação e discurso, como modalidade histórica da razão, se seguimos Honneth. Há diagnósticos

[1]   Axel Honneth, *Pathologies of Reason* (Nova York, Columbia University Press, 2009), p. 41.

[2]   Georges Politzer, *Crítica dos fundamentos da psicologia* (1928) (Piracicaba, Unimep, 1998).

[3]   Idem, *O normal e o patológico* (1966) (Rio de Janeiro, Forense Universitária,1990).

baseados no englobamento em falsas totalidades, redutivos do caso ao gênero, reificados em regras judiciárias, em fórmulas morais irreflexivas. Há diagnósticos excludentes ou segregatórios, inclusivos ou indeterminativos. Quando falamos em diagnósticos clínicos, surgem outras regras. Há diagnósticos de primeira ordem, nos quais se apreende uma estrutura, tal como a psicose, a neurose ou a perversão, mas, na maior parte da prática analítica, trata-se de uma diagnóstica miúda – distinção entre um sintoma e uma inibição, investigação do estatuto de determinado significante, localização de uma posição subjetiva, detenção de um tempo no movimento da transferência. Muito se perdeu na psicanálise reduzindo o diagnóstico à definição de estruturas e esquecendo que escuta e racionalidade diagnóstica estão presentes em toda sessão, do início ao fim do tratamento.

Confundir diagnóstico com diagnóstico médico e aplicar sobre ele o preconceito de uma clínica que é apenas diferente da clínica psicanalítica é um erro imperdoável. Quase tão imperdoável quanto pensar que a clínica pode ser praticada sem diagnóstico ou que adaptação e integração social por meio do trabalho e da família é tudo o que há a fazer quanto ao mal-estar. Seja qual for a extração do diagnóstico, há sempre tempos distintos – reconhecimento, discernimento, separação e ato, determinação, efetuação.

Retomemos uma antiga partição diagnóstica presente na classificação esboçada por Freud, uma vez, dos tipos de sintoma, entre *transitórios, típicos* e *individuais*[4]. Essa classificação é um tanto insólita, pois suas categorias não são excludentes – sintomas *típicos* são sempre *individuais*, sintomas *transitórios* podem ser também *típicos*; além disso, existem sintomas *individuais transitórios*. Freud compara sintomas segundo critérios distintos, a saber, a relação do sintoma com o tempo (*transitório*, permanente, intermitente, crônico), a regularidade social do sintoma para determinada época, cultura ou contexto (*típico*, atípico, único, específico, genérico) e sua função para o sujeito (*individual*, coletivo) ou para a cultura (criativo, empobrecedor, enriquecedor). Apesar de insólita e inconsistente, essa classificação revela níveis diferenciais de leitura do patológico, nem sempre explicitados pelos que se dedicam a estudar a diagnóstica psicanalítica. Mas é nessa acepção mais generalizada que a categoria de sintoma funda historicamente toda

---

[4] Sigmund Freud, *Conferencias de introducción al psicoanálisis (parte III)* (1916-1917) e "El sentido de los síntomas" (1917), em *Obras completas*, v. XVI (Buenos Aires, Amorrortu, 1985).

clínica possível. Há formas de sofrimento que ainda não podem ser nomeadas e outras que já não podem mais ser reconhecidas. Há sintomas únicos, assim como há mitos individuais e coletivos. Há disposições transitórias ou permanentes, há reações ou comportamentos típicos e atípicos.

Isso nos habilita a distinguir o sofrimento *excessivamente nomeado*, codificado sob formas jurídicas, morais ou clínicas, ao modo do sintoma típico, do *sofrimento insuficientemente nomeado*, que se apresenta como mal-estar difuso (*Unbehagen*), angústia flutuante ou condição incurável atinente a uma forma de vida. Levando adiante a inconsistência da classificação freudiana, podemos perceber que a variedade e a extensão de entendimentos da atividade diagnóstica são correlativas dessa oscilação de entendimentos sobre o sintoma. Nesse sentido, a inconsistência e a contradição entre as categorias do sintoma prescrevem um princípio de método, ou seja, que a diagnóstica psicanalítica talvez não forme um sistema ou uma totalidade classificatória ordenada.

Se queremos pensar o diagnóstico como reconstrução de uma forma de vida – no duplo sentido, prático e teórico –, devemos partir da evidência discursiva de que as diferentes *forma de vida* pressupõem suas próprias práticas produtivas ou improdutivas de nomeação do mal-estar (autodiagnóstico). Afinal, a consciência sobre o sintoma faz parte do sintoma. É o que a psiquiatria chamou, durante muito tempo, de crítica. Um paciente com crítica, por exemplo, é aquele capaz de reconhecer que sofre com alucinações e que certas partes do que diz são delírios.

O diagnóstico de uma forma de vida deve levar em conta, em segundo lugar, sua economia social de conversão, determinativa ou indeterminativa, do sofrimento em sintoma ou mal-estar. Há formas de patologia que, aparentemente, não geram nenhum sofrimento ao próprio sujeito, mas que espalham um rastro de miséria, destruição e devastação subjetiva a sua volta. É o que se poderia dizer do fetichista ou do psicopata, mas de modo mais brando dos que apresentam neuroses de caráter e dos sintomas egossintônicos. Portanto, o bem-estar, a autossatisfação e a felicidade individual não são suficientes para servir de contramodelo às patologias do social.

Devemos entender uma forma de vida exatamente como os viajantes da nave *Enterprise*, dirigida pelo capitão James Kirk (William Shatner) no famoso seriado de televisão *Jornada nas estrelas* (*Star Trek*), produzido por Gene Rodenberry nos anos 1960-1980. A expressão *forma de vida* aparecia ali para designar seres humanos ou humanoides, mas também animais, plantas e minerais aos quais se aplicaria a regra da não interferência. Ou seja, a expedição de pesquisa devia entender e interagir com as diferentes formas de vida espalhadas no Universo, mas, como bons etnólogos, os exploradores não deviam interferir sobre seu destino e, como bons políticos liberais, deviam preservar seu direito à autodeterminação. Por outro lado, a própria tripulação da nave não era monocultural, incluía russos, japoneses, americanos e o doutor Spock, meio terrestre, meio vulcano. A série concebida em meio à Guerra Fria e ao nascente multiculturalismo norte-americano antecipava também, de modo involuntário, o contexto no qual queremos introduzir a noção de forma de vida, ou seja, o *multinaturalismo*.

Formas de vida nem sempre são humanas, o que permite um recuo estratégico em relação aos esforços essencialistas por definir o que é o homem, qual é seu parâmetro de racionalidade, quais são suas disposições universais de ação ou em que, exatamente, ele se diferencia dos outros animais. Vamos nos servir aqui do que Viveiros de Castro chamou de *perspectivismo ameríndio* para re-descrever a diagnóstica psicanalítica.

A clínica psicanalítica, em contraste com a clínica médica, valoriza a diagnóstica espontânea trazida pelo próprio paciente, ou seja, sua autodiagnóstica. Mesmo que essa autodiagnóstica seja desconstruída e revertida em heterodiagnóstica, mesmo que se revele a natureza significante proveniente do Outro ao qual o sujeito se aliena. Assim como o paciente "com crítica" costuma ter um prognóstico mais favorável do que aquele "sem crítica", é exigência ética ao psicanalista criticar permanentemente sua disposição diagnóstica, de preferência jamais a impor ao paciente. Assim como o crítico social, ele deve aprender a evitar transformar ideal normativo em prática social disciplinar[5]. É por motivos semelhantes que a psicanálise valoriza os esforços de nomeação do sintoma, na transferência e no discurso ao longo do tratamento.

O diagnóstico é, no fundo, um caso particular da função nomeadora da linguagem. Quando Aristóteles definiu a metáfora como um transporte de nomes, envolvendo substituição, comparação e analogia, ele a incluiu em uma classe de palavras muito específicas. Junto à metáfora, havia ainda os termos estrangeiros e os nomes próprios. De fato, como vimos no capítulo anterior, a operação de metaforização entre o Desejo da Mãe e o significado ao sujeito recorre a um nome (o Nome-do-Pai), mas no produto metaforizado não há

---

[5] Axel Honneth, *Pathologies of Reason*, cit., p. 48.

nenhum nome, apenas categorias como o Outro, o falo, o Ideal de eu, além de operadores lógicos como o parêntese e a barra. O que acontece com o nome? Seria ele um resíduo que metaforiza, mas que, por outro lado, resiste a ser metaforizado?

Neste capítulo, emprego a noção de *forma de vida* como conceito útil para a recontextualização da diagnóstica psicanalítica, particularmente aquela decorrente dos trabalhos de Jacques Lacan, levando em conta a hipótese de que o nome está para o mal-estar assim como a narrativa está para o sofrimento e o sintoma está para a metáfora. Se a diagnóstica clínica é uma diagnóstica do sintoma, a diagnóstica das patologias do social deve, necessariamente, incluir estas duas outras vicissitudes de uma forma de vida: o sofrimento e o mal-estar. Emprego o conceito de forma de vida no sentido proposto por Safatle para justificar a noção de patologia do social no contexto de uma crítica do individualismo e de reconstrução da teoria do reconhecimento. Ela nos ajudará a explicar tanto a penetrância de certos sintomas em detrimento de outros quanto sua ligação com modalidades, determinativas e indeterminativas, de sofrimento e mal-estar.

Lembremos que a noção de estrutura clínica é introduzida por Lacan[6] a partir da tese de Lévi-Strauss[7] de que a neurose é compreensível como um mito individual. Ocorre que, com essa incorporação, Lacan teria herdado também a tese da primazia do totemismo. E é esse totemismo que o levou a formular a teoria da metáfora paterna e depois generalizá-la na teoria dos Nomes-do-Pai. Essa tese seria posteriormente questionada pelo apontamento de que não há a paridade nem, portanto, a reversibilidade esperada entre os mitos axiais da psicanálise referidos ao pai, tais como Édipo[8], *Totem e tabu*[9] e *Moisés e a religião monoteísta*[10], e os mitos referidos à relação com o Outro, como *Narcisismo* e a pulsão de morte (aqui tomada como um caso

---

[6] Jacques Lacan, *O mito individual do neurótico* (1953) (Lisboa, Assírio Alvim, 1987).

[7] Claude Lévi-Strauss, "Eficácia simbólica" e "O feiticeiro e sua magia" (1949), em *Antropologia estrutural* (Rio de Janeiro, Tempo Brasileiro, 1973).

[8] Sigmund Freud, "El sepultamiento del complejo de Edipo" (1924), em *Obras completas*, v. XIX (Buenos Aires, Amorrortu, 1988).

[9] Idem, *Tótem y tabú* (1912-1913), em *Obras completas*, v. XIII (Buenos Aires, Amorrortu, 1988).

[10] Idem, "Moisés y la religión monoteísta" (1939 [1934-1938]), em *Obras completas*, v. XXIII (Buenos Aires, Amorrortu, 1988).

particular da teoria da pulsão como mitologia da psicanálise). Mas a crítica, interna e externa, ao modelo estruturalista não precisa ser feita de modo a derrogar as vantagens de seu método, o que a própria antropologia pós-estruturalista tem mostrado com seus últimos desenvolvimentos. É nesse contexto, de renovação dos estudos estruturalistas e de atualização do pensamento dialético – igualmente presente em Lacan e sem o qual sua versão do estruturalismo é incompreensível ou banal –, que propomos essa homologia entre a psicopatologia psicanalítica e a noção de perspectivismo ameríndio.

Enquanto nossa cosmologia construtivista pode ser resumida na fórmula saussureana de que o ponto de vista cria o objeto – o sujeito sendo a condição originária e fixa de onde emana o ponto de vista –, o perspectivismo ameríndio procede segundo o princípio de que o ponto de vista cria o sujeito. Será sujeito quem se encontrar ativado, reconhecido ou "agenciado" pelo ponto de vista[11].

O conceito de perspectivismo ameríndio, formulado por Viveiros de Castro, será aqui empregado em dupla homologia com a psicanálise e permite reinterpretar certos questionamentos refundacionistas[12] ou reconstrutivos[13], de natureza epistemológica[14] ou política[15], dirigidos ao estruturalismo lacaniano em psicopatologia.

Experiência da perda e perda da experiência

Hamlet (1599), *Dom Quixote* (1605), *Dom Juan* (1620), *Robinson Crusoé* (1719) e *Fausto* (1808) são narrativas cruciais da modernidade[16]. Nossos heróis possuídos pela monomania estão exclusiva e egoisticamente interessados em seus empreendimentos pessoais, orientando seus atos e suas obras

---

[11] Eduardo Viveiros de Castro, "Perspectivismo e multinaturalismo na América indígena" (2002), em *A inconstância da alma selvagem* (São Paulo, Cosac Naify, 2006), p. 373.

[12] Biblioteca Freudiana Brasileira, *Os casos raros e inclassificáveis da clínica psicanalítica* (São Paulo, BFB, 1998).

[13] Colette Soler, *La querella de los diagnósticos* (Buenos Aires, Letra Viva, 2009).

[14] Gilles Deleuze, *Empirismo e subjetividade* (1953) (São Paulo, Editora 34, 2001); Gilles Deleuze e Felix Guattari, *O anti-Édipo* (1972) (Rio de Janeiro, Imago, 1976).

[15] Ian Parker, *Lacanian Psychoanalysis* (Londres, Routledge, 2011).

[16] Christian I. L. Dunker, *Estrutura e constituição da clínica psicanalítica: uma arqueologia das práticas de cura, psicoterapia e tratamento* (São Paulo, Annablume, 2011).

para fins internos a seus próprios desejos, quando são colhidos por uma anomia. São reconhecidos, universalmente, pelo tipo de divisão subjetiva que os caracteriza e, ao final, pelo tipo de fracasso que perpetraram contra si mesmos. Fausto, o professor errante, vive a alienação de satisfazer-se por meio de uma alma vazia que já não lhe pertence mais. Dom Quixote enlouquece porque leu livros de cavalaria em excesso e sonha habitar um tempo que não lhe é mais contemporâneo. Robinson Crusoé faz a experiência trágica da liberdade, como solidão e desamparo, depois de visitar sua fazenda de escravos no Brasil. Hamlet hesita diante do ato de vingança demandado pelo fantasma de seu pai, cuja autoridade não garante mais o sentido legítimo de sua ação. Dom Juan padece da efemeridade do desejo e do abismo infinito e infinitesimal que cerca sua escolha amorosa, sempre nova e laboriosa.

Cada um de nossos heróis tem um nome, e todos exprimem uma *forma de vida*, bem como uma maneira específica de sofrer. A noção de forma de vida representa, portanto, nada mais do que uma perspectiva, e a tomamos aqui por sua utilidade e sua conveniência metodológica. Ela permite incluir, mas não necessariamente, as noções de *sujeito, indivíduo, eu* ou *pessoa*. É a perspectiva que cria o sujeito, não o contrário. Dessa maneira, onde há uma forma de vida, é possível, mas não obrigatório, que tenhamos um sujeito ou um eu. Em vez de apelar para funções abstratas e mentalistas, como a memória, a vontade e o pensamento, e antes de chegar às noções psicanalíticas de sujeito e sintoma, pensemos uma forma de vida como articulação entre disposições e aspirações no campo da linguagem, do desejo e do trabalho.

Não são apenas formas de vida, expressas de modo clínico ou literário, que descrevem como pessoas conseguiram transformar em realidade aquilo que almejaram, superando obstáculos internos e externos. São histórias sobre a descoberta, contraditória, paródica, utópica ou irônica, daquilo que ainda não era sabido naquilo que desejavam[17]. Tais narrativas possuem valor formativo para nossa razão diagnóstica ao localizar a falta entre regra paterna e lei social, o que é necessário para a formação sintomas, mas também ao produzir legitimação social do sofrimento, o que é condição para tornar legível uma aspiração de reconhecimento e tratamento pelos discursos, conforme a tipologia lacaniana dos laços sociais[18]: educar, governar, fazer desejar, analisar.

---

[17] Ian Watt, *Mitos do individualismo moderno* (1997) (Rio de Janeiro, Record, 2003).

[18] Jacques Lacan, *O seminário*, livro 17. *O avesso da psicanálise* (1969-1970) (Rio de Janeiro, Zahar, 1992).

É necessária uma nota sobre o tema do trabalho, uma vez que tanto linguagem quanto desejo já foram largamente explorados em suas relações de reversibilidade e condicionalidade mútuas. Do mundo do trabalho, deduzimos uma série de categorias implicitamente usadas, como a oposição entre *produção* e *improdução*. A noção de improdutividade retoma aqui a distinção proposta por Hannah Arendt[19] entre *homo faber* e *homo laborans*, ou seja, as formas da experiência humana que se opõem à instrumentalização do mundo, à confiança nas ferramentas e na relação entre meios e fins, à vida como valor soberano e útil, gerador de felicidade intrínseca e hedonista (entendida como fuga da dor, não como procura do prazer). Nesse caso, o patológico aparece como efeito de um trabalho psíquico ou de uma elaboração (*Ducharbeiten*) entre desejo e linguagem, capaz de criar novos objetos de troca, de consumo, de cessão ou de fantasia. Contudo, tais objetos instituem subtrações, deformações e repetições que acabam por disseminar a perda de experiência que em tese eles mesmos deveriam recompor e reparar. Encontramos, assim, a forma lacaniana para designar essa perda de experiência na ideia de *objeto a*, simultaneamente como localização da falta (como objeto fálico ou traumático), determinação do desejo (como objeto causa de desejo) e produtor de gozo (como objeto mais-de-gozar).

Basta lembrar que não faltam a nossos heróis modernos, todos de nobre estirpe, o trabalho da astúcia ou do engenho, que acompanha a coragem ou a perseverança em fazer reconhecer seus desejos, e a potência discursiva ou a narrativa para reconstruir suas histórias.

O que define uma forma de vida é a negatividade, a falta, o corte ou o vazio que a faz se apresentar ao modo de uma elipse sem centro, personalidade sem qualidades, herói em exílio, indivíduo isolado ou sobrevivente. Trata-se do que Calligaris chamou de *paradigma mórbido da modernidade*, do qual a psicanálise partilha e que caracteriza a subjetividade moderna como inventário de desencontros, falsas restituições, promessas irrealizadas e elaborações melancólicas[20]. Se há uma estrutura fundamental da modernidade, é a melancolia. Mas o sujeito moderno é antes de tudo um melancólico, de uma melancolia atípica, pois se caracteriza por não aceitar seu próprio destino. Nossos heróis são, ao mesmo tempo, senhores de suas histórias de vida, apresentadas como obras de autodeterminação, mas também escravos

---

[19] Hannah Arendt, *A condição humana* (1958) (Rio de Janeiro, Forense Universitária, 1983).

[20] Olgária Matos, *Arcanos do inteiramente Outro* (São Paulo, Brasiliense, 1989).

do luto por uma experiência que não conseguem lembrar, reconhecer ou incorporar. Eles evocam existências póstumas, desprovidas de acontecimentos, como é o caso de nosso Brás Cubas, ou vivências amnésicas, como nosso Macunaíma, ou ainda uma sobrevivência instrumental, como nosso Sargento de Milícias.

Para a psicanálise, essas experiências negativas de perda incidem de maneira um pouco distinta. Em suma, Lacan tentou condensar as variedades da *experiência de perda* na noção de *objeto a* e as variedades da *perda da experiência* com a noção de sujeito dividido. O *corte* é a figura conceitual que representa a não identidade entre um e outro. Isso basta para justificar a ideia de que o duplo metadiagnóstico social da modernidade está presente e ativo no interior da racionalidade diagnóstica elaborada por Lacan.

A noção de forma de vida não tem nada a acrescentar diante dessa articulação lógica e antropológica da negatividade em Lacan. Ela nos serve apenas para agrupar, metodologicamente, diferentes montagens clínicas em torno do *objeto a* e do sujeito, tendo em vista um problema prático que é o diagnóstico. Em vez de dizer que há diagnósticos sobre a estrutura da defesa e diagnósticos sobre a fantasia, ou que há diagnósticos que privilegiam as articulações entre real, simbólico e imaginário em detrimento da posição diante da sexuação ou de modalidades prevalentes de discurso, preferimos dizer que o diagnóstico incide sobre uma forma de vida, e cada um desses aspectos é apenas uma perspectiva de determinada forma de vida. Diagnosticar é reconstruir uma forma de vida, definida pelo modo como esta lida com a *perda da experiência* e com a *experiência da perda*. Diagnosticar é dizer como uma forma de vida se mostra mais determinada ou mais indeterminada, como ela cria sua singularidade entre falta e excesso e como se relaciona com outras formas de vida por meio da troca e da produção.

Não há nenhum motivo para que a psicanálise, herdeira do debate das luzes, não seja considerada um capítulo particular dessa metadiagnóstica da modernidade. A alegoria das três feridas narcísicas – Copérnico, Darwin e... a psicanálise – é um exemplo de como a própria história da psicanálise situa-se nessa marcha diagnóstica desde o início. Não é por outro motivo que a ambição clínica da psicanálise envolve tanto retirar sintomas quanto mitigar sofrimento e, principalmente, realizar a cura deste como se realiza uma experiência. Ela não é, porém, apenas restituição da experiência perdida, mas é também a realização dessa perda.

A tese do declínio da autoridade paterna[21] é outro bom exemplo de como alterações em formas de vida (família patriarcal) implicam reinterpretações da perda de experiências, que implicam reformulações de modos de sofrimento, expressos na contradição entre aspirações de reconhecimento e as determinações simbólicas pelas quais elas deveriam se efetuar. É por isso que, no seguimento do texto em questão, Lacan sugere que a consequência provável do declínio da imago paterna é que, no futuro, as neuroses de transferência, com seus sintomas conversivos e dissociativos, sejam substituídas pelas neuroses de caráter, com suas disposições de personalidade, suas variações narcísicas e suas impulsividades. A previsão mostrou-se verdadeira, mas só até o ponto em que nossa civilização permanece totemicamente organizada. Ela explica melhor a ascensão dos sintomas narcísicos e depressivos nos anos 1960 do que a súbita emergência epidêmica dos tipos *borderline* e bipolares na virada do século XXI.

A descrição das formas de recomposição, degradação, soerguimento, enfraquecimento ou exagero da autoridade paterna é tão correlata da produção de sintomas que em uma de suas últimas reformulações teóricas Lacan[22] chamou o Nome-do-Pai (ou a versão do pai) de *sinthoma*. É precisamente nesse lugar de determinação simbólica da lei e de articulação entre as ordens do Real, do Simbólico e do Imaginário que o Nome-do-Pai aparece como função ordenadora e classificatória da falta. O pai, como figura totêmica, aparece sem exceção nos sintomas dos grandes casos clínicos de Freud. A paralisia de Elisabeth von R. ou de Ana O. surgem quando elas se veem libertas dos cuidados dispensados ao pai[23]. A afonia de Dora testemunha que o pai, apesar de impotente, ainda se relaciona sexualmente com a sra. K.[24]. A fobia a cavalos do pequeno Hans é um suplemento simbólico à função do pai, sentida como enfraquecida[25]. O Homem dos Ratos só pode decidir casar-se e concluir seus estudos se antes

21 Jacques Lacan, "Complexos familiares na formação do indivíduo" (1938), em *Outros escritos* (Rio de Janeiro, Zahar, 2003).

22 Idem, *O seminário*, livro 23. *O sinthoma* (1975-1976) (Rio de Janeiro, Zahar, 2007).

23 Sigmund Freud e Josef Breuer, "Estudios sobre la histeria" (1895), em *Obras completas*, v. II (Buenos Aires, Amorrortu, 1988).

24 Sigmund Freud, "Fragmento de análisis de un caso de histeria (caso 'Dora')" (1905), em *Obras completas*, v. VII (Buenos Aires, Amorrortu, 1988).

25 Idem, "Análisis de la fobia de un niño de cinco años (caso del pequeño Hans)" (1909), em *Obras completas*, v. X (Buenos Aires, Amorrortu, 1988).

quitar a dívida legada por seu pai[26]. O Homem dos Lobos está possuído pelo olhar que ele mesmo acrescenta à cena do lobo paterno copulando com sua mãe[27]. Schreber constrói um delírio em torno de sua transformação em mulher e sua subsequente cópula com Deus, substituto do pai, para dar origem a uma nova raça de seres humanos[28]. A jovem homossexual joga-se da ponte (*Niederkommen*) diante do olhar de reprovação do pai[29]. Ou seja, o sintoma é uma determinação paterna, como significação possível para o desejo (falo) e como economia necessária de gozo (*objeto a*). O Nome-do-Pai recai sobre o mal-estar nomeando e estabelecendo a gramática na qual o sofrimento que ele veicula pode ser reconhecido como demanda suprimida, inarticulada ou não formulada. Daí que o primeiro nome clínico do mal-estar seja angústia.

O mal-estar de nossos heróis modernos sempre se apresentou como uma forma de estar mal, estar fora de lugar, estar ausente de seu território. Sobre eles paira um paradiagnóstico moral conservador cuja enunciação poderia ser: "Veja o que acontece com aqueles que viram as costas para a solidariedade cósmica da vida, para a comunidade de origem e para o sentido coletivo da convencionalidade de significados. A escalação do time: a loucura alucinatória de Dom Quixote, a erotomania de Dom Juan, os delírios passionais de Bovary, a obsessão de Kant, a paranoia de Kafka, a melancolia de Fausto, a depressão de Baudelaire, a histeria de retenção em Hamlet, a histeria de defesa de Montaigne, a histeria de angústia em Hegel e a megalomania de Crusoé. Todas são formas de vida comensuráveis com o totemismo psicanalítico. Versões de seus temas fundamentais: alienação temporal, transgressão, sacrifício, conversão, interdição, identificação, luto.

A lição legada pela dialética entre senhor e escravo, trazida por Lacan[30] para a psicanálise a partir de uma leitura antropológica da *Fenomenologia do espírito* como modelo para uma teoria do reconhecimento, é que a experiência

---

[26] Idem, "A propósito de un caso de neurosis obsesiva (caso del 'Hombre de las Ratas')" (1909), em *Obras completas*, v. X, cit.

[27] Idem, "De la história de una neurosis infantil (caso del 'Hombre de los Lobos')" (1918), em *Obras completas*, v. XVII (Buenos Aires, Amorrortu, 1988).

[28] Idem, *Sobre un caso de paranoia descrito autobiográficamente (caso Schreber)* (1911), em *Obras completas*, v. XII (Buenos Aires, Amorrortu, 1988).

[29] Idem, "Sobre la psicogénesis de un caso de homosexualidad femenina" (1920), em *Obras completas*, v. XVIII (Buenos Aires, Amorrortu, 1988).

[30] Jacques Lacan, "Intervenção sobre a transferência" (1951), em *Escritos* (Rio de Janeiro, Zahar, 1998).

é ela mesma uma dialética cujo motor é a contradição e a negatividade. Dialética cujo circuito ontológico é formado pela perda da experiência e seu retorno como experiência de perda. É essa impossibilidade que, apesar das variâncias metodológicas de formalização, Lacan chama de Real.

Não é por outro motivo que ele sempre definiu a psicanálise como uma *experiência*. Primeiro, tratava-se do tratamento psicanalítico como uma *experiência* dialética[31], em seguida da cura como *experiência* de subjetivação do desejo inconsciente[32], depois *experiência* de castração, de luto e de travessia de identificações[33] e, para terminar, *experiência* de queda do analista como objeto na transferência e na fantasia do analisante[34]. Nesse sentido, o tratamento psicanalítico, como verdadeira e genuína experiência de reconhecimento, de travessia de identificações e de castração, coordenada pela função lógica representada pelo totemismo paterno, seria uma aposta na *produção de uma experiência produtiva de determinação*.

Essa ambição clínica é condizente com um primeiro metadiagnóstico da modernidade, que enfatiza que nosso sofrimento procede do *excesso de experiências improdutivas de determinação*. Assim como o neurótico cria sintomas para se defender do incesto, que é uma impossibilidade lógica, nossas formas de vida criam patologias comunitárias, deficitárias do ponto de vista da autodeterminação, pois instituições, discursos e ideais mobilizados para nos emancipar terminam por nos alienar ainda mais. Há toda uma diagnóstica crítica que se estabeleceu sobre esse ponto. Denunciando a hipertrofia de sistemas e dispositivos disciplinares[35], o campo do sofrimento é indissociável da experiência de alienação, tanto em sua vertente de exteriorização (*Entäusserung*) do sujeito quanto em sua vertente de estranhamento (*Entfremdung*) do desejo. Há uma espécie de racionalização patológica do trabalho[36],

[31] Idem, "Para além do 'princípio de realidade'" (1936), em *Escritos*, cit.

[32] Idem, "Função e campo da fala e da linguagem em psicanálise" (1956), em *Escritos*, cit.

[33] Idem, *O seminário*, livro 11. *Os quatro conceitos fundamentais da psicanálise* (1964) (Rio de Janeiro, Zahar, 1985).

[34] Idem, *O seminário*, livro 15. *O ato psicanalítico* (1967-1968). Disponível em: <http://staferla.free.fr/S15/S15.htm>; acesso em: 26 nov. 2014.

[35] Michel Foucault, *Nascimento da biopolítica* (São Paulo, Martins Fontes, 2008).

[36] Karl Marx, *Manuscritos econômico-filosóficos* (1844) (São Paulo, Boitempo, 2004).

da linguagem[37] e da vida[38]. Disso redunda, para os românticos, a perda do caráter orgânico e autêntico da experiência (*Erfahrung*)[39] e, para os liberais, uma reificação exagerada da consciência. Para a teoria crítica, essa hipertrofia decorre do excesso de pensamento da identidade[40] que se prolonga em uma colonização do mundo da vida (*Lebenswelt*) pela razão instrumental[41]. Também para a filosofia que fez a crítica da noção de sujeito, há uma espécie de patologia (um esquecimento), propiciando que estratégias de determinação e de discriminação, próprias ao mundo da técnica (*Gestellt*), gerem vivências (*Erlebnis*) improdutivas[42]. Ocorre que as estratégias de determinação invariavelmente invertem historicamente seu sinal, nos fazendo passar de experiências produtivas para experiências improdutivas, levantando a pergunta sobre sua degradação no tempo. Experiências de determinação improdutivas são aquelas que se mostram incapazes de produzir reconhecimento social simbólico[43]. Também a sociologia compreensiva consegue descrever o fenômeno tratando-o como inversão entre ambivalência e indeterminação[44], oscilação entre indiscriminação e risco[45]. Esse diagnóstico aparece de modo descritivo na teoria social, como colonização da esfera pública pela gramática privada do reconhecimento intersubjetivo[46] ou como encurtamento, dificuldade de transmissão e corrupção da narrativa amorosa como meio de

---

[37] Walter Benjamin, "Considerações sobre a obra de Nikolai Leskov" (1936), em *Obras escolhidas*, v. 1. *Magia e técnica, arte e política. Ensaios sobre literatura e história da cultura* (São Paulo, Brasiliense, 1994).

[38] Max Weber, "A racionalização da educação em treinamento" (1946), em *Ensaios de sociologia* (Rio de Janeiro, Zahar, 1963).

[39] Friedrich Schiller, *A educação estética do homem* (1795) (São Paulo, Iluminuras, 1995).

[40] Theodor Adorno e Max Horkheimer, *Dialética do esclarecimento* (1944) (Rio de Janeiro, Zahar, 1985).

[41] Jürgen Habermas, *Pensamento pós-metafísico* (1988) (Rio de Janeiro, Tempo Brasileiro, 1990).

[42] Martin Heidegger, "A questão da técnica" (1953), em *Ensaios e conferências* (Petrópolis, Vozes, 2002).

[43] Fredric Jameson, *O inconsciente político: a narrativa como ato socialmente simbólico* (1981) (São Paulo, Ática, 1992).

[44] Zygmunt Bauman, *Modernidade e ambivalência* (1995) (Rio de Janeiro, Zahar, 1999).

[45] Ulrich Beck, "A reinvenção da política: rumo a uma teoria da modernização reflexiva", em *Modernização reflexiva* (São Paulo, Editora da Unesp, 1997).

[46] Richard Sennett, *Autoridade* (1980) (Rio de Janeiro, Record, 2001).

constituição da intimidade[47]. Esse primeiro metadiagnóstico baseado na perda da experiência geralmente conduz a um diagnóstico paranoide, deduzido das patologias do totemismo, como se vê em *Dom Quixote, Hamlet, Dom Juan* e, mais tarde, em Henry James[48], Kafka[49] e Flaubert[50].

A terminação mais atual desse diagnóstico pode ser encontrada nos trabalhos de Boltanski e Chiapello[51], que mostram, baseados em inúmeros estudos empíricos, como chegamos a um momento do capitalismo no qual há uma verdadeira incorporação individualizada de seu imperativo de transformatividade. Isso se revela em uma disposição moral de autotransformação permanente, que freia e estimula a própria insaciabilidade, empregando para isso os próprios dispositivos de crítica. Ou seja, podemos falar de uma expansão da razão diagnóstica, capaz de se implantar de tal maneira nos processos de individualização (autodiagnóstico), de produção (interdiagnóstico) e de institucionalização (paradiagnóstico) que toda a vida, todas as formas de vida, encontram-se regidas pelos parâmetros avaliativos e comparativos da produtividade.

Para Honneth, Freud teria contribuído decisivamente para o entendimento das patologias sociais ao mostrar que a autorrelação é um processo de apropriação de desejo pela admissão da angústia que lhe é correlata. A grande novidade aqui é que o *sofrimento de indeterminação* não é pensado apenas como fraqueza, bloqueio ou impotência do progresso da razão, em sua força determinativa e autodeterminadora. Se todo sofrimento é uma reflexão que não encontrou seu ponto de virada e uma experiência que não pode ser reconhecida, o sofrimento de indeterminação é, ele também, referido a um tipo de experiência de indeterminação.

Chegamos, assim, a uma segunda metadiagnóstica da modernidade, baseada no *déficit de experiências produtivas de indeterminação*. Ou seja, e isso não é fácil de admitir para a razão produtivista, certas experiências

---

[47] Anthony Guiddens, *A transformação da intimidade: sexualidade, amor e erotismo nas sociedades modernas* (São Paulo, Editora da Unesp, 1993).

[48] Slavoj Žižek, *A visão em paralaxe* (São Paulo, Boitempo, 2008).

[49] Eric Santner, *A Alemanha de Schreber: a paranoia à luz de Freud, Kafka, Foucault, Canetti, Benjamin* (Rio de Janeiro, Zahar, 1997).

[50] Maria Rita Kehl, *Deslocamentos do feminino* (Rio de Janeiro, Imago, 1998).

[51] Luc Boltanski e Ève Chiapello, *O novo espírito do capitalismo* (1999) (São Paulo, WMF Martins Fontes, 2009).

de indeterminação são necessárias para que a liberdade se exprima em ato real, e não apenas no reconhecimento indireto, através da submissão e da mediação dos sistemas simbólicos, reunidos por uma unidade teológico--política utópica ou administrada.

Voltemos ao tema do declínio da imago paterna. Vimos que a negação da determinação paterna produzia sintomas que variam do polo do excesso ao da falta. Os sintomas clássicos (ideias obsessivas, conversões, fobias) eram entendidos como refações simbólicas ou suplementos ao déficit na função paterna. Ora, o que esse raciocínio deixa de lado é que nem toda indeterminação é a negação de uma determinação anterior. Existem *experiências de indeterminação que são produtivas*.

Essa teria sido a preocupação fundamental de autores como Nietzsche[52], Bataille e sua heterologia[53] e, mais recentemente, Butler e sua noção de abjeto[54]. Ou seja, ali onde um diagnóstico localiza uma oposição entre falta e excesso, regulada pelo totemismo, a contradiagnóstica localiza uma falsa associação entre determinação e produtividade. Ali onde pensamos uma forma de vida determinada pelo totemismo, estamos fazendo uma identificação não necessária entre produção e determinação.

Lembremos que o totemismo faz parte da atividade classificatória do pensamento selvagem que permite explicar os sistemas de significação, o parentesco, a aliança e os demais sistemas simbólicos como formas homólogas e isomórficas ao totem. O totemismo tem estrutura metafórica e reserva em seu interior lugar para a lógica metonímica do sacrifício como sistema de relações irreversíveis e não homólogas, nas quais aparecem relações de contiguidade e de aproximação sucessiva entre os termos. Esse sistema presume que todas as posições na economia das trocas estejam predeterminadas. O que o trabalho de Viveiros de Castro tem mostrado é que nem sempre isso dá conta da universalidade das formas de vida existentes. Entre os índios amazônicos, encontra-se um tipo de relação com o outro que escapa à alternativa entre amigo-inimigo, sacrifício-totemismo, que remontaria à oposição básica entre cultura e natureza.

---

[52] Friedrich Nietzsche, *Genealogia da moral* (1887) (Lisboa, Moraes, 1991).

[53] Georges Bataille, *O erotismo* (1957) (Porto Alegre, LP&M, 1987).

[54] Judith P. Butler, *Problemas de gênero* (1990) (Rio de Janeiro, Civilização Brasileira, 2003).

Vendo-nos como não humanos, é a si mesmos que animais e espíritos veem como humanos. [...] Os jaguares veem o sangue como cauim, os mortos veem os grilos como peixes, os urubus veem os vermes da carne podre como peixe assado.[55]

A cena fundamental nesse caso não é o assassinato do pai, mas o encontro na mata. Nesse encontro, a relação amigo-inimigo é indeterminada. O outro pode ser aprisionado, retido em cativeiro, devorado e, mesmo assim, não se saberá quem exatamente ele é, o que no inimigo foi devorado e, reciprocamente, que méritos devem ser atribuídos ao matador nessa operação. Na língua tupinambá, *cunhado* e *inimigo* são expressos pela mesma palavra (*tovajar*), e essa indeterminação linguística é um exemplo apropriado de como a indeterminação não é apenas um momento de transição (horizontal ou vertical) para outra posição, na qual a identidade de cada um se esclareceria. Ela exprime uma indeterminação entre a aliança amigável dentro da tribo ou a inimizade mortal fora dela. O encontro na mata é ainda mais problemático porque, entre os povos amazônicos, a associação entre consanguinidade e afinidade não constitui uma verdadeira oposição, mas uma espécie de gradiente ou de aposta permanentemente refeita. A afinidade engloba hierarquicamente seu contrário, a consanguinidade. Nessa medida, as estruturas amazônicas não seriam nem baseadas em classes que se constituem mutuamente (como nas estrutures elementares) nem firmadas na perpetuação das relações de unifiliação (como nas estruturas pós-elementares). Os povos amazônicos do alto Xingu seriam incluídos na categoria paradoxal das relações que subordinam e constituem os termos (estruturas pré-elementares)[56].

O matador-cantor, por meio de um jogo pronominal, fala de si mesmo do ponto de vista enunciativo de seu inimigo morto: a vítima fala dos *araweté* que matou e fala de seu matador – que é quem fala[57].

Assim como os guerreiros durante o processo de transformação no inimigo, ou o desavisado errante que encontra "algo" na mata, o xamã

---

[55] Eduardo Viveiros de Castro, "Perspectivismo e multinaturalismo na América indígena", em *A inconstância da alma selvagem*, cit., p. 350.

[56] Idem, "Atualização e contraefetuação do virtual: o processo do parentesco", em *A inconstância da alma selvagem*, cit., p. 413.

[57] Idem, "Xamanismo e sacrifício", em *A inconstância da alma selvagem*, cit., p. 460.

transversal tem a alma indeterminada. O xamã é capaz de acompanhar as transformações animistas e ver animais, espíritos e outras pessoas ao mesmo tempo como sacrificador e como vítima. Não se trata apenas de passar para o lugar do outro e reconhecer-se no outro, mesmo no outro inumano, mas de habitar um espaço no qual a ideia de que alguém é "propriedade de si" está sujeita à inconstância. Segundo esse tipo de perspectivismo:

> as diferentes subjetividades que povoam o mundo são dotadas de pontos de vista radicalmente distintos [...], a visão que os humanos têm de si mesmos é diferente daquela que os animais têm dos humanos, e a visão que os animais têm de si mesmos é diferente da visão que os humanos têm deles.[58]

O canibalismo não é uma forma de transformar o outro em si (apropriação) nem de transformar a si em outro (expropriação), mas uma espécie de *experiência produtiva de indeterminação*. Exemplo antropológico real para o horizonte esperado por Lacan de uma experiência analítica: a dissolução do eu.

As duas metadiagnósticas da modernidade não são redutíveis nem complementares entre si porque a *indeterminação* não é só a falta simétrica da *determinação*[59]. A indeterminação possui estatuto ontológico próprio, mesmo que negativo, e não deve ser concebida apenas como negação, suspensão ou transgressão da lei (*automaton*), mas também como contingência e encontro (*tichê*). A noção lacaniana de gozo parece remeter-se, mas não em todos os momentos, a esse tipo de experiência de não identidade, de "in-formidade", de estranhamento.

Esse cruzamento entre *experiências de determinação* e *de indeterminação* foi proposto e desenvolvido por Safatle no quadro de reflexão sobre a modernidade[60] em sua teoria social crítica[61]. Tal desenvolvimento retoma os propósitos iniciais da teoria crítica de estabelecer um pensamento que não

---

[58] Eduardo Viveiros de Castro, "Os pronomes cosmológicos e o perspectivismo ameríndio", *Mana*, v. 2, n. 2, out. 1996, p. 115-44. Disponível em: <http://www.scielo.br/scielo.php?script=sci_arttext&pid=S0104-93131996000200005>; acesso em: 31 out. 2014.

[59] Axel Honneth, *Sofrimento de indeterminação* (2001) (São Paulo, Esfera Pública, 2007).

[60] Vladimir Safatle, *Cinismo e falência da crítica* (São Paulo, Boitempo, 2008).

[61] Idem, *Grande Hotel Abismo: por uma reconstrução da teoria do reconhecimento* (São Paulo, WMF Martins Fontes, 2011).

fosse apenas reprodução da autoidentidade patologicamente atribuída ao processo de individualização.

Ainda está por se fazer uma boa arqueologia da metadiagnóstica da indeterminação, e ela sem dúvida passará pela gênese da moral do ressentimento e pelas patologias da institucionalização das experiências de indeterminação. Seria preciso reler os trabalhos de Foucault sob esse vértice – não apenas da crítica das estratégias de determinação, mas da procura pelas formas produtivas de indeterminação. Se o excesso de experiências de determinação foi diagnosticado em formas de sofrimento como desconfiança, sentimento de solidão e insegurança social, o déficit de experiências produtivas de indeterminação aparece em formas de vida marcadas pela experiência da inadaptação, do sentimento de vazio e da anomia social.

Esta poderia ser chamada também de linhagem esquizoide da modernidade, na qual encontram-se inicialmente o romance fantástico e o romance maldito depois de Hölderlin[62], Baudelaire[63], Becket[64], Joyce[65] e, entre nós, Guimarães Rosa[66].

Psicopatologia psicanalítica e perspectivismo animista

Partimos da ideia de que a psicopatologia lacaniana articulou a teoria das estruturas clínicas a partir de uma deriva de método do conceito antropológico de estrutura. É nesse sentido que estruturas clínicas em Lacan se apresentam como mitos individuais, como questões, como formas de sujeito e de desejo[67]. Elas devem ser tomadas mais como posições existenciais[68],

---

[62] Jean Laplanche, *Hölderlin e a questão do pai* (1961) (Rio de Janeiro, Zahar, 1991).

[63] Friedric Jameson, *Modernidade singular* (Rio de Janeiro, Civilização Brasileira, 2005).

[64] Dominique Fingermann e Mauro Mendes Dias, *Por causa do pior* (São Paulo, Iluminuras, 2005).

[65] Jacques Laberge (org.), *Joyce-Lacan, o sinthoma* (Recife, Companhia Editora de Pernambuco, 2007).

[66] Tania Rivera, *Guimarães Rosa e a psicanálise* (Rio de Janeiro, Zahar, 2005).

[67] Jacques Lacan, *O seminário*, livro 3. *As psicoses* (1955-1956) (Rio de Janeiro, Zahar, 1985); idem, *O seminário*, livro 4. *A relação de objeto* (1956-1957) (Rio de Janeiro, Zahar, 1995); idem, *O seminário*, livro 5. *As formações do inconsciente* (1957-1958) (Rio de Janeiro, Zahar, 1999).

[68] Alain Juranville, *Lacan e a filosofia* (Rio de Janeiro, Zahar, 1987).

como discursos ou como modalidades de transferência[69] do que como desvios, anomalias ou perda de função. Junto com o método estrutural, Lacan importou seu contexto de aplicação, a saber, a premissa totêmica – aliás, adquirida de Freud por Lévi-Strauss. O método estrutural, conjugado com uma teoria dialética do desejo e da história, permitiram reescrever o tema freudiano do complexo paterno.

Pode-se levantar a crítica de que o discurso sobre a vacuidade de conteúdo e as puras formas simbólicas, características do primeiro capítulo do estruturalismo, ou o discurso da purificação lógica da intuição, que marca sua continuidade, sejam potencialmente conformistas em relação ao meta-diagnóstico de perda da experiência e seu sintoma mais trivial, a hipertrofia da razão sistêmica. Ota[70] chamou esse terceiro momento do estruturalismo, que investe força normativa na noção de estrutura e que recusa fortemente a ideia de indeterminação, de formalismo normativo. Nele as descrições lógicas das estruturas abandonam definitivamente sua função descritiva e assumem feição normativa, procedimental e política, prestando-se a delineamentos institucionais. Se antes as estruturas pensam os homens, agora teríamos homens que pensam-se a si mesmos sendo pensados pelas estruturas.

A psicopatologia psicanalítica vem sendo criticada por seu neurótico-centrismo, por seu androcentrismo e por seu totemismo naturalista. Em reação defensiva, passa-se, então, a advogar um psicótico-centrismo, um feminino-centrismo ou um relativismo-culturalista. Essa inversão preserva a estrutura do problema, ou seja, a centralidade do totemismo e, consequentemente, da psicopatologia baseada nas experiências produtivas de determinação. A verdadeira crítica deve substituir a ideia de centro pela de elipse e a geometria da elipse pela topologia do toro, ou seja, uma psicopatologia não neurótico-cêntrica não deve se contentar em substituir a função do pai pela mulher, do Nome-do-Pai pelos Nomes-do-Pai, dos Nomes-do-Pai pelos significantes-mestre, da neurose pela psicose ordinária (ou pela perversão ordinária), do edipiano pelo pré-edipiano, mas questionar a lógica da determinação, a razão diagnóstica que preside a construção e a clínica dos quadros.

---

[69] Contardo Calligaris, *Introdução a uma clínica diferencial das psicoses* (Porto Alegre, Artes Médicas, 1989).

[70] Nilton K. Ota, *O poder como linguagem e vida: formalismo normativo e irrealidade social* (Tese de Doutorado em Ciências Sociais, São Paulo, FFLCH/USP, 2010).

A recusa do totemismo mononaturalista, expresso no mito freudiano de *Totem e tabu*[71], tem potenciais implicações para outro lado da conversa. Ao partir de uma distinção básica entre cultura e natureza, da qual o tabu do incesto fornece a gramática, a psicanálise abandonou o campo da natureza. Ora, esse abandono cria uma falsa oposição com a psiquiatria biológica, como se houvesse uma psicopatologia da mente e outra do cérebro. Cruzar o rio de volta agora tornou-se impossível porque a chave do assunto ainda é a da cultura com a da natureza. Isso gerou uma concentração no segundo polo determinativo, a saber, o da sociedade. Mas talvez esse recuo seja desnecessário. Para tanto, seria preciso pensar qual conceito de natureza é possível e desejável para a psicopatologia psicanalítica hoje.

O ponto problemático é aderir ao relativismo mononaturalista e nos vermos obrigados a defender uma psicopatologia *multiculturalista* que não é, em absoluto, uma posição necessária ou decorrente das teses lacanianas. Aqui entra a descoberta das ontologias ameríndias. Há outra maneira de entrar na conversa: advogando um *multinaturalismo*. Não há nenhum motivo, em psicanálise, para a defesa da unidade do campo natural, ao modo da res-extensa cartesiana. Basta pensar que a matéria comum entre homens e animais, em vez de serem os animais, sejam os homens, estes únicos seres que admitem a produção de perspectivas, uma vez que são seres de linguagem. Os animais são quase homens, homens insuficientemente formados ou homens decaídos, mas nunca outra categoria ontológica.

Como tentei mostrar em outro lugar[72], a noção de corporeidade em Lacan não é unitária. Há uma teoria do corpo, mas há lugar para a noção de carne e ainda para a de organismo. Portanto, a ultrapassagem do neurótico-centrismo não se faz, necessariamente, pela admissão do caráter universal da psicose humana, como pretende a chamada teoria da foraclusão generalizada, mas pode ocorrer pelas vias da recuperação da categoria de loucura como patologia do reconhecimento, da alienação e do sofrimento social. Também a inversão do androcentrismo não precisa corresponder a sua substituição pelo simples oposto, ou seja, o feminismo generalizado, derivado da noção de gozo feminino. O que nos parece essencial admitir é a existência de *experiências*

---

[71] Sigmund Freud, *Tótem y tabú* (1912-1913), em *Obras completas*, v. XIII, cit.

[72] Christian I. L. Dunker, "Corporeidade em psicanálise: corpo, carne e organismo", em Heloísa Aragão Ramirez e Tatiana de Carvalho Assadi (orgs.), *Pele como litoral: fenômeno psicossomático e psicanálise* (São Paulo, Annablume, 2011).

produtivas de indeterminação, equivalente conceitual da não proporcionalidade entre gêneros ou entre as modalidades de gozo. Mas, para isso, teríamos de introduzir um tipo de torção diferente da torção simétrica e reflexiva que caracteriza o totemismo.

O *animismo perspectivista ameríndio*, tal como descrito por Viveiros de Castro, nos apresenta um modelo antropológico concreto, envolvendo uma concepção de reconhecimento alternativa, compatível com a diagnóstica da indeterminação. Ao mesmo tempo, ela surge como alternativa para substituir, na psicopatologia psicanalítica, seu atual confinamento forçado no *multiculturalismo* pelo *multinaturalismo*:

> [...] um multiculturalismo supõe uma diversidade de representações subjetivas e parciais, incidentes sobre uma natureza externa, una e total, indiferente à representação; os ameríndios propõem o oposto: uma unidade representativa ou fenomênica puramente pronominal, aplicada indiferentemente sobre uma diversidade real.[73]

A noção de *perspectivismo* pode ser aplicada à razão diagnóstica por meio da noção de *forma de vida*. Reconstruir uma forma de vida não é apenas tomar a perspectiva do outro, de acordo com a inversão simples, decorrente do sentido renascentista de perspectiva, nem admitir a inversão dupla, tal como no sentido mais comum da dialética intersubjetiva. O terceiro tempo dessa gramática do reconhecimento deve admitir que, se são as perspectivas que criam os sujeitos, se não há comensurabilidade perfeita entre as perspectivas, é porque elas abordam experiências de indeterminação, ou seja, uma das facetas mais interessantes daquilo que Lacan chamou de Real.

Para o raciocínio tradicional, os diferentes grupos clínicos, quadros, sintomas e signos que compõem uma psicopatologia descrevem variedades do espírito reunidas na unidade material e biológica dos corpos. Temos, de um lado, a universalidade objetiva dos corpos (mononaturalismo) e, do outro, a particularidade variável e subjetiva da significação (totemismo). A promessa das neurociências sugere que será possível detectar, no interior da universalidade dos corpos, casos particulares, que comporiam, assim, as formas do patológico. O velho sonho de redução da psiquiatria à

---

[73] Eduardo Viveiros de Castro, "Entrevista", em *A inconstância da alma selvagem*, cit., p. 379.

neurologia seria finalmente confirmado. A determinação dos sintomas independeria da hermenêutica biográfica, dos sistemas de trocas, dos atos de reconhecimento.

É compreensível que, acuada de um lado por esse argumento e de outro pelos argumentos críticos dos culturalistas, a psicanálise seja levada para uma ontologia forte baseada na tríade Real, Simbólico e Imaginário, abandonando seu pesadelo antropológico, que a liga à série totêmica do pai simbólico, da imago paterna, da função paterna, da metáfora paterna, do significante-mestre, da versão do pai (*père-version*). Mas trocar o pai pelo real, sem atentar ao capítulo perdido do conceito de natureza, parece conta de enforcado.

No universo totêmico, funções dêiticas tal como "ontem" ou "amanhã" são tão logicamente válidas quanto relações de parentesco como "filho de", "sobrinho de"[74] etc. e tão naturais como um pedaço de peixe ou uma canoa. Esse contexto trivial define a "normalidade administrada" como aptidão reflexiva: *os seres humanos veem os humanos como humanos e os animais como animais*. "Animais" é a função lógica do argumento, na qual podemos substituir toda forma de vida que não partilhe essa lei totêmica. Historicamente, loucos, bárbaros, estrangeiros, marginais, doentes, selvagens, crianças, e assim por diante. É nesse ponto que o animismo levanta uma resposta alternativa. Não existem apenas *humanos* e *animais*, há também formas de vida – como "espíritos", "pedaços de corpos", "zumbis" e "homens feitos às pressas" – que podem ser, por exemplo, não-todo-humanos ou ainda-não-animais.

Onde o totemismo reconhece uma oposição do tipo homem/animal, o animismo percebe um número indeterminado de formas de vida, todas elas "humanas", vestidas com as mais diversas "roupas" não humanas. Encontrar-se com tais formas de vida "desnudas" é *um signo seguro de que as condições não são normais*[75], ou seja, de que a *perspectiva* não é normal, mas nunca de que o *outro* não é normal. É em sentido semelhante que Lacan dirá que o conceito de semblante está mais próximo da natureza do que do artifício ou que a aparência não se opõe apenas à essência, mas a si mesma, tomada em sua realidade de aparência[76].

---

74 Ibidem, p. 385.

75 Ibidem, p. 350.

76 Jacques Lacan, *O seminário*, livro 18. *De um discurso que não fosse semblante* (1971) (Rio de Janeiro, Zahar, 2009).

Podemos pensar, de modo homólogo, que a oposição entre psicose e neurose, a mais forte oposição estrutural da psicopatologia psicanalítica, é uma oposição semelhante àquela que detalhamos entre totemismo e animismo. De fato, do ponto de vista do totemismo, que privilegia a metáfora como princípio de ordem e classe, o animismo representa um déficit e pode ser percebido como ausência de certas determinações. Para a atitude totemista, historicamente prevalente na psicanálise, os animistas trabalham com um tipo de pensamento mágico próprio das crianças, dos psicóticos e dos povos primitivos, ou seja, suas operações simbólicas privilegiam a metonímia e o fetichismo. Enquanto os totemistas lidam com a diferença, representada pelo patológico, criando uma multiplicidade de culturas, os animistas-perspectivistas admitem que só há uma cultura, e são as naturezas individuais que variam.

Se a paternidade determinada é uma relação adotada pela neurose como matriz de todas as outras relações, a objetalidade indeterminada, que é uma propriedade dos corpos ou dos seres, é adotada pelos animistas como matriz de todas as outras trocas. Basta imaginar as diferenças psicopatológicas colocadas dessa maneira para compreender que não há nenhum déficit de simbolização na psicose, nenhuma carência de função representativa, apenas uma diferença quanto ao lugar de incidência da questão estrutural: o corpo ou o sujeito.

O perspectivismo ameríndio é um *perspectivismo somático*, no qual o corpo é entendido como roupa, envoltório ou semblante que deve ser continuamente produzido ou fabricado[77]. A roupa é concebida como produção de um corpo, está mais para um equipamento de mergulho que instrumentaliza ações do que para a máscara de carnaval que esconde uma identidade essencial:

> Todos os corpos, o humano inclusive, são concebidos como vestimentas ou envoltórios; mas jamais se veem animais assumindo a veste humana. O que se acha são humanos vestindo roupas animais e tornando-se animais, ou animais despindo suas roupas animais e revelando-se como humanos. A forma humana é como o corpo dentro do corpo, o corpo nu primordial – a alma do corpo.[78]

---

[77] Eduardo Viveiros de Castro, "Perspectivismo e multinaturalismo na América indígena", em *A inconstância da alma selvagem*, cit., p. 345-400.

[78] Ibidem, p. 389.

O psicanalista como xamã: reformulação

A reformulação representada pela revisão do papel do xamanismo transversal amazônico, no quadro do perspectivismo, permite repensar a antiga tese de Lévi-Strauss[79] de que o psicanalista é um xamã moderno.

> As experiências do doente representam o aspecto menos importante do sistema, se se excetua o fato de que um doente curado com sucesso por um xamã está particularmente apto para se tornar, por sua vez, xamã, como se observa, ainda hoje na psicanálise.[80]

Seria preciso saber qual tipo de xamã temos diante de nós: *o xamã horizontal,* cujos poderes derivam da inspiração e do carisma, que não estão isentos de agressividade e ambiguidade moral e cuja retórica baseia-se na preservação da exterioridade do *socius* por meio da oposição entre sacrificador e vítima; o *xamã vertical,* mestre cerimonial, guardião pacífico de relações esotéricas hierarquizadas, voltadas para a reprodução interna do grupo; ou o *xamã transversal,* capaz de adotar perspectivas não humanas, transmutar perspectivas, realizar deslocamentos pragmáticos, que afetam lugares-funções de sujeito e objetos, de ego e inimigo, de si e de outrem[81].

O *xamã transversal* é um mestre nesse esquematismo cósmico entre determinação e indeterminação, dedicado a comunicar e administrar perspectivas cruzadas e os estados não formulados do espírito, conferindo sensibilidade aos conceitos e inteligibilidade às intuições. O xamã é um ser transespecífico, humanoide e andrógino capaz de ver a forma interna humana sob a roupa vestida por *determinada forma de vida* e ao mesmo tempo ler seu mito, ou seja, "a história do tempo em que homens e animais não se distinguiam"[82].

---

[79] Claude Lévi-Strauss, *Estruturas elementares de parentesco* (1949) (Petrópolis, Vozes, 1982).

[80] Idem, "O feiticeiro e sua magia" (1949), em *Antropologia estrutural* (1957) (Rio de Janeiro, Civilização Brasileira, 1973).

[81] Eduardo Viveiros de Castro, "Xamanismo e sacrifício", em *A inconstância da alma selvagem,* cit., p. 461-70.

[82] Claude Lévi-Strauss, "A estrutura dos mitos" (1955), em *Antropologia estrutural,* cit., p. 193.

Vendo os seres não humanos como eles se veem (como humanos), os xamãs são capazes de assumir o papel de interlocutores ativos no diálogo; sobretudo são capazes de voltar para contar a história, algo que os leigos dificilmente podem fazer. O encontro ou o intercâmbio de perspectivas é um processo perigoso, e uma arte política – uma diplomacia.[83]

Em trabalho anterior sobre a história das práticas que determinam a invenção do tratamento psicanalítico, insistimos na tese da psicanálise como cura e da cura como arte política. Tentamos mostrar como, desde a antiguidade da medicina grega, das práticas filosóficas do cuidado de si, até a retórica, desde a modernidade de Montaigne, Kant e Hegel, as diferentes práticas de cura, de tratamento e de cuidado presentes na arqueologia da clínica psicanalítica têm em comum esse componente político, da recusa ao exercício do poder como condição de autenticidade de uma práxis[84]. Outra coisa, entretanto, é apresentar uma diagnóstica compatível com essa arte política da cura.

Se a arte política parece um terreno por demais vasto e incerto, convém lembrar a recorrência de quatro narrativas fundamentais em torno da causação do adoecimento, desenvolvidas dentro do mononaturalismo moderno[85]:

1. perda da alma ou possessão;
2. quebra de tabu;
3. intrusão de um objeto;
4. dissolução da unidade do espírito.

Estudando mais de uma centena de culturas ao longo do mundo, Clements percebeu que a concepção de doença cria uma espécie de estratégia espontânea de cura. No caso da violação de tabu, a cura baseia-se na confissão, assim como no caso da intrusão do objeto o tratamento baseia-se no exorcismo, ou seja, extração mecânica ou ritual do objeto impuro. Os casos 1 e 2 predominam em formas de vida totêmicas, nos quais a cura se estrutura por meio do sacrifício, da solidão e da aliança, culminando com

---

[83] Eduardo Viveiros de Castro, "Perspectivismo e multinaturalismo na América indígena", em *A inconstância da alma selvagem*, cit., p. 358.

[84] Christian I. L. Dunker, *Estrutura e constituição da clínica psicanalítica: uma arqueologia das práticas de cura, psicoterapia e tratamento*, cit.

[85] Forrest E. Clements, "Primitive Conceptions of Disease", *University of California Publications in American Archeology and Ethnology*, v. XXXII, n. 2, 1932, p. 185-252.

um atravessamento do estado de isolamento. Os casos 3 e 4 prevalecem entre os povos animistas, nos quais o canibalismo e a incorporação são constantes e o xamanismo e a metamorfose corporal compõem o modelo do processo de cura. No animismo, a cura corresponde ao atravessamento do horror causado pelas experiências de indiferenciação entre homens e animais, entre amigos e inimigos. Excluímos aqui um tipo de concepção do adoecimento pré-moderno que Clements chama de bruxaria.

Reencontramos agora as duas metadiagnósticas da modernidade. Na variante totêmico-paranoide, a experiência é recomposta pela redução da determinação, enquanto na vertente animista-esquizoide a experiência é recuperada por meio da expansão da indeterminação.

Assim como no perspectivismo ameríndio a "condição original comum a homens e animais não é a animalidade, mas a humanidade"[86], na diagnóstica psicanalítica a condição comum entre normalidade e patologia é a patologia, não a normalidade. Se "os humanos são aqueles que continuaram iguais a si mesmos, os animais são extra-humanos, e não os humanos ex-animais". Homologamente, neuróticos, psicóticos perversos são formas de vida patológicas, que perderam os atributos herdados ou mantidos pelos humanos normais. Contudo, tais humanos "normais" são uma perspectiva e uma forma de vida impossível, uma vez que esta não é mais pensada como essência interior comum e universal, consoante ao humanismo trivial. Animais e demais seres cosmopatológicos continuam a ser humanos, como as outras indeterminadas formas de vida, porque é o mundo, e não o sujeito, que se transforma a partir da mudança de perspectiva.

Se o mononaturalismo convencional, que caracteriza a modernidade, pensa o sujeito como *objeto insuficientemente analisado*, o multinaturalismo presente nos povos amazônicos entende o objeto como um *sujeito incompletamente interpretado*[87]. Não se trata de uma disputa para estabelecer a hegemonia entre modos de ver, representar ou conceituar, mas uma luta para fazer reconhecer qual mundo é necessário e obrigatório, tendo em vista um conjunto indeterminado de perspectivas possíveis. Todos os seres veem o mundo da mesma maneira; o que muda é o mundo que eles veem (multinaturalismo), ou seja, é a epistemologia que é constante, e a ontologia é variável.

---

[86] Eduardo Viveiros de Castro, "Perspectivismo e multinaturalismo na América indígena", em *A inconstância da alma selvagem*, cit., p. 350.

[87] Ibidem, p. 360.

Torção assimétrica

Dessa maneira, o que "nós" chamamos de sangue é a cerveja para o jaguar, e o que "nós" chamamos de barro lamacento é a grande casa cerimonial para as antas. O crucial é que "nós" ainda não sabemos disso e raramente vemos as antas sem suas roupas de antas. Ocorre que "nós", no quadro perspectivismo ameríndio, significa menos uma referência a substantivos e mais um uso pronominal indeterminado. Diferentemente do totemismo, no qual o nome comum é tomado na função dos nomes próprios, no animismo a identidade coletiva de "nós" está sujeita à extensão indeterminada, indo desde a parentela ao grupo de origem e incluindo seres desconhecidos.

Entre os araweté há restrições e evitações calculadas quanto ao uso da autorreferência e da onomástica pessoal, de tal forma que o próprio nome raramente é pronunciado por seu portador. Sutil diferença necessária entre dizer: "eu me chamo X" (totemismo) e "sou chamado de X por Y" (animismo). Logo, toda posição à qual se atribui um ponto de vista ou uma intencionalidade será também um sujeito. Basta pensar a topologia do significante como dois pontos necessários para formar um conjunto, dos quais um deles representa um sujeito, para perceber a profunda afinidade entre o animismo perspectivista e a teoria lacaniana. Inversamente, basta ver como o problema da autorreferência confunde-se em Lacan com o tema da metáfora para perceber a proximidade entre a teoria das estruturas clínicas e o totemismo. Tendo em vista essa aproximação, podemos formalizar um exemplo de como o animismo perspectivista acrescenta uma nova articulação nas oposições entre falta e excesso e entre determinação e indeterminação:

(a) Humanos estão para si mesmos assim como os salmões estão para si mesmos (mononaturalismo reflexivo identitário).

(b) Salmões veem a si mesmos como humanos *porque* os humanos os veem como salmões, vendo-se a si mesmos como humanos (torção simétrica do totemismo).

Comparemos essa dupla alternância com a assimetria da torção animista:

(a) Salmões parecem com outros salmões, assim como os humanos parecem com outros humanos (animismo).

(b) Salmões não parecem humanos para outros humanos, assim como humanos não parecem salmões para outros salmões (perspectivismo).

(c) Humanos veem-se como humanos, mas são vistos como não humanos (animais, espíritos) pelos não humanos (torção assimétrica do animismo).

O primeiro grupo transformativo lembra a fórmula canônica proposta por Lévi-Strauss para formalizar a estrutura dos mitos, na qual um elemento é substituído por sua função e a função é substituída pelo inverso do elemento[88]. Dessa maneira, uma correlação entre identidades reflexivas explica o surgimento das diferenças, conforme o modelo totemista. Lacan absorveu esse conceito ao pensar a estrutura do sujeito como uma banda de Moebius, definida por sua *torção simples*. A novidade representada pelo animismo perspectivista exigiria uma reescrita da fórmula canônica, pois envolveria uma *dupla torção assimétrica*, cuja melhor representação topológica seria a garrafa de Klein, composta por duas bandas de Moebius com torções em sentido contrário. Mas a consequência mais interessante dessa aproximação está em perceber que, assim como a torção simples implica uma modalidade de reconhecimento baseada em identidades (imaginárias), a dupla torção assimétrica envolve uma improvável, e há muito procurada, maneira de reconhecimento na diversidade indeterminada (real).

Se isso se demonstrar correto, podemos corrigir a ideia de que a neurose é um mito individual[89] e a estratégia de formalização correspondente à tese de que o mito nem sempre reflete a comensurabilidade totêmica entre humanos e não humanos. A neurose é mais do que um mito individual porque somos mais do que indivíduos, em acordo com a ideia animista de que tanto humanos quanto não humanos são diferentes de si mesmos. É a correlação entre essas duas séries de diferenças que produz a identidade como estrutura simétrica e reversível: "Se todos têm alma, ninguém é idêntico a si"[90].

Vimos que o perspectivismo animista é um contraexemplo às formas de vida de prevalência totemista, extensivamente presentes na diagnóstica psicanalítica desde Freud. Se o animismo ameríndio é uma orientação consistente para a produção constante e indeterminada de um corpo, como matriz perspectiva da posição do sujeito, isso não o aproxima da psicose de nenhuma maneira; apenas permite pensá-la de modo menos deficitário. Não

---

[88] Claude Lévi-Strauss, "A estrutura dos mitos" (1955), em *Antropologia estrutural*, cit.

[89] Jacques Lacan, *O mito individual do neurótico* (1953) (Rio de Janeiro, Zahar, 2010).

[90] Eduardo Viveiros de Castro, "Perspectivismo e multinaturalismo na América indígena", em *A inconstância da alma selvagem*, cit., p. 377.

estou afirmando que a psicose é um tipo de animismo, o que retomaria, aliás, a antiga ideia freudiana da hierarquia das formas simbólicas e sua regressão nos estados patológicos. Igualmente seria incorreto reduzir a neurose a uma forma de totemismo moderno. O perspectivismo ameríndio é um ótimo modelo para pensar a oposição não sincrônica nem complementar entre as duas metadiagnósticas, não necessariamente para ser aplicado às diagnósticas clínicas elas mesmas.

A matriz neurótico-cêntrica da psicopatologia psicanalítica, mesmo que subsidiada por uma teoria da constituição do sujeito na qual processos metonímicos ocupam papel significativo, entende o *sintoma* como déficit de reconhecimento de uma determinação metafórica (paterno-totêmica).

O problema do mal-estar pode ser descrito agora como perda de experiência, não só adotando por referência a oposição histórica entre modernidade e pré-modernidade, mas também pela oposição entre mononaturalismo e multinaturalismo. Entendemos, com isso, por que a metadiagnóstica centrada na ideia de *excesso de experiências improdutivas de determinação* interpreta as experiências indeterminativas como improdutividade, déficit ou carência de determinação. Isso ocorre porque sempre pensamos o diagnóstico a partir da premissa do mononaturalismo totemista, ou seu equivalente freudiano, a premissa universal do falo, que só consegue perceber um mesmo mundo, idêntico a si, no qual "nós" somos o elemento variável.

Recentes pesquisas etnográficas, no quadro renovado do pós-estruturalismo, longe de descartar a importância do totemismo, vêm revelando como este deve ser pensado como um caso particular, separável tanto do mono quanto do multinaturalismo. Enquanto o totemismo se ergue diante da *experiência da perda* de si, o animismo aponta para a *perda da experiência* do Outro. Enquanto o totemismo enfatiza a castração do Outro, o animismo perspectivista prende-se à *dissolução* de si. O resultado mais interessante desse experimento mental baseado na suposição de homologia entre formas vida antropológica e historicamente definidas e a racionalidade diagnóstica da psicanálise lacaniana é que em ambos os casos a soma das possibilidades não nos leva a encontrar a totalidade do sistema.

O sonho borgeano de um catálogo com todas as formas de sofrimento, de sintoma e de mal-estar é um traço do totemismo. A soma das posições naturalista (mono e múltiplo), totemista e animista não forma e jamais formará, como esperamos ter demonstrado, um ponto de vista comum sem que isso represente ao mesmo tempo um relativismo. Esse universal fraturado, expresso por uma psicopatologia não toda, é o que se pode esperar dessa nova fase das relações entre psicanálise e teoria social.

Um dos equívocos indiretamente propagados pelas novas descobertas do funcionamento cerebral e da genética humana é confirmar a atitude mononaturalista. Entre psicanálise e psiquiatria, há divergências, mas penso que elas não residem nos pontos mais habitualmente focados. Por exemplo, não há nada de contrapsicanalítico na ideia de que a depressão ou outros sintomas de mesmo porte ou regularidade correspondam a um desequilíbrio dos mecanismos de produção e recaptação de neurotransmissores como a serotonina, a dopamina ou a adrenalina. Também não há nada de avesso à psicanálise na tese de que a depressão não é tristeza, pânico não é angústia ou que mania não é felicidade. Há um debate fértil em andamento entre a psicanálise e as neurociências, mais produtivo, em certo sentido, do que aquele que se verificou historicamente entre a psicanálise e as ciências do comportamento. Isso pode ser atribuído ao fato de que no caso das últimas há uma diferença de método, enquanto no caso das duas primeiras há uma afinidade ancestral de objeto.

O leitor deve perceber que a discussão, assim colocada, toma por pressuposto a unicidade dos sintomas psicopatológicos, ou seja, o fato de que eles são idênticos a si mesmos e se repetem da mesma maneira, assim como nos outros tipos de doenças conhecidos. A regularidade do processo justifica a eficácia de estudos comparativos. Pacientes com a mesma doença em condições semelhantes reagem de forma semelhante aos mesmos medicamentos. A premissa da universalidade biológica de um processo está constantemente associada com fixidez, regularidade e invariância da sucessão ou simultaneidade de seus fenômenos. O significado social do adoecer e do tratar podem variar, mas sua determinação causal e etiológica permanece a mesma. A forma de manifestação e interpretação cultural é relativa, mas a essência é a mesma porque pertence a outro registro ontológico: a natureza.

Vê-se, assim, como aderir ao mononaturalismo é tentador, por razões de método e uma atitude quase espontânea para nossa mentalidade científica. Ela é tão cativante que produz uma única inversão possível de si mesma: o mentalismo dualista. Ou seja, se não advogamos a determinação materialista no formato descrito é porque, no fundo, acreditamos em espíritos ou forças sobrenaturais. A ideia de que há outras formas de materialismo, como o materialismo da linguagem, bem como outras formas de naturalismo, como o multinaturalismo, simplesmente não foi considerada até aqui.

Por que a psicanálise precisa de uma teoria do reconhecimento?

Se as considerações apresentadas têm procedência, o que o perspectivismo ameríndio acrescentaria de novo para a psicanálise seria um ganho de ampliação e complexidade para sua teoria do reconhecimento. Mas isso presume que a psicanálise precisa de uma teoria do reconhecimento, o que não é, em absoluto, consensual.

Se queremos entender a importância e a extensão da teoria do reconhecimento no interior do projeto clínico de Jacques Lacan, precisamos rever alguns antecedentes que presidiram a emergência mais clara desse programa na forma da antropologia filosófica de Alexandre Kojève durante os anos 1930. Um dos traços mais marcantes do comentário kojeveano de Hegel é seu recuo estratégico em relação às demais modalidades marxistas, então hegemônicas, que filtravam o autor de *A ciência da lógica* por meio de uma teoria do conhecimento plenamente confiante no acabamento progressivo das ciências e na marcha teleológica da história. O interesse crítico de Kojève na epistemologia – aliás, homólogo, nesse ponto, tanto da fenomenologia Husserl quanto de Heidegger – reside muito mais na crítica dos pressupostos não explicitados da metafísica do que na purificação da dialética como método universal de conhecimento ou como razão das razões da ciência.

> Independente do que pensa Hegel, *Fenomenologia* é uma antropologia filosófica. Seu tema é o homem como humano, o Ser real na história. Seu método é fenomenológico no sentido moderno do termo. Essa antropologia não é psicologia nem ontologia. Ela quer descrever a essência integral do homem, isto é, todas as possibilidades humanas (cognitivas, afetivas, ativas).[91]

Salta aos olhos, nessa passagem de *Introdução à leitura de Hegel*, a heterogeneidade dos qualificativos atribuídos à essência do homem. Todas as possibilidades do humano se dividem em três: "afetivas, cognitivas e ativas". Apesar da evidente simplificação redutiva, essas são três dimensões compatíveis com as modalidades historicamente prevalentes de entendimento do conceito de reconhecimento examinadas por Ricouer[92].

---

[91] Alexandre Kojève, *Introdução à leitura de Hegel* (1933-1934) (Rio de Janeiro, UERJ/ Contraponto, 2002), p. 37.

[92] Paul Ricoeur, *Percurso do reconhecimento* (2004) (São Paulo, Loyola, 2006).

O reconhecimento pode ser entendido como um processo de identificação inteligível de objetos, que seriam recognoscíveis no conceito por meio de traços. Reconhecer, segundo o esquema-esquematismo kantiano, é ligar a receptividade sensível com a espontaneidade do entendimento. O reconhecimento é a operação que torna a síntese indiscernível do processo de constituição de unidades. Unidade cumulativa do tempo, do ponto de vista da *quantidade*; unidade na qual se baseia a continuidade *qualitativa*; unidade de *ordem* que identifica sucessão objetiva e sucessão subjetiva; e, finalmente, unidade de *modalidade*, que explica a ação recíproca universal envolvida na causalidade. É essa acepção de reconhecimento que se tornou, na modernidade, a matriz para a definição do que viria a ser o conhecimento.

A segunda vertente da ideia de reconhecimento insiste em sua dimensão de índice de afeto, ou seja, de afetação (*affectio*), aparecendo como forte marcador da presença do sujeito moral. Encontramos aqui os pares que partem da oposição aristotélica entre decisão e prudência (*phronesis*), que reaparecem na tensão cristã entre prometer e perdoar ou nos recursos modernos envolvendo contar-narrar (*Erzahlen*) e descrever (*Beschreiben*).

Observe-se que há uma posição decidida de Lacan contra o conhecimento a partir da valorização do reconhecimento. O conhecimento é paranoico, projeção egoico-antropomórfica, fascínio não reconhecido pelas formas de si mesmo, "*me-co-naissence*". A douta ignorância é uma paixão libertadora porque ela nos afasta do amor e do ódio, que demandam objetivação do outro e reificação de si, como modalidades antropologicamente estáveis de alienação.

Essas duas vertentes da experiência de reconhecimento, cognitiva e narrativa, estão presentes na psicanálise. Afinal, foi por meio de uma experiência envolvendo a subtração do afeto e o bloqueio da lembrança que Freud propôs uma teoria da perda e da recomposição da identidade da lembrança em tensão com a desfiguração e o reconhecimento da unidade do desejo. Também o segundo capítulo da teoria freudiana do reconhecimento está marcado pela alternação entre narcisismo e sexualidade, ou seja, pela tensão entre uma concepção sobre a gênese do eu, baseada na oposição entre o Outro e o mesmo, e uma teoria da estrutura sexual do desejo, marcada pela tensão entre o um e o Outro.

O produto desse duplo quiasma no interior da teoria psicanalítica do reconhecimento implica uma espécie de fratura antropológica fundamental. Fratura que não se dá em absoluto entre o cognitivo e o afetivo, mas entre uma *falsa identidade* representada pelo par eu-outro (imaginário) e uma *falsa unidade* representada pelo par sujeito-Outro (simbólico). Passar do desejo de reconhecimento, comandado pela aspiração egológica de identidades ideais, para o reconhecimento do desejo, como experiência temporal de unidade, surge assim como o primeiro axioma ético de Lacan. Lembremos que o dito de Rimbaud[93] é que "*o eu é outro*", e não que "*o um é o outro*". Pelo contrário, o *um* jamais será o *outro*. Será impossível passar de "um" Outro ao outro. Notemos a disparidade entre o *um* como assunto simbólico expresso no conceito de traço unário (*einziger zug*), o Um como tema ontológico entre Real, Simbólico e Imaginário (*Il y a d'lun*) e o sentimento imaginário de unidade experimentado pelas massas ou pelos amantes (*Verliebtheit*).

É aqui que podemos introduzir a terceira forma de apreensão do conceito de reconhecimento, representada pela dialética e, mais precisamente, pela ideia de luta pelo reconhecimento. Essa luta não é apenas, como se pode pensar, pela posse das imagens e pelo reconhecimento de si, como realização do amor-próprio, é principalmente uma luta para definir a lei pela qual o desejo se distribuirá entre os participantes. E ela só será a lei estabelecida e vitoriosa quando for realizada. A realização da lei é o que está em jogo na luta real, que tem a morte e a desaparição como horizonte. Essa é a tradição de Hegel, de Kojève, mas também de George Herbert Mead e de Lacan até 1960.

Quer seja pela matriz da experiência amorosa (o poder da natureza), quer seja pelos impasses do contratualismo jurídico (o poder da universalidade) ou das exigências imponderáveis de realização de uma forma de vida (o poder do viver desigual), estamos às voltas com o reconhecimento de uma pluralidade ordenada de gramáticas de reconhecimento. A passagem pelo simbólico envolve o reconhecimento de leis de reconhecimento. É essa torção do reconhecimento sobre si mesmo e sobre a alteridade que permite a Lacan descrever as diferentes montagens da necessidade de discurso, da

---

[93] "Com efeito, *EU é outro*. Se o cobre acorda clarim, a culpa não é dele. Para mim, é evidente: assisto à eclosão do meu pensamento: fito-o, escuto-o: dou com o golpe de arco no violino: a sinfonia tem um estremecimento nas profundidades ou salta de súbito para a cena. [...] O Poeta faz-se vidente por um longo, imenso e ponderado desregulamento de todos os sentidos. Todas as formas de amor, de sofrimento, de loucura; procura por si próprio, esgota em si próprio todos os venenos para só lhes guardar as quintessências." Arthur Rimbaud, "Lettre à Paul Demeny" (1871), em *Ouvrès complètes* (Paris, Gallimard, 1972, Coleção Bibliothèque de la Pléiade), p. 249-54.

demanda e da transferência, incluindo aqui seu momento interno de separação, que é o desejo. O agente, o outro, mas também o objeto (que se oferece, que se troca, que se compartilha, que se cede), estão submetidos a essa negação terminal. E essa negação terminal é o reconhecimento do que não pode ser reconhecido. Lembremos que a estrutura da demanda implica que "te peço que recuse o que ofereço, porque não é isso". Momento no qual a identidade sem unidade representada pela oposição entre agente e outro se vê subvertida pela unidade sem identidade deste dêitico[94]: *isto*.

Voltando à citação de Kojève sobre as três condições antropológicas do humano – cognitivas, afetivas e ativas –, não seria difícil reduzir o conceito de atividade a um caso particular das operações de unidade e unificação, por exemplo, como atividade de contagem. Também não seria problemático introduzir a dimensão de afeto da noção de reconhecimento como uma aspiração de identidade, por exemplo, como reversão da potência ao ato. Afinal, é exatamente isso que o construtivismo ou o sociointeracionismo fazem ao pensar a gênese das capacidades sociais por meio de esquemas circulares de autoafecção e interiorização de normas.

Mas, então, por que Kojève teve de acrescentar, além das disposições morais e epistemológicas, este terceiro qualificativo: *ativas*? Tudo se passa como se essa terceira atribuição fosse um excesso categorial. Como se, por exemplo, primeiro afirmássemos que os seres se dividem entre humanos, inumanos e psicanalistas. Obviamente os psicanalistas são *ou* seres humanos *ou* seres inumanos (como facilmente advogarão as hostes lacanianas).

Essa aparente inconsistência classificatória, que poderia ser remetida diretamente a Hegel, parece derivar de outro autor que exerceu influência simultânea em Lacan e Kojève, a saber, Émile Meyerson. Esse químico e teórico da ciência, crítico do positivismo ainda antes de sua expansão vienense, introduziu na teoria do conhecimento a inevitabilidade do conceito de Real. Lembremos que para o autor de *Identidade e realidade*[95], como para os surrealistas, a estrutura da razão é tal que não se pode conhecer o real

---

[94] "Os dêiticos. Entendem-se por esse termo expressões cujo referente só pode ser determinado em relação aos interlocutores. Assim os pronomes da primeira e da segunda pessoa designam respectivamente a pessoa que fala e aquela a quem se fala. Benveniste mostrou que os dêiticos constituem uma irrupção do discurso no interior da língua." Oswald Ducrot e Tzvestan Todorov, *Dicionário enciclopédico de ciências da linguagem* (São Paulo, Perspectiva, 2010), p. 232.

[95] Émile Meyerson, *Identité et réalité* (Paris, Félix Alcan, 1908).

sem reduzi-lo a outra coisa qualquer diferente dele mesmo. Portanto, o Real resiste à identidade, mas não à unidade. Disso decorre que o conceito de natureza carrega, necessariamente, expectativas de regularidade. Expectativas que se apresentam na forma de princípios ou leis (*lawfullness*). Pensar é identificar, e identificar é uma tendência *a priori* da razão. Outra coisa é o processo de identificação que se exprime melhor como uma experiência. A identificação liga o antecedente ao consequente, na unidade do princípio causal. Para Meyerson, assim como para Lacan, a identidade é uma figura residual e sintomática, criada retrospectivamente pela supressão do tempo no interior desse processo.

Mas identidade não é o mesmo que identificação. A identificação é o ato concernente à identidade. É por meio da identificação que se postula, por exemplo, a unidade da matéria e sua posterior redução ao espaço, como reza um dos tópicos iniciais da ontologia. Mas nem por isso toda ontologia deveria partir da presunção de identidade. Para produzir unidades, a identificação deve suprimir o tempo e excluir o que resta do processo como irracionalidade. E é essa supressão que constitui a falsa aparência de identidade. Retenhamos da epistemologia de Meyerson essa irredutibilidade entre identidade e identificação, pois ela é o que justifica a intromissão de um elemento exterior à experiência antropológica do conhecimento-reconhecimento, ou seja, a figura negativa e exterior chamada, desde então, Real.

Talvez esse problema possa ser emparelhado com outra tríade bastante curiosa do comentário kojeveano de Hegel. Do ponto de vista da luta pelo reconhecimento, as ideologias se dividiriam em três casos históricos[96]:

1. As ideologias caracterizadas pelo desejo *anterior à luta pelo reconhecimento*, cujo modelo é o Egito antigo, mas também os povos caçadores guerreiros, nos quais o desejo se realiza por meio do trabalho compulsório, sem que o escravo tenha que reconhecer seu senhor.

2. As ideologias das sociedades dominadas *pela luta pelo reconhecimento*, cujo modelo é a Antiguidade grega e suas tragédias que exprimem a tensão entre o particular e o universal, conferindo a dimensão trágica para a relação entre mestres e escravos.

3. As ideologias das sociedades dominadas pelo trabalho *posterior à luta pelo reconhecimento*, cujo modelo são as comunidades cristãs como correlato social do advento da modernidade. É só neste terceiro momento

---

[96] Alexandre Kojève, *Introdução à leitura de Hegel*, cit., p. 555-7.

que a ciência torna-se um modelo central para o conhecimento. Também é só neste momento que conhecimento e reconhecimento se separam definitivamente.

Logo, a luta pelo reconhecimento não é um processo universal, necessário e constitutivo de toda e qualquer forma de vida. Ela é uma vicissitude histórica das formas de consciência para as quais identificação e identidade encontram-se reunidas pelos atos de negação e por efeitos diferenciais de sujeito. Entendemos agora que as séries *cognitiva* e *afetiva* compreendem, cada qual, um sistema de negação interno que seria negado pelo terceiro termo, a *atividade*. Sabemos que o fundamento da antropologia kojeviana são os atos de negação: trabalho, desejo e linguagem. Contudo, negar a *unidade*, categoria essencial para a lógica do conhecimento, é algo diferente de negar a *identidade*, dimensão fundante da dinâmica dos processos de individualização. Os atos simbólicos de negação recaem de forma indeterminada sobre identidade e unidade. Isso ocorre porque tal tipo de negação cria seus próprios pressupostos em termos de posições de identidade e unidade. É por isso que a *Bejahrung* (afirmação) é um antecedente histórico da *Verneinung*[97] (negação), da *Verdrängung* (recalque) e da *Verwerfung* (foraclusão).

Esse desenvolvimento sobre as origens da teoria lacaniana do reconhecimento em Kojève e Meyerson, que condiciona a posterior recepção de Politzer e depois de Koyré, será agora interposto para elucidar um momento de instabilidade teórica no interior da psicanálise de Lacan. Lembremos que o período conhecido como *retorno a Freud*, está marcado por dois movimentos cruzados. No primeiro lance, Lacan mostra que o inconsciente está estruturado como uma linguagem; no segundo, ele empreende uma leitura estrutural de casos clínicos e estruturas clínicas baseada em algumas oposições: psicose e neurose, fobia e fetiche, histeria e neurose obsessiva. Assim como em Freud há uma homologia entre sonho e sintoma, em Lacan há uma homologia entre *estrutura do inconsciente* e *estruturas clínicas*. Portanto, quando verificamos modificações substanciais nos conceitos que organizavam a leitura do *inconsciente estruturado como linguagem*, tais como significante, falo e Nome-do-Pai, imediatamente perguntamos por suas implicações para as definições, anteriormente postas, sobre as *estruturas clínicas*: metáfora paterna, articulação de registros (esquema R), modalidades de negação.

---

[97] Jacques Lacan, *O seminário*, livro 3. *As psicoses*, cit.

O mesmo princípio de método deveria ser observado quando abordamos o momento da virada ética dos anos 1960. Depois de um período de intensa mobilização epistemológica, que sucede a introdução do conceito de *objeto a*, nos perguntamos por suas implicações na estrutura da clínica: a teoria da fantasia, do ato do psicanalista. Aqui se efetiva, no interior da obra de Lacan, uma crítica radical do princípio de identidade contemporânea da descrição metapsicológica do *objeto a*. O *objeto a*, por um lado, pode ser apresentado como aquilo que no interior de uma relação de reconhecimento não pode ser reconhecido, cognitivamente, porque não faz relação de identidade. Por outro lado, ele pode ser reconhecido afetivamente em certos signos da corrupção de relações. É por isso que a angústia é a única forma de expressão subjetiva do *objeto a*.

Os desenvolvimentos que vão do seminário XI, sobre os *Quatro conceitos fundamentais da psicanálise*, ao seminário XV, sobre o *Ato do psicanalista*, precedem um novo bloco de seminários nos quais se desenvolve a noção de discurso. Ora, a teoria dos quatro discursos surge no final dos anos 1960 como reformulação da teoria do reconhecimento, já desenvolvida no escopo das estruturas clínicas e do inconsciente estruturado como linguagem, mas agora absorvendo o conceito de *objeto a*. Por isso podemos dizer que os quatro discursos encerram uma concepção do que vem a ser uma relação (*rapport*) para Lacan, ou seja, um laço social, que envolve produção de aparências de identidade, determinação do desejo e, ao mesmo tempo, que contorna o real do mal-estar e da impossibilidade.

Inversamente, a teoria dos três registros e as teses sobre a sexuação, desenvolvidas nos anos 1970, apresentam uma concepção não relacional do *objeto a*. Elas propõem uma concepção de reconhecimento baseada em circunstâncias nas quais ele fracassa. Em outras palavras, o Outro só pode ser reconhecido, no sentido de gerar gramáticas de relações intersubjetivas marcadas pela unidade (pelo traço unário), se ele não for conhecido, no sentido de efetivar experiências de redução da identificação à identidade. Surge aqui uma possibilidade inédita de que as experiências de fracassos de reconhecimento sejam relidas como impossibilidade de reconhecimento. Passamos, assim, da primazia das experiências de determinação para a valorização das experiências de indeterminação, quiçá, da primazia totêmica para a inconstância animista.

Temos, então, uma tensão entre estruturas antropológicas e estruturas ontológicas, no interior das quais o *objeto a* aparece como uma espécie de comutador. Isso divide as estruturas antropológicas lacanianas entre uma teoria das relações, falicamente organizadas, e uma teoria das não relações. É no interior desta última que se encontram as inúmeras formulações sobre a inexistência da mulher, da relação sexual, do Outro, sem que se saiba muito bem o que significa "existir" ou "não existir" nesse contexto. Observemos que esse problema é apenas encaminhado por sua multiplicação em oposições do tipo escrever e não escrever, cessar e não cessar, inscrever e não inscrever.

"O significante é idêntico ao status do semblante."[98] Por meio desse novo conceito, o semblante, entende-se o que confere ao discurso sua aparência "natural" de unidade. Semblante ambíguo, posto que expresso pela partícula genitiva "de", que pode ser lida em versão objetiva, no sentido de que o discurso fala *sobre o que versam seus fatos de enunciado*, ou em versão genitiva subjetiva, no sentido de que o discurso fala *de quem dele participa*, por partilhar sua enunciação. O conceito de semblante recupera e amplia a antiga noção de *shifter* ou de dêitico empregada por Lacan para designar o ponto no enunciado no qual se inscreve a enunciação. Lembremos que a função do *shifter* é associada à função do sujeito em *Subversão do sujeito e dialética do desejo* (1960). Assinalemos a quantidade de expressões deiticamente assimilativas criadas por Lacan: acoisa (*lachose*), latusa (*latuse*), anormalidade (*anormalité*), alíngua (*lalangue*) – são conceitos-dêiticos que jogam tanto com a indeterminação indicial do *objeto a* quanto com a função de inscrição do sujeito da enunciação no enunciado.

Se o semblante é uma aparência posta como aparência, ele comporta duas declinações importantes: o significante – significante-mestre ou o significante do saber – e também a letra. Ele é "nó formado pelo enunciado, pela repetição e pelo gozo"[99]. Quando Lacan fala em *homem* ou em *mulher* como semblantes, remete a uma concepção de existências sem essências, mas também de aparências como aparências. É nessa dupla acepção que a ideia, discursivamente veraz, de *para-todo* se opõe a noção, não menos plausível, de *ao-menos-um*. A famosa leitura da proposição particular como particular máxima[100], que engendra as fórmulas da sexuação, supõe que há um regime de existência no qual é possível contar por um. Mas nesse regime de existência não há nenhum objeto que caia sobre o conceito de "não

[98] Idem, *O seminário*, livro 18. *De um discurso que não fosse semblante*, cit., p. 15.

[99] Ibidem, p. 19.

[100] Guy Le Gaufey, *El notodo de Lacan* (Buenos Aires, Literales, 2007).

idêntico a si mesmo" (Frege). Como não há nenhum objeto que caia para esse conceito, conclui-se que ele corresponde ao conjunto vazio. E o número que devemos associar a esse conjunto vazio é o zero, índice e indexador do sujeito na cadeia significante.

O problema é que nós não temos nenhum *discurso do homem* e nenhum *discurso da mulher*. Se os quatro discursos giram em torno da produção de unidades – semblantes –, se eles contornam o Real, eles geram o efeito de *assexualização* da experiência humana. Conforme o neologismo lacaniano, as relações de longo prazo, como casamentos, tendem a tornar o laço *homme-sexuel* (homo-sexual). Tudo isso leva a crer que Lacan percebe que sua teoria do reconhecimento, baseada na inscrição posicionalmente diferencial do falo ou na inscrição posicional do *objeto a*, é impotente para lidar com a diferença ontológica entre os sexos. Essas teorias abordam a sexualidade como princípio de proporcionalidade e, portanto, de identidade entre um lado homem e outro lado mulher.

Ora, isso sugere que o semblante é um conceito forjado para dar unidade, mesmo que aparente, às noções empregadas até então de forma aproximativa de um significante no Simbólico, como o Nome-do-Pai, um significante no Real, tal como se verifica na teoria da psicose como retorno do significante, e a ideia de um significante aprisionado no Imaginário, tal como encontramos na teoria da fantasia. Ocorre que o semblante faz a função da insígnia[101] paterna ou de semblante arcaico[102], ou seja, estabiliza ou coagula o campo da realidade como campo da unidade do gozo[103].

E aqui temos dois problemas. Os discursos não são a parte mais histórica do pensamento de Lacan. A diacronia enumerável – discurso do mestre, universitário, da histeria (*du histèrique*) e do psicanalista[104] (com o genitivo) – é insuficiente para representar o trabalho profundamente histórico, memorável e rememorável envolvido na acepção freudiana de sintoma e, por consequência, de simbolização. A dimensão histórica do sintoma será integrada à teoria dos discursos por associação com os quatro

---

[101] Jacques Lacan, (1971) *O seminário*, livro 18. *De um discurso que não fosse semblante*, cit., p. 21.

[102] Ibidem, p. 32.

[103] Por isso o gozo é semblante. Ibidem, p. 33.

[104] "Esses discursos são instaurados numa certa ordem, a qual, é claro, só se justifica pela história." Ibidem, p. 152.

impossíveis (que são impossíveis de fazer, mas não de escrever): governar, educar, fazer desejar e analisar, que derivam de uma teoria social do sintoma expressa por Freud em *O mal-estar na civilização*. A teoria das estruturas clínicas está para textos como *Sobre a psicopatologia da vida cotidiana, Dora* ou *O Homem dos Ratos* assim como a teoria dos discursos está para *Além do princípio do prazer*. Mas para tanto devemos distinguir o sintoma, como metáfora do desejo, do "semblante de sintoma"[105], que se produz pelo discurso.

O segundo problema é que a noção de semblante deve integrar a inflexão real da linguagem, a saber, a dimensão da escrita e da letra[106]. A distinção, antes flutuante, entre fala e escrita, se torna agora crucial, bem como a diferença entre o que pode ser falado, o que pode ser escrito e, em seguida, o que não pode ser escrito[107]. A teoria lacaniana da linguagem se mostra nesse aspecto contrária à reflexão sobre o ser. Seu problema primitivo não é uma expressão do *dasein*[108], mas uma teoria do *diese*, ou seja, do *disso*, como designação ostensiva do que pode ser falado, mas não escrito, e do que pode ser escrito, mas não falado.

Ideia similar parece ter sido desenvolvida por Soler[109] em seu trabalho de recuperação da categoria do *Isso* no interior da concepção do inconsciente estruturado como linguagem. Assim como o traço unário constitui a unidade simbólica do significante (unário), assim como a letra é uma unidade composta por traços, o semblante confere unidade ao conjunto heterogêneo de traços, signos e significantes. Nesse sentido, ele é uma categoria aproximável do que Foucault chama de dispositivos, ou seja, reunião de heterogeneidades que se apresentam, em aparência, como uma unidade ordenada e ordenante.

---

[105] Ibidem, p. 49.

[106] "[...] o inconsciente é estruturado como uma linguagem. Só que é uma linguagem em meio à qual apareceu a escrita." Ibidem, p. 83.

[107] "O significante *Isso* [...] evoca um referente. Só que não pode ser o certo. Essa é a razão que o referente é sempre real, porque é impossível de designar. Mediante o que só resta construí-lo." Ibidem, p. 43.

[108] "Acabou-se produzindo o ser-aí, que às vezes acabou-se traduzindo por presença, quer acrescentemos ou não o viva – enfim, em suma, o que para os doutos chama-se *Dasein*. [...] a única maneira de ser-aí é colocar-se entre parênteses." Vladimir Safatle, *Grande Hotel Abismo: por uma reconstrução da teoria do conhecimento*, cit., p. 71.

[109] Colette Soler, *O inconsciente: que é isso?* (São Paulo, Annablume, 2012).

Se o que expus até aqui merece apreciação, posso apresentar a hipótese de que a noção de semblante, lida na chave das estruturas clínicas, e não apenas na chave do inconsciente estruturado como linguagem, condensa as noções de sintoma (*Simptom*), de mal-estar (*Unbehagen*) e, ainda, a ideia pouco tematizada em Lacan, mas plenamente desenvolvida em *O mal-estar na civilização*, de sofrimento (*Leiden*). Isso poderia nos abrir caminho para uma análise propriamente histórica das formas de nomeação do mal-estar, suas oscilações como ponto de captura e identificação do sofrimento coletivo e até mesmo uma tentativa de compreender as transformações nos modos de apresentação do sofrimento psíquico e a hegemonia de certos sintomas ao longo do tempo. Sofrimento, sintoma e mal-estar fazem *Um*, um semblante. Possibilidade que nos levaria a falar em sintomas dentro de um discurso. Por exemplo, o transtorno do déficit de atenção com hiperatividade (TDAH) ou a dislexia parecem ser sintomas interiores a determinado discurso mestre-universitário. Poderíamos falar ainda de sintomas na inclusão ou na inscrição (no sentido de letra) em um discurso. Esse seria o caso primeiro da psicose, mas também de outras formas de laço social caracterizadas pela precariedade de inclusão discursiva, como o mutismo seletivo ou os transtornos *borderline*. A estrutura da neurose passa a ser a estrutura de uma ficção, e seu limite está em saber o que acontece quando a ficção fracassa. Os discursos são estruturas referidas à verdade, e não ao real.

"A escrita, a letra, está no real, e o significante, no simbólico."[110] Há, para essa oposição, um precedente imediato: a noção de ato. Passamos, assim, da alternativa discursiva entre o reconhecimento verdadeiro e o reconhecimento falso para a alternativa sexuada baseada no fracasso do reconhecimento do real. Vê-se, desse modo, que há um grande inconveniente em reunir a teoria do ato com a teoria dos discursos. Se nossa hipótese de leitura é correta, e se Kojève e Meyerson permanecem como chaves estruturantes tanto do problema do reconhecimento como do tema do real em Lacan, combinar discurso e sexuação é o mesmo que confundir o sistema interno de reconhecimento afetivo-cognitivo com o reconhecimento como atividade de negação externa.

O ato é ato sexual, ato falho, ato de fala, e, como vimos anteriormente, as características *homme-sexuelles* do discurso lidam com a sexuação no nível

---

[110] Jacques Lacan, (1971) *O seminário*, livro 18. *De um discurso que não fosse semblante*, cit., p. 114.

dos particulares fálicos. A disjunção entre a teoria do ato e a teoria dos quatro discursos é crucial para entendermos como podem conviver em Lacan a tese de que *há Um* (*y a dlun*), mas não há dois (no sentido do dualismo, do Outro sexo complementar ao primeiro). O que era antes *o ato* torna-se agora *a relação*, e é exatamente ela que não é um fato de discurso, mas um fato de escrita que condiciona toda topologia lacaniana[111].

Mas lembremos o principal atributo positivo introduzido pela noção de letra em comparação com o conceito de significante, ou seja, a letra requer e permite identidade, ao passo que o significante é pura diferença.

Enfim, o que o discurso "des-identifica" a sexuação "des-une". Uma psicopatologia que se queira *não toda* (*pas-tout*) deve renunciar a integrar essas duas maneiras de lidar com as relações entre universais e particulares, entre o conceito e os objetos que lhe caem, entre as formas de relação e as formas de não relação, entre casos típicos e casos atípicos.

Ora, a introdução da noção de semblante como unidade Imaginário-Simbólico-Real de linguagem possui um correlato importante em termos de teoria do sujeito. Introduz-se aqui uma deriva que vai abrir o caminho para o desdobramento de noções como ser-falante, vivente, e para a mais problemática associação provisória com o indivíduo, tal como aparece no seminário XX:

> Minha hipótese é a de que o indivíduo que é afetado pelo inconsciente é o mesmo que constitui o que chamo de sujeito de um significante [...]. Dizer que há um sujeito não é outra coisa senão dizer que há hipótese. A única prova que temos de que o sujeito se confunde com esta hipótese e de que é o indivíduo falante que o suporta é a de que o significante se torna signo.[112]

Portanto, o sujeito é uma hipótese, uma hipótese que se confunde com o indivíduo falante, hipótese que se verifica porque o significante (que representa um sujeito para outro significante) se transforma em signo (que representa algo para alguém). Tudo se passa como se o indivíduo, o indivíduo falante, fosse, então, um semblante do sujeito. A psicanálise precisa de uma teoria do reconhecimento porque sem ela não seria possível pensar esse descolamento, essa confusão provisória entre o indivíduo e o sujeito. Contudo, precisa ser uma teoria do reconhecimento que aceite seus próprios

---

[111] Ibidem, p. 76.

[112] Idem, *O seminário*, livro 20. *Mais, ainda* (Rio de Janeiro, Zahar, 1982), p. 194.

limites, ou seja, que aceite que há também fatos de "não relação", fatos de "inumanidade".

Não temos em Lacan o que seria um modelo narrativo, não totemista e não sacrifical (fálico) de uma não relação compatível com a tese de que a relação sexual não pode ser escrita. Ocorre que isso deriva de certo entendimento sobre a relação entre linguagem e sociedade, na qual o único universal não natural é justamente a interdição do incesto (por suposto impossível). O que não ocorreu a Lacan, nem em sua teoria do mito-estrutura, nem em sua concepção de letra-discurso e nem em suas teses sobre o gozo, a possibilidade de existência de sociedades que sem excluir o totemismo organizam seus laços sociais a partir de outro princípio, ou seja, o animismo. O animismo perspectivista contém uma concepção de reconhecimento, de linguagem e de nomeação cujo correlato no texto lacaniano talvez sejam suas observações erráticas sobre o inconsciente no Oriente, sobre o gozo das santas místicas ou a errância indeterminada do sentido em Joyce e Lol Von Stein. Nesses povos, a função da dêixis é absolutamente idiossincrática, assim como a função social da nomeação. Sua regra parece ser a indeterminação, e não a identidade pelo semblante. Sua estrutura de circulação fálica é pensada a partir do *encontro imprevisível na mata*, não pela troca regrada entre "nós" e "eles" de mulheres e palavras. A novidade e a sagacidade das fórmulas da sexuação é que elas não tomam a diferença entre animismo e totemismo como uma nova forma de dualismo, mas como uma complexa reformulação da noção de universal, que se nega ao mesmo tempo que se constitui, que existe em sua forma não essencial de ser.

As pesquisas de Vladimir Safatle em torno de uma antropologia do inumano parecem seguir nessa mesma direção de uma teoria não identitarista do reconhecimento em psicanálise. A formulação de uma teoria do sujeito que seja ao mesmo tempo crítica do individualismo e da antropologia humanista e política ou clinicamente útil aparece em seu programa de pesquisa para a reconstrução de uma teoria do reconhecimento. Uma teoria do reconhecimento como alternativa ao sujeito moderno e sua patologia autorreferente baseada na paixão da identidade. O sujeito dividido desde o inconsciente provisoriamente confundido com o sujeito político cujo sofrimento é tematizado pelos déficits de reconhecimento social.

Tanto Safatle quanto Viveiros de Castro criticam a antropologia de base que vem povoando a filosofia do sujeito, desde o século XIX, com frágeis e erráticas suposições sobre o desenvolvimento cognitivo da criança, observação comparada dos povos primitivos e a psicopatologia do sofrimento individual. Aqui surge um diagnóstico de época relativamente original. Sofremos por não conseguirmos nos instalar como indivíduos, sofremos com o excesso de experiências improdutivas de controle, alienação e determinação, seja na família, nas instituições, seja na figura maior do Estado. Mas sofremos ainda mais quando não podemos reconhecer que sofremos também pelo fechamento da vida em formas pré-constituídas e superdeterminadas. Sofremos, nesse caso, ao sermos tomados e ao nos tomarmos apenas como indivíduos, ocluindo o valor da liberdade contida nas experiências de indeterminação para além do que pode ser captado pelas formas jurídicas e pelos dispositivos normativos de identificação. Entre o *menos um* de *ainda não um indivíduo*, e o *um* de *apenas um indivíduo*, arma-se uma complexa rede conceitual de extração hegeliana: finito e infinito, determinação e indeterminação, fronteira interna e fronteira externa. Contra o universalismo monadológico, vemos se erguer um novo tipo de relação entre o universal e o existencial, aliás, extremamente elucidativa de um dos aspectos mais controversos da teoria de Lacan: as fórmulas quânticas da sexuação. É esse tipo de articulação transversal que ressoa em sua combinação de fontes, tanto por seus pontos de convergência quanto por seus impasses.

Sem reduzir a anomia à mera falta de ordem nem o indivíduo à substância autorreferente, baseada na autonomia formal do arbítrio do tipo livre escolha, livre consumo, argumentamos que uma teoria do reconhecimento deve conter espaço para a condição inumana. Corpo, desejo e sexualidade precisam tomar parte nessa nova teoria do sujeito (retomando a expressão de Badiou) para pensar o concreto. E o concreto deve incluir as figuras do indivíduo com as quais não ainda, ou não mais, conseguimos nos medir. Figuras da dissociação da consciência, da perda da determinação, da imputabilidade problemática e da liberdade fracassada designam o inumano, ultrapassam a dimensão da alteridade determinada. Isso nos levaria a pensar o eu, fora de si mesmo, como despossessão de si, como é o caso no amor e na morte.

Ao negar que a vida é o que retorna sempre a si na multiplicidade das diferenças do vivente, o humanismo tradicional teria nos conduzido ao terror. O diagnóstico é simples e capaz de mostrar a estrutura por dentro da construção humanista. Ao se impedir de pensar a dissolução da individualidade, seu conceito de universal só pode ser derivado de uma expansão antropomórfica ou multiculturalista. É contra essa espécie de platonismo hegeliano de autores como Kojève que Deleuze dirige sua crítica. Contudo, não é preciso pensar o desejo como falta dessa maneira. Basta que se entenda, com Hegel, que a falta não é carência nem desqualificação do sensível, mas potência de indeterminação, de despersonalização, condensada no tema do infinito. Para a psicanálise, o ganho desse movimento é substancial. O problema do desejo e do gozo em Lacan não se reduziria ao pecado hegeliano de juventude, vício que deveria ser excluído por meio de purificações lógico-formais. Pelo contrário, precisamos ler Lacan com mais Hegel, e não com menos. Isso neutralizaria a crítica esquizo-analítica e a acusação de que a psicanálise produziria um homem resignado. Essa armação de ferro que sustenta o edifício do eu como unidade sintética simplesmente não é a sede do sistema de interesses que chamamos de indivíduo. E mesmo que fosse, o indivíduo não é o sujeito, mas seu semblante. Servir, trabalhar e formar não são apenas formas hegelianas de exteriorização do desejo, mas tratamento para a angústia, o medo e o desamparo, pois o "sujeito não é mais que o nome do caráter negativo do fundamento"[113]. A origem do sofrimento social na modernidade remonta ao fato de que as formas de reconhecimento institucionais são sempre finitas e determinadas, enquanto o sujeito comporta uma dimensão infinita e indeterminada.

Um sujeito, para além da redução egológica ao indivíduo, da analítica da finitude, da limitação antropológica, das instituições disciplinares, pode ser, então, redefinido como um sujeito capaz tanto de experiências produtivas de indeterminação quanto de experiências produtivas de determinação, ou seja, tanto de proceder discursivamente como um homem quanto de experimentar o gozo infinito da feminilidade. É aqui que a psicanálise começa a aparecer mais decisivamente como uma alternativa às antropologias convencionais, estas, sim, objeto de um desmonte pela crítica da categoria de sujeito que tomou de assalto a filosofia do final do século XX.

O sucesso dessa empreitada depende de a psicanálise conseguir, ela mesma, recolocar sua ontologia para além do estruturalismo e do naturalismo. Isso teria sido feito, já em Freud, por meio do tema da morte como articulação entre conflito e indeterminação. Ao naturalizar o conflito (pulsão de morte, compulsão à repetição, desamparo), Freud teria descoberto como a negação "pode revelar a estrutura dos objetos capazes de satisfazer a pulsão, e não apenas aparecer como destruição de objetos"[114]. Esse movimento

---

[113] Vladimir Safatle, *Grande Hotel Abismo: por uma reconstrução da teoria do conhecimento*, cit., p. 54.

[114] Ibidem, p. 149.

teria sido aproveitado por Lacan para pensar a angústia (não sem objeto), o trauma, o estranho (*unheimlich*) e o gozo como figuras da indeterminação.

O que se pode esperar do homem pós-analítico é essa experiência da angústia, essa conversão do negativo em ser, essa passagem da variação em diferença, que Hegel chamava de o caminho do desespero. Em chave frankfurtiana, isso seria o equivalente da "transformação da crítica da razão em análise das patologias sociais"[115]. A crítica da razão deve ser capaz de esclarecer as condições sociais das gramáticas de reconhecimento, bem como de investigar os bloqueios na autorrealização de formas de vida. *Que tipo de pessoa pretendo ser? O que fazer?* Mas para que tal movimento seja de fato produtivo é preciso resolver as questões legadas pela crítica ao psicologismo rumo a uma combinação entre dialética hegeliana e materialismo freudiano.

Conclusão: uma teoria do reconhecimento que esteja à altura da psicanálise precisa poder pensar o sujeito como realização do inumano. Há três figuras fundamentais do inumano: a *animalidade* (perda da autonomia), o *monstruoso* (perda da unidade), o *impessoal* (perda da autenticidade). Para demonstrar essa ideia, podemos retomar a tragédia *Antígona*, de Sófocles, considerada por Lacan paradigma do desejo do psicanalista e forma arqueológica do que chamamos narrativa do sofrimento. O vínculo patológico de Antígona com objetos particulares (seu irmão Polinice) não é apenas um capricho especial do caso contra a lei, mas uma situação que realiza um universal que ainda não pode ser reconhecido como tal. Esse único caso é capaz de instaurar uma nova lei, mostrando como a lei está "não toda escrita". Um caso que ainda não tem nomeação e que, portanto, é percebido como informe e anormal pode ser suficientemente forte para criar uma nova ordem de reconhecimento. Um caso que mostra como a finitude do sistema de interesses se confunde com a finitude do indivíduo quando reconhecida apenas como ato. Aqui estão as figuras do inumano na chave da tragédia: Édipo, o monstro sem lugar; Polinice, o animal enterrado como um cão; Antígona, despersonalizada ao ser enterrada viva com o irmão. Antígona nos dá, assim, a condição retrospectiva de uma humanidade sem imagem (animal), sem lugar (monstro) e sem pessoa (coisa).

---

[115] Ibidem, p. 169.

5
RELEITURA DA DIAGNÓSTICA LACANIANA

Nossos diagnósticos são feitos após os eventos. Assemelham-se à prova do rei
escocês para identificar feiticeiras, que li em Victor Hugo. Esse rei declarava que
possuía um método infalível para reconhecer uma feiticeira. Mandava cozer
lentamente as mulheres num caldeirão de água fervendo e então provava o caldo.
Depois disso era capaz de dizer: "Esta era feiticeira" ou "Não, esta não era".
Conosco se passa o mesmo, exceto que nós somos os que sofremos.

Sigmund Freud

Uma redefinição do patológico

Já há algum tempo se discutem as diferentes formas de organizar a psicopatologia que subjaz à diagnóstica psicanalítica inspirada em Lacan. Confrontam-se modelos, períodos da obra, primazias ou métodos de leitura. Debate-se a existência de uma ou várias clínicas[1], criam-se novos quadros[2], revisitam-se diagnósticas psiquiátricas[3]. Antigas descrições clínicas freudianas estão sujeitas a reinterpretações[4], assim como novas formas de mal-estar são compiladas[5] e associadas com transformações sociais[6]. Apresentar, minimamente, as categorias diagnósticas lacanianas nesse contexto extenso, difuso e polifônico seria uma tarefa excessivamente sintética. Ademais, há

---

[1]   Colette Soler, *La querella de los diagnósticos* (Buenos Aires, Letra Viva, 2009).

[2]   Jacques-Alain Miller et al., *La psicosis ordinaria* (Buenos Aires, Paidós, 2006).

[3]   Antonio Quinet, *Psicose e laço social* (Rio de Janeiro, Zahar, 2006).

[4]   Christian I. L. Dunker, *O cálculo neurótico do gozo* (São Paulo, Escuta, 2002).

[5]   Charles Melman, *O homem sem gravidade: gozar a qualquer preço* (Rio de Janeiro, Companhia de Freud, 2003).

[6]   Joel Birman, *Mal-estar na atualidade: a psicanálise e as novas formas de subjetivação* (Rio de Janeiro, Civilização Brasileira, 1999).

bons trabalhos que se dedicaram a esse tema. Nosso objetivo será menos didático e mais experimental. Trata-se de introduzir as discussões, críticas e hipóteses levantadas até aqui na racionalidade diagnóstica de Lacan, tentando interpolar em seu interior avanços da antropologia estrutural e da teoria do reconhecimento de extração dialética.

Comecemos pela noção de patológico. Em trabalho anterior[7], defendi que o campo do patológico se define pela noção de sintoma, noção essencial e constitutiva do método clínico moderno e em tudo dependente da semiologia do significante, pela qual podemos verificar sua estrutura de metáfora. Vimos que a metáfora envolve a incidência da função nominativa da linguagem, cuja evocação e fracasso definem o campo do mal-estar (*Unbehagen*). Depois disso, apresentamos alguns motivos para introduzir, em psicanálise, o conceito de sofrimento, recuperando a noção freudiana de *Leiden* e a série das "técnicas para escapar ao desprazer". Entendendo-se a narrativa como a inscrição de enunciações particulares em um discurso, ela está centrada na lógica da ação, constituindo-se em uma sequência trasnformativa composta por ao menos duas séries (ou duas cenas). As narrativas de sofrimento são montagens que abrangem voltas da demanda, da identificação e da transferência. Como demanda, a narrativa de sofrimento envolve gramáticas de reconhecimento; como identificação, ela possui uma estrutura equivalente à do transitivismo; como transferência, organiza-se segundo certa relação entre saber e verdade. O conjunto assim formado poderia ser descrito como uma garrafa de Klein com a seguinte disposição:

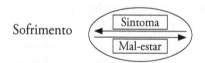

Sofrimento — Sintoma / Mal-estar

No esquema, podemos ver duas bandas de Moebius dispostas em sentido contrário[8] representando, cada qual, o sintoma e o mal-estar. Elas estão costuradas em uma elipse que representa o sofrimento, como envoltório formal do sintoma. Esse envoltório compreende as voltas da demanda,

---

[7]   Christian I. L. Dunker, *Estrutura e constituição da clínica psicanalítica: uma arqueologia das práticas de cura, psicoterapia e tratamento* (São Paulo, Annablume, 2011).

[8]   Cada seta compreende uma torção que define a banda de Moebius como uma estrutura topológica unilateral.

unidade ilusória formada pelo fechamento do saber, representando ainda a identificação transitivista presente no sofrimento.

Sintoma, sofrimento e mal-estar permitem cernir o potencial crítico da noção de patológico além de sua determinação como desvio, disfunção ou desordem a ser suprimida. Daí que o diagnóstico deve ser pensado para além dos códigos normativos mais ou menos convencionados, como inflexão da função nominativa da linguagem sobre determinada forma de vida. A reconstrução de uma forma de vida envolvendo relações entre linguagem e desejo deve levar em conta tanto o sintoma quanto o mal-estar e o sofrimento.

Uma reconstrução psicanalítica do conceito de patologia começa pela recusa em diluir o patológico em uma substância antropológica universal. O argumento de que somos todos patológicos, em função de nossa condição de seres de linguagem ou de seres dotados de sexualidade e pulsão é uma reedição de uma antiga estratégia humanista: o homem como animal doente, para o qual *pathos* é sinônimo de diferença ontológica, figurada pelo desamparo, pela finitude ou pela passividade. Uma vez reconhecido que somos todos loucos, é inevitável que surja a ilação de que existem alguns que são mais loucos que outros, bem como formas de loucura normalopáticas. Transpor essa atitude para pensar o sujeito, dividido e alienado, exposto ao caráter genericamente traumático da sexualidade, do Real, do mal--estar, nos expõe a uma perigosa moral da resignação. O incurável da experiência humana, seu núcleo real e inominável, não pode ser sabido de antemão e muito menos confundido com uma patologia particular reversível. Um universal desse tipo, que não comporta exceção, simplesmente nos convida a deslocar o Real quando este aparece no interior do sintoma. Seguimos aqui a observação crítica de Canguilhem[9], de que o patológico não deve ser pensado como exterior à variação e à anomalia. O patológico depende da definição do valor dessa variedade necessária das formas, ele depende alternativamente de princípios gerais das formas de vida, como sua capacidade de estabelecer normas e exceções.

---

[9] "[...] gostaríamos de terminar nossas reflexões sobre o normal e o patológico esboçando uma patologia paradoxal do homem normal, mostrando que a consciência da normalidade biológica inclui a relação com a doença como única pedra de toque que esta reconhece e, portanto, exige." Georges Canguilhem, *O normal e o patológico* (1966) (Rio de Janeiro, Forense Universitária, 1990), p. 260.

Retirar-se da esfera normativa em questão de psicopatologia talvez tenha sido um erro imperdoável para a psicanálise do século passado, ainda que isso tenha ocorrido pelos melhores motivos. Depois disso, assistimos a um crescimento de definições meramente operacionais, metodológicas ou nominalistas em patologia. Enquanto o sistema internacional de classificação das doenças mentais e suas psiquiatrias congêneres apresentavam-se como a expressão científica de modalidades de adoecimento, a psicanálise serviu ativamente no fornecimento de categorias clínicas e na sustentação de hipóteses etiológicas psicodinâmicas. No entanto, depois dos anos 1950, quando tais sistemas diagnósticos desvencilharam-se da psicanálise, não sem antes acusá-la de inflacionar o que havia de pior e de menos científico em suas próprias formas de patologização (como as que recaíam sobre o exercício da sexualidade e sobre os gêneros), a psicanálise retira-se da arena da normatividade. Ou seja, quando tal sistema admite publicamente sua vocação convencionalista e política, e quando sua teoria recorre a universais genéricos tais como a genética e o funcionamento neuronal, a psicanálise torna-se desnecessária.

Excluída do terreno mais extenso da psicopatologia clínica e expurgada dos sistemas de diagnóstico dotados de "força de lei", a psicanálise começa a cultivar uma espécie de autonomização autossuficiente de suas próprias práticas diagnósticas. Surge a confiança de que certas entidades clínicas só existem sob transferência, como se sua definição servisse apenas aos propósitos do tratamento psicanalítico. Como se um sistema diagnóstico não se tornasse menos "operacional" ou "meramente convencional" apenas por ser praticado por uma comunidade de clínicos. Esse é o argumento de Freud para dizer que psicanálise e psiquiatria são como o urso-polar e a baleia, pois, como pertencem a hábitats diferentes, têm pouco a conversar. Antes do derretimento da calota polar...

Esse movimento entrega a definição de patológico ao que há de pior nas políticas que ambicionam reconhecer e definir as narrativas de sofrimento. A resistência ingênua, baseada no argumento de isenção e de extraterritorialidade, termina por ceder a outra espécie de mutualismo psiquiátrico-psicanalítico, semelhante àqueles casais que, mesmo separados publicamente, continuam a reencontrar-se em furtivos momentos de "fraqueza". O álibi psicanalítico de que cada condomínio deve ter sua própria razão diagnóstica ou, ainda, a evasão para a tese de que a psicanálise é uma clínica que não precisa de diagnóstico porque este seria uma herança médica maldita, é de alta periculosidade política. O equívoco é deixar de perceber que os sistemas descritivistas, tanto em psiquiatria quanto em psicanálise tradicional, demandam uma abordagem crítica e permanente do campo normativo, redefinindo tanto categorias clínicas quanto procedimentos de inscrição social do mal-estar e do sintoma por meio das narrativas de sofrimento. A ideia de que o sofrimento pertence ao condomínio moral, o sintoma, ao condomínio clínico, e o mal-estar, ao condomínio político sanciona injustificadamente territórios, ignorando que essa separação, ela mesma, é fonte permanente de indução de novos sintomas e de acirramento do sofrimento.

Não é falso que uma das ideias mais vigorosas de Freud nessa matéria postule que o fato patológico atua como exagero, diminuição, fixação ou suspensão de certas disposições, que seriam universais. Mas a tese de que a diferença entre normal e patológico responde a uma diferença quantitativa, e não qualitativa, pode ser insuficientemente crítica. Ela permite afastar abordagens que tendem a ver no processo mórbido dos sintomas uma espécie de progresso independente, derivado de um objeto intrusivo e autônomo, com suas próprias leis, em relação ao qual a personalidade reage de maneira mais ou menos típica, ao modo da psiquiatria alemã de Kraeplin, que advogava um conceito forte e realista de doença mental. Contudo, essa crítica pode ser facilmente incorporada pela flexibilização dos critérios patológicos, não mais dependentes de um conceito forte de doença, mas tornados plásticos por meio de pseudonoções como desordem (*disorder*), transtorno, perturbação ou síndrome. E isso serve perfeitamente ao interesse de patologizar cada vez mais o mundo da vida para, em seguida, empreender, impor e disseminar práticas de administração do sofrimento, técnicas de gestão de sintomas e objetos para modulação do mal-estar.

Ou seja, de argumento crítico contra a impostura da solidez dos diagnósticos psiquiátricos a posição freudiana foi incorporada e adaptada à conveniência ideológica que precisa criar formas cada vez mais plásticas e cada vez mais permanentes de adoecimento. Retrospectivamente, podemos observar como a exigência de um conceito forte de adoecimento, marcado por um início claro, uma evolução previsível e um desenlace determinado, bem como por uma semiologia diferencial e uma etiologia específica, tornou-se um obstáculo para a própria renovação das formas de tratamento e sua assimilação à indústria cultural do sofrimento. Passou-se a admitir, sem cerimônia, a cronicidade dos transtornos mentais, a medicalização cada vez mais precoce, a tolerar uma vida mediada extensivamente por moduladores de humor, antiansiolíticos ou drogas que aumentam o desempenho. De repente, a tese que considera a patologia uma redução de funções universais é revertida para a ideia de que a depressão é uma redução da função de neurotransmissores e de que nossos universais cerebrais também estão sujeitos a gradações, fixações e regressões.

Entender o patológico como um possível entre outros possui a vantagem de chamar a atenção para o caráter de excepcionalidade representado nos sintomas na vida de alguém. Ideia que traz, em contrapartida, fortes tons essencialistas, lembrando, dessa maneira, a atitude dos psicopatólogos franceses e a força que eles conferiam a categorias como constituição, caráter ou personalidade. Em outras palavras, uma definição hiperindividualista do patológico, ao modo da radicalização da noção de caso único, de monologismo do gozo e do respeito radical às culturas particulares de sofrimento soa como a reedição de uma política de tolerância com relação à diversidade, o que, como se sabe, costuma culminar em um giro para a violência[10].

Estamos, assim, entre um naturalismo retoricamente universalista e uma espécie de multiculturalismo psicopatológico. Desde que a diversidade dos particulares não interfira nos verdadeiros muros de isolamento – que definem quem terá e como se dará o acesso aos equipamentos e aos serviços de saúde mental, quem estabelecerá e como serão os critérios de cobertura securitária, quem poderá receber cuidado e tratamento, e como –, tudo o mais está sujeito à livre descrição teórica e clínica, no quadro da mais ampla livre iniciativa terapêutica. Se a primeira estratégia trabalha fortalecendo as fronteiras separadoras entre mal-estar e sintoma, caracterizando as discussões mais disciplinares em termos metodológicos e normativos ou tecno-científicos, a posição relativista, por sua vez, opera por meio do alargamento do litoral entre sofrimento e sintoma, associando toda forma de desconforto, dor ou desprazer com uma técnica de felicidade que lhe seria correspondente. Enquanto a biodiagnóstica cria um conceito de patológico supostamente "para todos" e voltado para a segurança das populações, o relativismo diagnóstico cultiva uma noção individualizada de patológico que é a exceção, feita sob medida "para você".

Essas duas atitudes diante do patológico, ambas de possível enraizamento psicanalítico, como vasto entranhamento na história da psicopatologia, possuíam uma potência crítica diante de certo estado de articulação e unidade entre mal-estar, sintoma e sofrimento. Contudo, essa configuração se alterou substancialmente após os anos 1950. A partir de então, a captação da noção

---

[10] Slavoj Žižek, *Violência* (São Paulo, Boitempo, 2014).

deflacionada de normalidade em psicanálise torna-se trivial, sincrônica ao processo que tornou a neurose a expressão padronizada da subjetividade normal. Por outro lado, a mera negação conjectural do patológico torna essa noção inútil, pois descreve situações de incomensurabilidade clínica. No Brasil pós-reforma psiquiátrica, esse processo tornou dependentes químicos e psicóticos um problema de assistência social, com alto nível de medicalização, mas sem assistência clínica nem atenção de escuta a seu sofrimento. Em síntese, a reconfiguração do campo do patológico, com a substituição dos condomínios prisionais-asilares por condomínios discursivos e farmacológicos, absorveu a lógica da crítica espontânea de Freud.

A combinação entre o patológico definido pela categoria lógica da necessidade (segundo Lacan, *o que não cessa de se escrever*) e o patológico circunscrito ao modelo lógico da possibilidade (*o que cessa de se escrever*) reproduz a parceria entre o discurso do mestre e o discurso universitário, que usamos para abordar esse caso particular de funcionamento do capitalismo à brasileira, no que toca à gestão da loucura. Isso tornou a resistência psicanalítica relativamente impotente diante desse novo estado de exceção administrado que é a colonização global das formas de sofrimento pela produção programada de neossintomas (para justificar novos produtos farmacêuticos) e a homogeneização das formas de mal-estar, pela trivialização do sofrimento como categoria política.

Mas isso não quer dizer que tais delimitações do patológico, em sua oscilação entre o "para-todos" e o "ao-menos-um", não proceda de aspectos da experiência do patológico ela mesma. Pelo contrário, necessidade e possibilidade captam bem traços importantes da semiologia psicanalítica do sintoma. Um sintoma implica certa experiência de necessidade e obrigatoriedade subjetiva, que Freud grafou com a ideia de coação ou forçamento (*Zwang*). Um sintoma envolve também uma experiência de limitação ou de constrição que impede atos e desejos, bem como bloqueia certos modos de relação com o outro e consigo. Todo sintoma compõe-se de uma posição de enunciação característica baseada em "ter de" (necessidade) ou "não poder com" (impossibilidade). Elisabete von R. não pode se levantar (abasia), Dora tem de tossir, o Homem dos Ratos não pode se impedir de "pensar que", o pequeno Hans *não pode* (sair à rua) e *tem de* (sentir medo diante de cavalos). Esse é um traço que separa o diagnóstico psicanalítico do diagnóstico baseado em comportamentos. Quaisquer comportamentos, mesmo os que carregam o semblante mais consagrado de autonomia e normalidade, pode ser praticado sob uma enunciação sintomática de natureza coercitiva ou impeditiva. Alguém pode passar a vida toda sem se deparar com as condições objetivas diante das quais se enunciará um "não posso com" e mesmo assim este será um sintoma. Podemos dizer que o dêitico "ter de" traduz a ideia lógica de necessidade, segundo o quantificador "para-todo". Por outro lado, o dêitico "não poder com" interpreta a lógica da possibilidade segundo a regra da exceção, segundo a qual "há-ao-menos-um-que não". É assim que a noção tradicional de doença se instaura como um estado de exceção particular, que tem um início e, portanto, terá um fim. Ora, essas duas famílias de sintomas parecem responder bem à vertente metadiagnóstica da modernidade que interpreta que sofremos de indeterminação e com o excesso de experiências improdutivas de determinação, tal qual se exprime nas narrativas de violação de um pacto constituído ("tenho que") e de intrusão do objeto ("não posso com").

Ora, o que a diagnóstica baseada no nexo compensatório entre *necessidade* e *possibilidade* deixa de lado são dois outros grupos de modalização enunciativa, baseados, respectivamente, na *contingência* e na *impossibilidade*. O impossível seria, assim, apenas a negação conjectural do possível, e o contingente, apenas uma anomalia que ainda não encontrou a classe de possibilidade à qual pertence, entre o não necessário e o não possível. Uma vez que a impossibilidade, figurada pela morte, e a contingência, figurada pela vida, perdem sua dignidade ontológica, somos levados a um estado de exceção generalizado e permanente. Um estado no qual a anomia torna-se a regra e o efeito necessário da produção do mal-estar e sua gestão, o moto fundamental desse novo estado do capital. Seria, portanto, desejável que levássemos em conta a segunda metadiagnóstica da modernidade e sua tese de que sofremos com o déficit de experiências produtivas de indeterminação, com suas narrativas conexas, de dissolução da unidade do espírito e de alienação da alma.

É assim que Lacan procede, no final de sua obra, em seus desenvolvimentos sobre o sintoma, notadamente ao conferir crescente importância à impossibilidade, definida pelo que *não cessa de não se escrever*, e à contingência, entendida como o que *cessa de não se escrever*. A contingência e a impossibilidade são os modos lógicos atinentes ao que Lacan chamou Real e que estamos aqui associando com a noção freudiana de mal-estar: a impossibilidade de nomear e a contingência da nomeação. Ou seja, um novo conceito de patológico deve incluir a noção de mal-estar, separando-o da conexão inclusiva e englobante entre o necessário e particular.

Neurótico-centrismo

A principal dificuldade trazida por uma supervalorização da diagnóstica baseada no excesso de experiências improdutivas de determinação consiste em infiltrar no interior do entendimento das formas do patológico um ponto de vista particular que, a partir de então, se apresenta como universal. Nesse sentido, se poderia falar na prevalência de uma diagnóstica ocidental, inspirada em certos compromissos e pressupostos científicos, em dada antropologia, e assim por diante. A primazia das relações de *necessidade* e *possibilidade* para reconhecer o sintoma é um exemplo disso. Contudo, seria mais difícil inverter o fato de que a psicanálise se desenvolveu, historicamente, sobretudo como uma forma de tratamento e de terapia das neuroses. A centralidade da neurose nos desenvolvimentos clínicos, metapsicológicos e consequentemente no campo do patológico ainda está por ser criticada. Não esquecemos a importância fundamental dos problemas e das observações colhidos da psicose para o desenvolvimento da clínica psicanalítica – perspectiva para a qual Lacan contribuiu decisivamente. Mas isso é muito diferente de desenvolver uma psicopatologia que contemple em sua razão e seu fundamento um ponto de vista não neurótico. O problema é como integrar, nos pressupostos e nas teses que formam o campo do patológico, a diversidade de perspectivas sobre o próprio patológico. Foi tal inversão de perspectiva que levou Freud a elogiar e admirar o trabalho autobiográfico do presidente Schreber como uma verdadeira obra de intelecção psicológica, que nada ficava a dever aos grandes psicopatólogos que lhe eram contemporâneos e com os quais ele teve contato direto: Flechsig, Kraeplin, Pierson e Weber.

Nossa releitura da diagnóstica lacaniana se justifica apenas por essa tentativa experimental de conceber uma concepção de patológico que se mostre advertida do problema do neurótico-centrismo. A psicanálise, ao longo de sua história, reverteu, subverteu e, às vezes, pensou criticamente oposições que lhe eram constituintes: sonho e razão, loucura e normalidade, infância e adultescência, primitivos e civilizados, pré-genitais e genitais. Mas, ao que tudo indica, ainda remanesce a oposição fundamental entre neurose e psicose como ponto no qual a desmontagem do centro ainda não se processou inteiramente. Por desmontagem do centro entendo a estratégia epistemológica, tão característica da psicanálise, que consiste em criticar a falsa centralidade do homem, que não é nem o centro do cosmo (Galileu) nem das espécies

(Darwin) nem o centro de si mesmo (Freud). Mas o segundo momento dessa desmontagem consiste em abolir a própria ideia de centro e substituí-la, por exemplo, pelo pensamento em elipse, com dois focos oscilantes e indeterminados, introduzidos por Kepler na física cosmológica (Lacan). Ora, a neurose é ainda um centro para a psicanálise, e ela mesma não foi pensada como elipse em relação às outras, assim chamadas, estruturas clínicas. Ou seja, neurose opõe-se *exclusivamente* à psicose, como estrutura, mas opõe-se *inclusivamente* à loucura, como categoria do mal-estar, como condição patológica.

Todas as críticas contra a incorporação estruturalista da psicanálise, como o falocentrismo (Derrida), o androcentrismo (teoria feminista), o logocentrismo (nietzscheanos), o etnocentrismo (teoria pós-colonial) e o edipianismo (Deleuze e Guattari), convergem para essa espécie de primazia conferida à estrutura neurótica. Nossos críticos insistem no fato de que essa estrutura neurótica, uma vez tornada normalopática, reproduz e universaliza certo tipo de família, certo tipo de sofrimento (paranoico, em vez de esquizofrênico), um tipo de ligação entre sexualidade e aliança (Foucault), e assim por diante. Como modelo e meta da condição de sujeito, a neurose adquire frequentemente valor de paradigma para processos de simbolização, de articulação de desejo e de laço social com o outro.

A aspiração dialética de pensar as condições do sujeito, ao mesmo tempo como universal e como particular, para disso extrair sua efetiva singularidade, corre o risco de determinar perversão e psicose como formas intermediárias ou deficitárias, uma vez que deduzidas da neurose. Seja por meio de argumentos quantitativos, que prescrevem a neurose como modalidade defensiva menos regressiva, seja por argumentos qualitativos, que definem a psicose pela foraclusão do Nome-do-Pai (sendo o Nome-do-Pai uma função neurótica por excelência), ou ainda através de argumentos por modalização, que definem a psicose como desenodamento entre registros Real, Simbólico e Imaginário (sendo o enodamento "uniano" entre eles próprio da neurose), reencontramos uma espécie de primazia neurótica atribuível à diagnóstica de Lacan.

É bastante possível que Lacan tenha percebido esse problema, como se nota no seminário sobre o sinthoma. De fato, há algumas tentativas de revertê-lo, por exemplo, tornando a paranoia a essência da personalidade ou investindo em uma diagnóstica dos registros, valorizando a escrita em detrimento do significante, como se isso o pudesse livrar de certos compromissos antropológicos e suas indesejáveis consequências.

A neurose é a estrutura clínica que, sendo particular e diferencial em relação às outras, é ao mesmo tempo definida como um modo de relação ao falo como significante da falta (falocentrismo), expressão de um tipo de romance familiar que aspira universalidade (edipianismo), do qual a versão feminina é uma dedução (androcentrismo) que depende de um tipo histórico de família ou de estrutura de parentesco (etnocentrismo) e que ao final aparecerá como uma versão isomórfica de *A estrutura*, que no fundo é a própria linguagem (logocentrismo).

Responder a essa crítica objetando que o campo de experiência primário – de onde Lacan tira suas primeiras e principais contribuições à psicanálise – é a psicose, e não a neurose, não soluciona o problema. Poderíamos dizer que por meio desse procedimento estruturas mais facilmente tematizáveis na psicose, como narcisismo, projeção, delírio e alucinação, tornam-se subordinadas à neurose. O fato de que nesta última não se forma a estrutura da demanda nem se coloca a fantasia nem se inscrevem certos elementos no simbólico é um exemplo semiológico deste problema; a hipótese da metáfora paterna (válida para a neurose), como o esquema R (sobre a realidade na neurose), bem como o esquema I (sobre a perda da realidade na psicose) são modelos conceituais decorrentes dessa problemática[11].

Afirmar que a psicose é a condição de base, a mais simples e elementar da subjetividade, em relação à qual as demais estruturas são suplementos e adições, como advoga a chamada teoria da foraclusão generalizada, não faz outra coisa senão reafirmar uma espécie de universalidade reduzida. Contudo, não é a psicose, mas a loucura, como sucedâneo transversal do imaginário, a categoria que funda a antropologia lacaniana[12]. Quando Lacan, extraindo e invertendo a ideia de Salvador Dalí sobre o conhecimento paranoico, afirma a condição paranoica do eu[13] em sua apropriação antropomórfica dos objetos, ele está a usar a noção de paranoia como sucedâneo da loucura, e não da psicose.

11

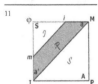   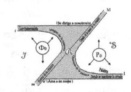

Esquema R   Esquema I
(sobre a realidade na neurose) (sobre a perda da realidade na psicose)

Jacques Lacan, "Questão preliminar a todo tratamento possível das psicoses" (1958), em *Escritos* (Rio de Janeiro, Zahar, 1998).

[12] Idem, "Formulações sobre a causalidade psíquica" (1946), em *Escritos*, cit.

[13] Idem, "A agressividade em psicanálise" (1948), em *Escritos*, cit.

Compreende-se, assim, que os primeiros desenvolvimentos diagnósticos de Lacan na psicanálise correspondam a uma teoria da alienação, tal qual esta se apresenta em textos como *O estádio do espelho* (1938), *O tempo lógico e a asserção da certeza antecipada* (1945) e *Complexos familiares* (1938). Ou seja, depois de propor uma nova entidade clínica – a paranoia de autopunição – como uma patologia particular do supereu, no interior do grupo das psicoses, Lacan dedica-se a isolar condições universais, que alcançam o universal etológico da espécie humana, baseado em modos de relação e de alienação ligados ao estatuto da imagem no mundo próprio (*Umwelt*) e depois à realização subjetiva dessa imagem como valor simbólico, em um mundo compartilhado (*Ihnenwelt*). Portanto, ele não aplica seus achados nem à psicopatologia nem à psiquiatria, mas volta à tradição alienista, de Pinel e Hegel, procurando a explicação para a origem paranoica da função egoica de unificação, conhecimento e espacialização, mas também sua dimensão esquizoide[14] de fragmentação e de não identidade corporal. Nessa investigação sobre o universal empírico e etológico da relação com a imagem e o universal inteligível do reconhecimento do símbolo, Lacan advoga a não conciliação entre ambos. Não há sempre paralelismo nem representação, mas virtualmente uma relação disjuntiva, semelhante à que Meyerson estabeleceu para o caráter de identificação sem identidade do conhecimento científico. Esse elemento de não relação, interveniente entre dois sistemas de relação (imaginário e simbólico) é o que desde o início será chamado Real.

O neurótico-centrismo psicanalítico emana da sobreposição entre teoria da constituição do sujeito e teoria da estrutura. Essa operação presume a identidade do real, contudo, o real da estrutura talvez não seja o mesmo real do sujeito ou real do objeto. Disso decorre uma ampla redução da diagnóstica psicanalítica ao diagnóstico de estrutura – logo, como sintoma – e, como tal, uma interpretação do sofrimento psíquico centrado na hipótese do excesso de experiências improdutivas de determinação. A linguagem, o falo, o complexo de Édipo e o Nome-do-Pai são os modos de determinação do mal-estar como sintoma. As críticas mais salientes à diagnóstica estrutural mostram-se, indiretamente, críticas ao privilégio, no interior da teoria lacaniana de apenas uma das metadiagnósticas da modernidade.

---

14 Kohler e Wallon são as referências para o primeiro caso; Hieronimous Bosch e Roger Callois são os exemplos para o segundo caso. Idem, "O estádio do espelho como formador da função do eu [*Je*] tal como nos é revelado pela experiência a psicanalítica" (1938), em *Escritos*, cit.

Liberdade e verdade como critérios do patológico

A novidade de um segundo conceito de patológico, que podemos extrair de Lacan ao escapar da gramática envolvendo a necessidade universal e a possibilidade particular, implica, indiretamente, advogar que as chamadas doenças mentais não são nem *doenças*, no sentido de uma desorganização anatomopatológica do organismo, nem *mentais*, no sentido de uma desordem da consciência autônoma ou da personalidade funcional. Nessa segunda vertente do patológico, há duas categorias recusadas na gênese histórica das psicopatologias modernas: verdade e liberdade. O ponto de partida de Lacan quanto à concepção de patológico retorna ao capítulo perdido da modernidade brasileira em matéria de sofrimento mental, ou seja, o alienismo. Isso foi reconhecido por Lacan no interior do procedimento diagnóstico mais simples, a saber, a anamnese[15] do sintoma.

> Sejamos categóricos: não se trata, na anamnese psicanalítica, de realidade, mas de *verdade*, porque o efeito da palavra plena é reordenar as contingências passadas, dando-lhes o sentido das necessidades por vir, tais como as constitui a escassa *liberdade* pela qual o sujeito as faz presentes.[16]

Retenhamos o modo como Lacan define sua racionalidade diagnóstica como uma anamnese, ou seja, uma reconstrução envolvendo processos como memória, recordação, desesquecimento e rememoração. Quem diz anamnese diz reconstrução. E essa reconstrução não é da realidade, como a que encontramos na diagnóstica da medicina, que conjectura sobre as relações entre sistemas, órgãos, funções e substâncias, mas é uma reconstrução da verdade. Esse, como vimos, é o gesto essencial da atitude alienista, pressupor que na loucura há um fragmento de verdade e de razão e que esse fragmento pode ser recuperado por meio de certos atos de reconhecimento. Por isso a cura não é a remoção dos sintomas, mas a experiência de retomada da consciência.

---

15 "*Anamnese*: literalmente, o termo significa recordação. Em medicina, refere-se comumente à descrição da história da doença de um paciente que precede o período da própria doença. Distingue-se da catamnese, que se refere à história do paciente após uma doença." Robert Campbell, *Dicionário de psiquiatria* (São Paulo, Martins Fontes, 1986), p. 38.

16 Jacques Lacan, "Função e campo da palavra e da linguagem em psicanálise" (1953), em *Escritos*, cit., p. 257.

Por meio da palavra plena se dá uma reordenação das contingências passadas, ou seja, do passado como um horizonte não concluído em sua determinação. *Reordenação* é um termo que remete exatamente à ideia de ordem, que, como vimos, junto com a de classe, é condição de emergência da experiência moderna da loucura. Tal experiência de reordenamento da verdade é uma experiência no tempo. O passado, que usualmente entendemos como necessariamente dado, ocorrido e acontecido, é qualificado como contingente. O futuro, que habitualmente associamos com o domínio das possibilidades indeterminadas, é tornado necessário. Inversão ainda mais curiosa quando atentamos, agostinianamente, que passado e futuro são ambos experimentados como presentes. E é nesse momento raro, nesse instante fugidio do ato, que Lacan localiza a liberdade. Há, portanto, um quiasma temporal e uma inversão de modalizações lógicas envolvidas no conceito psicanalítico de liberdade. É por isso que a perda da liberdade vem a definir o patológico, seja por privação do futuro, seja por suspensão do passado, seja pela recusa da liberdade presente. Eis aqui outra maneira de pensar a liberdade como contingência que denega a falsa necessidade do sintoma. O tema retornará vinte anos mais tarde, depois de Lacan associar a loucura com o encontro amoroso, com o gozo místico e com a mulher.

> A contingência, eu a encarnei no *para de não se escrever*. Pois não há aí outra coisa senão encontro, no parceiro, dos sintomas, dos afetos, de tudo que cada um marca o traço de seu exílio, não como sujeito falante, do seu exílio da relação sexual. [...] O deslocamento da negação, do *para de não se escrever* ao *não para de se escrever*, da contingência à necessidade, é aí que está o ponto de suspensão a que se agarra o amor.[17]

Uma ideia de liberdade que não se contenta com o limiar entre necessidade e possibilidade nem com o fato de ser antes de tudo amor à lei e, portanto, liberdade negativa. É nesse ponto que reside a força da noção de ato analítico em sua diferença irredutível para com o conceito de discurso, considerado como um sistema de necessidades formado pela ocorrência de possibilidades. Contra a associação da loucura com a psicose, Lacan defenderá

---

17 Idem, *O seminário*, livro 20. *Mais, ainda* (1972-1973) (Rio de Janeiro, Zahar, 1982), p. 198-9.

a preservação da loucura como categoria transversal da psicopatologia e anterior às estruturas clínicas: "O ser do homem não apenas não pode ser compreendido sem a loucura, como não seria o ser do homem se não trouxesse em si a loucura como limite de sua liberdade"[18].

Assim como a contingência exprime uma nova maneira de pensar a liberdade, a verdade será o tema correlato para a habilitação clínica do tema do impossível. O conceito de verdade em Lacan está fortemente associado com a incidência do impossível, por exemplo, aplica-se à categoria de verdade, à inexistência da metalinguagem, ao impossível da castração, ao que não pode ser todo dito, à Coisa impossível de ser nomeada[19], à não relação entre os sexos. Mas o que não se tem insistido suficientemente é como a noção de contingência expressa em Lacan uma aspiração forte com a ideia de liberdade. Opondo-se ao organodinamismo de Henry Ey e da psiquiatria na qual se formou, Lacan recorre ao imaginário como campo no qual a causalidade da loucura deve ser pensada, antes ainda de considerar a importância determinativa do simbólico.

O conceito lacaniano de loucura remete a uma teoria do reconhecimento cujo modelo é naturalmente a *Fenomenologia do espírito*, de Hegel, lida na chave da antropologia de Kojève. A tão comentada dialética entre senhor e escravo é o fundamento de uma psicopatologia talvez jamais inteiramente explicitada por Lacan, baseada na suspensão, no bloqueio ou na reificação dos atos de reconhecimento, dos meios pelos quais esses atos se efetivam ou pelos impasses nos quais o reconhecimento se fixa em seu progresso histórico. Dessa maneira, as figuras da dialética histórica da consciência, tais como a bela alma, a lei do coração e a consciência infeliz, são também formas da loucura. O fato de Lacan ter se concentrado precisamente na relação entre o mestre e o escravo – ou seja, no capítulo IV, intitulado "A verdade da certeza de si mesmo"[20], menos do que no mero efeito da ênfase dada por Kojève a esse ponto – indica que o ponto de partida para sua reflexão sobre o patológico repousa no problema da liberdade. Afinal, é isso que define o escravo, pelo ato de perda ou renúncia à liberdade, e o mestre, pelo risco diante da morte. A liberdade, como indeterminação do desejo, e a verdade, como finitude, castração e morte, são, assim, as duas figuras da contingência e

---

[18] Idem, "Formulações sobre a causalidade psíquica" (1946), em *Escritos*, cit., p. 279.

[19] Gilson Iannini, *Estilo e verdade em Jacques Lacan* (Belo Horizonte, Autêntica, 2012).

[20] Georg W. F. Hegel, *Fenomenologia do espírito* (1807) (Petrópolis, Vozes, 1992).

da impossibilidade que invertem o procedimento classificatório e ordenador tradicional de consideração da patologia. "Esses princípios não são outra coisa senão a dialética da consciência de si, tal como se realiza de Sócrates a Hegel, a partir da suposição irônica de que tudo que é racional é real [...]."[21]

Lembremos que a dialética da consciência de si[22] estabelece uma disjunção entre saber e verdade. Esse tema se desenrola nas seções seguintes, que abordam a independência e a dependência (dominação e escravidão), a liberdade da consciência de si (estoicismo, ceticismo) e a consciência infeliz. Tais figuras são, sobretudo, diagnósticos de época, que se condicionam e se sucedem mutuamente. Vale dizer que a *Fenomenologia do espírito* é, para Lacan, seu manual de psicopatologia, reunindo filosofia da história e antropologia do reconhecimento.

Lacan tenta construir uma descrição correlata dessas figuras da consciência ao afirmar, por exemplo, que na histeria "o sujeito goza com o objeto no qual sua questão se encarna", que "seu ego está no terceiro"; daí seu impulso a "se dar a ver", bem como a importância de fazer reconhecer, ao sujeito, "como, em sua ação, ele atua fora de si mesmo"[23]. Uma fenomenologia semelhante da neurose obsessiva afirmará que "seu ego está no camarote para o qual ele dirige sua ambígua homenagem", pois "ele não está aí" ao "não se reconhecer em sua obra"[24], ou que seu "ego procura seduzir o superego" identificando-se com o espetáculo, na posição de álibi à espera de que o mestre morra. Cabe ao analista insistir no reconhecimento da mediação da morte[25]. A altero-subjetividade histérica opõe-se, assim, à intrassubjetividade obsessiva como dois momentos distintos de alienação. Nos dois casos, o patológico aparece como momento de subtração da liberdade, seja pela remissão ao desejo ao outro, seja pela demissão da posição na qual o desejo é possível. Ali, para a histeria em que o outro "tem de" (do desejo), o obsessivo responde com um "não posso" (da demanda). Inversamente, ali onde o obsessivo apela para o "tem de" (da demanda), a histeria responde com o "não posso" (do desejo).

---

[21] Jacques Lacan, "Função e campo da fala e da linguagem em psicanálise" (1953), em *Escritos*, cit., p. 293.

[22] Georg W. F. Hegel (1807), *Fenomenologia do espírito*, cit.

[23] Ibidem, p. 304.

[24] Ibidem, p. 316.

[25] Idem.

Ou seja, o tema da liberdade, abundante no texto de Hegel, e realmente preservado no comentário lacaniano dos anos 1940-1950, foi abduzido da incorporação diagnóstica que se seguiu, soterrado talvez pela primazia da estrutura. Junto com a liberdade, desapareceu outro elemento importante dessa importação alienista de Lacan, a saber, o trabalho. Se as relações entre linguagem, desejo e sujeito são reincorporadas na leitura dialética de Freud, seja pela inclusão do tempo (o real é racional), seja pela referência à história (o conceito e o objeto, a universalidade e a particularidade), seja ainda pela absorção da temática intersubjetiva e intrassubjetiva (sujeito e o Outro), trata-se sempre da convergência entre o processo histórico moderno de individualização e as condições antropológicas universais do espírito.

O sujeito são os efeitos, de pouca liberdade, nos quais aparece a divisão entre saber e verdade, entre universal e particular, entre conceito e objeto. Essa divisão se resolve em momentos de alienação e em atos de reconhecimento (*Erinerung* e *Anerkennung*). Lacan deixa de fora o lugar do trabalho ou da produção. Mesmo que adiante esse problema seja retomado com o desenvolvimento da noção de gozo, ele reaparece nesta curiosa menção ao trajeto da análise: "[...] que a dialética não é individual, e que a questão do término da análise é a do momento em que a satisfação do sujeito encontra meios de se realizar na satisfação de cada um, isto é, de todos aqueles com quem se associa numa obra humana"[26].

Nem sempre é lembrado pelos comentadores que a categoria do Real em Lacan provém sobretudo da dialética da história cujo modelo é *A ciência da lógica*[27] de Hegel. Já nos textos de juventude, aparece no autor o interesse em criticar a conexão entre o espírito e o Real por meio de relações de necessidade (idealismo transcendental de Fichte ou Schelling) ou por meio de relações de possibilidade (filosofia da natureza). Isso gerava uma espécie de sobreposição entre a perspectiva epistemológica e o plano ontológico, de tal forma que o espírito estaria em uma espécie de atraso perpétuo com relação ao Real. Conhecer seria, então, construir ou deduzir o Real. No entender de Hegel, isso ocorria no pensamento de seus adversários porque eles partiam de uma ideia incorreta de infinito. Para eles, o infinito se mostra como necessidade e possibilidade, ao passo

---

[26] Ibidem, p. 322.

[27] Idem, *Enciclopédia das ciências filosóficas*, v. 1. *A ciência da lógica* (1817-1830) (São Paulo, Loyola, 2005).

que para Hegel é a contingência que exprime melhor a infinitude: "A categoria da relação da contingência e da necessidade é aquela na qual se resumem e se invertem todas as relações de finitude e de infinitude"[28].

A dupla negação é a negação envolvida na contingência, pois é por meio dela que o infinito se nega em finitude e apresenta a razão como produtora do ser que se destrói. A negação contida na contingência não é expressão de uma deficiência do saber, mas expressão da necessidade da contingência para a própria necessidade[29]. O contingente fica, assim, conservado, como contingente, no interior da necessidade, assim como o infinito fica conservado como infinito no interior do finito. É com um argumento bastante similar que Lacan[30] explanará sobre o criacionismo significante em sua relação com a pulsão de morte, contra as leituras exclusivamente antropológicas de *Além do princípio do prazer*.

Foi também nessa direção que Vladimir Safatle[31], explorando as duas acepções de limite em Hegel (*Grenze* e *Schränke*), mostrou como da concepção de infinito contingente se pode extrair uma concepção de tempo (tempo transversal) necessária para pensar o sofrimento de determinação como sofrimento ligado à experiência de finitude como indivíduo. Assim como a liberdade negativa aparecia em Honneth como sofrimento de indeterminação, há um fundamento para a liberdade que pode ser derivado do conceito de contingência infinita em Lacan. A história pode, então, ser compreendida tanto como apropriação reflexiva das determinações finitas quanto como rupturas, insuficiências e encontros imprevistos no interior do sistema social. A violação da fronteira externa (*Grenze*) é fonte do sofrimento de indeterminação, assim como a ruptura da fronteira interna (*Schranke*) é origem do sofrimento de determinação, o que confere um novo sentido à tese lacaniana de que "O ser do homem não apenas não

---

[28] Idem, *Lectures on the Proffs of the Existence of God* (1829) (Oxford, Clarendon, 1998), p. 434.

[29] Jean-Marie Lardic, "A contingência em Hegel" (1989), em Georg W. F. Hegel, *Como o senso comum compreende a filosofia* (São Paulo, Paz e Terra, 1995).

[30] Jacques Lacan, *O seminário*, livro 7. *A ética da psicanálise* (1960-1961) (Rio de Janeiro, Zahar, 1986), p. 145-9.

[31] Vladimir Safatle, *Grande Hotel Abismo: por uma reconstrução da teoria do reconhecimento* (São Paulo, WMF Martins Fontes, 2012), p. 101-17.

pode ser compreendido sem a loucura, como não seria o ser do homem se não trouxesse em si a loucura como *limite* de sua liberdade"[32].

Paranoia

Três motivos parecem ter levado Lacan a escolher a paranoia como entidade clínica de referência em seus estudos em psiquiatria, ainda nos anos 1930. Um deles é a hipótese de que existiriam formas curáveis de paranoia, o que levantou a reversibilidade como critério. Além disso, a paranoia representava um tipo de sofrimento psíquico que se tornava cada vez menos separável das modalidades convencionais de socialização e laço social baseado no controle, na vigilância e na recusa projetiva da alteridade. A vida cada vez mais administrada é também uma vida cada vez mais paranoica. Finalmente, a preservação de quase todas as funções psíquicas, à exceção do pensamento, tornava a paranoia o protótipo desejável de uma entidade psicopatológica que parecia corresponder, realmente, ao perfil de uma doença, como afecção de uma função psicológica isolável.

A paranoia é um quadro psiquiátrico descrito por Kraeplin em 1856 e caracterizado por um tipo específico de discurso: o delírio. A *dementia paranoides*, na quarta e na quinta edições do manual de Kraeplin, era um pequeno quadro, relativamente raro, flutuante entre as formas combinatórias e as formas fantasiosas da loucura[33]. Ao lado da demência precoce, da demência paralítica (catatonia), das loucuras por lesão cerebral, das loucuras de involução, da loucura maníaco-depressiva, das neuroses gerais, dos estados psicopáticos, das suspensões do desenvolvimento, a *dementia paranoides* se caracterizava pela organização do delírio e a relativa preservação do pensamento. Mas na oitava edição do manual de Kraeplin[34], que já contava com 2.500 páginas, entre 1909 e 1913, esse pequeno quadro assumia uma dimensão paradigmática, envolvendo subtipos como a demência paranoide branda ou grave, a parafrenia (expansiva ou confabulatória) e a paranoia propriamente dita, com seu delírio querelante

---

[32] Jacques Lacan, "Formulações sobre a causalidade psíquica" (1946), em *Escritos*, cit., p. 279.

[33] Emil Kraeplin, (1899) *Dementia praecox y paranoia* (Buenos Aires, La Campana, 2005).

[34] Graziela Napolitano, *El debate sobre la paranoia en la primera mitad del siglo XX* (Buenos Aires, La Campana, 2002).

característico. Nesse caso, a paranoia opõe-se à esquizofrenia ou à melancolia, não necessariamente pelo mesmo princípio pelo qual o grupo das psicoses se opõe ao das neuroses.

O trabalho seminal de Lacan sobre a paranoia[35] isola dois subtipos dessa psicose: a paranoia de autopunição e a paranoia de reivindicação. E aqui seus critérios diagnósticos são profundamente discursivos: a integração das funções de síntese (desenvolvimento biográfico como evolução sem hiatos), de intencionalidade (sentimento de si em relação ao tempo, aos ideais e à realidade) e de responsabilidade (estrutura de tensão das relações sociais entre Real e Ideal). O programa da tese é, antes de tudo, de reformulação da racionalidade diagnóstica, ou seja, superar a psicopatologia organicista e mentalista, integrar o modelo francês e o germânico, introduzindo uma concepção materialista da personalidade, psicanaliticamente inspirada. Isso está mais que evidente nos primeiros desenvolvimentos teóricos de Lacan, que procura uma teoria da causalidade simultaneamente estrutural e dialética. Como Freud, Lacan condiciona sua investigação diagnóstica à etiologia e à reversibilidade terapêutica dos sintomas. Mas, diferentemente de Freud, Lacan parte das psicoses como campo gerador de hipóteses e problemas clínicos.

Para ligar o campo da diagnóstica com a causalidade (etiologia), o ponto estratégico escolhido por Lacan parece ter sido justamente o do desencadeamento. É isso que ele estuda no caso Aimée, é esse o ponto central no seminário sobre o Homem dos Lobos, é daí também que ele parte na análise estrutural do Homem dos Ratos (a relação entre as manobras e o casamento do pai) e é esse ainda o eixo central do seminário sobre a *Estrutura freudiana das psicoses* (Lacan, 1955). Por fim, saber por que James Joyce não se tornou psicótico, no sentido de desencadeamento de delírios e alucinações, é a pergunta-chave do último estudo significativo de Lacan sobre a paranoia[36].

Por que o tema do desencadeamento é tão importante para Lacan? Minha hipótese é de que isso se justifica no fato de que o desencadeamento é um ponto diacrítico de transformação subjetiva no tempo. Ele é um evento histórico, a crise, o surto, o retorno no Real, não apenas uma disposição

---

[35] Jacques Lacan, *Da psicose paranoica em suas relações com a personalidade* (1932) (Rio de Janeiro, Forense Universitária, 1987).

[36] Idem (1975-1976), *O seminário*, livro 23. *O sinthoma* (Rio de Janeiro, Zahar, 2007).

ou uma aptidão geral para produzir sintomas que também se renovam e se alternam no tempo. Há um antes e um depois do sintoma, há um antes e um depois do surto, há um antes e um depois do encontro com o fetiche. O desencadeamento é um ponto que faz convergir a historicidade e a a-historicidade da estrutura. Já no artigo "A estrutura das psicoses paranoicas" (1931), Lacan fala pela primeira vez em estrutura e a define por dois fenômenos e uma hipótese[37]:

1. o fenômeno do delírio de interpretação;
2. o fenômeno do delírio passional;
3. a hipótese da constituição paranoica.

As estruturas clínicas definem-se pela reunião de um universal com um existencial que o nega. Isso é aproximativamente convergente com a tese que estou apresentando: a estrutura se inclui, mas não se reduz à constituição do sujeito. A constituição paranoica é indexada por quatro signos cardinais:

1. a superestimação patológica de si;
2. a desconfiança;
3. o falso juízo;
4. a inadaptação social.

No ambiente de moralismo psiquiátrico no qual Lacan se formou, a teoria da constituição está carregada de inatismo, hereditarismo e determinismo social. A novidade da diagnóstica lacaniana é pensar a constituição não mais baseada na essência e na abstração universal, mas na discordância e na negatividade do sujeito em relação a seu próprio ser. Em defesa da noção de constituição, Lacan argumenta: "O termo *constituição* paranoica se justifica pela fixação precoce de uma *estrutura*. Essa fixação, que aparece clinicamente nos anos entre a infância e a puberdade, pode se manifestar de forma completa desde os sete, mas não se revela antes dos vinte anos"[38].

Portanto, a noção de estrutura clínica é anterior à de estrutura da linguagem e correlata à noção de constituição. O que Lacan quer manter

---

[37] Idem, "Structures des Psychoses Paranoiaques", *La Semaine des Hôpitaux de Paris*, n. 14, jul. 1931, p. 437-45. Disponível em: <http://www.ecole-lacanienne.net/documents/1931-07-07.doc>; acesso em: 18 jan. 2014.

[38] Ibidem, p. 443.

com sua teoria da constituição do sujeito, como *fixação precoce da estrutura*, é a ligação entre certas experiências, de natureza histórica, particular e contingente, mas que possuem valor formativo com relação a estruturas antropológicas, universais e necessárias. A operação de fixação não deve ser compreendida como imobilização ou congelamento de uma experiência, mas como sua retenção dialética, a um tempo negação e conservação (*Aufhebung*). A fixação, também legível como processo de ficção da verdade e de instituição da relação contingente entre trauma e fantasia[39], é um operador que enlaça e produz unidade histórica e estrutural entre Real, Simbólico e Imaginário. Mas o que nem sempre fica claro nesse ponto é que aquilo que se fixa precocemente não é um fato em sua positividade, mas uma espécie de fracasso da experiência. Como se lê na seguinte passagem da tese:

> [...] no estado atual da técnica e, supondo-a perfeitamente conduzida, os fracassos do tratamento possuem, para a disposição à psicose, um valor diagnóstico igual ou superior às suas revelações intencionais. Somente o estudo dessas resistências e desses fracassos poderá fornecer a base da nova técnica psicanalítica, da qual esperamos, no que diz respeito à psicose, uma psicoterapia dirigida.[40]

Relembremos a trajetória de Aimée, o caso *princeps* de paranoia de autopunição examinado na tese, tendo em mente essa ideia de fracasso. Marguerite Pantaine (1892-1981) nasceu em uma família católica do interior da França. Sua mãe tinha sintomas persecutórios e ela sempre sonhou em se tornar uma intelectual, "saindo, assim, de sua situação". Em 1919 ingressa na administração dos Correios e, em 1921, se casa com um funcionário público. Grávida de seu primeiro filho (Didier), passa a sofrer com sentimentos persecutórios e estados depressivos. Depois do nascimento, surge uma vida dupla: funcionária dos Correios e figura-chave de um delírio complexo. Em 1930, escreve dois romances (um erotomaníaco e outro persecutório). Convicta de ser perseguida pela atriz Huguette Duflos, ataca-a com um canivete, em 1930, e é, então, levada ao Hospital de Saint

---

[39] Christian I. L. Dunker, "A função terapêutica do real: entre trauma e fantasia", em Ana Maria Rudge (org.), *Traumas* (São Paulo, Escuta, 2006).

[40] Jacques Lacan, *Da psicose paranoica em suas relações com a personalidade*, cit., p. 357.

Anne, onde é tratada por Jacques Lacan. Encontramos, então, o momento Pinel-hegeliano no qual ocorre a cura de Aimée. O momento no qual ela reconhece seu engano, separa-se da ilusão que a domina e produz esse instante de verdade associado ao fracasso de uma experiência.

> [...] "quando todos estavam deitados, lá pelas sete da noite, comecei a soluçar e a dizer que aquela atriz não me queria mal nenhum, que eu não devia tê-la assustado". [...] Todo o delírio *caiu* ao mesmo tempo, "tanto o bom quanto o mau", nos diz ela. Toda a vaidade de suas ilusões megalômanas lhe aparece ao mesmo tempo que a inanidade de seus temores. [...] Todos os temas de idealismo altruísta e erotomania, bem como os de perseguição e de ciúmes, segundo seus próprios termos, *caem* ao mesmo tempo.[41]

Vê-se, assim, a importância do ato fracassado (ato falho) tanto para o engendramento do delírio quanto para sua queda. Intuição decisiva para pensar que talvez o núcleo mesmo da personalidade repouse sobre o fracasso de certas experiências, sobre os hiatos biográficos, sobre os impasses de responsabilidade, sobre as indeterminações da intencionalidade.

A revisão crítica da concepção de personalidade, empreendida por Lacan nesse estudo, pretende mostrar que o uso empírico e "segundo a experiência comum" (psicologia científica, místicos, metafísica tradicional) da noção de *personalidade ilusória* não reúne todos os aspectos da experiência clínica que se espera. Para tanto, ele pretende rever os atributos psicológicos clássicos relativos à capacidade de síntese, à intencionalidade e à responsabilidade, substituindo-os, respectivamente, pelos critérios do desenvolvimento biográfico, da concepção de si mesmo e da tensão das relações sociais. Salientemos que, se a concepção de si mesmo parece adiantar a teoria da constituição do sujeito (na qual a metáfora paterna ocupa lugar privilegiado), e se a tensão das relações sociais entre ideal e real antecipa o tema da nomeação dos registros (Real, Simbólico e Imaginário), a ideia de desenvolvimento biográfico nos remeteria ao reconhecimento, ao transitivismo e à narratividade do sofrimento.

Tendo em vista tais critérios, Aimée se apresenta como um caso de paranoia em primeiro lugar, em função de certos hiatos em sua narrativa

---

[41] Ibidem, p. 250.

biográfica, clinicamente assinalados por ilusões de memória[42]. Esse fato é secundado pela expansão do sentimento de si (megalomania). Finalmente, é preciso compreender a construção do delírio como uma longa e continuada interpretação das tensões sociais. Aimée era antes de tudo uma bovarista, alguém que sonhava que "outra vida" era possível[43]. O segundo momento fecundo de seu delírio ocorre quando ela encontra uma senhora mais velha que lhe narra novidades e excessos da vida em Paris, o que lhe inspira a possibilidade de ascensão social, sancionando a ideia de que ela pode se tornar outra. É esse encontro que inicia em Aimée a ideia de que ela pode se tornar poeta e escritora e que pode vir a ser reconhecida como mulher de letras[44]. É essa a causa de toda a trama posterior de ameaças, denúncias policiais e indignações contra o crítico e teatrólogo Pierre Benoit, autor de *Koenigsmark*[45] e com quem Huguette Duflos estaria mancomunada.

---

[42] Aimée afirmava ter visto, publicada em um jornal, a foto de uma figura perto de sua casa de infância. Ela interpreta o fato como um aviso de ameaça contra seu filho. A investigação clínica de Lacan revela que não se tratava de uma alucinação verdadeira, mas da combinação retrospectiva entre diferentes lembranças – "ela achava que tinha lembrado da foto". Desse ponto de vista, a paranoia e as psicoses em geral caracterizam-se principalmente pela perturbação dos sentimentos sociais de realidade, de temporalidade, de familiaridade e de autoridade.

[43] A primeira a chamar a atenção para a importância crucial desse ponto foi Maria Rita Kehl, em sua intervenção no Laboratório de Teoria Social, Filosofia e Psicanálise (Latesfip/USP) em 2009.

[44] Transferida para Melun, por volta de 1913, Aimée encontra C. de la N. (de família nobre que decaiu socialmente), a quem admira e que lhe inspira as primeiras ideias de perseguição. "Era a única que saía um pouco do comum, no meio de todas as meninas feitas em série" (p. 226). Ela lhe conta histórias e introduz personagens – Sarah Bernhardt, Huguette Duflos (p. 225). Jacque Lacan, *Da psicose paranoica em suas relações com a personalidade*, cit., p. 357.

[45] *Koenigsmark* narra a história de amor do jovem professor francês Raul pela princesa alemã Aurora. Quando o grão-duque, marido de Aurora, morre misteriosamente na África, Raul torna-se preceptor do filho deles e, por meio da dama de companhia, aproxima-se da princesa. Intriga amorosa e política em torno da desaparição do grão-duque no contexto da guerra entre Alemanha e França (1914), a trama foi levada às telas de cinema em 1930, com Huguette Duflos no papel da princesa Aurora. Aimée considera o texto uma revelação indevida de seu romance. Segundo esse delírio erotomaníaco, o príncipe de Gales, herdeiro do trono da Inglaterra, estava apaixonado por ela, e havia espiões e intrigas no palácio de Buckingham que impediam que ele assumisse seu amor. O texto de Benoit revelava a trama publicamente, e por isso ele precisava ser advertido. Daí que, antes de atacar a atriz, "eu [o] esperei na porta,

O delírio realiza a "substituição de um ato moral por uma tensão social". O reconhecimento de Aimée como escritora estaria impedido por essa trama entre poderosos, visando a prejudicá-la. Isso explica a inflação narcísica do eu, pois ela se torna, assim, importante para os importantes e suplementa os hiatos enigmáticos de sua própria biografia. Daí que o delírio de perseguição seja remetido tanto ao conflito entre eu e supereu[46] quanto à tensão entre real e ideal. E, ao final do trabalho, é ela que se sintetiza na oposição entre "individual e estrutural"[47]. A paranoia é uma forma possível de síntese psíquica (uma personalidade), lembrando que não se trata de síntese vivida como interior (solipsista), mas de uma síntese que ocorre desde o exterior (Real). Nela o eu se confunde com o Ideal de eu (delírio de grandeza), uma vez que a "a mesma imagem que representa seu ideal é também objeto de seu ódio"[48].

De certa maneira, essa partição da paranoia como estrutura clínica, definida por sintomas como o delírio, a expansão megalomaníaca de si e os atos disruptivos, compreende também uma narrativa social do sofrimento, chamada de bovarismo, que atravessa toda a obra de Lacan. Esse seria um motivo adicional para que, em vez de usar casos clínicos de sua própria autoria e construção, à exceção do caso Aimée, Lacan tenha recorrido sistematicamente à literatura: a autobiografia de Schreber e as deformações da forma romance como as que encontramos em Joyce e Duras. As obras literárias possuem valor paradigmático, tanto por sintetizarem traços da experiência de sofrimento de uma época quanto por prescreverem, incitarem e definirem qual tipo de sofrimento pode ser reconhecido.

A primeira acepção de paranoia é o modelo sobre o qual Lacan extrai a definição de estrutura clínica. Pela leitura estrutural do caso Schreber, inicialmente apresentado por Freud a partir do relato autobiográfico de um paciente com diagnóstico de paranoia (*dementia paranoides*), Lacan deduz

---

apresentei-me a ele e ele me propôs dar uma volta de carro pelo bosque, o que aceitei; durante esse passeio, eu o acusei de falar mal de mim, ele não me respondeu; por fim, tratou-me de mulher misteriosa, depois de impertinente, e não tornei a vê-lo mais". Ibidem, p. 176.

[46] Ibidem, p. 28.

[47] Ibidem, p. 320.

[48] Ibidem, p. 254.

a existência de uma série de processos opositivos entre neurose e psicose[49]. Na neurose ocorre a realização de uma afirmação primordial (*Bejahung*), ao passo que na psicose essa experiência fracassa. Na neurose, o que havia sido inscrito como afirmação pode ser negado, dando origem a um significante no simbólico. Na psicose, isso pode ser abolido, dando origem a um buraco. Na neurose, o significante pode ser metaforizado pela dupla substituição do Nome-do-Pai pelo Desejo da Mãe e do Desejo da Mãe pelo significado ao sujeito. Na psicose, essa substituição simbólica ocorre por meio de séries de metonímias que permanecem inconciliáveis entre si. Na neurose, o que é negado (metaforizado) simbolicamente retorna no simbólico, na estrutura metafórica do sintoma. Na psicose, o que é não inscrito simbolicamente retorna no Real e é recoberto pelo imaginário – por exemplo, as alucinações, os delírios, os fenômenos elementares. Na neurose, a interpelação da função paterna desencadeia a formação de novos sintomas cuja significação é fálica, processo conhecido como recalque (*Verdrängung*) e retorno do recalcado. Na psicose, a negação incide como foraclusão (*Ververfung*) do Nome-do-Pai, o que impede que o falo encontre sua localização no campo do Outro; daí que aquilo que não se inscreve no simbólico retorne no Real. Ou seja, a teoria da metáfora paterna permite a construção de oposições regulares e distintivas entre a psicose e a neurose.

A segunda acepção da paranoia a entende como um modo de relação projetivo e persecutório, imanente à organização narcísica e imaginária do eu, que se exprime como tendência a alienar-se em objetos, imagens e significantes, na qual o sujeito não reconhece mais seu próprio desejo[50]. Nesse caso, a paranoia é uma interpretação narrativa do sofrimento socialmente colocado. É a captação da verdade em estrutura de ficção, pois retém aspectos da lógica social baseados, por exemplo, na violação de pactos simbólicos (o declínio da função social da imago paterna, segundo Lacan), na intrusão de objetos (o fetiche da mercadoria, segundo Marx), na perturbação da unidade social (a anomia de Durkheim) e na perda da alma (a racionalização dos processos vitais, segundo Weber). É por isso que a noção de paranoia corresponde a um sintoma fundamental ou, mais propriamente falando, a

---

[49] Idem, "De uma questão preliminar a todo tratamento possível das psicoses" (1958), em *Escritos*, cit.

[50] Idem, *O seminário*, livro 2. *O eu na teoria de Freud e na técnica da psicanálise* (1954-1955) (Rio de Janeiro, Zahar, 1988).

um fragmento de loucura, que dá o limite de sua liberdade, que dá forma ao eu e estrutura as relações de conhecimento não só como relações antropomórficas, mas também como relações sexuadas. A paranoia, nesse caso, não se opõe à neurose nem à perversão, mas à elaboração simbólica da castração, à introjeção do objeto além de sua idealização, à separação do Outro ou ao luto do objeto, que atuariam como antídotos contra essa disposição antropomórfica da projeção alienante.

A terceira acepção de paranoia, presente em Lacan, a considera uma forma de enlaçamento, conhecida como nó em trevo, entre Real, Simbólico e Imaginário, que confere, graças ao Nome-do-Pai, considerado aqui como quarto nó, unidade e consistência à personalidade de alguém[51]. Aqui a paranoia é uma das formas de nomear o mal-estar, uma maneira extrema de reduzir o sofrimento de indeterminação ao sofrimento de determinação, objetivando, assim, todas as forças sistêmicas e estruturais em um objeto, um indivíduo, um acontecimento. É por isso que a paranoia se anuncia em momentos privilegiados de descrença (*Unglauben*), mas também de epifania. Sua experiência é descrita como inacreditável, impossível e inenarrável. É por isso também que frequentemente o conteúdo dos delírios acompanha uma espécie de antropologia espontânea do inumano: espíritos e vultos, animais e animalizações, coisas e fenômenos que não se inscrevem em nosso modo de reconhecer o humano. Há uma potência crítica do inumano que caberia pensar a partir do testemunho paranoico, mais além do sintoma e da narrativa do sofrimento.

Experiência e negação

Baseada no método de análise da negação do desejo, a paranoia foi caracterizada por Freud, primeiramente, como foraclusão (*Verwerfung*) firme da realidade junto com o afeto a ela associado[52]. Mais tarde, ele abordou a paranoia do presidente Schreber[53] a partir do estudo das negações

---

[51] Idem, *O seminário*, livro 23. *O sinthoma*, cit.

[52] Sigmund Freud, "Las neuropsicosis de defensa" (1893), em *Obras completas*, v. III (Buenos Aires, Amorrortu, 1988), p. 25-40.

[53] Idem, "Puntualizaciones psicoanalíticas sobre un caso de paranoia [*Dementia paranoides*] descrito autobiograficamente" (1911), em *Obras completas*, v. XII (Buenos Aires, Amorrortu, 1988), p. 11-77.

diferenciais do laço psíquico com o outro, explicitando a formação do delírio de ciúme (negação do objeto), do delírio de perseguição (negação do sentido da ação), do delírio erotomaníaco (negação do sujeito) ou do delírio megalomaníaco (negação do conjunto). No terceiro grande trabalho sobre a paranoia, Freud examinou uma possível contrariedade decorrente de suas teses iniciais, envolvendo a suposição de que o elemento perseguidor deve, necessariamente, ser do mesmo sexo do perseguido[54]. Enfim, em seu quarto estudo sobre a paranoia, Freud descreveu um tipo específico de perda da realidade que nela estaria em curso[55].

Esses quatro estudos, quando apreciados do ponto de vista metodológico, reenviam a uma variação semelhante de abordagens em Lacan. A teoria das estruturas clínicas trata dos modos de negação envolvidos no desejo, a teoria dos quatro discursos investiga os tipos de laço social envolvidos na economia de gozo, a teoria da sexuação privilegia a hipótese das relações com o outro sexo. Finalmente, a teoria dos três registros, Real, Simbólico e Imaginário, retoma o tema freudiano da perda de realidade e do núcleo central de oposições entre unidade e perda de unidade. Enquanto as duas primeiras abordagens pensam o patológico desde o fracasso das experiências improdutivas de determinação, as duas últimas, menos claras do ponto de vista do diagnóstico, abordam experiências produtivas de indeterminação: a sexualidade, a unidade da experiência (*Verleugnung*), o estranhamento (*Unheimlich*).

Um sintoma pode ser entendido como uma defesa contra um objeto intrusivo que desencadeia uma divisão do sujeito, como era o caso da demência paranoide. É assim que se define a conversão como sintoma típico da histeria, a ideia obsessiva como sintoma patognomônico da neurose obsessiva, a desconfiança como atitude característica da paranoia, a autorrecriminação como traço distintivo da melancolia, o medo do objeto fóbico como traço determinativo da fobia, e assim por diante. Essa concepção de sintoma é muito adequada para pensar tipos clínicos, ou seja, regularidades distintivas, que dão a forma particular, ou o semblante, de uma modalidade de sofrimento. É nesse sentido que o recalque e o retorno do recalque se identificam, que a neurose infantil é uma versão da

---

[54] Idem, "Un caso de paranoia que contradisse la teoria psicoanalítica" (1915), em *Obras completas*, v. XIV (Buenos Aires, Amorrortu, 1988), p. 259-73.

[55] Idem, "La pérdida de la realidad en la neurosis y la psicosis" (1924), em *Obras completas*, v. XIX (Buenos Aires, Amorrortu, 1988), p. 189-98.

neurose adulta e que a neurose de transferência é uma versão da neurose. É nessa acepção que o sintoma é sempre uma modalidade de identificação envolvendo o complexo paterno, o complexo de Édipo ou, ainda, o complexo de castração.

Contudo, uma segunda acepção de sintoma, igualmente presente em Lacan, o coloca como um tipo alienação, tanto em sentido de exteriorização (*Entäusserung*) quanto de estranhamento (*Entfremdung*). Aparentemente, é nessa acepção que Lacan afirma que o sujeito está sempre mais adaptado ao sintoma do que parece disposto a admitir em sua queixa preliminar na análise. Nesse sentido, o sintoma é uma operação de extração de um a-mais-de-gozo no interior de um laço social discursivo. O sintoma pode guarnecer e isolar, no lugar da verdade, um sujeito que não deve aparecer como tal, como vemos no caso do discurso do mestre. O que o discurso do mestre monta na linha de baixo é a fantasia como sistema de identificações envolvendo mestria e dominação, pela alocação do outro no lugar de objeto, de quem se extrai o mais-de-gozar. O discurso do mestre é uma releitura lacaniana da dialética entre senhor e escravo. Uma releitura que tenta deduzir desse discurso tanto práticas de exploração quanto outros discursos possíveis.

Vimos que a teoria das estruturas clínicas como alienação a estruturas antropológicas não deve ser dissociada da dialética dos registros. Vimos ainda que a ligação entre estrutura e constituição responde a uma exigência etiológica, funcionando como núcleo da teoria da causalidade em Lacan. As duas séries – a da constituição de unidades intra e interregistros e a das identidades fracassadas do eu em sua integração ou em sua identificação com a estrutura – dependem de experiências formativas: a experiência da perda e a perda da experiência. Esse é o caso do corpo, com sua imagem refletida, com sua significação antecipada, com sua sempre precária integração simbólica da imagem. O corpo, aquém da carne e além do organismo, é formado sobre a experiência de uma corporeidade perdida (daí que sua alegoria em Lacan seja o túmulo). Ou seja, para a psicanálise existem *experiências* que formam estruturas. Tais *experiências* precisam ser perdidas e conservadas para que se constituam estruturas. Essas estruturas reatualizam, como função permanente, o processo de sua constituição. Não se insistiu o suficiente como o modelo do que vem a ser uma experiência em psicanálise é sempre um modelo negativo – a perda da alma, a intrusão traumática do objeto que não se consegue simbolizar, a desintegração da unidade, a violação do pacto de reconhecimento. No fundo, as narrativas do sofrimento são uma espécie de envoltório imaginário-simbólico da experiência, seu luto e sua cripta, o esforço de nomeação de uma experiência e ao mesmo tempo a impossibilidade de realizá-lo.

Experiência é um conceito muito difícil de apreender do ponto de vista psicanalítico. Daí o recurso a linguagens artificiais, sistemas de formalização e demais estratégias para descrever o real do mal-estar sem identificá-lo com a narrativa na qual ele se articula. Experiência implica contradição, e contradição em série, inclusive com relação aos modos de conceber e conceituar a experiência, posto que ela deve conter a negação de si mesma. A importância clínica da noção de Real repousa na possibilidade de abordar a experiência, entendendo-a como fracasso, como impossível do ponto de vista da totalidade (fronteira interna do infinito) ou, então, afirmando que a experiência é a própria contingência (fronteira externa do infinito). É por isso que ao final o sintoma pode ser reconsiderado um "acontecimento de corpo"[56].

Experiência é um conceito demasiadamente fácil de apreender do ponto de vista antropológico. Em linhas gerais, refere-se à possibilidade de compartilhar, com narrativas, um conjunto de valores culturais, aprender como parte de um coletivo que é ele mesmo uma comunidade de destino. Implica a possibilidade de perder-se como possibilidade existencial e representativa para reencontrar-se como ser de um determinado conjunto, a cada vez limitado de possibilidades que se apreendem historicamente. Mas o que Lacan chama, de modo recorrente, de *experiência* é tanto a ligação ontológica entre Real, Simbólico e Imaginário quanto a natureza interna de cada registro do Real, do Simbólico e do Imaginário (ex-sistência, buraco e consistência). Por consequência, perda de experiência tem duplo sentido: desarticulação entre registros e fracasso, variância ontológica na recuperação ou retorno da experiência em um desses registros. O retorno, como liberdade e como verdade, chama-se respectivamente loucura e sintoma. Há em Lacan um *sentido universal de experiência* quando se advoga a constituição lógica e permanente do sujeito, mas há também um *sentido local de experiência* como ocorrência eficiente de eventualidades. No primeiro caso, o Real é impossível e inominável; no segundo, o Real é contingente e ato. No primeiro caso, trata-se da *experiência* pensada a partir de suas condições de

---

[56] Jacques Lacan, "Joyce, o sintoma" (1975), em *Outros escritos* (Rio de Janeiro, Zahar, 2003), p. 560-6.

possibilidade e determinação; no segundo, trata-se da *experiência* pensada como evento inesperado, indeterminação e potência de criação.

Para alguns psicanalistas da primeira geração[57], bem como para diversas escolas subsequentes[58], essa primeira concepção do trauma-sedução não deveria ter sido completamente deixada para trás como sinal da origem realista, biologista e materialista da psicanálise. Ela retornaria, no interior da própria obra de Freud, principalmente em suas concepções sobre repetição, angústia e pulsão.

Ora, a primazia da diagnóstica baseada no excesso de experiências improdutivas de determinação, cujo caso modelo é a paranoia e cujas narrativas de referência são a violação do pacto e a emergência de um objeto intrusivo, revela-se, assim, uma decorrência da experiência histórica da perda e da prevalência antropológica do totemismo.

Não se trata de abolir a teoria antropológica do totemismo e suas variantes e variadas concepções acerca do Édipo, da castração, dos discursos e das trocas sociais envolvendo a gênese da autoridade, das relações entre a lei e o desejo, das relações entre contratos e exceções, segundo a incidência do pai em uma matriz que se poderia chamar de hobbesiana. Trata-se de observar que essa parece uma perspectiva necessária e talvez adequada para entender a gênese de muitas formas de sintomas radicadas na narrativa da violação do pacto.

O erro de Deleuze talvez tenha sido imaginar que a solução para a soberania de Édipo, como matriz psicopatológica e sintoma do pensamento judiciário em psicanálise, fosse um anti-Édipo de natureza esquizoide. Erro semelhante parece tragar o pensamento lacaniano contemporâneo em torno de uma diagnóstica pós-edipiana em uma segunda ou última clínica lacaniana. O erro de Deleuze, assim como o do pós-lacanismo, está em desconhecer a variância das narrativas do sofrimento como nomeações precárias do mal-estar, ou seja, em permanecer no quadro de uma psicopatologia da totalidade, centrada na paranoia ou na esquizoidia edipiana ou pós-edipiana.

---

[57] Sándor Ferenczi, "Reflexões sobre o trauma" (1933), em *Obras completas*, v. 4 (São Paulo, WMF Martins Fontes, 1992).

[58] Jean Laplanche, *Novos fundamentos para a psicanálise* (São Paulo, Martins Fontes, 1992).

Contingência e multinaturalismo

Quando pensamos a estrutura não apenas do ponto de vista totemista sacrificial, mas também como animismo xamanista, recolocamos o problema da natureza e, portanto, cabe perguntar qual conceito de natureza convém à psicanálise. Qual conceito de natureza é necessário para uma diagnóstica pós-estruturalista no quadro de uma dialética renovada[59]?

Esse ponto torna-se a cada dia mais incontornável. Não porque as pesquisas em neurociência estejam trazendo novidades tão incompatíveis com a psicopatologia psicanalítica que seria preciso reformá-la à base de novos fatos. Pelo contrário, a tendência é cada vez mais verificar, nas descobertas obtidas por métodos da nova biologia, confirmações de hipóteses teóricas da psicanálise – por exemplo, sobre a memória, a consciência ou a propriocepção. Além disso, há inúmeras descobertas que sugerem alguma validação da plausibilidade de procedimentos clínicos da psicanálise, como a importância da escuta, da rememoração, da reconstrução narrativa da própria história. Além do realismo implicado em certas redefinições operacionais de funções psicológicas, como a atenção, a consciência ou a memória, o problema a ser superado é a ideia de que existe uma única natureza, contraposta a inúmeras formas de nomeação. Uma das consequências epistemológicas do totemismo convencional é pensar que há uma única substância material idêntica a si mesma ao longo de seu próprio processo transformativo regido por leis heterônomas. Essa substância chama-se natureza e é uma constante regida pela necessidade. Confiar em sua existência é o que se pode chamar de realismo. De outro lado, existem as interpretações, os valores, as significações atribuídas a essa realidade única, que podem ser variáveis conforme a cultura, a língua e as construções sociais que se queiram produzir. Essa descrição do problema opõe mononaturalismo realista e multiculturalismo relativista. Apesar de essa partição aparentar ser uma decorrência lógica do dualismo, sob o qual se organiza a estrutura, ela de

---

[59] Fazemos alusão, por meio dessa expressão, não a uma superação da dialética, como querem certos pensadores de inspiração nietzscheana, mas uma nova leitura de Hegel, que integre as conquistas de uma ontologia do negativo e de uma antropologia do inumano, tal como aparece em autores como Badiou, Žižek e, entre nós, Vladimir Safatle. Segundo essa perspectiva, o melhor do hegelianismo de Lacan não se encontra no início de sua obra, mas no final, com a introdução das teses sobre a sexuação, com o conceito de *objeto a*, com a teoria do ato e com a reviravolta no entendimento dos três registros.

fato não se adapta ao modo como a psicanálise concebe sua prática diagnóstica. Ela está mais ajustada à versão que quer ver na constância única do funcionamento do cérebro um ponto de natureza universal, sob o qual se aplica a variedade de formas expressivas dos sintomas particulares. Como se o cérebro fosse o *hardware* e a mente fosse o *software* de um computador. E como se o cérebro fosse uno. O maquinário material é fixo e constante, mas sua atualização é variável. Afinal, esta foi a tese de Chomsky em continuação aos estudos estruturais: opor as estruturas profundas (sintáticas) à sua expressão particular nas diferentes línguas. Ora, jamais foram esses os termos nos quais a psicanálise se colocou a questão do diagnóstico, à exceção de saber quando estamos diante de quadros orgânicos dos quais não nos encarregaremos senão em seus efeitos. Nosso ponto de partida sempre foi a imprevisibilidade das formações do inconsciente. Não se pode antecipar a ocorrência de um sintoma nem prognosticar a aparição de um lapso nem prever a incidência de um ato falho. Isso tem sido um obstáculo metodológico importante para aqueles que tomam a possibilidade de simulação e de reconstrução experimental como condição de verificabilidade de hipóteses científicas. Que não se possa antecipar nem se dispensar a interpretação do sujeito diante da ocorrência para que o fenômeno se apresente, isso quer dizer que estaríamos falando de um aspecto da natureza que depende do sujeito para se constituir como tal, de seu autodiagnóstico ou da hermenêutica de si. É por isso que esse fenômeno pode ser reversível por operações de redescrição, diferentemente de qualquer outro fenômeno natural cuja realidade independe da forma como é nomeado, descrito ou redescrito. Mas uma formação do inconsciente cuja estrutura é *"me vejo obrigado a pensar em..."* ou *"não posso realizar um ato que todavia desejo"* é um fato natural. Não se trata apenas de um ponto de vista sobre, uma leitura de ou uma atribuição de sentido a; ele é o fato em si.

Um fato natural que nega a relação que habitualmente encontramos na natureza entre necessidade e possibilidade. Ou seja, um fato natural que se apresenta como impossível (coercitivamente não necessário) ou como contingente (não antecipável) com relação aos próprios postulados que atribuímos à natureza. Não é preciso apelar para uma terceira substância, além da natureza ou da cultura, para resolver esse problema tópico representado pelas formações do inconsciente em sua conexão íntima com o sujeito. Basta pensar que a natureza não precisa ser uma. Há algumas culturas que efetivamente se organizam segundo a suposição de que há várias naturezas. Supor que há apenas um ponto de vista, o do sujeito, e que existem de fato várias naturezas, não deve ser confundido com a posição relativista expressa por "há várias versões ou perspectivas diferentes sobre a mesma natureza".

O que a teoria lacaniana dos registros requer, em relação à concepção ôntica de natureza, é o que Viveiros de Castro vem chamando "multinaturalismo". Ou seja, em vez de uma unidade da natureza e uma multiplicidade de culturas, é preciso defender uma multiplicidade de naturezas, todas elas dependentes de uma única perspectiva, que é a do sujeito produtor de versões sobre a natureza a partir das perspectivas nas quais se encontra. Trata-se de diversas naturezas, no sentido material, causal e ontológico. É isso que Lacan chama de Real. Por esse motivo, o Real é não representável e é impossível do ponto de vista da autoidentidade que esperamos para nossos juízos e conceitos predicativos. Ou seja, não se trata das *variedades simbólicas da natureza*, que o totemismo nos ajuda a organizar, mas da *naturalidade real da variação*. É o que Lacan chamou de "varidade" (*varité*), combinando variação e verdade em uma espécie de perspectivismo[60].

> O perspectivismo não é um relativismo, mas um multinaturalismo. O relativismo cultural, um multiculturalismo, supõe uma diversidade de representações subjetivas e parciais, incidentes sobre uma natureza externa, una e total, indiferente à representação; os ameríndios propõem o oposto: uma unidade representativa ou fenomenológica puramente pronominal, aplicada indiferentemente sobre uma diversidade real. Uma só "cultura", múltiplas "naturezas"; epistemologia constante, ontologia variável – o perspectivismo é um multinaturalismo, pois uma perspectiva não é uma representação.[61]

Encontramos aqui várias das condições de fundamentação para uma contradiagnóstica: a substância narrativa que transforma o sofrimento na medida em que ele é partilhado, ao modo do transitivismo uma unidade pronominal decorrente da atitude totêmico-nominativa, a compatibilidade com formas de sofrer como a dissolução do espírito e a alienação da alma. Vê-se como

---

[60] Jacques Lacan, "Séminaire XXIV (1976-1977): L'insu que sait de l'une-bévue s'aile à mourre", aula de 16 nov. 1976, *Ornicar?*, Paris, n. 12-13, dez. 1977.

[61] Eduardo Viveiros de Castro, "Perspectivismo e multinaturalismo na América indígena", em *A inconstância da alma selvagem* (São Paulo, Cosac Naify, 2002), p. 379.

nessa ontologia variável, portanto negativa do ponto de vista da permanência de essências, da confiança em substâncias, da demonstração de princípios, a dimensão que define a natureza é o tempo, e não o espaço.

Se a recuperação do tema da contingência em Hegel procede e se ela exprime algo de relevante sobre a noção de Real, podemos agora rever o papel da teoria do reconhecimento no interior da antropologia lacaniana. E ela nos aparece, então, virtualmente compatível com a operação que Viveiros de Castro descreveu para o perspectivismo ameríndio. Se para as sociedades totêmicas do baixo Xingu, como os bororo e os kadiweu, a epistemologia é variável, mas a ontologia é fixa, para as culturas do alto Xingu é a epistemologia que é fixa, ou seja, só há uma posição de conhecimento e de reconhecimento, e esta é a humana (necessária); ocorre que isso coloca em contrapartida uma ontologia variável, ou seja, uma ontologia que depende dos encontros, dos efeitos de indeterminação por meio dos quais criam-se perspectivas contingentes. Isso ocorre porque quando nos encontramos com o outro só podemos ter acesso a suas vestimentas; de modo inverso, também o outro nos tomará como mera aparência. Percebe-se que estamos diante de uma comparação de perspectivas – entre o outro como parceiro imaginário e o Outro como lugar simbólico da linguagem, de onde recebo minha própria mensagem inconsciente de modo invertido. Poderíamos sugerir que essa figura, correlata do que é o Outro para o totemismo (tesouro significante e lugar da lei do desejo), seja chamada de Outrem (perspectiva indeterminada e contingente), não apenas sobre o outro, mas também sobre mim mesmo, além de minha condição recíproca de indivíduo.

São as operações de troca, de nomeação, são os gestos de guerra ou de aliança que determinam, no tempo, qual perspectiva se irá formar: amigo ou inimigo, macho ou fêmea, homem ou animal, coisa ou vivente. E o processo ocorre de tal maneira que, ao final, é o próprio sujeito que pode vir a descobrir-se um espírito, um membro de outra tribo, uma cobra, uma capivara ou um jabuti. O único ser que consegue colocar-se entre perspectivas é o xamã transversal.

O impossível encontro na mata

Lacan descreveu um caso bastante análogo ao do encontro na mata. E ele o fez no momento de revisão de sua tópica estrutural, quando da introdução do conceito de *objeto a*, como objeto sem o qual a angústia não ocorre. Trata-se do seguinte apólogo, que adaptamos ao contexto ameríndio[62].

Há uma espécie de inseto chamado louva-a-deus (*Mantis religiosa*) cuja fêmea devora o macho após o coito. Mais especificamente, a fêmea agarra seu companheiro pelo pescoço, arranca e come a cabeça dele. Curiosamente, o restante do corpo do macho continua ativo e funcional para terminar a fecundação. Tudo indica que o devorar da cabeça do macho influi na atuação dos centros nervosos secundários abdominais restantes no parceiro, fazendo a fecundação ocorrer de forma mais intensa, pois maior quantidade de sêmen é transferida para o corpo da fêmea. Indiretamente, esta armazenará maior quantidade de nutrientes para a gestação.

Imagine-se alguém que partilhe dessa forma de vida que é o perspectivismo animista e que, caminhando sozinho na mata, encontre uma fêmea gigante de louva-a-deus. Ele não pode saber de antemão se está diante de uma vestimenta de louva-a-deus fêmea, de um louva-a-deus verdadeiro ou de um espírito de outro humano disfarçado de louva-a-deus. Tendo pela frente qualquer espécie de ser, animal, vivente ou espírito, um araweté terá apenas uma certeza: que esse outro (ou outra) vê a si mesmo como homem. Mas, se ele a está vendo como um louva-a-deus fêmea gigante, é bastante possível que ela o esteja reconhecendo como um louva-a-deus, digamos, macho. O problema se agrava porque os cinco olhos multifacetados da figura a sua frente não permitem que o araweté se veja "refletido no olhar do outro", senão atravessado por fortes distorções e anamorfoses. *Como saber, então, se eu não estou portando a mortalha do varão* (para usar a expressão de Lacan)? Mas como saber que o próprio encontro não é um sonho, um fragmento de rito funerário, no qual nosso guerreiro transforma-se em seu inimigo indeterminado? Esse é o momento de decisão, no qual se está diante de um porvir que integrará esse objeto de angústia em uma estrutura de trocas simbólicas. Pode tratar-se de uma mulher de outra tribo? Ou de um futuro

---

[62] "Suponham-me em um recinto fechado, sozinho com um louva-a-deus de metros de altura. É uma boa proporção para que eu tenha a altura do louva-a-deus macho. Além disso, estou vestindo a roupa de um louva-a-deus de 1,75 metro, mais ou menos a minha altura. Eu me olho, miro minha imagem, assim fantasiado, no olho facetado do louva-a-deus. É isso a angústia? Está bem perto. Trata-se da apreensão pura do desejo do Outro como tal, uma vez que justamente ignoro minhas insígnias, pois estou ridiculamente vestido com a mortalha do varão. Não sei o que sou como objeto para o Outro." Jacques Lacan, *O seminário*, livro 10. *A angústia* (1962) (Rio de Janeiro, Zahar, 2004), p. 39.

cunhado? A suspensão da segurança de identidade e a incerteza ontológica interveniente no ato moral convergem para a formação de perspectivas: gestos, palavras e leituras que determinam, no tempo, *"quem pode estar sendo quem para quem"*. Se houver tempo hábil e tolerância ao cativeiro, de parte a parte, é possível que a interveniência de um xamã, de tipo transversal, possa mediar o longo processo de negociação prática no interior do qual se decidirá o que fazer: casamento, ingesta canibal, fuga ou aliança.

Não se trata mais de uma situação na qual sabemos quem somos *nós* e quem são *eles*. Também não se trata de uma ocasião de troca entre grupos assimétricos do ponto de vista do poder e dos meios de assimilação do outro. Minha identidade não será reafirmada nem acrescida pelo outro, que materialmente interiorizo por meio dos significantes que nele se representam ou de objetos metonímicos aos quais eu o reduzo. Não se trata de uma sutura para a falta ou da agregação de um excesso com relação a minha própria identidade. O ponto de partida do encontro na mata é a suspensão de minha identidade. Devorar o outro não é se tornar outro, segundo uma lógica de mistura, nem se apropriar de si mesmo, segundo uma lógica de contrato, mas uma viagem de formação de uma perspectiva mutuamente determinada, ou melhor, mutuamente indeterminada.

A experiência de encontro do real da sexualidade, do real da angústia, do real da diferença entre os sexos teria valor de perturbação para a fantasia. Vimos como em todas as figuras do encontro o *objeto a* será firmado como modelo de uma experiência que institui novas estruturas. São sempre experiências de gozo, desde que entendamos o gozo como essa substância que corrompe sua autoidentidade. Ou seja, o *objeto a* é a figura da contingência que preside a ocasião do encontro. Também é uma figura da impossibilidade, que impede que a função de causa, de repetição e de troca inscreva o outro, completamente, no interior de estruturas determinativas.

O encontro na mata é a antinomia perfeita da lógica do condomínio. Ele se exprime em uma narrativa do sofrimento que explicita e faz circular todas as funções do *objeto a*, perturbando a consistência das narrativas que tentam fixar o mal-estar. Falar em perda da alma para alguém que se dá conta que não a possui é um tanto paradoxal, senão impossível. Como saber quem é o objeto intrusivo, nós ou o outro? O pacto em questão não está sendo nem violado nem reafirmado, mas exposto à própria limitação de sua contingência. A unidade do sistema, presumida pela língua comum, pela comensurabilidade entre os gêneros, pelas distinções primárias entre nós e eles, entre humanos e inumanos está exposta à indeterminação. A dissolução do jogo de perspectivas corresponde à ocupação do lugar deixado vago pela nomeação do Outrem. Ao final, podemos dar um nome para o mal-estar gerado pelo encontro na clareira.

Se cada sintoma é também um fragmento de liberdade perdida, e se cada sintoma se articula em uma narrativa de sofrimento para sustentar sua verdade em estrutura de ficção, o encontro na mata pode ser entendido como o fragmento narrativo de experiência que o sintoma do condomínio perdeu.

O encontro na mata pode ser tomado como um paradigma indutor de sintomas. Em momentos de crise narcísica, reaparecem fantasias de castração, como equivalente da experiência do corpo no estado de decomposição da imagem (*corps morcelè*). Sentimentos de fragilidade, imagens de acidentes, suscetibilidade para manifestações de violência e emergência de angústia ao modo de pânico, ansiedade ou rebaixamento depressivo com frequência ligam-se a situações de fantasia na qual o Outro pode se revelar Outrem. Crises narcísicas manifestam-se frequentemente na neurose por meio da formulação de demandas de determinação, sejam elas expressas na forma de um saber, na forma da presença do outro ou até mesmo na forma de pedidos de recusa que circunscreveriam a posição limitativa da função paterna. Podemos dizer que a dificuldade representada pela conjectura do encontro na mata questiona a integração dessa experiência às estruturas antropológicas quanto à inserção da função paterna, a função do Outro, a divisão subjetiva e o laço social do discurso.

Supondo a mesma situação do encontro na mata no contexto da psicose, talvez fôssemos levados a uma inversão desse raciocínio, ou seja, os efeitos de separação entre a dimensão simbólica, imaginária ou real do "fenômeno do louva-a-deus gigante" conduziriam à indução de perturbações na esfera da função paterna, das identificações simbólicas e da exclusão dos discursos. Talvez os mesmos fenômenos de estranhamento, perturbação e esquizoidia na experiência do corpo reaparecessem em um momento crítico como esse. Em vez de se reunir por meio de uma fantasia inconsciente, a interpelação significante desencadeia sintomas psicóticos como incredulidade, despersonalização e fenômenos elementares, para retomar a semiologia de Clerambault[63]. Por isso a angústia não assume

---

[63] Fenômeno elementar é uma noção diagnóstica introduzida por Gaëtan G. de Clérambault, professor de psiquiatria de Lacan, para referir-se a pequenos sons, sensações e signos

a forma do pânico, mas da incredulidade (*Ungauben*), do desespero e do terror. Surgem, assim, formações de delírio: posse do corpo à distância por outro, controle de movimentos, intrusão de pensamentos, transformação em autômato. Invariavelmente, os delírios retomam temas relativos a animais, coisas, espíritos ou monstros que negam a inclusão de certas experiências na ordem humana como tal.

É tentador perceber como uma antropologia do inumano, com sua ontologia variável, poderia reinterpretar tais fenômenos não apenas como déficits de implantação totêmicos, mas como experiências produtivas de indeterminação, próprias de uma forma de vida animista. Nesse caso, é o desmembramento das estruturas ontológicas, revelado pela experiência do encontro na mata, que adquire valor causal para os fenômenos de linhagem totêmica. Em outras palavras, não é a foraclusão do Nome-do-Pai (ou dos Nomes-do-Pai) que promove o retorno do Real, mas é a presença do Real, com toda efígie e semblante de mal-estar, que mostra o caráter prescindível do Nome-do-Pai e seus efeitos sintomáticos em relação à reposição de determinações. O processo psicótico não precisa ser pensado apenas como um déficit de inscrição simbólica do Nome-do-Pai, mas como uma desarticulação interna entre as narrativas de sofrimento (os delírios), os sintomas primários (fenômenos elementares). Eles constituem uma experiência de proximidade e de ligação ética com o mal-estar que é usualmente insuportável ou intolerável para a fantasia do neurótico. Tudo se passa como se diante da mesma situação o neurótico lesse a indeterminação como falta de determinação a ser reposta por novas inscrições da função paterna, enquanto o psicótico lê a indeterminação como um acontecimento dotado de valor ontológico próprio.

Vamos considerar agora a possível resposta fetichista para a situação do encontro na mata, cernida pela figura defensiva conhecida como *Verleugnung*,

---

que adquirem valor causal no desencadeamento do processo psicótico. O que caracteriza os fenômenos elementares é sua participação na formação dos automatismos mentais uma vez que "seu conteúdo é essencialmente neutro", seu caráter é "não sensorial"; eles exercem uma função causal no desencadeamento e no decurso da psicose, ou seja, são protótipos do que chamamos "experiências de indeterminação". Eventos muito simples e reduzidos, em torno dos quais se desenvolvem os fenômenos complexos como a alucinação e o delírio. Ver Gaëtan G. de Clérambault, "Definição de automatismo mental" (1924), em Angelina Harrari, *Clínica lacaniana da psicose* (Rio de Janeiro, Contra Capa, 2006), p. 67-70.

tipo de recusa, renegação ou *desautorização da experiência*[64] própria daquele que sabe da castração, mas age como se ela não existisse. A ausência dos chamados sentimentos morais, como vergonha, asco ou culpa, frequentemente atribuída à perversão, está desativada nessa situação. Uma circunstância de anomia talvez suspendesse também a habitual indiferença atribuída ao perverso em troca da curiosidade, tão frequente na escalada de fixação do fetiche. No entanto, a atitude perversa teria duas dificuldades. O problema do sexo indiscernível, uma vez que reconhecer um louva-a-deus gigante pode não ser uma tarefa imediata. Ademais, faz parte da indeterminação da situação suspender a ideia de que existem apenas dois sexos, pois certas espécies têm múltiplas e indeterminadas quantidades de gêneros. Reencontramos aqui o tema do abjeto e da sexualidade como performance repetitiva e paródica, desenvolvido por Judith Butler[65]. O perspectivista ameríndio, em sua variante de gênero, nos abre para a atitude que deveria ser nossa atitude clinicamente primária diante da sexualidade: suspender a conjunção entre sexo, gênero e escolha de objeto. A segunda dificuldade é que a perversão não pode ser definida por nenhuma prática sexual específica, um desvio de objeto ou de objetivo específico, uma inversão ou uma retenção pré-genital. O próprio Freud já observara que tais contingências descrevem apenas a fixação, não a perversão. A verdadeira perversão é um tipo de laço social específico, baseado na instrumentalização das relações de *objeto a* partir de simulacros significantes elevados à condição de objetos para a vontade de gozo. A verdadeira perversão é a paixão de ser objeto, instituindo e reinstituindo permanentemente estados de exceção e versões intencionalmente particulares da lei. Nesse sentido, fica claro que a perversão é uma categoria transversal, não opositiva nem à neurose nem à psicose. Ela é um tipo de resolução perspectiva para o encontro na mata, onde o sujeito se coloca ao mesmo tempo como sujeito e como falso xamã. Poderíamos redefinir a perversão como aquela estrutura, ou melhor, aquele funcionamento feito para que jamais aconteça um "encontro na mata"; se ele acontecesse, a mata seria logo cinicamente interpretada como um condomínio potencial, ainda não estabelecido. Segundo essa conjectura, o que se torna típico da perversão não é sua inadequação à lei, mas sua impossibilidade ou sua indiferença em articular o mal-estar com narrativas de sofrimento. A perversão nos traria,

---

[64] Luís Claudio Figueiredo, *Psicanálise do contemporâneo* (São Paulo, Escuta, 2008).

[65] Judith P. Butler, *Problemas de gênero* (1990) (Rio de Janeiro, Civilização Brasileira, 2003).

assim, o caso-limite do sofrimento psíquico, referido à impossibilidade mesma de nomear o mal-estar em sua forma de sintoma. Condição permanente ou provisória, a perversão, assim considerada, inscreve-se sob a égide do que Catherine Malabou[66] chamou subjetividades pós-traumáticas, para as quais a expressão e a interpretação partilhada do sofrimento tornou-se impossível, como nos casos de lesões cerebrais e demais situações em que se desarticula a possibilidade de expressão narrativa do sofrimento. Ou seja, não são os sintomas nem as práticas sexuais nem a orientação de gênero ou de objeto que definem a perversão, mas a maneira como ela articula relações de sofrimento.

O mito individual do neurótico

Em *O mito individual do neurótico* (1953), Lacan promove a reinterpretação estrutural do caso do Homem dos Ratos[67], situando quatro pontos que sustentam a formação dos sintomas: o pai simbólico, o pai imaginário, o narcisismo e a morte. Vê-se, assim, que a neurose é concebida como uma espécie de mito patológico, um mito que perdeu sua função de integração e partilha coletiva. Essa desintegração da função social e intersubjetiva do mito, mas não em sua estrutura simbólica, é explicada inicialmente pela efração de um personagem social, o pai. Como função, como nome ou como imago, como toro ou como negação, é ele que articularia as estruturas antropológicas com as dimensões ou os registros do Real, do Imaginário e do Simbólico. O *mito individual* é, de certa maneira, a contrapartida estrutural da tese histórica sobre o *declínio da função social da imago paterna*, assim como o acontecimento histórico do romance familiar do neurótico se liga à constante antropológica das teorias sexuais infantis. Lembremos que o romance familiar[68] é uma expressão usada por Freud para designar como, em certo momento da vida, as crianças imaginam não ser filhas legítimas de seus genitores e os substituem por figuras poderosas e socialmente investidas

---

[66] Slavoj Žižek, "Descartes and the Post-Traumatic Subject: on Catherine Malabou's *Les nouveaux blesses* and Other Autistic Monsters", *Qui Parle*, Berkeley, v. 17, n. 2, 2009, p. 123-47.

[67] Sigmund Freud, "A propósito de un caso de neurosis obsesiva [caso del 'Hombre de las Ratas']" (1909), em *Obras completas*, v. X (Buenos Aires, Amorrortu, 1988).

[68] Idem, "La novela familiar de los neuróticos" (1909), em *Obras completas*, v. IX (Buenos Aires, Amorrortu, 1988), p. 213-20.

de autoridade e poder. Freud argumenta que, ao contrário do que os pais possam pensar, essa fantasia da adoção, essa conjectura de outra origem possível, não é apenas a expressão da decepção com o real tamanho simbólico dos pais, mas uma maneira de protegê-los desse declínio (*Erniedrigung*) interno à travessia edipiana.

Ocorre que o declínio do mito coletivo em mito individual, fenômeno que caracteriza a modernidade, gera sintomas, como o soerguimento totêmico do pai, e o declínio da função social da imago paterna gera neuroses de caráter, como economias circunscritas de identificação, demanda e gozo. Enquanto o mito expressa um problema antropológico, baseado na oposição primitiva entre cultura e natureza, o romance expressa um problema sociológico ou histórico, baseado na oposição entre indivíduo e sociedade.

Mas, em 1953, para Lacan, essa dupla tensão começou a ser resolvida pela primazia da estrutura como organização em torno da falta e de determinações inconciliáveis. Em 1955, isso se exprimiu na ideia de que a "estrutura do sujeito é a estrutura de uma questão"[69], questão sobre a mulher na histeria, questão sobre a morte na neurose obsessiva. A incorporação da tese de Lévi-Strauss de que o mito é a equalização de enunciados contraditórios levou Lacan a identificar o sujeito como o impossível na estrutura. E esse impossível se inscreve segundo alguns artifícios de linguagem: a questão, os dêiticos, a função de nomeação, o semblante, a citação, o enigma e, mais ao final da obra, a noção de letra. A origem dessa concepção encontra-se já em *A estrutura dos mitos*, de 1949, texto no qual o mito de Édipo é tomado como uma estrutura formada por quatro mitemas, ou seja, quatro feixes de relações que ocorrem em todas as versões possíveis do mito de Édipo. Ou seja, o mito é a estrutura independente de sua expressão como mito coletivo, como tragédia, como romance, como teoria sexual infantil ou como conto maravilhoso. Em todas as formas expressivas do mito (como oralidade testemunhal, como mitologia, como tragédia, como romance), independentemente de sua historicidade ou de sua incidência, teremos sempre, e necessariamente, os mesmos quatro mitemas na mesma lógica de transformações possíveis:

1. supervalorização das relações de parentesco (Édipo foge de Corinto, apego de Antígona a seu irmão Polinice);

---

[69] Jacques Lacan, *O seminário*, livro 1. *Os escritos técnicos de Freud* (1953) (Rio de Janeiro, Zahar, 1988).

2. oposição à subvalorização das relações de parentesco (assassinato de Laio, Antígona recusa-se a obedecer Creonte);

3. oposição aos entes mitológicos provenientes do interior da terra que o herói vem a matar ou a subjugar (Édipo mata a Esfinge, Laio vence Píton);

4. complementação pela insistência de patronímicos referentes a um defeito corporal (Édipo, *pés inchados*; Laio, *gago*; Lábdaco, *manco*).[70]

No fundo, todos os mitos, considerados em sua estrutura, são variantes de classificação e ordenamento lógico em torno da função do totem. E o totem é uma função articulatória que une e determina relações no interior dos diferentes sistemas simbólicos: parentesco, aliança, sexualidade, modos de alimentação, vestuário, religião medicina etc. O que Lacan chama de ordem simbólica envolve a combinação entre os diferentes sistemas simbólicos, que seriam todos eles comensuráveis com estruturas de linguagem. As hipóteses de homologia, homotipia e isomorfismo permitem passar de estruturas particulares para *a Estrutura*, identificada com a linguagem, e desta para o princípio mínimo da cadeia significante.

> Com a segunda propriedade do significante, de se compor segundo as leis de uma ordem fechada, afirma-se a necessidade do substrato topológico do qual a expressão "cadeia significante", que costumo utilizar, fornece uma aproximação: anéis cujo colar se fecha no anel de um outro colar feito de anéis.[71]

O totemismo implica admitir a prevalência da homologia entre a universalidade das formas de interdição do incesto e a universalidade irredutível das relações entre cultura e natureza. O problema é que a relação entre cultura e natureza é culturalmente qualificada; daí que a natureza seja interpretada como única e idêntica a si mesma, mas perdida e inacessível, e a cultura seja o domínio das significações variáveis e das normas inconstantes. Decorre disso uma segunda identificação problemática, ou seja, entre as leis da linguagem e as leis propostas para formalizar a natureza.

---

[70] Claude Lévi-Strauss, "A estrutura dos mitos" (1949), em *Antropologia estrutural* (Rio de Janeiro, Tempo Brasileiro, 1973).

[71] Jacques Lacan, "A instância da letra no inconsciente ou a razão desde Freud" (1957), em *Escritos*, cit., p. 505.

O totemismo adquire, assim, uma dupla função: organizar a relação entre universal e particular, entre regra e exceção, entre necessidade e possibilidade e ao mesmo tempo classificar a incidência de impossibilidades e contingências no interior de universais e no interior de particulares, quanto a objetos existentes ou não existentes. O totem representa uma espécie de paradoxo correlato ao que Dumond[72] descreveu para a série histórica do individualismo. Quando falamos em "homem", o termo representa ao mesmo tempo a espécie humana e um de seus gêneros. Em princípio, essa sobreposição não representaria um problema, pois em um caso ela indica a ordem dos seres humanos em sua universalidade oposta a dos inumanos e no outro caso representa uma classe particular, os homens em oposição à classe das mulheres. Isso pode levar à ideia inconveniente – mas que aparece como uma espécie de excesso sintomático do raciocínio – de que a relação entre humanos e inumanos (monstros, animais e coisas) estabelece uma homologia na relação entre os dois subconjuntos da classe humana (homens e mulheres). Essa confusão entre a unidade da ordem e a identidade das classes é exatamente o caso quando passamos de *A estrutura da linguagem*, ou de "o inconsciente é estruturado como uma linguagem", para *as estruturas clínicas* particulares, psicose ou neurose, perversão ou fobia, ou para a relação entre estruturas clínicas como a neurose e seus *tipos clínicos*, como a histeria e a neurose obsessiva. Lacan tinha ciência desse problema e explorou amplamente uma de suas variantes, o caso da classe cujo oposto é o vazio[73]. O "homem", aqui, não se opõe nem a "inumano" nem a "mulher", mas à ausência de elemento que constitua uma classe, sem que isso represente ao mesmo tempo ausência de ordem. Essa possibilidade, "impossível" do ponto de vista da estrutura, corresponde ao lugar do sujeito.

Torna-se, então, crucial discernir entre a função ordenadora e determinativa do totem, como agregador e unificador dos diferentes sistemas simbólicos, e sua função de classificação do que ainda não foi determinado. A convocação do pai, que Lacan chamou posteriormente de "uso do pai", ou ainda a interposição de um apelo que convoca o pai em sua função simbólica, é sempre requerida em momentos de articulação e integração entre sistemas simbólicos, marcados, por exemplo, por ritos de passagem, como casamento,

---

[72] Louis Dumond, *O individualismo* (Rio de Janeiro, Rocco, 1985).

[73] Jacques Lacan, *O seminário*, livro 9. *A identificação* (1961-1962) (Recife, Centro de Estudos Freudianos, 2003), p. 179.

nascimento, funeral. A hipótese de uma pluralização dos Nomes-do-Pai, desenvolvida ao final da obra de Lacan, sugere que essa função pode ser preenchida por inúmeras versões do pai (*pére-version*), desde o semblante de mulher até um *sinthoma*[74] determinado com o qual o sujeito se identifica. No entanto, que existam inúmeros nomes e que a função paterna possa ser, por assim dizer, múltipla, não altera o dilema do totemismo; apenas o torna mais plural. Isso não nos ajuda a reconhecer a diferença entre situações de déficit de determinação, no sentido do suplemento paterno indutor de sintomas, das situações de positiva indeterminação ontológica. O truque aqui é que a ausência de determinação remete tanto ao que ainda não é determinado (possível) quanto ao que não pode ser determinado (contingente).

No momento intensivo do conceito de estrutura clínica em Lacan, que podemos circunscrever entre 1954 e 1960, as psicoses são consideradas a partir de um significante refratário à integração simbólica na linguagem e de uma sequência de negações: não realização de uma afirmação (*Bejahung*), não inscrição do significante do Nome-do-Pai, irrealização da metáfora paterna[75], foraclusão do Nome-do-Pai[76]. As neuroses são modos de relação com a lei, o que acusa um nítido privilégio da narrativa de sofrimento que o entende como violação de um pacto. Mas em cada caso fica difícil distinguir entre a negação determinada e a negação indeterminada. Por exemplo, quando se fala na metáfora paterna como organização primária da subjetividade neurótica, alude-se tanto à estrutura do desejo e do gozo (fantasia) quanto à separação-articulação entre Simbólico, Imaginário e Real para determinado sujeito. Quando se fala do novo ato psíquico, por meio do qual o falo é alocado no campo do Outro, trata-se tanto da função fálica como articuladora de diferenças quanto da função fálica como condição para a "assunção do tipo ideal de seu sexo"[77].

---

[74] "[...] o sinthoma é, muito precisamente, o sexo ao qual não pertenço, isto é, uma mulher. Se uma mulher é um sinthoma para todo homem, fica absolutamente claro que há necessidade de encontrar outro nome para o que o homem é para uma mulher, posto que o sinthoma se caracterize justamente pela não equivalência." Idem, *O seminário*, livro 23. *O sinthoma*, cit., p. 98.

[75] Idem, *O seminário*, livro 3. *As psicoses* (1955-1956) (Rio de Janeiro, Zahar, 1988).

[76] Idem, "De uma questão preliminar a todo tratamento possível da psicose" (1957), em *Escritos*, cit.

[77] Idem, *O seminário*, livro 5. *As formações do inconsciente* (1957-1958) (Rio de Janeiro, Zahar, 1999), p. 220.

Lacan infere que, se para Freud a teoria da defesa implica uma gramática de negações e se essa mesma gramática se apresenta em sua teoria das pulsões, a defesa é no fundo uma forma de estrutura permanente dos modos de negação que constituem o sujeito. Lembremos que Freud e depois Lacan tinham uma localização epistemológica precisa para a teoria das pulsões no interior da metapsicologia; *ela é a mitologia da psicanálise*. Entende-se por mitologia o mito quando ele é escrito e transmissível segundo um meio que não é mais o oral. Em geral se discute essa proposição abordando o tipo de realismo que se deve ter em conta diante de conceitos como libido, soma de excitação e fator quantitativo. Mas, para Lacan, o problema do mito não é, primariamente, o de sua relação com a realidade, mas o de sua estrutura. E a estrutura das pulsões para Lacan é sempre a pautada pela negatividade. Vimos que isso significa duas coisas diferentes: a negatividade como causa eficiente dos processos de constituição do sujeito (a defesa como negação particular) e a negatividade como signo do acesso ao Real (a perda da experiência).

É por isso que o sujeito não é apenas um efeito de estrutura, se bem que seu lugar esteja ali concernido. *O sujeito se apoia na estrutura*[78] em quatro pontos: fantasia, desejo, narcisismo e identificação. Isso se baseia na ideia de que há uma negação constitutiva (*Verneingung*) como condição genérica de toda e qualquer defesa. Uma negação que constitui o sujeito, mas não a estrutura clínica. Na *neurose*, essa negação se qualifica como simbólica ou recalque (*Verdrängung*) com retorno no simbólico: sintoma. A substituição metafórica do Desejo da Mãe pelo Nome-do-Pai é negação particular, que mantém aquilo que foi negado nos momentos posteriores do processo (*Aufhebung*). A formalização linguística disso postulará a elisão (inclusão interna) de um significante no campo do Outro (Ideal de eu):

$$\frac{NP}{DM} \cdot \frac{DM}{x} \rightarrow N.P \cdot \frac{(\underline{A})}{\varphi}$$

Observe-se como a formalização da metáfora paterna é uma reedição da estrutura quaternária dos mitos e que esta presume a universalidade do totemismo. Desse modo, a falta simbólica (castração) no campo do Outro (falo), correspondente à perda simbólica de um objeto imaginário, explica

---

[78] Ibidem, p. 451.

por que os sintomas neuróticos envolvem sempre uma identificação ao pai simbólico, ou seja, à lei. Essa identificação totêmica é exagerada no neurótico, quer pelo recobrimento pela falta imaginária (frustração), quer pela sobreposição entre a função paterna e seu representante (a imago paterna). Daí que na histeria o pai apareça como impotente, enfraquecido; na neurose obsessiva ele apareça como hiperpotente, alienando o sujeito em uma expectativa de permissão imaginária como condição do desejo; e na neurose fóbica, como alternativamente benevolente (frustrador) e aterrorizador (privador), vacilante, portanto, em sua função. Nesse sentido, os sintomas são organizados, definidos e condicionados pelo complexo de Édipo e, como versões metafóricas de uma metáfora fundamental, possuiriam estrutura necessariamente totemista.

Objeto intrusivo e violação do pacto – em cada uma dessas narrativas o sintoma se exprime em uma de suas dimensões: alienação-divisão do sujeito, trauma-sexualidade, perda da experiência, articulação desejo-lei. Em qualquer estrutura, e na estrutura clínica em particular, devemos responder a quatro exigências:

1. relações de ordenamento e de classe intraestruturais e interestruturais;

2. relações de atualização da estrutura e de absorção de seus efeitos;

3. uma topologia pela qual os lugares e as posições de uma estrutura engendram relações de ordem e de classe;

4. condições pelas quais, em um momento historicamente definido, uma estrutura deixa de operar, tornando-se submissa a outra ordem (dissolvendo-se) ou integrando-se a outra estrutura.[79]

Diante disso, é importante distinguir as combinações internas que permutam e transformam relações, funções e valores dentro de uma estrutura e as combinações externas, por meio das quais uma estrutura opõe-se e correlaciona-se com outra. Tipicamente, as relações entre diferentes mitos ou entre diferentes versões do mesmo mito são casos do primeiro tipo. Já as relações de homologia e analogia entre mitos e ritos, ou entre estruturas de mitos e estruturas de parentesco, são casos do segundo tipo[80]. A relação entre mito e rito é dialética. O rito apela para a estrutura, mas não é uma de

---

[79] Gilles Deleuze (1972), "Em que se pode reconhecer o estruturalismo", em *A ilha deserta* (São Paulo, Iluminuras, 2006), p. 243.

[80] Claude Lévi-Strauss, "Estrutura e dialética" (1958), em *Antropologia estrutural*, cit.

suas versões. "Portanto, a dialética estrutural não contradiz o determinismo histórico: ela o reclama e lhe dá um novo instrumento."[81]

É por isso que temos em Lacan dois e não apenas um tipo de estrutura. As estruturas antropológicas são equivalentes aos mitos nos quais prevalece a função classificatória, em conformidade com a função antropológica do totem. Já as estruturas ontológicas são equivalentes aos ritos nos quais prevalece a função ordenadora; aliás, são assim chamadas: *ordem* Simbólica, *ordem* Imaginária, *ordem* Real.

Assim começa a ficar mais claro como o totemismo representa uma das articulações do sintoma que nos deixou cegos para a possibilidade de que existam sintomas de estrutura animista. A teoria das estruturas clínicas deveria ser chamada de teoria da *alienação* nas estruturas, pois é o conceito de alienação que trabalha subjacente em todas as incorporações, as negações, as apropriações que modalizam a relação do sujeito com o Outro.

Muito se discute como Lacan teria estruturado os sintomas como mitos freudianos sobre o pai, formulados em *Totem e tabu* e *Moisés e o monoteísmo*. Em segundo lugar, ele teria estruturado os mitos para evitar o problema freudiano das origens filo e ontogenéticas (freudianamente condensadas na noção de origem – *Ur*). Com isso, o incesto como metáfora qualitativa, os objetos como metáfora de modos de relação e o sujeito como posição e existência deixam de ser substancializados. Em terceiro lugar, Lacan teria estruturado a noção de libido e de repetição como metáforas quantitativas e, com isso, contornado o problema epistemológico representado pelo ponto de vista econômico em psicanálise.

O método estrutural, quaisquer que sejam suas anomalias, seus momentos e suas particularidades na obra de Lacan, apresenta-se como reação e antídoto contra a centralidade da antropologia positiva, do desenvolvimentismo e do historicismo. Daí que a noção de estrutura não se oponha à ideia de uma gênese empírica nem de uma gênese lógica, mas tão somente à confusão entre gênese empírica e história ou à sobreposição entre gênese lógica e causalidade antropológica. Ordem e classe combinam-se na *ação da estrutura* por meio do conceito de série. Em Lévi-Strauss, seja qual for a narrativa ou a variedade de apresentações de um mito, ele sempre será redutível à sua fórmula canônica estrutural:

$$Fx (a) : Fy (b) \cong Fx (b) : F_{a-1} (y)$$

Dois termos (a e b) são usados em duas funções (Fx e Fy) de tal modo que se estabelece uma equivalência (≅) entre duas situações. Em um estudo comparativo, de grande precisão, Domiciano[82] mostrou que Lacan aplica a fórmula canônica do mito ao caso do Homem dos Ratos, traduzindo a fórmula anterior da seguinte maneira:

$$F_{narcísica} \{Pai\} : F_{objetal} \{Mulher\ rica\} :: F_{narcísica} \{Mulher\ rica\} F_{pai-amigo}^{-1} \{Objeto\}$$
$$\{Amigo\} \quad \{Mulher\ pobre\} \quad \{Mulher\ pobre\}$$

Os dois conjuntos da esquerda descrevem os impasses da constelação familiar que presidiu o nascimento do Homem dos Ratos: o pai endividado e a escolha da esposa rica em vez da pobre. O pai aparece como carente e humilhado diante do amigo benfeitor. No grupo de relações à direita, encontramos a divisão sintomática que se repete no Homem dos Ratos em torno do casamento e a dupla torção que caracteriza sua fantasia inconsciente.

Entre as duas séries da estrutura, há uma relação de dupla inversão. Inversão de termos ou classes [Fx (a) por Fx (b)], por meio da qual uma contradição mútua entre sobrevalorização e subvalorização de parentesco é resolvida por meio de um ato que afirma e nega o parentesco, ou seja, matar um ser originado no interior da terra, um monstro que não tem linhagem nem descendência. Na segunda cena, encontramos uma inversão de ordens [Fy (b) por F_{a-1} (y)], por meio da qual um dos termos (a) é substituído por seu contrário usado como função $(_{a-1})$ e ao mesmo tempo uma função (Fy) é transformada em termo (y).

Esta última operação permaneceu como um dos maiores enigmas da antropologia levi-straussiana durante vinte anos. Qual é a razão para que na posição 4 advenha uma dupla torção? Nada no texto de 1941 justifica a heterogeneidade lógica desse movimento. Contudo, é precisamente nesse ponto que Lévi-Strauss estabelece uma ligação com a psicanálise. "A fórmula acima adquirirá sentido se nos recordarmos que, para Freud, são exigidos dois traumatismos (e não um, como se tem a tendência a acreditar com tanta frequência) para que nasça esse *mito individual* em que consiste a neurose."[83]

---

[82] João Felipe Guimarães de Macedo Sales Domiciano, *O mito e sua estrutura: contribuições da antropologia levi-straussiana para a formalização da clínica psicanalítica* (Dissertação de Mestrado em Psicologia Clínica, São Paulo, Ipusp, 2014), p. 267.

[83] Claude Lévi-Strauss, "A estrutura dos mitos", cit., p. 263.

Curiosa contradança marca a trajetória desta expressão: *mito individual*. É originária de Lévi-Strauss, mas de Lévi-Strauss interpretando Freud, e daí será retomada por Lacan para redefinir o que é uma neurose: não é uma inclinação da personalidade, não é uma disposição de comportamento nem uma forma de reação, mas um mito, um mito individual. Vê-se, assim, como a estrutura compreende a gênese lógica (*para que nasça este mito individual*) de um fato simbólico (*dois traumatismos*). Vê-se também como a estrutura exige duas situações separadas no tempo. Sem esse tempo não haveria duas, mas uma única situação. Esse tempo não é o tempo vivido, mas o tempo lógico, que se vê, assim, destituído de duração ou que tem sua extensão reduzida a um instante. Ocorre que esse tempo lógico subsume o tempo histórico. E o tempo histórico não elimina o tempo lógico, caso em que a neurose seria apenas uma estrutura simbólica, e não uma estrutura real, simbólica e imaginária.

Confirma-se que uma estrutura tem sempre duas metades, duas séries de linguagem distribuídas em um espaço topológico. A ideia psicanalítica de retorno (*Wiederkehr*) representa essas duas séries em relação à teoria das defesas. Daí que o que se inscreve no simbólico (primeira série) retorne no simbólico (segunda série), na estrutura neurótica definida pelo recalcamento (*Verdrängung*). No texto de *O mito individual do neurótico* isso é representado pela série dívida-amigo, que se transforma de modo covariante com a série mulher-rica-mulher-pobre na leitura lacaniana do caso do Homem dos Ratos[84].

Reaplicando o mesmo princípio, aquilo que foi negado imaginariamente no simbólico retorna no imaginário, na estrutura perversa definida pela renegação (*Verleugnung*). E aquilo que não se inscreve no simbólico (primeira série) retorna no real, na estrutura psicótica definida pela foraclusão (*Verwerfung*). Portanto, apenas parte da neurose ou da psicose é um sistema de circulação, de trocas, de combinações ou de equivalências cujos elementos não têm forma ou conteúdo nem significação ou realidade empírica. O truque aqui é que a operação de negação é efetivada no registro estrutural-antropológico do totemismo. O retorno, por sua vez, é uma operação ligada ao movimento histórico-ontológico. Sendo assim, a neurose ou a psicose não são apenas sistemas que representam ou organizam trocas simbólicas,

---

[84] Jacques Lacan, "O mito individual do neurótico" (1953), em *O mito individual do neurótico* (Rio de Janeiro, Zahar, 2008).

mas um modo de produção de objetos. Não apenas mitos individuais, mas ritos individuais. Objetos que transformam a própria estrutura na medida em que introduzem outro tipo de indeterminação. Se a estrutura é uma regra de transformação topológica, ou seja, alteração de lugares e posições, de termos e funções, de séries e cenas, de classes e ordens, os verdadeiros sujeitos da estrutura não são os indivíduos reais ou as pessoas, mas o que elas produzem com suas falas, seus discursos e suas trocas. Os objetos das estruturas são os sujeitos da história.

A determinação recíproca dos elementos simbólicos, ou princípio geral das duas séries, exprime-se por meio de atitudes ou disposições de conduta inconscientes, que a cada momento atualizam ou encarnam a estrutura, como um sistema de diferenciações progressivas ou de passagens do virtual ao atual. Para que ela permaneça, portanto, é necessário supor um vazio central de significação, um grau zero da estrutura, uma questão, um problema, um vácuo de sentido que funda a estrutura. Daí que toda estrutura possa se definir igualmente pelo excesso de sentido que produz. Estruturas distintas referem-se, dessa maneira, a excessos distintos[85]. Na estrutura clínica, há dois lugares privilegiados:

1. o lugar da falta, do que se apresenta como negatividade em seu lugar, daquilo que é estranho à própria identidade e que ao mesmo tempo representa a falta, ou seja, o falo como lugar da pergunta, a questão estrutural, o ponto de atração do sujeito;

2. o lugar vazio do objeto, do que circula entre uma série e outra definindo quer as relações internas a uma estrutura, quer as relações entre estruturas diferentes.

Consideremos agora que o mito está para a neurose infantil assim como o rito está para a neurose de transferência. Essa distinção é muito importante quando se pensa no emprego do método estrutural em psicopatologia, pois permite separar as determinações que constituem a estrutura como conjunto de condições e regras de formação de sintomas, da estrutura como modos mais ou menos regulares de constituição de sujeitos e de objetos. Isso parece ter implicado um critério metodológico para Lacan, o de subordinar sempre as estruturas ontológicas, como o Real, o Simbólico e o Imaginário, às estruturas antropológicas. Contudo, ao final de sua obra, esse princípio

---

[85] Gilles Deleuze e Félix Guattari, *O anti-Édipo* (Rio de Janeiro, Imago, 1976).

é subitamente suspenso, requerendo uma nova definição de sintoma e uma nova ponderação sobre o complexo de Édipo: "O complexo de Édipo é, como tal, um sintoma. É na medida em que Nome-do-Pai é também o Pai do Nome que tudo se sustenta, o que não torna o sintoma menos necessário"[86].

Se em 1955 o complexo de Édipo era a causa e a função dos sintomas, em 1975 ele mesmo é equiparado a um sintoma. Se em 1955 tínhamos a referência acerca de qual antropologia estava em jogo na ideia do sintoma como correlato estrutural, em 1975 essa referência se perde. Assume seu lugar o pós-romance representado por Joyce em *Retrato do artista quando jovem*. Mas o problema da comensurabilidade entre mito e romance permanece. Se Lacan parece prescindir da noção de mito desde o desenvolvimento da noção mais vasta e abrangente de discurso, cabe, então, perguntar: *o complexo de Édipo é ele mesmo um sintoma de quê?* A resposta óbvia e incorreta é que o complexo de Édipo é um sintoma que procede diretamente do real do mal-estar. Resposta incorreta porque ignora o critério de historicidade do sintoma. Resposta aproximativa porque descarta que entre sintoma e mal--estar existe o campo social mediador do sofrimento. Resposta problemática porque isso significaria retornar ao esquema de englobamento e homologia pura entre narrativa, mito e discurso que caracteriza a diagnóstica baseada no excesso de experiências improdutivas de determinação, na qual necessidade e possibilidade são os dois únicos modalizadores que contam. É preciso insistir na inconveniência desse procedimento, ainda mais porque ele se tornou extensivo e popular na retórica pós-lacaniana que infere, direta e sem mediação, as causalidades sociais dos sintomas psíquicos.

Da determinação totemista à indeterminação animista

Logo depois da última guerra tomei em análise três pessoas vindas do Togo, que haviam passado ali a sua infância. Ora, em análise não consegui obter nem rastros dos usos e crenças tribais, coisas que eles não tinham esquecido, que conheciam, mas do ponto de vista da etnografia. Devo dizer que tudo predispunha a separá-los disso, tendo em vista que eram estes corajosos mediquinhos que tentavam se meter na hierarquia médica da metrópole. [...] Mas seus inconscientes funcionavam segundo as boas regras do Édipo. Era o inconsciente que tinham vendido a eles ao mesmo tempo que as leis

---

[86] Jacques Lacan, *O seminário*, livro 23. *O sinthoma*, cit., p. 98.

da colonização, forma exótica e regressiva do discurso do mestre frente ao capitalismo que se chama imperialismo. O inconsciente deles não era o de suas lembranças de infância, mas sua infância era retroativamente vivida em nossas categorias familiares. Desafio que qualquer psicanalista me contradiga.[87]

Esse raro e espantoso depoimento clínico de Lacan deixa clara sua decepção diante da possibilidade real de experimentar uma variação etnológica do inconsciente que pudesse contradizer ou pelo menos perturbar a premissa universal do Édipo. Vitória do registro histórico, no qual se desenrola a colonização francesa na África. Triunfo do universalismo antropológico que confirma um Édipo africano. O testemunho clínico de Lacan enfatiza o peso da transferência na determinação dos sintomas, o que não deixa de ser uma antecipação de nosso problema acerca da função da dominação e da colonização no que toca às modalidades de sofrimento. Tornar-se francês é também sofrer como francês, e ao que parece isso significava, para esses pacientes de Lacan, sofrer edipianamente.

Contudo, há uma interpretação alternativa para a decepção de Lacan: ainda que oriundos da África, tais pacientes não provinham de culturas nas quais o animismo ocupasse um lugar fundamental em suas estratégias de subjetivização. Ao contrário, os povos do Togo, como os ewe, kotokoli, tchamba, kabye e ouatchi, são eminentemente totemistas. Uma vez que Lacan pensava o Édipo como uma estrutura, é provável que estivesse reencontrando nesses sujeitos apenas uma versão particularizada do totemismo edipiano, por meio do qual a função paterna funcionava como mediador da relação com o Outro, nesse caso, indexado pela cultura médica francesa. A *forma exótica e regressiva do discurso do mestre*, no fundo, é apenas uma versão totemista do sistema familiar e sua ordem simbólica correlata. Confirma-se, assim, como a teoria dos quatro discursos pode ser usada como uma revisão ampliada da concepção das estruturas clínicas. O mestre colonial é um substituto regressivo do pai totêmico. O empreendimento colonial, segundo a leitura proposta por Octave Mannoni[88], pode ser caracterizado pela disseminação da anomia, produzida pela implantação de novas práticas de produção e extração (mestre colonial), seguida pela reinstituição da ordem, realizada por meio da identificação do

---

[87] Idem, *O seminário*, livro 17. *O avesso da psicanálise* (1969-1970) (Rio de Janeiro, Zahar, 1992), p. 85.

[88] Octave Mannoni, *Prospero et Caliban* (1950) (Paris, Éditions Universitaires, 1984).

colonizador com o pai totêmico. Por esse esquema, criticado por Fanon[89], o processo de colonização equivale à implantação de uma fantasia mutuamente confirmada entre colonizador e colonizado.

É nesse ponto que podemos retomar as ideias de Viveiros de Castro e sua contraleitura de Lévi-Strauss como precursor do pós-estruturalismo. Para o antropólogo brasileiro, a oposição entre totemismo e sacrifício deve ser revista. Se considerarmos as populações amazônicas do alto Xingu brasileiro, a oposição mais frequente não se dá entre totemismo e sacrifício, como pensava o autor de *Tristes trópicos*, mas entre totemismo e xamanismo. As populações do Centro-Oeste brasileiro, que o antropólogo francês tomou por referência em seus estudos seminais nos anos 1930, tais como os bororo, os guarani, os kadiweu e os kayowá, cultivam formas de vida totemistas, ao contrário de povos como o araweté e o tupinambá, que são animistas.

A oposição entre totemismo e xamanismo adquire todo o interesse para a psicanálise se lembrarmos da tese de Lévi-Strauss de que o psicanalista é um xamã moderno. Ou seja, a hipótese de Viveiros de Castro insere no entendimento do ordenamento social uma função equivalente à do psicanalista e, ao mesmo tempo, opõe tal função à de suplemento ou correção da função totêmico-paterna ou de mestria-senhorial. Ao contrário, o xamanismo transversal ameríndio, que se desloca das formas de xamanismo totêmico (horizontal ou vertical), está mais próximo da lógica da indeterminação, prescrevendo para seu executor o papel de diplomata e poliglota, nem homem nem mulher, mediador entre mundos diferentes, representante, ele mesmo, de uma sociedade na qual os laços sociais não são integralmente decorrentes do princípio de identidade.

> Uma característica fundamental do xamanismo é que o xamã é ao mesmo tempo o sacrificador e a vítima. Ele realiza em si mesmo, em sua própria pessoa – corpo e alma –, a conexão sacrificial entre humanos e não humanos. É o próprio xamã quem atravessa para o outro lado do espelho, ele não manda delegados ou representantes.[90]

---

[89] Franz Fanon, *Pele negra, máscaras brancas* (Rio de Janeiro, Paisagens, 1952).

[90] Eduardo Viveiros de Castro, "Xamanismo e sacrifício", em *A inconstância da alma selvagem*, cit., p. 469.

De acordo com o totemismo convencional, grupos sediados em uma genealogia diferencial encontram-se em situações específicas, determinadas pela disjunção entre "nós" e "eles", para a troca periódica de mulheres e palavras. Cada sujeito esclarece sua identidade por sua filiação, e a filiação se inscreve na função classificatória do totem como nomeação. Função que, como vimos, possui seu correlato no ordenamento social. Para os povos totemista, os rituais de incorporação canibal ou antropofágica são entendidos como a assimilação de uma identidade estrangeira, por meio da apropriação ou da possessão de seus atributos invejáveis. Tal qual o mito freudiano, no banquete totêmico há uma identificação primária com o pai, cujo modelo é a incorporação canibal. Ao ingerir o alimento sagrado, nos tornamos "como o totem". Ao comer um fragmento do inimigo, nos apropriamos metaforicamente de suas virtudes e as misturamos com as nossas. Periodicamente, precisamos renovar o pacto por meio de ritos que reatualizam essa identificação paterna, que lembram simbolicamente sua natureza sacrifical, sua origem no assassinato e sua correspondência com a guerra. Ritos que reafirmam o pacto entre irmãos, a assimilação do objeto intrusivo tornado familiar (o banquete) e que celebram o sofrimento decorrente de sua violação ou que condenam aqueles que se alienaram de sua origem.

Violando completamente essa disposição, temos o exemplo central do canibalismo póstumo dos araweté, em que as divindades celestes (*Maï*) devoram as almas dos mortos chegadas ao céu como ato preliminar à metamorfose destas em seres imortais, semelhantes a seus devoradores. Esse mito refaz, na narrativa, a prática real e concreta realizada pelo povo tupinambá, baseada na sequência guerra, rapto, cativeiro e devoração. O ponto de mutação ocorre no longo cativeiro que antecede o ritual de ingestão antropofágica. Durante esse período, era comum que o aprisionado perdesse sua identidade original e se casasse com nativas tupinambá. Às vezes, o casamento com o "inimigo" precedia sua incorporação, outras vezes isso suspendia o ritual.

O extenso tempo de convivência em cativeiro explica por que "inimigo" e "cunhado", em tupi antigo, são identificados com a mesma palavra (*tovajar*). O problema dêitico representado por essa indeterminação condensa toda a problemática do perspectivismo ameríndio. Como "inimigo" e "cunhado" são o mesmo termo, só se pode saber seu sentido prático por meio de uma continuidade de encontros – nos quais forma-se uma perspectiva, um sistema de mútua determinação que esclarece, *a posteriori*, a identidade dos envolvidos.

Daí a baixa incidência da função nominativa, com nítida preferência das modalidades pronominais de designação, pelas quais determinados sufixos determinam o tipo de "ser" que se quer qualificar na perspectiva desejada.

> O sistema dispõe-se em dois polos, o dos seres-kumã e o dos seres-malú, monstros perfeitos *versus* simulacros imprestáveis, passando pelas coisas-rúru, adequadas ao modelo, e as coisas-mína, próximas ao modelo.[91]

Imagine-se que os araweté caminham sozinhos ou em pequenos grupos, durante longos períodos, no interior da mata. E, nessa caminhada, encontros se dão. E quando se encontram com "algo", o risco não é apenas não saber se estão diante de uma capivara, uma onça ou um jabuti. O risco maior é que desse encontro pode emergir uma descoberta ontológica de que o inumano (espírito, monstro, coisa ou animal) é você mesmo.

O rito funerário dos araweté é uma grande experiência produtiva de indeterminação. Durante essa viagem cosmológica, o guerreiro é realmente tratado como o inimigo que ele matou. Durante o processo, o xamã guerreiro perde sua identidade de araweté e se torna um ser sem nome, que pode sair da experiência como espírito, como xamã, como inimigo. Entre o mito canibalista araweté e o canibalismo concreto dos tupinambá, havia um "deslocamento pragmático, uma torção ou uma translação de perspectivas que afetava os valores e as funções de 'sujeito' e 'objeto', de 'meio' e de 'fim', de 'si' e de 'outrem'"[92].

Mas o que do inimigo é devorado? Não se trata de suas qualidades nominais nem de suas virtudes objetais. Não são suas potências fálicas, como ocorre no canibalismo totemista, mas a incorporação de uma posição, um "movimento de autodeterminação recíproca pelo ponto de vista do inimigo". O matador araweté coloca-se como inimigo, dissolve sua identidade em uma espécie de alienação radical, tornando-se um exemplo vivo de autodissolução da unidade do espírito para seu próprio povo. Em suas canções, ele vive sua própria captura, seu cativeiro e sua morte, do ponto de vista do inimigo. Isso introduz um sistema perspectivista que não se

---

[91] Idem, "Esboço de cosmologia yawalapíti", em *A inconstância da alma selvagem*, cit., p. 36.

[92] Idem, "Xamanismo transversal: Lévi-Strauss e cosmopolítica amazônica" (2002), em Ruben Caixeta de Queiroz e Renarde Freire Nobre (orgs.), *Lévi-Strauss: leituras brasileiras* (Belo Horizonte, Editora da UFMG, 2008, Coleção Humanitas), p. 87.

enquadra perfeitamente nem no *totemismo*, enquanto homologia metafórica entre duas séries paralelas tomadas por um isomorfismo algébrico gerador de formas heterogêneas, nem em sua oposição interna, na qual o ritual de *sacrifício*, como série metonímica composta por forças em aproximação ou distanciamento infinitesimal e diferencial.

Se para o totemismo natureza e cultura se cruzam no tabu do incesto e se a estrutura de parentesco – na qual a psicanálise reconheceu a função estruturante do pai – governa a totalidade dos laços sociais, para o animismo só há uma série: a série social das pessoas, usada para significar a relação entre humanos e não humanos: "os humanos se veem como humanos e aos jaguares como jaguares; mas os jaguares se veem a si mesmos como humanos, e aos humanos, como porcos selvagens, e o sangue de suas presas como cerveja de milho"[93].

Apliquemos agora esse tipo de perspectivismo às nossas diferenças clínicas, retomando a categoria da loucura como ponto de vista universal, no qual se funda nossa concepção de patológico. Vejamos como isso se opõe ao neurótico-centrismo como expressão de englobamento entre caso particular e normalidade geral – *os neuróticos se veem como neuróticos e aos loucos, como loucos; mas os loucos, por sua vez, se veem a si mesmos como neuróticos, e aos neuróticos como porcos selvagens, e o sangue de suas presas como cerveja de milho.*

Nessa paráfrase, fica claro que para reformularmos nosso neurótico-centrismo é preciso pensar que, assim como para os ameríndios o termo comum entre humanidade e não humanidade é a humanidade (e não a natureza), o termo comum entre loucura e normalidade é a loucura (e não a normalidade).

Isso poderia ser ilustrado pela continuação imaginária do conto de Machado de Assis, na qual Simão Bacamarte prossegue em sua experiência de indeterminação acerca da loucura de si e da loucura do outro. Em vez de um muro separando os internos e os externos do asilo de Itaguaí, seria preciso conjecturar nosso alienista deparando-se, no meio da mata, com outrem, disposto a descobrir, pelos efeitos e pelas perspectivas criadas a partir desse encontro, que tipo de loucura é a sua e que tipo de loucura é a do alienista.

Os estudos da antropologia pós-estruturalista têm tornado mais clara essa espécie de anomalia etnocêntrica na origem da concepção de estrutura, mais precisamente na antes examinada fórmula algébrica dos mitos. A fórmula canônica, tema enigmático na obra de Lévi-Strauss, é uma combinação

---

[93] Ibidem, p. 92.

entre procedimento lógico e heurístico, um método para fazer conexões entre grupos de relações distintas entre si. Revisitemos a fórmula[94], tendo em vista a forma de vida araweté:

$$Fx\ (a) : Fy\ (b) \cong Fx\ (b) : F_{a-1}\ (y)$$

Percebemos agora que a fórmula canônica tem menos que ver com álgebra do que com topologia[95]. Ela é construída a partir de quatro feixes de relação, que compreendem grupos de predicação de um sujeito regularmente presentes em todas as versões de um mesmo mito.

Superestimação de relações de parentesco	Subestimação de relações de parentesco
$Fx\ (a)$	$Fy\ (b)$
Fx = superestimação	Fy = subestimação
a = afirmação da relação de parentesco consanguíneo	b = negação da relação de parentesco consanguíneo
Cadmo procura sua irmã Europa. Édipo casa-se com a mãe, Jocasta. Antígona enterra Polinice.	Os irmãos espartanos exterminam um ao outro. Édipo mata o pai, Laio. Etéocles mata o irmão, Polinice.
Negação da oposição entre superestimação e subestimação de parentesco	**Nome próprio em alusão a um defeito no corpo**
$F\ x\ (b)$	$F_{a-1}\ (y)$
$F\ x$ = função de superestimação	F_{a-1} = termo tomado como inverso da função (o inverso da relação de parentesco)
b = seres ctônicos como negação do conjunto formado por parentes e não parentes	y = subestimação de parentesco tomada como termo (nome próprio como função)
Espartanos matam o dragão. Édipo mata a Esfinge. Laio mata Píton.	Lábdaco: manco Laio: gago Édipo: pés inchados

---

[94] Claude Lévi-Strauss, "A estrutura dos mitos", cit.

[95] Mauro W. B. Almeida, "A fórmula canônica do mito", em Ruben Caixeta de Queiroz e Renarde Freire Nobre (orgs.), *Lévi-Strauss: leituras brasileiras*, cit.

Percebe-se a sobreposição indistinta de oposições presente no totemismo. A superestimação do parentesco opõe-se tanto à sua *negação determinada*, indexada pela subestimação, quanto à sua *negação indeterminada*, representada por sua oposição a monstros, animais e outros inumanos. É o mesmo problema que Lacan enfrenta ao criticar o pressuposto normativo de Aristóteles, de que a proposição universal afirmativa necessariamente presume que pelo menos um caso particular desse universal exista. Se a lógica do mito fosse equivalente ao silogismo ou à analogia, cuja formalização é o grupo abeliano, ou grupo de Klein, teríamos uma torção simples ou simétrica proporcional, cuja solução poderia ser:

$$Fx\ (a)\ .\ Fy\ (b) = Fy\ (a)\ .\ Fx\ (b)$$

Mas a alternância política entre autóctones e estrangeiros no poder de Tebas não é de fato simétrica à alternância de casamentos entre autóctones e estrangeiros. O método de formalização de Lévi-Strauss não se baseia no grupo de Klein perfeito, nem é equivalente ao quadrado de Greimas, muito menos da estratégia empírico-indutiva de Vladimir Propp, como muitos comentadores quiseram demonstrar. E isso decorre do fato de que o quarto elemento não é simétrico nem proporcional aos anteriores. O *nome próprio* (Édipo, Laio ou Lábdaco) tomado em alusão metafórico-metonímica a um defeito no corpo é inexplicável do ponto de vista de sua relação com os outros mitemas, dada sua heterogeneidade em relação aos anteriores. Todos os outros mitemas exprimem relações entre homens e outros homens, entre familiares e não familiares, entre seres humanos e monstros. O quarto termo é uma marca, um traço ou um conjunto de letras que não se traduz.

A solução do enigma representado pela dupla torção aparece em uma carta escrita em 1994, ou seja, 45 anos depois do texto *A estrutura dos mitos*, no qual Lévi-Strauss esclarece que a escolha desse quarto elemento vem de outro grupo de mitos, proveniente dos ameríndios brasileiros, para os quais os nomes patronímicos estão frequentemente associados a defeitos no corpo. Ou seja, Lévi-Strauss transporta para um mito grego uma propriedade que se verifica em uma cultura que jamais teve contato com os povos helênicos. A mítica do Centro-Oeste brasileiro, na qual os defeitos corporais são marcas estruturais do mito, não possui nenhuma relação historicamente verificável com a mítica da Antiguidade grega. Segundo o autor da conjectura, esse gesto constitui um "passo transcendental", um "salto dialético", uma "dedução transcendental" ou uma "dupla torção" que contém uma condensação e um deslocamento baseados na recorrência "histórica". Esse quarto termo é o ponto no qual a estrutura admite a interveniência da história, a injunção na qual a constituição se representa no interior da estrutura, o termo que explica por que uma estrutura desencadeia sintomas em um momento preciso de encontro com o real. "A variante que vem por último (o quarto membro da fórmula) brota de um evento que ocorreu no tempo: a ultrapassagem das fronteiras culturais ou linguísticas, o empréstimo por uma audiência estrangeira."[96]

O quarto termo, que exprime uma dupla torção, conecta narrativas na temporalidade real da história, baseado no nome próprio como traço comum. Encontramos, assim, a origem da teoria lacaniana do Nome-do-Pai, da função da letra e da estrutura quadripartida da subjetividade. Precisamos agora reler as contradições dentro de cada feixe, as quais permitem reconhecer a existência de termos ambíguos que exercem funções inversas nas diferentes versões do mito e, não obstante, pertencem ao mesmo mitema, como o coiote e o *trikster*. A construção lógica do mito pressupõe uma dupla permutação:

1. inverter sintagmaticamente a relação do termo com o predicado, [F y (b) em F y(a)];
2. inverter paradigmaticamente o valor do predicado, [Fx (a) em F_{a-1} (y)].

A famosa "dupla torção", a "torção supranumerária", o *"double twist"*, que na verdade é a transformação estrutural por excelência, será a chave do que topologicamente Lacan chama de "oito interior", enigmática operação de separação da demanda, ou de disjunção entre pulsão e fantasia, que caracteriza o final do tratamento psicanalítico[97] – "a conversão assimétrica entre sentido literal e sentido figurado, o termo e a função, o continente e o conteúdo, o contínuo e o descontínuo, o sistema e seu exterior. Em síntese, *o devir é uma dupla torção*"[98].

Se nossa hipótese se confirma, a dupla torção é tanto a função máxima de determinação, ou seja, literalmente a função do Nome-do-Pai, quanto o termo pelo qual se insere, no interior da estrutura, uma anomalia de indeterminação

---

[96] Claude Lévi-Strauss, "Carta a Solomom Marcus" (1994), citado por Mauro W. B. Almeida, "A fórmula canônica do mito", cit.

[97] Jacques Lacan, "O aturdito" (1973), em *Outros escritos*, cit.

[98] Eduardo Viveiros de Castro, "Xamanismo transversal: Lévi-Strauss e cosmopolítica amazônica", em Ruben Caixeta de Queiroz e Renarde Freire Nobre (orgs.), *Lévi-Strauss: leituras brasileiras*, cit., p. 112.

histórica, o *objeto a*, como termo representativo da contingência e da impossibilidade do Real. Ela encarna tanto a fantasia, em sua estrutura de cena, quanto a ligação entre mito e história, em sua estrutura de roteiro[99]. Bastaria pensar que, tomado em relação ao grupo superior de relações, o Nome-do-Pai introduz o sujeito na série do parentesco (supervalorizado ou subvalorizado), mas, tomado em relação à posição 3, o Nome-do-Pai regula a relação do sujeito com o *objeto a*, em uma relação também conhecida como fantasia. Essa conclusão apoia-se no estudo seminal e pioneiro de Domiciano, que mostrou que:

> essa via de leitura nos permitiu rever o quarto elemento do mito de Édipo e do caso do mito individual do Homem dos Ratos, de modo a explicitar sua dupla determinação que permeia tal significante, portanto inscrito em uma lógica simbólica, de oposição e correlação, por outro, ele marca, em seu modo de articular a cadeia, uma posição limítrofe na ordem simbólica, que demonstra as declinações da lógica do registro do real sobre a série significante.[100]

Teoria dos quatro discursos

Entre 1968 e 1972, Lacan dedica-se a ampliar essa matriz de determinação quaternária e desenvolve sua teoria dos quatro discursos, homólogo estrutural da demanda e que pretende separar a gênese dos sintomas da narrativa edipiana. Contra as estruturas de saber, do Édipo estrutural, surgem agora as estruturas de fazer, que descrevem necessidades de discurso. Sua narrativa de referência não é mais antropológica, mas sociológica. O tema do trabalho-produção, que havia sido esquecido na incorporação kojeveana da dialética do senhor e do escravo, agora é reintroduzido como lugar no discurso. A distinção marxista entre circulação fechada e circulação aberta torna-se um organizador do discurso. O Édipo passa, então, a ser uma variação regressiva do discurso do mestre, preservando sua estrutura quadripartite:

Semblante	Outro
Verdade	Produção

[99] João Felipe Sales Domiciano, *O mito e sua estrutura: contribuições da antropologia levi-straussiana para a formalização da clínica psicanalítica*, cit., p. 271.

[100] Ibidem, p. 278.

Assim como o mais-valor torna-se um caso particular da função mais ampla chamada mais-de-gozar, a função paterna é uma especificação do significante-mestre, e o gozo incestuoso, uma variante da repetição. Ficam atendidas, assim, as exigências necessárias para pensar o sintoma: alienação e divisão do sujeito, constituição e estrutura, posição de verdade e liberdade, satisfação inconsciente (gozo) e lei da troca social (produção). Podemos dizer que com isso passam a existir sintomas próprios de cada discurso (a conversão para o discurso da histeria, por exemplo), sintomas da dificuldade de circular entre os discursos (hipertrofia do discurso do mestre ou do discurso universitário) e sintomas relativos à dificuldade de se inscrever em um discurso (a psicose estaria fora dos discursos). Temos, então, um modelo pós-edipiano, pois há um único sintoma social: o proletariado. A interdição torna-se apenas uma condição a ser atendida, pois a troca social passa a ser orientada pelo mais-valor e pela extração do a-mais-de-gozar. Os discursos contornam o Real como mal-estar, evitam-no ao modo da impotência ou da impossibilidade.

O ponto fraco da teoria dos discursos é que ela, ao abandonar a referência antropológica, torna-se um instrumento potente para incorporar todas as formas de sofrimento, ao modo de uma tipologia hermenêutica. Para a teoria dos discursos, a fina distinção entre mito individual e romance familiar, a oposição sutil entre teorias sexuais infantis e narrativas trágicas ou a distinção entre sofrimento de determinação e sofrimento de indeterminação tornam-se irrelevantes. Reduzidas a modos de relação de dominação, mais ou menos constantes, os discursos acabam se expondo ao mesmo problema da teoria das defesas, ou seja, temos categorias universais e necessárias, no interior das quais os casos particulares devem se conformar.

A diacronia enumerável – mestre, universitário, da histeria e do psicanalista[101] (com o genitivo) – é insuficiente para representar o trabalho profundamente histórico, memorável, rememorável, envolvido na acepção freudiana de sintoma e consequentemente de simbolização. A dimensão histórica do sintoma será integrada à teoria dos discursos por associação com os quatro impossíveis, que são impossíveis de fazer, mas não de escrever. Governar, educar, fazer desejar e analisar derivam de uma teoria social do sintoma, expressa por Freud em *O mal-estar na cultura*.

---

[101] "Esses discursos são instaurados numa certa ordem, a qual, é claro, só se justifica pela história." Jacques Lacan, *O seminário*, livro 17. *O avesso da psicanálise*, cit., p. 152.

Isso poderia abrir caminho para uma análise propriamente histórica das formas de nomeação do mal-estar, suas oscilações como ponto de captura e identificação do sofrimento coletivo, e até mesmo uma tentativa de compreender as transformações nos modos de apresentação do sofrimento psíquico e a hegemonia de certos sintomas ao longo do tempo. Por exemplo, as patologias narcísicas parecem ser, antes de tudo, perturbações da sustentação da função de semblante, no interior da estrutura dos discursos. Nessa linha, podemos reinterpretar a ideia de que a *histérica em pessoa quer dizer máscara*[102] como uma espécie de superidentificação com essa função do discurso. A tese de que o *pai nunca é senão um referencial*[103] pode ser entendida como uma alusão a seu papel de integração de semblantes. Na mesma medida, quando se diz que o *obsessivo se esquiva de existir*[104], isso pode ser lido como uma resistência ao fato de que existir é no fundo apenas assumir um semblante. Uma segunda leitura nos levaria a falar em sintomas dentro de um discurso; o *déficit de atenção com hiperatividade* (TDAH) ou a dislexia parecem ser sintomas interiores a determinado discurso mestre-universitário. Uma terceira interpretação nos conduziria a falar em sintomas de inclusão ou de exclusão em um discurso. Esse seria o caso da psicose, que se situaria fora dos discursos, mas também de outras formas de fracasso na constituição do laço social, como o mutismo seletivo e os transtornos *borderline*. Os sintomas propriamente ditos remetem aos lugares do discurso (semblante, outro, produção e verdade). Em sua segunda acepção, os discursos são uma forma particular de cifrar o sofrimento como sintoma, atuando, assim, como unificadores sociais e como dispositivos de reconhecimento do sofrimento. Enfim, na terceira acepção, o discurso é uma maneira de excluir o mal-estar, de contornar o Real, recusando um fragmento de experiência que não pode ser incluído no discurso ou transformando o mal-estar em sofrimento e o sofrimento em sintoma. Como o modelo de laço social aqui considerado é o laço social neurótico, pois os discursos são variantes do mito individual do neurótico, toda forma de sofrimento deve se constranger a ser expressa segundo a organização neurótica do sentido e da significação. É a isso que chamamos "neurótico-centrismo".

---

[102] Ibidem, p. 158.

[103] Ibidem, p. 161.

[104] Ibidem, p. 165.

Lacan parece pressentir essa dificuldade que seu método levanta. Ao se colocar como partícipe de um discurso, e não como autor posicional de uma narrativa – crítica, aliás, apontada por Derrida[105] ao método de *O seminário da carta roubada* –, o agente-semblante de discurso será sempre e necessariamente uma forma de individualização do sujeito. De modo correlato, todas as formas e as variantes de uso da linguagem, do diálogo à literatura, do mito à tragédia, aplainam-se e subordinam-se ao discurso. Isso implica afirmar que as próprias referências narrativas da psicanálise são variações do mesmo mito. Mas Lacan se recusa a admitir isso.

> O complexo de Édipo, tal como nos é contado por Freud quando se refere a Sófocles, não é em absoluto tratado como um mito. É a historieta de Sófocles sem, como veremos, seu trágico. [...] Ninguém parece ter se pasmado nunca com uma coisa curiosa – a que ponto *Totem e tabu* nada tem a ver com o uso corrente da referência sofocleana. O cúmulo dos cúmulos é Moisés. Por que é preciso que Moisés tenha sido morto?[106]

A despeito da dificuldade de articular as narrativas do sofrimento com os contratos discursivos, Lacan introduz uma ideia surpreendente e nova com a tese sobre os quatro discursos, ou seja, de que a função social do psicanalista é inerente à sociedade na qual ele se insere. Se o discurso descreve um laço social e se um discurso se obtém de outro, por progressão ou regressão, onde quer que exista discurso de mestre e discurso histérico haverá a função social do discurso do psicanalista, independentemente da existência real e empírica de psicanalistas.

Os dois problemas – o da articulação narrativa dos discursos sem exterioridade antropológica e o da função social do psicanalista – admitem uma redescrição se adotarmos por referência o perspectivismo ameríndio.

---

[105] Segundo Derrida, Lacan teria desconsiderado que no romance seminal de Poe a grande novidade formal diz respeito à posição oculta do narrador. Essa "exclusão neutralizante do narrador" teria consequências para uma concepção de verdade e de reconhecimento em curso no tratamento psicanalítico. Ver René Major, *Lacan com Derrida* (Rio de Janeiro, Civilização Brasileira, 2002), p. 89.

[106] Jacques Lacan, *O seminário*, livro 17. *O avesso da psicanálise*, cit., p. 108-9.

[...] se Édipo é o protagonista do mito fundador da psicanálise, Narciso pode ser visto como personagem de referência para uma disciplina obcecada pela questão de determinar que atributo ou critério fundamental distinga o sujeito do discurso antropológico de tudo aquilo que não é ele (nós), a saber, o não ocidental, o não moderno ou o não humano.[107]

Entre os povos amazônicos, vigora o que Viveiros de Castro chamou de "inconstância da alma selvagem", que também pode ser qualificada como um humanismo interminável, um cromatismo generalizado da própria ideia de pessoa. Esse "obscuro desejo de ser o outro" aponta para uma cultura profundamente anticondominial, não apenas por seu modo de vida nômade, mas também pela dificuldade de caracterização da identidade de si. Homens sem forma, homens de cera, acumuladores de nomes, escravos da paixão pelo reconhecimento são movidos pela obrigação inegociável da vingança, nesta sociedade de consumo que eram os tupinambá[108].

Há um equivalente conceitual discursivo da experiência antropológica da inconstância da alma selvagem. Trata-se da ideia de *semblante* como posição dominante no discurso. Aquele que é o suposto agente do discurso, que toma os sujeitos como indivíduos, que governa o discurso, é apenas uma aparência, um envoltório prático. O semblante confere ao discurso sua aparência "natural" de unidade. Recuperando a antiga noção de *shifter* ou de dêitico, empregada por Lacan para designar o ponto, no enunciado, em que se inscreve a enunciação, o semblante dissemina a função de partículas pronominais do tipo "eu", "tu", "aqui", "lá", "agora", mas também "a coisa", "o negócio", "isso". Assinalemos a quantidade de expressões deiticamente assimilativas criadas por Lacan nessa época: acoisa (*lachose*), latusa (*latuse*), anormalidade (*anormalité*), alíngua (*lalangue*). São conceitos-dêiticos, índices de indeterminação do *objeto a* quanto à função de inscrição do sujeito da enunciação no enunciado.

Se o paradigma clássico da antropologia estrutural era a troca regrada de mulheres, segundo uma estrutura de parentesco na qual o totem e o tabu possuíam uma função fundamental, o paradigma pós-estruturalista e neo-hegeliano

---

[107] Eduardo Viveiros de Castro, "Xamanismo transversal: Lévi-Strauss e cosmopolítica amazônica", em Ruben Caixeta de Queiroz e Renarde Freire Nobre (orgs.), *Lévi-Strauss: leituras brasileiras*, cit., p. 83.

[108] Idem, "O mármore e a murta: sobre a inconstância da alma selvagem", em *A inconstância da alma selvagem* (São Paulo, Cosac Naify, 2002), p. 196-7.

do "encontro com um desconhecido na mata" aproxima a noção de vestimenta, usada por Viveiros de Castro para referir-se à aparência indeterminada do si-
-outro, do conceito lacaniano de semblante. Mas com uma grande diferença: a vestimenta ameríndia é o semblante fora de discurso. "A inconstância da alma selvagem, em seu momento de abertura, é a expressão de um modo de ser em que é a troca, não a identidade, o valor fundamental a ser afirmado."[109]

Os tupi podiam literalmente vender a própria alma para continuar a guerra contra outros tupi. Talvez esse tenha sido um obstáculo ao processo de colonização, pois, após firmarem contratos e compromissos com os portugueses, estes agiam como se jamais houvessem prometido alguma coisa. E não se tratava de um ardil, mas da regra mesma do perspectivismo pela qual as relações se determinam pelo encontro, não pelo escrito, e pela crença no prolongamento das palavras para além de sua situação e sua enunciação.

> Essa topologia não conhecia totalidade, não supunha nenhuma mônada ou bolha identitária a investir obsessivamente em suas fronteiras e usar seu exterior como espelho diacrítico de uma coincidência consigo mesma. [...] O outro não era um espelho, mas um destino.[110]

Se o psicanalista freudiano se aproxima do xamã sacrificial, na antiga acepção de Lévi-Strauss, o psicanalista lacaniano, no sentido do discurso do psicanalista, se aproxima do xamã transversal descrito por Viveiros de Castro. O xamã é uma espécie de comutador, um guerreiro diplomata que procura estabelecer conciliações e paridades entre universos não comensuráveis. Ele não é o tradutor que tenta fazer duas populações estrangeiras situarem um ponto comum de mútua relação, mas alguém que busca resolver problemas práticos entre populações incomunicáveis. Lembremos que para o perspectivismo ameríndio as diferentes comunidades são necessariamente humanas para si mesmas, mas não podem jamais ser simultaneamente. O xamã encarna, relaciona, relata e mimetiza os diferentes pontos de vista. "Ele é a própria vítima: um morto antecipado, tal o xamã dos araweté, que em suas viagens ao céu é interpelado pelas divindades canibais desse povo como nossa futura comida."[111]

---

[109] Ibidem, p. 206.

[110] Ibidem, p. 220.

[111] Ibidem, p. 97.

Se os xamãs horizontais, do tipo que se encontra entre os bororo do Brasil central, extraem seus poderes guerreiros do carisma e do enfrentamento dos espíritos animais causadores de doenças, exteriores à comunidade (incorporação, devoração), e os xamãs verticais retiram o princípio de seu poder sacerdotal e pacífico da guarda e da condução de processos interiores à comunidade (iniciação, nomeação), os xamãs transversais situam-se como *tricksters,* mestres brincalhões, ambíguos do ponto de vista moral, bissexuais, errantes do ponto de vista territorial. Os xamãs transversais não têm como interlocutores apenas os mortos (ancestralidade) nem os inumanos (animais).

Se os discursos são dispositivos de produção de falsas identidades (semblantes), necessários para produção, troca e consumo, e se expressam a supremacia do laço social neurótico sobre os demais, não podemos perder de vista a referência antropológica de que nem tudo na experiência humana é discurso. Aparentemente, há comunidades para as quais o problema da gramática indeterminada do reconhecimento impõe-se sobre a da determinação.

Ocorre que o semblante faz a função da insígnia paterna[112] ou de semblante arcaico[113], ou seja, ele estabiliza ou coagula o campo da realidade como campo da unidade do gozo[114], sendo sobretudo um operador de identidades, mesmo que sejam identidades "problemáticas" ou "divididas", como no caso do discurso histérico, que aloca na posição de semblante o sujeito dividido. A narrativa araweté permite inferir o que seria um discurso social possível, antropologicamente consistente, no qual a posição de semblante estaria ocupada pelo *objeto a,* tal como se postula para o caso do discurso do psicanalista, ou seja, uma sociedade na qual a função xamânica não seria a mais rara exceção.

Outro aspecto significativo da noção de semblante é que ela parece produzir uma espécie de unidade no campo da linguagem. A distinção, antes flutuante, entre fala e escrita[115] torna-se crucial, bem como a diferença entre o que pode ser falado, o que pode ser escrito e, em seguida, o que

---

[112] Jacques Lacan, *O seminário,* livro 18. *De um discurso que não fosse semblante* (1971) (Rio de Janeiro, Zahar, 2009), p. 21.

[113] Ibidem, p. 32.

[114] Por isso o gozo é semblante. Ibidem, p. 33.

[115] "[...] o inconsciente é estruturado como uma linguagem. Só que é uma linguagem em meio à qual apareceu a escrita." Ibidem, p. 83.

não pode ser escrito[116]. O semblante é um dêitico que precisa ser decidido praticamente pelo progresso do cruzamento de perspectivas e encontros, mas também é uma unidade no Real, uma vez que seu suporte linguístico é a função da letra[117]. Tal como a função da vestimenta para os ameríndios, onde há unidade (letra) não podemos discernir sua identidade, e onde ele possui identidade (dêitico) nós é que a perdemos.

Sexuação

Ao falar em *homem* ou em *mulher* como semblantes, Lacan se refere a uma concepção de existências sem essências, mas também a aparências como aparências. É nessa dupla acepção que a ideia, discursivamente veraz, de *para-todo*, opõe-se à noção não menos plausível de *ao-menos-um*. A famosa leitura da proposição particular como particular máxima[118] que engendra as fórmulas da sexuação supõe que há um regime de existência no qual é possível contar por um. Mas nesse regime não há nenhum objeto que recaia nesse conceito (Frege). Lembremos que dêiticos são partículas pronominais sem existência, ou melhor, dotadas de existência contingente, em acordo com os atos de assunção ou de reconhecimento por meio dos quais se definem, perspectivamente, "homem" e "mulher". Espero que esse percurso pelas formas do patológico em Lacan tenha mostrado que reduzir a psicopatologia à lógica da inclusão de casos culturalmente relativos em regras universais, aos quais eles naturalmente pertencem, não representa uma estratégia clínica crítica. Mas agora estamos em condições de dizer que esse modo de pensar é a expressão de uma política de gozo, ou seja, uma política do lado "homem" da sexuação.

As fórmulas da sexuação são outra maneira de questionar o totemismo herdado pelo modelo clínico baseado na metáfora paterna, no mito individual do neurótico e seu desdobramento nos quatro discursos. Se o totemismo representa, na verdade, uma extrapolação da articulação entre necessidade (*para-todo*) e particularidade (*ao-menos- um*), seria tentador reconhecer no animismo uma

---

[116] "O significante Isso [...] evoca um referente. Só que não pode ser o certo. Esta é a razão que o referente é sempre real, porque é impossível de designar. Mediante o que só resta construí-lo." Ibidem, p. 43.

[117] "A escrita, a letra, está no real, e o significante, no simbólico." Ibidem, p. 49.

[118] Guy le Gaufey, *El notodo de Lacan* (Buenos Aires, Literales, 2007).

política feminina de subjetivação, baseada na relação entre contingência e impossibilidade. Se assim fosse, bastaria somar os dois modelos e encontraríamos uma psicopatologia renovada. No entanto, isso seria repetir o erro de Deleuze, ao imaginar que uma primazia da paranoia deve ser revertida pela primazia da esquize, de maneira análoga à esquize que Lacan descreveu existir entre o olho e o olhar diante da armadilha que é o quadro[119]. Mas entre o lado "homem" e o lado "mulher" não há esquize, se bem que o conceito pode ser empregado quando se reúnem o andar superior e o andar inferior do lado "homem" ou do lado "mulher". Ora, é o conjunto das duas formas de sexuação que não deve perfazer uma totalidade nem entre si e nem em cada um dos sexos.

A oposição entre totemismo e animismo é uma oposição não toda. Ou seja, em seu interior, continua a funcionar a universalidade da função paterna ou do Nome-do-Pai, mas essa é uma universalidade não toda, fraturada pela disparidade indeterminada entre os sexos. Isso ocorre porque não se trata da concorrência entre dois modelos para entender a lógica de relações, mas de um modelo que versa sobre relações de troca e outro modelo que versa sobre não relações, ou seja, sobre o fracasso, ainda que provisório, em formar relações. Ao introduzir sua concepção de sexuação como uma teoria da não relação, ou uma teoria do fracasso da relação (*rapport*), Lacan não está apenas questionando os limites da função simbólica indexada pelo pai; ele nos faz procurar um modelo não identitarista tanto do laço social quanto do laço sexual, para o qual não havia nenhuma referência narrativa disponível até então.

Se o semblante é categoria central da teoria dos discursos, capaz de justificar a presença cruzada de unidade e identidade no interior de trocas simbólicas e práticas de poder, a sexuação é uma teoria sobre o fracasso da determinação do semblante. Ser homem ou ser mulher é um devir que se apoia em encontros (na mata), mas também no perspectivismo contínuo das teorias sexuais infantis, desdobradas na construção de fantasias inconscientes. Desse ponto de vista, *não poder* se apresentar sem o semblante de homem ou *ter de* sustentar permanentemente um semblante de mulher constituem expressão maior de patologias de fixação da identidade de gênero.

Não temos em Lacan o que seria um modelo narrativo, não totemista e não fálico-sacrifical, do que seria uma forma de vida pautada pela não relação.

---

[119] Jacques Lacan, *O seminário*, livro 11. *Os quatro conceitos fundamentais da psicanálise* (1964) (Rio de Janeiro, Zahar, 1988).

Isso o levou a dizer que o gozo feminino seria um gozo louco, porque fora da linguagem, uma vez que a relação sexual não pode ser escrita. Ocorre que isso deriva de certo entendimento sobre a relação entre linguagem e sociedade, na qual o único universal não natural é a interdição do incesto (supostamente impossível). O que não ocorreu a Lacan, porque nesse momento ele pensa o mito individual do neurótico em variações levi-straussianas, é a existência de sociedades que, sem excluir o totemismo, organizam também seus laços sociais a partir de outro princípio, ou seja, o animismo.

Como vimos, para os ameríndios, a função da dêixis é absolutamente idiossincrática, assim como a função social da nomeação. Sua regra parece ser a indeterminação, a desconfiança não paranoica na identidade dada pelo semblante. Sua estrutura de circulação fálica é pensada a partir do *encontro imprevisível na mata*, não pela troca entre mulheres e palavras. A novidade e a sagacidade das fórmulas da sexuação é que elas não tomam a diferença entre animismo e totemismo como uma nova forma de dualismo, mas como uma complexa reformulação da noção de universal, que se nega ao mesmo tempo que se constitui, que existe em sua forma não essencial de ser. As relações modais envolvidas na sexuação podem ser sintetizadas da seguinte maneira:

Uma vez que *um todo é enunciado* ($\forall$ x . Φx), este está fundado na *existência de exceções* ($\exists$x . $\overline{\Phi x}$), e, no entanto, *não há exceções* ($\overline{\exists x}$. $\overline{\Phi x}$), *o que existe não se coletiviza em nenhuma totalidade* ($\overline{\forall x}$. Φx).[120]

Ou seja, a sexuação é o correlato, em experiência de indeterminação, do que os discursos são em lógica da determinação. Laço social e sexuação são relativamente incompatíveis entre si. Daí que não exista nenhum *discurso do homem* e nenhum *discurso da mulher*. Se os quatro discursos giram em torno da produção de unidades-semblantes, se contornam o Real, trazem o efeito de *a-sexualização* da experiência humana. Tudo isso leva a crer como Lacan percebe que sua teoria do reconhecimento, baseada na inscrição posicional-mente diferencial do falo ou na inscrição posicional do *objeto a*, é impotente para lidar com a diferença ontológica entre os sexos. Essas teorias abordam a sexualidade como princípio de proporcionalidade e, portanto, de identidade entre um lado homem e outro lado mulher.

---

[120] Guy le Gaufey, *El notodo de Lacan*, cit., p. 184.

A disjunção entre a série composta pelo ato contingente, encontro na mata, sexuação e a série composta pela defesa como negação, estruturas clínicas e teoria dos quatro discursos é crucial para entendermos como podem conviver em Lacan a tese de que *há Um* (*y a dlun*), mas não há dois (no sentido do dualismo). Isso demonstra, com mais elegância, por que o totemismo é um universal sem completude. Quando Lacan enuncia pela primeira vez a tese de que vai se ocupar nos anos seguintes, ela aparece da formulação "não há relação sexual no ser falante"[121]. É importante notar que se trata do *ser falante*, não do *ser escrevente*. Essa tese é (re)enunciada no interior do que se pode chamar de uma *teoria das relações*, ou seja, a teoria dos discursos como modalidades de laço social. O ato sexual não é uma relação, ele não faz uma relação – no sentido em que os discursos são a matriz relacionalista, um sistema que estabiliza as trocas entre ser e ter[122]. O ato sexual é um encontro contingente e impossível.

A lógica da sexuação parte de duas premissas freudianas aparentemente contraditórias: a premissa da *universalidade do falo* e a hipótese da *existência da bissexualidade humana*. Convém lembrar que em Lacan essas duas dimensões, universalidade e existência, estão marcadas pelo signo da negatividade. A atribuição universal de falicidade, tornada homóloga do processo de significação, está sujeita a uma dupla negação: a negação do objeto ao qual se aplica (que responde ou não à função) e a negação da própria função (que mostra-se eficiente ou não). Inversamente, a atribuição de existência, tornada homóloga da particularidade da experiência, está sujeita a uma dupla negação: a negação do elemento (que pode existir ou não) e a negação do conjunto (que pode ser aberto ou fechado). Segundo a lógica identitária tradicional, da universalidade de um conjunto deduz-se a existência de seus elementos, assim como da negação dessa universalidade deduz-se a inexistência de elementos e da negação dos elementos deduz-se o vazio. Isso pode ser apresentado tanto na lógica proposicional quanto na lógica modal e exprime muito bem a lógica determinativa que preside o totemismo mononaturalista.

---

[121] Jacques Lacan, *O seminário*, livro 11. *Os quatro conceitos fundamentais da psicanálise*, cit., p. 60.

[122] Ibidem, p. 63.

Todos *os homens são mortais.* (Universal afirmativa)	*Não* [**todos** *os homens são mortais*]. (Universal negativa) (Negação determinada)
Existe **pelo menos um** *homem que é mortal.* (Particular afirmativa)	*Existe* **pelo menos um** *homem que não é mortal.* (Particular negativa) (Torção simétrica)

Há apenas um significante que representa a diferença entre os sexos: o falo. De acordo com essa prerrogativa, típica das estruturas antropológicas totêmicas, a posição do falo, bem como sua inscrição no campo do Outro, é um evento particular, efetuado por uma função simbólica (função paterna). A função paterna implica a presunção de existência de *ao-menos-um-que--não* está submetido à função fálica. No mito freudiano de *Totem e tabu*, essa figura é o pai primevo (*Urvater*) da horda primitiva. É também pela alienação-identificação do desejo a essa posição que se define a neurose. Tal concepção de reconhecimento faz da posição masculina a entrada para o universal, falicizando a diferença entre os sexos e tornando a neurose o centro normativo da constituição do sujeito.

A constituição do desejo masculino, e do gozo fálico que lhe é coextensivo, seria correlata ao progresso de oposições internas à dialética do reconhecimento, no nível narcísico e no nível da fantasia – prazer-desprazer, ego-indiferença, fálico-castrado, ativo-passivo, masculino-feminino. Portanto, segundo a teoria da sexuação, a neurose pode ser pensada como uma defesa contra a feminilidade. Não contra a feminilidade como um tipo de gozo, mas sobretudo como a intrusão de um tipo de corrosão da identidade e da totalidade fálica, sob a qual se erigem, aliás, os laços sociais.

A "assunção do tipo ideal de seu sexo"[123], por meio da qual gênero (narcisismo), escolha de objeto (fantasia) e modalidade de gozo (sintoma) formariam uma unidade, mesmo que instável e precária, é um ideal totemista e um pilar do neurótico-centrismo psicanalítico. Esse processo de convergência, englobamento e unificação é exatamente o que encontramos nas políticas diagnósticas que trabalham entre o *para-todo* e a exceção (*ao-menos-um*), entre o necessário e o possível. Elas descrevem a dialética fálica do sujeito com a lei, bem como seus impasses de reconhecimento. A premissa fálica

---

[123] Idem, *O seminário*, livro 5. *As formações do inconsciente*, cit., p. 201.

funcionaria apenas como operador de negação e inversão no interior da dialética entre regra e caso, entre universal transcendental da lei (*para-todo*) e a exceção existencial do sujeito (*ao-menos-um-não*).

A teoria das estruturas não está equivocada; mas, integrada à concepção da sexuação, ela se mostra parcial, considerando-se a alternativa apresentada a seguir. Podemos agora interpolar outra leitura da sexuação, incorporando a lógica não identitária do perspectivismo animista.

$\forall x . \Phi x$ **Todas** *as mulheres são mortais.* (Universal afirmativa)	$\overline{\forall} x . \Phi x$ *Não* [**todas** *as mulheres são mortais*]. (Universal afirmativa) (Negação indeterminada)
$\exists x . \overline{\Phi x}$ *Não existe mulher que seja não mortal.* (ou) *Existe* **pelo menos uma** *mulher mortal.* (Particular afirmativa)	$\overline{\exists} x . \overline{\Phi x}$ Não [*não existe mulher que seja não mortal*]. **(a) Não existe toda-mulher** (Particular negativa: torção simétrica) **(b) Não todas as mulheres são mortais.** (Particular negativa: torção assimétrica)
Não há relação sexual $S \rightarrow$	$\rightarrow$ *objeto a*
$\Phi \leftarrow$	$\leftarrow A$ *mulher não existe* $\leftarrow$ S (Ⱥ)

A bissexualidade significa que se pode passar de (a) para (b) segundo uma inversão simples, o que inclui no lado mulher o gozo fálico; pode-se passar também de (a) para (b) segundo uma torção assimétrica, sem correlato com a primeira. Essa nova divisão não é proporcional nem opositiva nem mesmo capaz de formar uma unidade precária reunida com a primeira.

Ou seja, no lado mulher há uma dupla divisão. Primeiro existe uma divisão de si para com o outro, que não lhe é simétrico quanto ao gozo feminino. Isso é que se encontra sintetizado na máxima de que "*não há relação sexual*", no sentido de que não há proporção entre os sexos. Em segundo lugar, há uma divisão de si para consigo mesma, uma vez que sua experiência com o gozo fálico não se reúne ao gozo feminino como uma totalidade determinada. Isso não deve ser pensado como uma experiência harmoniosa ou integrativa, mas como redobramento da divisão do sujeito imposta pela linguagem e suturada pelo semblante em seus vários níveis: alíngua (*lalangue*[124]), letra, significante, fala, enunciação, discurso.

Nesse caso não se pode caminhar mais na oposição simples entre homem--mulher, passividade-atividade, fálico-castrado. A não existência da universalidade da mulher prescreve indeterminadas formas do feminino, formas que não são definidas pela gramática binária. A oposição simples – *sem* ou *com* falo – presume a identidade do objeto; a insuficiência dessa oposição é o que se apresenta, na neurose ordinária, como angústia. No caso do gozo feminino, em seu modo contingente e impossível de relação ao *objeto a*, não se trata apenas de que o objeto não existe. Do fato de que exista algo que *não é idêntico a si mesmo* não se pode concluir por sua *inexistência*, mas por sua indeterminação.

A diferença entre a histeria e a neurose obsessiva pode ser mantida como uma oposição entre *militância metafórica do ter* e *nostalgia metonímica do ser*[125], porque ambas estão incluídas como sofrimentos derivados do lado homem, caracterizado pelo *excesso de experiências improdutivas de determinação*. Contudo, ambos também podem ser definidos pela recusa de *experiências produtivas de indeterminação*. As estruturas clínicas e as modalidades de perda da experiência, assim como os aparelhos discursivos, podem ser reinterpretadas agora como casos particulares dessa psicopatologia mais geral baseada na sexuação e em sua oposição primária entre determinação e indeterminação.

A sexuação introduz uma lógica assimétrica de reconhecimento em psicopatologia. Isso é sintetizado pela ideia de que a *mulher é um sintoma do homem*, ou seja, aquilo que representa para ele corrupção de sua estabilidade discursiva, a unidade de sua experiência e a determinação ontologicamente definida de sua falta. Mas o inverso não é verdadeiro. O homem não é um sintoma para a mulher, *o homem é uma devastação para a mulher*[126], ou seja, ele inscreve uma experiência de indeterminação, ontologicamente negativa, que não convém a nenhuma nomeação. Na mesma direção, a psicose não precisa ser considerada apenas uma experiência deficitária, baseada na falta de inscrição simbólica do Nome-do-Pai, mas uma invasão

---

[124] Neologismo criado por Lacan para designar o estado de afetação primária da criança pela linguagem em sua combinação de sentidos, ritmos, prosódias e experiências de satisfação.

[125] Joel Dor, *Estruturas clínicas* (Rio de Janeiro, Taurus, 1998), p. 67.

[126] Jacques Lacan, "O aturdito", em *Outros escritos*, cit.

do gozo feminino pelo esforço de conferir a ele alguma unidade, reflexividade e determinação de maneira animista.

Nesse caso o sintoma é uma forma de produzir uma relação entre dois tipos de inscrição de gozo incomensuráveis entre si, o feminino e o masculino. O sintoma é um modo de tornar tal proporção não simétrica entre os sexos, uma proporção baseada em oposições simples, como passivo-ativo, fálico-castrado, masculino-feminino. Diferentemente das acepções anteriores, nas quais o sintoma restituía identidade à experiência, seja por acréscimo de determinação simbólica (do pai ou do mestre) ou como falha na determinação simbólica (conforme a noção de defesa), aqui o sintoma é uma maneira de produzir e manter uma experiência de não identidade.

CONCLUSÃO: CRÍTICA E CLÍNICA

E aí um analista amigo meu disse que desse jeito
eu não vou ser feliz direito.
Porque o amor é uma coisa mais profunda
que um encontro casual.

(Belquior, "Divina comédia humana")

Na primeira parte deste livro, tentei mostrar como a recepção da psicanálise no Brasil pode ser pensada no quadro de uma problemática sobre o diagnóstico que já vinha se desenvolvendo em torno de nossos impasses identitários e institucionais. Ao sugerir algumas coincidências entre o processo de formação da psicanálise no Brasil e nossas formas de produção, de laço social e de produção cultural, introduzi exemplos de narrativas de sofrimento. Examinei em seguida um sintoma contemporâneo, que chamei de forma de vida em estado de condomínio, para mostrar como a psicanálise não deve realizar apenas reaplicações de como ela entende a gênese e a estrutura dos sintomas. É preciso reconhecer a existência de outras diagnósticas críticas, provindas da teoria social sobre o sofrimento e da concepção filosófica de mal-estar. Sem essas mediações, não é possível encontrar a separação e a distância necessárias para distinguir, no interior da psicanálise como sintoma cultural da modernidade, o ponto em que nossa diagnóstica é no fundo uma autodiagnóstica involuntária. Boa clínica é crítica social feita por outros meios. Isso não tem a mínima e parca relação com sugestionar pacientes, fornecer demandas doutrinárias e criar visões de mundo alternativas. Pelo contrário, a crítica social em matéria de diagnóstico é extremamente necessária *para evitar isso.*

Vimos como certos sintomas da recepção e da institucionalização da psicanálise no Brasil apoiam-se em, ou mimetizam, interpretações sociais sobre o sofrimento. A hipótese do sincretismo como discurso universitário associada à hipótese de nosso déficit de individualização liberal, bem ancorado no discurso do mestre, desdobra e antecipa a tensão entre fatos de estrutura e fatos de constituição, oposição que mais tarde encontraremos no interior da teoria clínica. Concepções de desenvolvimento e progresso, teorias sobre regressão, inibição ou fixação em certos estádios são ao mesmo tempo discursos sobre a economia e suas formas sociais, teses sobre o desenvolvimento da criança e ilações, mais ou menos ideológicas, sobre a constituição do sujeito em sua universalidade e sua singularidade.

Essas formações discursivas, estreitamente ligadas às transformações das problemáticas clínicas, das hegemonias teóricas, das alianças e das reformulações de esquemas diagnósticos, exprimem no fundo o campo político no qual a saúde e o bem-estar com frequência estão infiltrados no ideário político de redução do sofrimento e do mal-estar. Os passos seguintes sempre dependerão de nossa sensibilidade e de nosso esforço crítico em perceber como as modalidades de sofrimento sobredeterminam nossas preocupações com os sintomas. Entender concorrências explicativas, inerentes à emergência e à hegemonia de uma narrativa de sofrimento, de forma disciplinar ou territorial, é entrar na retórica da purificação dos métodos, dos conceitos, das legitimidades e dos condomínios psicanalíticos. O tão afamado Real retornará nas mais diferentes modalidades de mal-estar, mas não sem se interligar ao sintoma pela via das narrativas de sofrimento – essa pode ser considerada a principal tese clínica deste livro.

Por outro lado, este é um livro sobre a visibilidade dessa articulação em dois contextos muito específicos: os condomínios de nossa mais alta modernidade e o encontro na mata entre os remanescentes ameríndios do alto Xingu. Entre eles, a psicanálise é, ao mesmo tempo, cura e sintoma, realização bem acabada e implante postiço. Espero ter deixado claro que entender o sucesso e o fracasso das práticas psicanalíticas no Brasil é uma tarefa para historiadores e epistemólogos, mas também fonte importante para renovar o pensamento clínico, ele mesmo tendencialmente centrípeto.

Nosso ensaio de anamnese histórica, desdobrada de nosso sintoma social do condomínio, não é estranho ao exame formal da arqueologia da razão diagnóstica. A função defensiva e segregatória dos muros, a dimensão ideológica dos síndicos, as correções regulativas entranham a própria constituição do problema, em variantes de sintomas que se reapresentam de modo modificado. Reapresenta-se, assim, a figura alegórica do alienista como administrador de asilos, a psicologia como parte do complexo individualista, a formação de quadros clínicos definidos como segregação de experiências socialmente insuportáveis, a compulsão descritiva e o espírito de exclusão.

É desse emaranhado de mitos, discursos e narrativas que se precipitam os mitemas fundamentais dessa forma de pensamento que é o diagnóstico: perda e retorno da experiência, falta e excesso, determinação e indeterminação, produtividade e improdutividade. Banhados no cobre puro da ideologia, eles explicam por que Marx é o inventor do sintoma – tese sobre a qual os lacanianos ainda não se entenderam para interpretar e para a qual tento dar minha contribuição.

Este livro é também parte do debate renascente entre psicanálise e psiquiatria. A proposta de estabelecer outra forma de pensar o diagnóstico é uma espécie de experimento cujo objetivo maior é construir as linhas gerais para uma alternativa crítica aos modelos hoje hegemônicos. O atual debate brasileiro nessa matéria, versão inédita que envolve situações graves como a exclusão e veto da psicanálise como abordagem terapêutica para quadros como autismo, exige uma nova leitura de nossa posição no momento atual do capitalismo, mas também um reposicionamento no quadro histórico das práticas diagnósticas. A saúde mental, organizada ao modo de condomínios discursivos, orientada exclusivamente por práticas de gestão, sustentada em fundamentações normativas como a medicina baseada em evidências e seus corolários exigem uma crítica e uma autocrítica psicanalítica.

Não é mais de forma automática que a psicanálise advogará seu estatuto revolucionário e extraterritorial sem justificar e pensar a incorporação de seus argumentos. Muito menos será por decreto que um capítulo do progresso científico ou da acumulação e do refinamento de sua experiência clínica será aceito no debate público. Ledo engano dos que pensam que a diagnóstica psicanalítica é assunto para a classe média que tem acesso a e demanda por complexidade, enquanto para as pessoas pobres deveríamos pensar nas "primeiras necessidades de sobrevivência subjetiva". Contra o luxo representado pela hermenêutica política e clínica do sofrimento, seria preciso pensar outras estratégias "substitutivas", vale dizer, mais "baratas, rápidas ou acessíveis". É exatamente esse equívoco que é preciso resolver.

A partir dos anos 1980, tornou-se cada vez mais claro que certas formas de vida, envolvendo posições laborais[1], condições de escolarização e situações

---

[1] Selma Lancman e Laerte Idal Sznelwar (orgs.), *Christophe Dejours: da psicopatologia à psicodinâmica do trabalho* (Rio de Janeiro, Paralelo 15, 2008).

de vulnerabilidade social, tais como imigração[2] e pobreza, associam-se regularmente com sintomas psíquicos. Aos transtornos por esforço repetitivo, às alexitimias e a quadros psicossomáticos da década de 1980 devemos acrescentar o sofrimento de gênero, de inadequação social e a distonia corporal crônica, ascendentes nos anos 1990 e que tornaram as doenças mentais a principal causa de afastamento do trabalho e da escola no século XXI. Mas, se os "problemas de sofrimento psíquico não são separáveis do conjunto das condições de vida das pessoas"[3], ainda não se encontrou um modelo que permita comparar clinicamente modalidades de sofrimento com tipos de sintoma no quadro do que se poderia chamar de uma psicopatologia crítica. Alguns passos nessa direção foram dados por Ehrenberg[4] com relação à depressão, Malabou[5] para as síndromes demenciais e para várias condições clínicas como paranoia e esquizofrenia, histeria e narcisismo, fetichismo e anomia, em nossa pesquisa junto ao Laboratório de Teoria Social, Filosofia e Psicanálise (Latesfip/USP)[6]. Este livro se colocou na direção do esforço exigido por este problema.

A multiplicidade de entradas clínicas não é uma questão de soma de argumentos e práticas, ao gosto do caldeirão biopsicossocial, porque isso nossos pacientes já apresentam no mal-estar de seus discursos. Uma crítica das práticas diagnósticas deve ser feita, desde o início, de forma articulada, como uma história das práticas clínicas. A crítica de suas categorias deve se articular com uma interpretação social da produção de sintomas. Não é possível partir apenas dos resultados finais, feitos de temporadas, aliás previstas, de renomeações.

O ponto que reúne os dois movimentos deste livro é justamente a hipótese de que sintomas de tipo "condominial" são sintomas transversais, ou

---

2   Miriam Debieux Rosa, Taeco Toma Carignato e Sandra Luzia de Souza Alencar (orgs.), *Desejo e política: desafios e perspectivas no campo da imigração e refúgio* (São Paulo, Max Limonad, 2013).

3   Delegation Intermonisterielle au Revenu Minimum d'Insetion e Delegation Interministerielle a la Ville et au Developpemenr Social Urbain, *Une souffrance qu'on ne peut plus cacher. Rapport du groupe de travail "Ville, santé mentale, précarité et exclusion sociale"*, fev. 1995, p. 33.

4   Alain Ehrenberg, *The Fatigue of Being Oneself: Depression and Society* (Paris, Odile Jacob, 1998).

5   Catherine Malabou, *Les Nouveaux blessés* (Paris, Bayard, 2007).

6   Christian, I. L. Dunker, Vladimir Safatle e Silva Jr., *Patologias do social* (São Paulo, Cosac Naify, no prelo).

seja, eles se mostram em modalidades de sofrimento tais como isolamento, solidão, esvaziamento e exclusão, mas também em formas de mal-estar como o sentimento paranoico de rapto do gozo pelo vizinho, de angústia transformada em compulsão legislativa, em sentimentos permanentes de estranhamento, conversões articuladas entre insegurança e violência. Os sintomas propriamente ditos, como o pânico, a anorexia, o narcisismo próprio de um eu "sitiado" e a depressão, fazem a função ideológica de desarticular essas duas dimensões.

Se Honneth falava em patologias da razão como formas de patologia do social, tentei mostrar neste livro como há patologias da razão diagnóstica, que são a um tempo patologias clínicas e sociais. O fosso que ainda hoje separa essas duas dimensões, tanto no terreno da pesquisa clínica psicanalítica quanto no da pesquisa social, está formado por dois pares de oposições: natureza e cultura de um lado e indivíduo e sociedade de outro. Examinando as duas principais séries de questões que atravessaram a implantação da psicanálise no Brasil, vimos como o tema do sincretismo cultural e do fracasso de implantação de modos de individualização apontam para a justificativa da precariedade de nossas instituições liberais. Agora que essa precariedade se mundializou e que o Brasil torna-se cada vez mais um modelo de capitalismo avançado, em matéria de instrumentalização da anomia, talvez tenha chegado o momento de avaliar as condições de nossa contribuição particular ao concerto das nações, quiçá pela exportação de nossa forma idiossincrática de sofrer.

Mais que isso, os próprios sintomas nacionais, como a preocupação com a identidade, a sutura da contradição social durante os tempos de ditadura, a individualização patológica das minorias, respondem a essa dupla série de temas e de estratégias para unificar ou desunir mal-estar, sintoma e sofrimento, para despolitizar o sofrimento, para medicalizar o mal-estar, para condominizar o sintoma.

Entre nossas questões locais, nossas mazelas colonizatórias e nossas aspirações de progresso, havia algo que também perturbava a marcha da modernidade, atravessando transversalmente o campo de constituição do alienismo, da psicopatologia, da psiquiatria e da psicanálise. O alienismo era sobretudo um movimento emancipatório, envolto na mítica da liberdade. Enquanto ele se disseminava pela Europa, nós ainda vivíamos nossa não dialética entre senhores e escravos, antes da lei Áurea. Esse capítulo raptado da história da colonização brasileira talvez tenha sido vivido sob a forma de suplemento psicanalítico. Chegado em atraso com relação à República e em vanguarda com nosso modernismo afluente, a psicanálise cumpriu as vezes de um discurso de natureza política e liberal, ali onde em outros países ela se restringiu a incorporar-se à ordem médica e disciplinar. Daí a importância de integrar a psicanálise ao debate sobre a formação da brasilidade nas artes e nas ciências.

Assim como certo discurso interpretava o Brasil sob o signo do déficit civilizatório, um discurso ascendente interpretava a alienação e a doença mental como déficit de determinação. Assim como se perseguiam certas experiências improdutivas de indeterminação, aqui marcadas com o sinal do sincretismo, o discurso diagnóstico da modernidade desenvolvia uma patologia naturalizada das formas do desvio, da anormalidade e da desrazão. O discurso da privação cultural, da pobreza como fonte e origem da loucura, da corrupção interna pelo álcool e pelos demais vícios estabelece uma sistemática aspiração de solução material como anterioridade lógica em relação ao "luxo psicológico", uma das peças retóricas mais curiosas de nossa autocolonização.

Sem isso, a teoria social, a crítica filosófica e a clínica psicanalítica só contribuirão ainda mais para a judicialização das formas de vida, sintoma colateral da lógica do condomínio. Nessa direção, poderíamos tomar como hipótese que nosso tipo ascendente de violência contemporânea não é derivado apenas da desigualdade social, mas principalmente de sua administração, que faz equivaler o sintoma social ao déficit de consumo, a desigualdade de renda ao ressentimento de classe. O diagnóstico não é só uma decisão clínica, científica ou técnica. Ele é, e sempre foi, um tema político. É por isso que exige meios públicos de justificação, como a ciência, a universidade, as políticas de saúde e – por que não? – a responsabilidade pública das instituições de psicanálise.

Há, então, um horizonte de expansão da metadiagnóstica baseada no excesso de experiências improdutivas de determinação. Era esse o motor, tanto do imperativo de progresso como sinônimo de produtividade quanto da lei maior da determinação como emancipação, autonomia e soberania. A recuperação da experiência como projeto moderno de constituição de indivíduos encontrou sua própria expressão aqui mesmo nos trópicos. Tinha razão tanto Mário quanto Caetano: *o universal eu encontro aqui em meu quintal*. O que não se sabia ainda, mesmo que Raul nos tivesse alertado, é que *a Amazônia é o jardim do quintal*.

A revisão da concepção de antropofagia, e com ela de certo modelo de entendimento da colonização e de fundamento antropológico da identificação, tornou-se, assim, a chave para repensar o diagnóstico psicanalítico. Não mais uma antropofagia identitarista que se apropria do outro acumulando seus traços, mas uma antropofagia na qual o si-mesmo se dissolve. Uma antropofagia que é experiência produtiva de indeterminação, experiência de perda e perda da experiência, tal como nos contam os xamás transversais do Alto Xingu.

A escrita é assim.
Nossos amigos a perdem tempos atrás, não é coisa nossa,
perdemos quando viemos para cá, assim costumava contar Itsapapa.
Eles perderam quando atravessaram a ponte-Jacaré.
Mas nós temos pensamento desenhado,
por nosso pensamento ser empajezado é que nós pensamos.[7]

Junto com uma renovação da tradição dialética, na qual Lacan se inspirou para introduzir uma chave social em suas considerações clínicas iniciais, o perspectivismo ameríndio nos conduziu a consolidar que uma teoria psicanalítica do diagnóstico e da patologia do social fundamenta-se em uma concepção do reconhecimento à altura das últimas teses lacanianas. É nesse quadro que seria preciso pensar uma concepção do reconhecimento, inerente à qualquer ação diagnóstica, que não se reduza a incluir espécimes em suas classes e a ordenar os grupos segundo seus traços salientes. É preciso estabelecer uma concepção de reconhecimento que leve em conta tanto a contingência do encontro quanto a impossibilidade da unidade dos sexos como limite e que principalmente ultrapasse a mera classificação de formas de sofrimento entre o necessário e o possível. Uma psicopatologia não toda seria, assim, capaz de se colocar criticamente diante dos diagnósticos concentracionários. Ela deveria estar advertida contra a supremacia de uma única narrativa de sofrimento e particularmente para a forçagem dessa narrativa do lado dos sofrentes.

Curiosa coincidência fez com que os indígenas brasileiros tenham servido de inspiração tanto para o estruturalismo seminal de Lévi-Strauss, no quadro da soberania do totemismo, como também para sua revisão por Viveiros de

---

[7] Pedro de Niemeyer Cesarino, *Oniska: poética do xamanismo na Amazônia* (São Paulo, Perspectiva, 2011), p. 83.

Castro e sua concepção de animismo perspectivista. Não foi, como esperava Oswald de Andrade, pela reversão ao matriarcado nem, como intuíram os lacanianos dos anos 1970, pela carnavalização da cultura, mas de alguma forma encontramos nossa própria anomalia criativa. Também o diagnóstico de déficit paterno estava certo, mas pelas razões erradas. O déficit paterno é na verdade um déficit do totemismo como esquema explicativo. Mesmo assim, o perspectivismo animista dos povos amazônicos e, principalmente, o método pós-estruturalista, que permite visualizar a diferença antropológica que eles representam, constituem exatamente o tipo de anomalia que explica e se ajusta à mutação representada, no interior da razão diagnóstica moderna, pelo diagnóstico que aponta para o déficit de experiências produtivas de indeterminação.

Onde a diagnóstica clássica percebe anomia e reza a construção de muros e condomínios, é preciso reconhecer apenas outra modalidade de experiência. Justamente a experiência na qual Lacan e Adorno tanto insistiram: a da não identidade. Onde a diagnóstica clássica quer chamar o síndico para suplementar o declínio da imago paterna, é preciso reconhecer a universalidade do xamanismo transversal. Não precisamos só de mais determinação para ordenar esta terra "sem rei e sem lei", muito menos de mais articulações ideológicas que geram indeterminações para agregar valor a novas práticas de subjetivação, ao modo deste capitalismo *brasilianizado*. É necessário encontrar os limites da metafísica do bem-estar e da administração cínica da droga-dependência como procedimentos de aumento de desempenho, da muragem como ideal de realização de uma forma de vida.

Vê-se, assim, como a dupla anomalia, estrutural e ontológica, exige urgentemente uma reconstrução da teoria do reconhecimento. Ela deveria se articular, como um suplemento, com os resultados obtidos em torno dos povos amazônicos. Ela tem de empreender ainda a recuperação da categoria de sofrimento em sua conexão com o plano narrativo da linguagem, abandonado e reduzido pela tradição lacaniana ao nível do imaginário, do romance familiar, do mito individual, da teoria sexual infantil. Mais do que nunca, é aqui que a própria psicanálise partilha do dispositivo de afastamento da experiência e da disseminação da razão sistêmica, que afinal concorrem para a modulação do sofrimento de nossos analisantes.

A releitura que propus na segunda parte deste livro, tanto da diagnóstica lacaniana quanto da razão diagnóstica da modernidade, é uma espécie de experimento teórico do que poderia ser uma teoria do patológico clinicamente útil, capaz de levar em conta tanto a crítica histórica de si mesma quanto o animismo perspectivista de suas alteridades. Parafraseando o velho problema colocado por Espinosa: quando diagnosticamos o outro, é sempre a nós mesmo que diagnosticamos, mesmo sem saber. Nada a declarar, completaria Simão Bacamarte.

Em vez de dois sintomas que se apoiam mutuamente em uma série e dois diagnósticos que se complementam em outra, reputamos uma mesma anomalia, baseada na dificuldade de integrar teoricamente o valor produtivo das experiências de indeterminação. O encontro na mata, o xamanismo transversal, o multinaturalismo, o perspectivismo nos dão, em chave antropológica, o que o sofrimento de indeterminação, o mal-estar que ainda não tem nome e as patologias do gozo problematizam em chave histórico-sociológica. Uma privilegia o método estrutural e nos leva a confrontar a oposição entre natureza e cultura. Outra enfatiza o método dialético e nos convida a rever a oposição entre indivíduo e sociedade.

Vê-se, assim, que o debate lacaniano brasileiro, que opõe estrutura ou desenvolvimento, clínica do Simbólico ou clínica do Real, Nome-do-Pai (estruturas) ou primazia dos registros (Real, Simbólico e Imaginário), teoria dos quatro discursos ou problemas da sexuação, capta desavisadamente o mesmo problema, mas sem imaginar qualquer relação com a história da racionalidade diagnóstica que o tornou possível. A história cultural da absorção discursiva da prática psicanalítica deve sair de seu lugar adjuvante de formadora de contextos e mapas compreensivos, que ajudam a "entender quem somos", e ser vista como método capaz de iluminar melhor nossos problemas clínicos reais. É preciso deixar de imaginar que a hermenêutica do texto de Lacan ou de Freud é o único método para pensar transformações clínicas que variam conforme a realidade social e cultural na qual paciente e analistas criam, reconhecem e tratam de sintomas, de sofrimentos e de formas de mal-estar.

ÍNDICE REMISSIVO

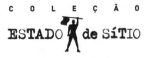

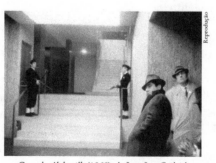

Cena de *Alphaville* (1965), de Jean-Luc Godard

Este livro, composto em Adobe Garamond Pro, corpo 10,5/13,5, foi publicado pela Boitempo em 2015, cinquenta anos após o lançamento do filme *Alphaville*, de Jean-Luc Godard.